Nichtoperative Orthopädie
und Manualtherapie

Teil 4/2: Diagnostik und Therapie der Wirbelsäule

Brustwirbelsäule
Halswirbelsäule
Kiefergelenk

Herausgegeben von WINKEL · VLEEMING · FISHER
MEIJER · VROEGE

Nichtoperative Orthopädie und Manualtherapie

Teil 1: Anatomie in vivo
Teil 2: Diagnostik
Teil 3: Therapie der Extremitäten
Teil 4/1: Wirbelsäule
Sakroiliakalgelenk
Lendenwirbelsäule
Teil 4/2: Wirbelsäule
Brust- und Halswirbelsäule
Kiefergelenk

SEMPER BONIS ARTIBUS

Gustav Fischer Verlag
Stuttgart · Jena · New York · 1993

DOS WINKEL · GEERT AUFDEMKAMPE
ONNO G. MEIJER · GERHARD OPITZ

Nichtoperative Orthopädie und Manualtherapie

Teil 4/2: Diagnostik und Therapie der Wirbelsäule

- Brustwirbelsäule
- Halswirbelsäule
- Kiefergelenk

414 Abbildungen, 3 Tabellen

SEMPER BONIS ARTIBUS

Gustav Fischer Verlag
Stuttgart · Jena · New York · 1993

Die Herausgeber dieses Teiles 4/2:

Dos Winkel — Physiotherapeut und Manualtherapeut; Akademie für Orthopädische Medizin, Stuttgart; Nederlandse Akademie voor Orthopedische Geneeskunde, Delft; American Academy of Orthopedic Medicine, Minneapolis

Manuskript der Kap. B4 - B5

Geert Aufdemkampe — Physiotherapeut, Hogeschool Midden Nederland, Fakultät Gesundheitslehre; Akademie für Physiotherapie, Utrecht

Manuskript und Forschungsergebnisse der Kap. A7 und A8, Beiträge zu Kap. A9, Mitredakteur des allgemeinen Teils

Onno G. Meijer — Bewegungswissenschaftler, Amstelveen und Amsterdam

Beiträge zu Kap. A9

Gerhard Opitz — Orthopäde, München

Lektorierung der deutschen Übersetzung des Gesamtwerks

Aus dem Holländischen übersetzt von TRANSVIET, Berlin
· Dr. med. Peter Hadersbeck (Kap. B4-1, Kap. B4-2)
· Dr. med. Gerd Homma (Kap. B4-3 - B6)

Titel der Originalausgabe des vorliegenden Teiles 4/2:
· Orthopedische geneeskunde en manuele therapie, deel 4c, Wervelkolom, specieel gedeelte B4 t/m B6

Ferner danken wir:

Lex Doff (machte die meisten Photos)

Bé DeMeyer (stand für die meisten Photos Modell)

Bertie und Femke Winkel (standen für einige Photos Modell)

Die Deutsche Bibliothek - CIP - Einheitsaufnahme

Nichtoperative Orthopädie und Manualtherapie / hrsg. von Winkel ... - Stuttgart ; Jena ; New York : G. Fischer.
Einheitssacht.: Orthopedische geneeskunde en manuele therapie <dt.>

Bis Bd. 3 u.d.T.: Nichtoperatieve Orthopädie der Weichteile des Bewegungsapparates
NE: Winkel, Dos [Hrsg.]; EST

Teil 4. Diagnostik und Therapie der Wirbelsäule / Dos Winkel ...
[Aus dem Holländ. übers. von Gerd Homma].
2. Brust- und Halswirbelsäule, Kiefergelenk, Register. - 1993
ISBN 3-437-11390-9

7000 Stuttgart · Wollgrasweg 49
Umschlagentwurf: H. und S. Lämmle, Stuttgart
Satz: TRANSVIET, Amsterdam, Berlin
Druck und Einband: Wilhelm Röck GmbH, Weinsberg
Printed in Germany

Vorwort zur ersten niederländischen Auflage

Während der letzten Jahrzehnte entsteht medizinische Meinung immer mehr auf einem Forum, auf dem sich Wissenschaft, praktisches Wissen, bildgebende Technik und Klinik treffen und miteinander wetteifern. Die noch junge Kernspin-Resonanztechnik wird durch ihre verfeinerte Darstellung der Weichteile in diesem Jahrzehnt noch manches Rätsel lösen. Immer besser kann der erfahrene Therapeut seine diagnostischen Erkenntnisse aus der *unersetzlichen klinischen Untersuchung* durch wirklichkeitsnahe Abbildungen überprüfen.
Da die Behandlungsstrategien hierdurch noch effektiver werden, wird vor allem der Patient profitieren. Voraussetzung ist jedoch die intensive Zusammenarbeit und der professionelle Austausch zwischen den überweisenden Ärzten, den behandelnden Therapeuten und den Fachärzten für bildgebende Diagnostik. Andernfalls werden aufgrund von Abbildungen „Diagnosen" gestellt, die nicht mit der Klinik übereinstimmen.

In den vorliegenden beiden Teilbänden *Diagnostik und Therapie der Wirbelsäule* werden viele Abbildungen gezeigt, die mit Hilfe klassischer und moderner bildgebender Verfahren hergestellt wurden. Häufig geht es dabei um Patienten, die von Dos Winkel gesehen und mit dem Unterzeichner besprochen wurden.

Ich kann dieses umfangreiche und wichtige Werk jedem empfehlen, der mit Patienten mit Affektionen des Bewegungsapparats arbeitet.

DR. JACQUES DE MOOR, Neuroradiologe
Brasschaat, September 1991

Geleitwort

Der vierte Teil der Reihe *Nichtoperative Orthopädie und Manualtherapie* behandelt die funktionelle Anatomie, die Untersuchung, die Pathologie und die Behandlung von Affektionen der Wirbelsäule. Auch werden Thorax und Kiefergelenk besprochen; obwohl letzteres strikt genommen nicht zur Wirbelsäule gehört, meinen wir, daß es aus funktionellen Gesichtspunkten in den Rahmen der Besprechung fällt.

Neben der reichlich vorhandenen Wirbelsäulenliteratur bietet dieses Werk eine knappe und praxisnahe Übersicht der häufigsten pathologischen Erscheinungen und der dazugehörigen Behandlungsmöglichkeiten für den Arzt und den Physio-/Bewegungstherapeuten.
Auch hier bildet die Symptomatik des Patienten den Ausgangspunkt allen therapeutischen Handelns. Die Ergebnisse der Anamnese, der Inspektion und der Funktionsuntersuchung bestimmen die Wahl der Therapie.

In der Reihe *Nichtoperative Orthopädie der Weichteile des Bewegungsapparates* erschienen bisher Teil 1: *Anatomie in vivo*; Teil 2: *Diagnostik* und Teil 3: *Therapie der Extremitäten.* Wir danken Sally Fisher und Cees Vroege für ihre Beiträge zum Teil 2, dessen nur geringe Informationen zur Wirbelsäule der indirekte Anlaß für das Schreiben des vorliegenden Buches waren.
Da das bisherige Konzept der Reihe im vorliegenden Werk in wesentlichen Punkten geändert wurde, werden die Teile 1 bis 3 zur Zeit überarbeitet und dem neuen Konzept angepaßt. Die früheren Ausgaben lassen sich jedoch problemlos auch weiterhin neben Teil 4 verwenden.

Obwohl zahlreiche manualtherapeutische Untersuchungs- und Behandlungstechniken beschrieben werden, ist dies kein Handbuch der Manualtherapie, sondern es wird jeweils auf die entsprechenden Handbücher verwiesen. Vielmehr versuchen wir, eine Übersichtsbeschreibung der nichtoperativen Orthopädie der Wirbelsäule und der mit ihr verbundenen Strukturen zu geben. Da die Manualtherapie innerhalb der nichtoperativen Orthopädie eine wichtige Rolle spielt, haben wir uns entschlossen, diesen Terminus in den Titel der Reihe aufzunehmen.

Auch wenn die Rückenforschung sich im Detail nicht immer einig ist, wird die Auffassung allgemein geteilt, daß etwa 8 von 10 Personen mindestens einmal im Leben Rückenbeschwerden haben. Auch Beschwerden der Halswirbelsäule kommen häufig vor. Hieraus läßt sich bereits ableiten, daß wirbelsäulenbedingte Beschwerden in der nichtoperativen Orthopädie eine herausragende Bedeutung haben. Das Thoracic-Outlet-Kompressionssyndrom wird ausführlich in Teil 2 und 3 behandelt.

Auch im Wirbelsäulenteil finden sich wieder die allgemeinen Grundsätze der nichtoperativen Orthopädie bezüglich Untersuchung und Behandlung. Ausgangspunkt hierbei ist die kausale Behandlung, die von einer lokalen Therapie unterstützt wird.
In Fällen, in denen keine Beschwerdeursache gefunden werden kann, wird der Patient ausführlich über den Charakter seines Leidens informiert und, wenn möglich, lokal behandelt. So wird beispielsweise nach einer Rotationsmanipulation der Wirbelsäule zur Schmerzbekämpfung und zur Vorbeugung von Bewegungseinschränkungen eine Bewegungsberatung bzw. ein spezielles Übungsprogramm verschrieben. Außerdem kann Rotationsmanipulation immer nur Teil eines umfassenderen Behandlungsprogramms sein, in dessen Verlauf die Zusammenarbeit mit andern Medizinern und Therapeuten gesucht werden muß. Auch wenn der Grundsatz der möglichen interdisziplinären Zusammenarbeit in den

einzelnen Kapiteln nicht immer ausdrücklich erwähnt wird, betrachten wir ihn als einen der Ausgangspunkte manualtherapeutischen Handelns.

Bewußt haben wir das Werk in einen allgemeinen und einen speziellen Teil gegliedert. Im allgemeinen Teil erhält der Leser grundlegende und angewandte Erkenntnisse bezüglich Diagnostik und Therapie der Wirbelsäule und der mit ihr verbundenen Strukturen. Im speziellen Teil wird die tägliche Praxis der Pathologie, Diagnostik und Therapie beschrieben. Zwischen Grundsatzfragen und praktischen Erkenntnissen klaffen oft Lücken, die zu Meinungsverschiedenheiten oder gar Konflikten führen können. Wir wollen diese Gegensätze nicht überbrücken, sondern hoffen, gerade durch ihre offene Beschreibung einen Beitrag zu einer lebendigen Diskussion auch in der Zukunft leisten zu können.
Auch wenn das SI-Gelenk, die LWS, BWS, HWS und das Kiefergelenk getrennt behandelt werden, ist die Wirbelsäule als Ganzheit zu betrachten. So hat die Stellung der LWS beispielsweise fast immer Konsequenzen auch für höher gelegene Wirbelsäulenbereiche. Bei der Behandlung von Haltungsabweichungen kann dieser Grundsatz von großer Bedeutung sein.

Ohne die Mitarbeit der zahlreichen nachstehend genannten Fachleute wäre dieses Werk nicht zustande gekommen. Die Endverantwortung für das Gesamtwerk trägt die Redaktion. Ganz besonders danken möchten wir an dieser Stelle auch Didi van Paridon-Edauw, Omer Matthijs und Rutger der Kinderen, deren kritische Beiträge während der gesamten Entstehungszeit des Werks von großem Wert waren.
Auch danken wir dem Herausgeber für seine große Geduld.
Ein persönliches Dankwort gebührt Dr. Jacques de Moor, der einige seiner einzigartigen Abbildungen für das Buch zur Verfügung stellte, und der uns außerdem ausführlich über die Beziehungen zwischen klinischer und bildgebender Diagnostik informierte.

Wir freuen uns über alle Bemerkungen und Erwägungen, die zu einer weiteren Verbesserung des Textes führen.

Im Namen der Redaktion

Dos Winkel

Schoten, Juli 1992

Verzeichnis der Mitarbeiter

Drs. Gert Jan Klein Rensink, Funktionell-Anatom (Manuskript Kap. B4 und B5, Funktionelle Anatomie)

Rutger der Kinderen, Physio- und Manualtherapeut (Beiträge zu Kap. B4-2, B4-4, B5-2, B5-4)

Omer Matthijs, Physio- und Manualtherapeut (Beiträge zu Kap. B4-2, B4-4, B5-2 , B5-4)

Dr. Jacques de Moor, Radiodiagnostiker (Abbildungen und Erläuterungen zu Kap. B5-3)

Didi G.H. van Paridon-Edauw, Physio- und Manualtherapeutin (Beiträge zu Kap. B4-2, B4-4, B5-2, B5-4)

Dr. Paul M. Parizel, Radiodiagnostiker (Abbildungen und Erläuterungen zu Kap. B4-3, B5-3)

Prof. Dr. A.M. De Schepper, Radiodiagnostiker (Abbildungen und Erläuterungen zu Kap. B4-3, B5-3)

Dr. Michel H. Steenks, Zahnarzt, Universitätsdozent (Ko-Autor Kap. B6)

Anton de Wijer, Physio- und Manualtherapeut (Autor Kap. B6)

Inhalt

Teil C
Spezieller Teil

Teil C

Spezieller Teil

B4

Die Brustwirbelsäule

Kapselmuster

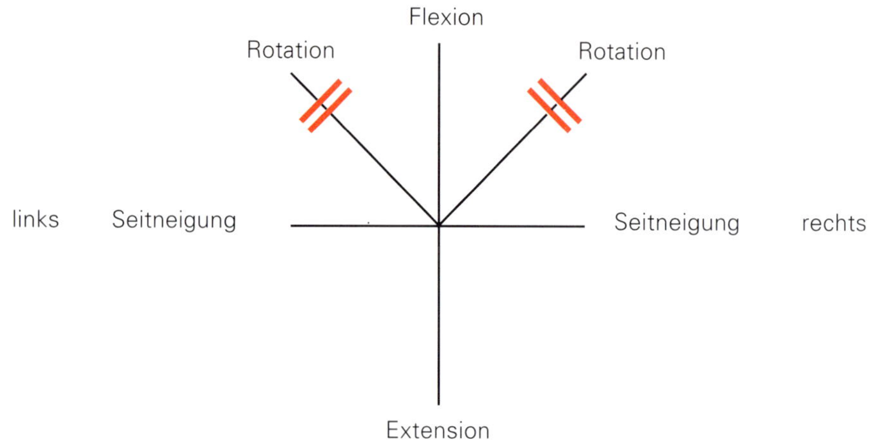

A Gekoppelte Bewegungen

B Kombinierte Bewegungen (den gekoppelten Bewegungen entgegengesetzt)

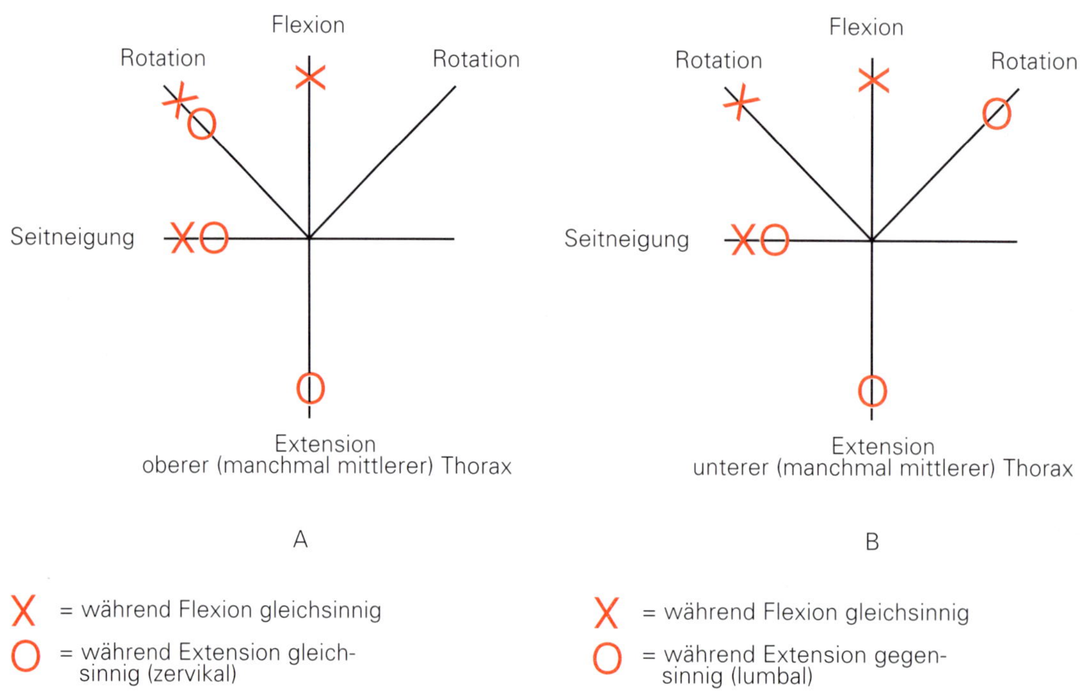

B4-1 Funktionelle Anatomie

Eine der wichtigsten Funktionen des Thorax ist der Schutz der von ihm umschlossenen Organe. Seine Beweglichkeit ist zwar gering (der Bau des Thorax gleicht dem eines Käfigs), sie hat jedoch große funktionelle Bedeutung. Darum wird in diesem Kapitel neben der Beschreibung der thorakalen Wirbelsäule (TWS) und der Rippen der Biomechanik der Atmung besondere Aufmerksamkeit gewidmet.

Die Brustwirbelsäule

Die Wirbel Th2-Th8 haben allesamt die gleichen typischen Brustwirbelmerkmale (*Abb. B4.1*). Ihr ap-Durchmesser entspricht weitgehend dem transversalen Durchmesser (dies im Gegensatz zu den Halswirbeln, deren transversaler Durchmesser größer ist als der ap-Durchmesser). Auf beiden Seiten des Wirbelkörpers befinden sich je zwei Gelenkflächen der Fazettengelenke. Die oberen Gelenkflächen sind etwas größer als die unteren. Das durch zwei Wirbel gebildete Foramen intervertebrale ist im Vergleich zu den Foramina der Hals- und Lendenwirbelsäule relativ klein und fast rund. Der Processus spinosus ist recht groß und verläuft schräg nach hinten unten. Am Übergang zwischen Wirbelkörper und Wirbelbogen befinden sich die Processus articulares superior und inferior. Die Processus transversi besitzen Gelenkflächen für die Tubercula der Rippen.

Abb. B4.1
Typischer Brustwirbel (Th2-Th8).

a Röntgenaufnahme.

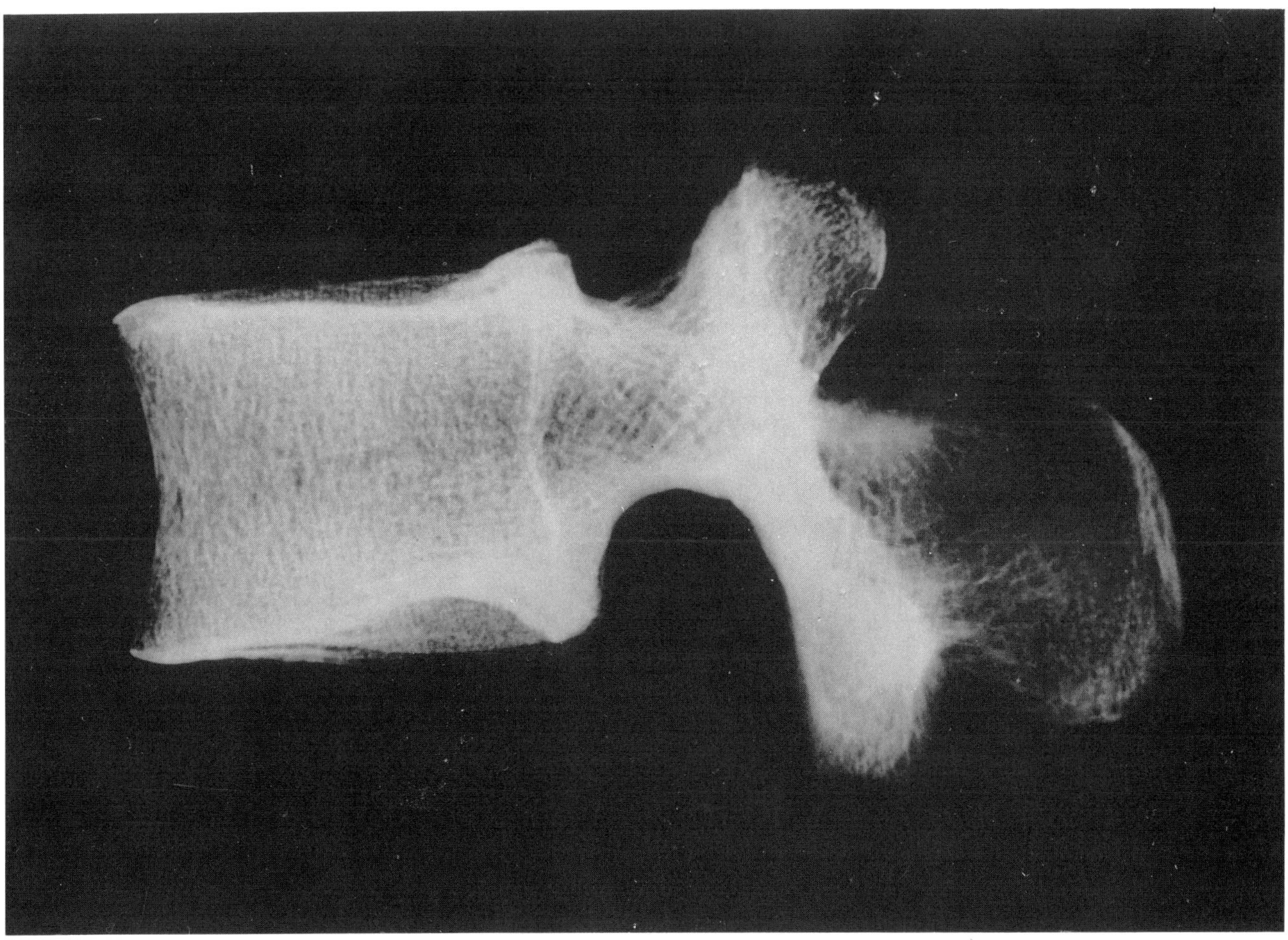

Abb. B4.1

b *Seitenansicht zweier Brustwirbel.*

c *Seitenansicht eines Brustwirbels.*

1 Wirbelkörper (Corpus vertebrae)

2a untere Hälfte einer Fazette für ein Rippenköpfchen

2b obere Hälfte einer Fazette für ein Rippenköpfchen

3 Fazette für ein Tuberculum costae

4a oberes Fazettengelenk

4b unteres Fazettengelenk

5 Processus transversus

6 Processus spinosus

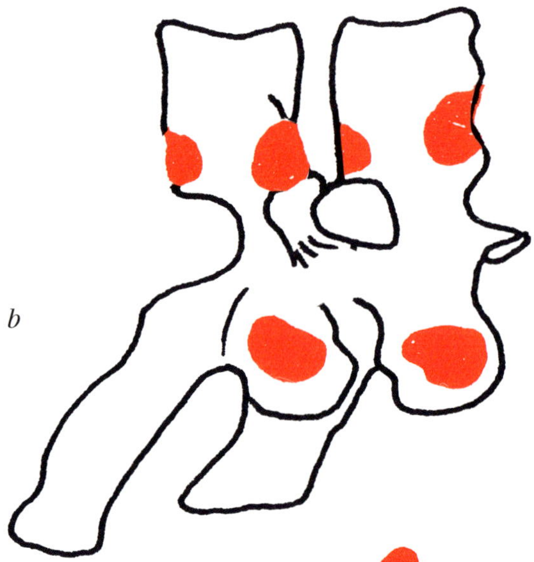

b

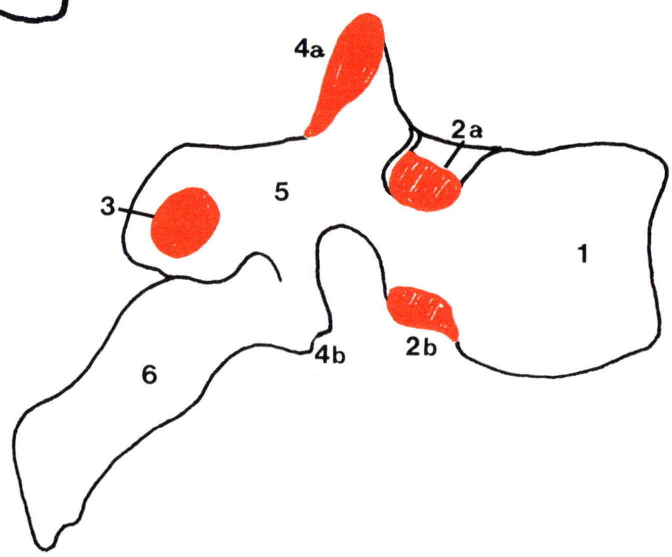

c

Der erste und der neunte bis zwölfte Wirbel besitzen nicht alle typischen Brustwirbelmerkmale (*Abb. B4.2*).

Beide oberen Gelenkflächen des Wirbelkörpers des *ersten Brustwirbels* haben eine besondere Form. Sie sind ziemlich rund und artikulieren mit dem ganzen Kopf der ersten Rippe. Im übrigen gleicht die Form dieses Wirbels deutlich der eines Halswirbels.

Der Wirbelkörper des *neunten Brustwirbels* weist an der Stelle, wo man die Verbindung mit der zehnten Rippe erwarten würde, keine kaudalen Gelenkflächen auf.

Der *zehnte Brustwirbel* artikuliert nur mit der zehnten Rippe. Die Gelenkfläche für die Unterseite des Rippenköpfchens befindet sich oben am Corpus. Manchmal fehlt am Processus transversus die Gelenkfläche für die kostotransversale Verbindung.

Der *elfte Brustwirbel* artikuliert nur über eine kostovertebrale Syndesmose mit dem Köpfchen der elften Rippe. Es gibt in Höhe von Th11 kein kostotransversales Gelenk. Die Processus transversi sind klein.

Der *zwölfte Brustwirbel* artikuliert nur mit den beiden zwölften Rippen. Die Gelenkflächen liegen weit hinten. Seine Form gleicht der der Lendenwirbel.

Abb. B4.2
Th1 und Th9-Th12, Seitenansicht.

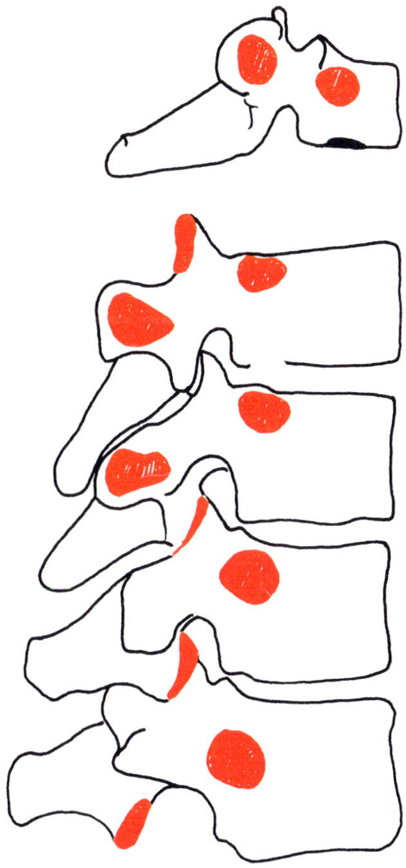

Außer durch das Fehlen der Gelenkflächen für die Rippen unterscheiden sich die Brustwirbel von den Lendenwirbeln auch durch die Neigung der Gelenkflächen auf den Processus articulares. Dieser Übergang erfolgt ziemlich abrupt. Bei einem der drei untersten Brustwirbel (meist Th11, manchmal Th10 oder Th12) entspricht die Neigung der Gelenkflächen auf den Processus articulares *superiores* noch der eines typischen Brustwirbels, während die Gelenkflächen auf den Processus articulares *inferiores* bereits die Neigung der Lendenwirbel aufweisen. Die lumbalen Gelenkfazetten befinden sich weitgehend in der Sagittalebene.

Gelenke

Die bereits durch die Rippen und das Brustbein eingeschränkte Beweglichkeit der Brustwirbelsäule steht außerdem unter dem Einfluß der Bewegungen in den kostovertebralen und den sternokostalen Verbindungen.

Bandscheibe (Discus intervertebralis)

Die thorakalen Bandscheiben sind im Vergleich zu den zervikalen und lumbalen Bandscheiben relativ dünn, was angesichts der geringen Beweglichkeit der Brustwirbelsäule verständlich ist.

Fazettengelenke

Die Flächen der thorakalen Fazettengelenke befinden sich fast in der Frontalebene (in der Literatur wird der Winkel zur Vertikalen mit 15° bis 20° angegeben). Die Kapsel ist etwas enger als die der zervikalen und lumbalen Fazettengelenke.

Articulatio capitis costae

Die typische Art. capitis costae ist die Verbindung zwischen dem Rippenköpfchen und den beiden angrenzenden Wirbelkörpern (mit der dazugehörenden Bandscheibe).

In der Kapsel befindet sich das Lig. capitis costae radiatum, das von der Rippe aus in drei Teilen weiterzieht
- zum oberen angrenzenden Wirbel (Pars superior),
- zur Bandscheibe (Pars intermedius) und
- zum unteren angrenzenden Wirbel (Pars inferior).

Die erste und die zehnte bis zwölfte Rippe artikulieren jeweils nur mit dem Brustwirbel mit der gleichen Ordnungszahl. Das Lig. capitis costae ist jedoch zugleich am darüberliegenden Wirbel befestigt.

Die zweite bis neunte Art. capitis costae enthalten ein Lig. capitis costae intraarticulare. Dieses Ligament verbindet das Caput costae mit der zwischen den beiden Wirbeln gelegenen Bandscheibe. Es teilt den Gelenkraum in zwei Kompartimente. Bei der ersten und zehnten bis zwölften Rippe fehlt dieses Band. Dort besteht das Gelenk aus einem Kompartiment.

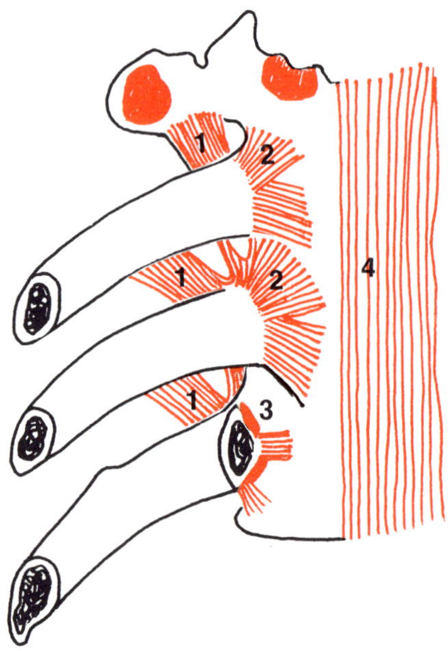

Abb. B4.3
Typische kostovertebrale Gelenke.

1 Lig. costotransversarium superius
2 Lig. capitis costae radiatum
3 Lig. capitis costae intraarticulare
4 Lig. longitudinale anterius

Articulatio costotransversaria

Die Art. costotransversaria bildet die Verbindung zwischen dem Tuberculum einer Rippe (Facies articularis tuberculi costae) und dem Processus transversus (Fovea costalis transversalis) des entsprechenden Wirbels. Dieses Gelenk fehlt bei der elften und zwölften Rippe.

Seine Kapsel ist sehr dünn, wird allerdings durch die Ligg. costotransversaria verstärkt. Das Lig. costotransversarium liegt im Foramen costotransversarium und dient als Verbindung zwischen der Rippe und dem entsprechenden Processus transversus. Das Lig. costotransversarium superius (das wie auch das laterale Ligament vom Lig. costotransversarium zu unterscheiden ist) bildet die Verbindung zwischen dem Hals einer Rippe und dem Processus transversus des darüberliegenden Wirbels. Es wird von Nerven und Blutgefäßen durchbohrt. Das straffe Lig. costotransversarium laterale verbindet die Rippe mit der Spitze des Processus transversus des angrenzenden Wirbels.

Abb. B4.4
Ein typisches kostotransversales Gelenk.

1 Lig. costotransversarium
2 Lig. costotransversarium laterale
3 Lig. capitis costae intraarticulare

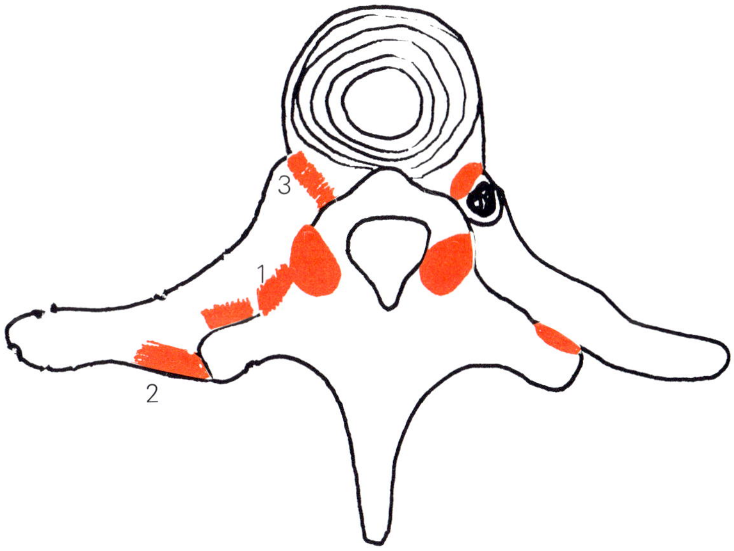

Articulatio sternocostalis

Der erste, sechste und siebte Rippenknorpel sind durch eine Syndesmose mit dem Sternum verbunden.
Die zweite bis fünfte Rippe stehen immer durch ein synoviales Gelenk mit dem Sternum in Verbindung, wobei der Knorpel der entsprechenden Rippe mit einer beckenförmigen Ausmuldung des Sternums artikuliert. Das Ganze wird von einer Kapsel aus Perichondrium und Periost umgeben, die durch Bänder verstärkt wird.
Das Lig. sternocostalis radiatum ist ein kräftiges, breites Band, das vom Rippenknorpel zum Sternum verläuft. In Höhe des Sternums ist es mit den sternokostalen Bändern der darüber- und darunterliegenden Gelenke verwoben. Zugleich besteht eine Verbindung mit den Bändern der Sternokostalgelenke der gegenüberliegenden Seite und mit dem Ansatz des Musculus pectoralis major.

Das zweite Sternokostalgelenk (am Übergang vom Manubrium zum Corpus sterni) enthält ein intraartikuläres Band. Dies gilt nicht immer für die anderen Sternokostalgelenke.

Articulationes interchondrales

Artt. interchondrales verbinden den sechsten mit dem siebten, den siebten mit dem achten und den achten mit dem neunten Rippenknorpel. Diese synovialen Gelenke befinden sich an der Vorderseite des Thorax, einige Zentimeter lateral der Sternallinie. Die Gelenkkapsel wird durch das Lig. interchondrale verstärkt.

Gefäßversorgung

Die Durchblutung des thorakalen Rückenmarks und der Meningen erfolgt größtenteils über die dorsalen Äste der Arteriae intercostales posteriores mit sehr variablen longitudinalen Anastomosen. Hieraus werden gleichzeitig Wirbelkörper, Gelenke und Nervenwurzeln versorgt. Der am schlechtesten durchblutete Abschnitt des Rückenmarks befindet sich zwischen Th4 und Th9 (Dommisse 1974).
Die venöse Drainage des Gebiets versorgen die Plexus venosus anterior und posterior. Beide vereinigen sich zur Vena intervertebralis, die über die Venae intercostales posteriores die Vena azygos erreicht.

Innervation

Die Gelenke der Brustwirbelsäule werden aus den hinteren Wurzeln der Interkostalnerven innerviert. Zugleich spielen die gemischten Nerven des Plexus paravertebralis eine Rolle (Vrettos und Wyke 1974).

Biomechanik

Das mechanische Verhalten des Brustkorbs wird in erster Linie von den Bewegungen der Brustwirbelsäule und den Bewegungen der Rippen während der Atmung bestimmt.

Kinematik der Brustwirbelsäule

Die Beweglichkeit der Brustwirbelsäule ist in allen Richtungen gering. In der Sagittalebene (Flexion-Extension) werden die Bewegungen vorwiegend durch die Neigung der Fazettengelenke und durch die übrigen knöchernen Strukturen (Wirbelbögen und Processus spinosi) gehemmt. Zugleich schränkt die einem Käfig ähnliche Form des Brustkorbs an der Vorderseite die Beweglichkeit ein. Für jedes Segment ist ein totaler Bewegungsumfang von 2° bis 6° zu erwarten, wobei die Flexion einen größeren Anteil hat als die Extension.
Durch die Entfernung der Wirbelbogen läßt sich bei anatomischen Präparaten der Bewegungsausschlag in der sagittalen und der horizontalen Ebene erheblich vergrößern. Im Gegensatz dazu findet sich bei der Lendenwirbelsäule keine Zunahme der Bewegungsausschläge nach Entfernung der Wirbelbogen.

Nach White (1969) liegt die Bewegungsachse bei der Flexion unter der Bandscheibe des entsprechenden Segments, bei Extension darüber. Bei der Seitneigung (Lateralflexion) verläuft die Bewegungsachse an der konvexen Seite durch die Bandscheibe. Bei Rotationsbewegungen in der Horizontalen verschiebt sich die Bewegungsachse über die Mitte des Corpus von vorne nach hinten.
Bei Seitneigung in einem thorakalen Bewegungsegment bewegen sich die beiden Gelenkflächen des obenliegenden Wirbels in entgegengesetzter Richtung. Die Fläche an der konkaven Seite (bei Seitneigung nach links ist dies die linke Fläche) bewegt sich nach unten, die Fläche an der konvexen Seite nach oben.
Rotationsbewegungen führen in einem thorakalen Bewegungssegment zu einer Bandscheibentorsion, die größer ist als bei den lumbalen Wirbeln.

White (1969) vertritt die Ansicht, daß die Rotation und die Seitneigung der Brustwirbelsäule gekoppelt sind. Im oberen Anteil der Brustwirbelsäule ist dieses Phänomen sehr ausgeprägt, im mittleren und unteren Teil wird es nicht immer gefunden. Hochthorakal erfolgt die Rotation des Wirbelkörpers in der gleichen Richtung wie die Seitneigung. Mitthorakal verläuft die Kopplung im gleichen Sinn, jedoch wurde gelegentlich auch eine entgegengesetzte Rotation festgestellt. Im unteren thorakalen Abschnitt gelten die gleichen Regeln wie für die Lendenwirbelsäule (*vgl. Teil 4/1, Kap. A2, Kinematik der Wirbelsäule*).

Biomechanik der Rippen

Kostovertebrale Verbindungen

Die Bewegungen in den kostovertebralen Verbindungen lassen sich als Gleitbewegungen mit kleinem Bewegungsausschlag definieren.
Die Bewegungen in den Artt. capitis costae und in den Artt. costotransversariae sind funktionell miteinander verbunden. Die Rippenbewegungen finden um eine Achse statt, die der Verbindungslinie zwischen den Mittelpunkten beider Gelenke entspricht (*Abb. B4.5*).
Für die unteren Rippen verläuft die Bewegungsachse praktisch in der Sagittalebene, für die oberen Rippen nahezu frontal.
Die Gelenkflächen der oberen kostotransversalen Gelenke stehen nahezu frontal. Nach dorsal sind sie konvex gekrümmt. Die unteren kostotransversalen Gelenke stehen mehr horizontal und sind flach. Durch diese Gelenkanordnung nimmt die Größe des Thorax bei einer Bewegung der oberen Rippen (vertebrosternale Rippen) in ap-Richtung zu.

Abb. B4.5
Bewegungsachsen der kostovertebralen Verbindungen.

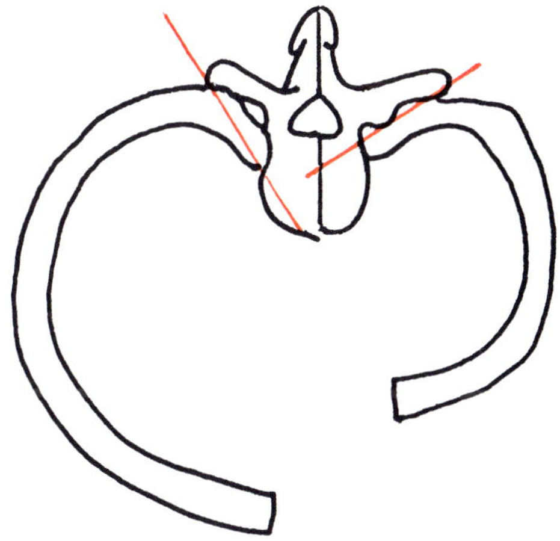

Demgegenüber führt eine Bewegung der unteren Rippen (vertebrochondrale Rippen) zu einer Größenzunahme des Thorax in transversaler Richtung.

Rippenknorpel und Sternum

Beim Heben der Rippen bewegt sich das Sternum nach oben. Der Rippenknorpel erreicht dabei eine mehr horizontale Stellung, wonach eine erzwungene Rotationsbewegung um die eigene Achse beginnt, die durch die Befestigung der Rippen an den Wirbeln hervorgerufen wird. Die unteren Rippen bewegen sich (auf das Sternum bezogen) nach lateral und kaudal.

Rippen und Wirbelsäulenstabilität

Andriachi et al. (1974) untersuchten die Bedeutung der Rippen für die Stabilität der Wirbelsäule. Durch Nutzung eines mathematischen Modells und mit Hilfe von Computersimulationen bestimmten sie die Stabilität der normalen Wirbelsäule bei axialer Kompression und den Einfluß der Rippen auf die Wirbelsäulensteifheit während Flexion. In diesem Modell spielen die Eigenschaften der kostotransversalen Gelenke eine wichtige Rolle.

Abb. B4.6
Kostotransversale Gelenkflächen.

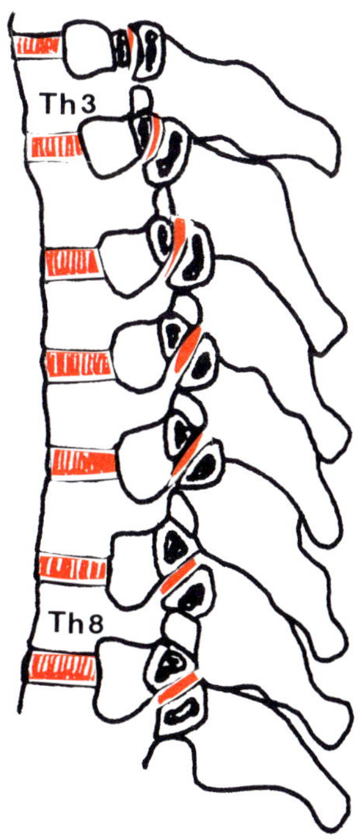

Die Beugesteifheit der Wirbelsäule wird durch die Rippen und das Sternum mitbestimmt. Während Extension verdoppelt sich die Beugesteifheit der Brustwirbelsäule. In Flexion ist die Steifheit der Brustwirbelsäule mit Rippen und Sternum etwa 30% höher als ohne Rippen und Brustbein. In Seitneigung ist die Steifheit mit Rippen und Sternum um etwa 45% höher als die der isolierten Wirbelsäule, und während Rotation ungefähr um 30%. Außerdem widersteht die Wirbelsäule bei vorhandenen Rippen und Sternum einer dreimal größeren Kompression als die isolierte Wirbelsäule.

Mit Hilfe von Computersimulationen verglichen Andriachi et al. auch eine normale mit einer skoliotischen Wirbelsäule. Hinsichtlich Seitneigung war der Unterschied zwischen einer normalen und einer skoliotischen Wirbelsäule nur gering. Sobald jedoch eine Zugkraft angelegt wurde, führte die Anwesenheit der Rippen bei einer skoliotischen Wirbelsäule zu einer bedeutend geringeren Erhöhung der Beugesteifheit als bei einer normalen Wirbelsäule. Hieraus wurde berechnet, daß die Beugesteifheit einer skoliotischen Wirbelsäule nur ein Drittel der normalen Wirbelsäulensteifheit beträgt.
Bei allen Experimenten griffen die Momente und Zugkräfte in Höhe Th1 an.

Atemmechanik

Die Verformbarkeit des Thorax hängt von der Beweglichkeit und Verformbarkeit seiner Einzelteile ab.
Dabei spielen die kostotransversalen und die kostovertebralen Gelenke eine wichtige Rolle. Die Bewegungsachse der oberen Rippen (vertebrosternale Rippen) verläuft beim Einatmen anders als die der unteren (vertebrochondralen) Rippen.
Das Ergebnis ist eine kraniale Erweiterung des Thorax in ap-Richtung und eine kaudale Thoraxerweiterung in transversaler Richtung.
Auch die Elastizität des Rippenknorpels ist von Bedeutung. Beim Anheben der Rippen verändert sich der sternokostale Winkel, wodurch eine Torsion im Rippenknorpel erfolgt. Diese Torsion, die in den oberen zehn Rippen auftritt, ist um die Längsachse des Rippenknorpels nach dorsal gerichtet. Die Elastizität der Rippenknorpel führt zu einem Zuwachs an kinetischer Energie, die bei Detorsion wieder frei wird: Die bei der Einatmung im Knorpel aufgestaute Energie wird bei der Ausatmung wieder frei.

Tatsächlich ist dies der allgemeine Mechanismus der normalen (unforcierten) Atmung. Durch die Aktivität der Einatmungsmuskulatur wird im System vorwiegend kinetische Energie gespeichert, die bei Erschlaffung der Einatmungsmuskulatur wieder freigesetzt wird. Die freiwerdende Energie ist größtenteils für die normale Ausatmung verantwortlich. Nur bei forcierter Ausatmung spielt die aktive Muskelkraft die Hauptrolle.
Beim Einatmen entsteht in der Pleurahöhle ein negativer Druck, wodurch die Lungen expandieren und gedehnt werden und so auch hier kinetische Energie gespeichert wird. Das Dehnen der Lungen führt bei frei durchgängigen Atemwegen zum Einstrom von Luft.
Das Ausatmen wird größtenteils durch das Zurückfedern des Brustkorbs und der Lungen verursacht. Die Lungen retrahieren, und die Luft wird ausgestoßen. Übrigens verbleibt auch nach maximaler Ausatmung immer Restluft in den Lungen.

B4-2 Untersuchung

Bandscheibenbedingte Erkrankungen kommen im Bereich der Brustwirbelsäule viel seltener vor als in dem der Hals- oder Lendenwirbelsäule. Hierfür gibt es verschiedene Gründe. Erstens ist die Beweglichkeit der Brustwirbelsäule durch die Rippen und das Sternum begrenzt. Zweitens ist das Lig. longitudinale posterius im thorakalen Abschnitt viel breiter und kräftiger als im lumbalen Abschnitt, was ein Vorwölben der Bandscheibe erschwert. Zudem liegt das Foramen intervertebrale immer oberhalb der Bandscheibe, was einer Spinalnervenkompression vorbeugt. Trotzdem können Durareizungen entstehen.
Etwa 60% der thorakalen Bandscheibenvorfälle ereignen sich im unteren thorakalen Abschnitt, und zwar insbesondere zwischen Th9 und Th12, wo Flexions- und Extensionsbewegungen sich am stärksten auswirken.
Schmerzen im oberen thorakalen Abschnitt (Th1-Th3) werden fast immer durch Erkrankungen der Halswirbelsäule verursacht. Darum besprechen wir die Brustwirbel Th1-Th3 im Kapitel über die Halswirbelsäule (*vgl. B3-2, Untersuchung der HWS*).
Bei der Untersuchung der Brustwirbelsäule fällt auf, daß kombinierte Bewegungen viel häufiger schmerzhaft sind als in der Lenden- oder Halswirbelsäule. Dies könnte auf eine Pathologie der Fazettengelenke oder der kostovertebralen Gelenke hindeuten.
Bedeutsam ist auch, daß innere Organe Schmerzen im Thorax verursachen können, die dann primär der Brustwirbelsäule zugeschrieben werden. Ist die Funktionsuntersuchung der Brustwirbelsäule negativ, muß darum immer an eine Erkrankung intrathorakaler Organe gedacht werden. Einige innere Organe, die Schmerzen im Brustkorb verursachen können, sind:

- Herz	C8-Th8
- Lunge	Th3-Th10
- Magen	Th5-Th9
- Leber und Gallenblase	Th6-Th10
- Milz	Th7-Th10
- Zökum und Duodenum	Th6-Th10
- Pankreas	Th7-Th9
- Appendix	Th9-Th11
- Nieren	Th9-L2

Schmerzen rechts im Thorax können auf Erkrankungen der Leber, der Gallenblase, des Duodenums, des Ileums, des Zökums und des Colon ascendens deuten. Vorwiegend links lokalisierte Schmerzen können ein Hinweis sein auf Erkrankungen des Herzens, des Magens, des Pankreas, der Milz, des Jejunums sowie des Colon descendens und des Sigmoids. Zu beachten ist dabei, daß pektanginöse Beschwerden in etwa 5% der Fälle nach rechts ausstrahlen.

Übersicht

Allgemeine Inspektion

Wie betritt der Patient die Praxis?
Achten Sie auf:
- Körperhaltung (gebeugt, seitliche Abweichung)
- eventuelle Hilfsmittel (Stock, Krücken, Rollstuhl, Korsett, Trage)

Wie setzt sich der Patient hin? Bleibt er lieber stehen?
- Ist das Hinsetzen schmerzhaft?
- Wie ist die Haltung im Sitzen (Kyphose, gerader Rücken, Lordose oder Seitabweichung)?

Achten Sie auf den Gesichtsausdruck des Patienten (übermüdet oder leidend).

Anamnese

Wenn der Patient deutlich angibt, daß die Beschwerden nur bei bestimmten Körperhaltungen und Bewegungen entstehen, dann zielt die Anamnese primär auf eine Erkrankung des Bewegungsapparats. Dies kann die Brustwirbelsäule, die Wirbel-Rippen-Verbindungen, die Sternum-Rippen-Verbindungen, das Sternum selbst sowie die Thoraxmuskulatur betreffen.
Sind die Beschwerden nicht haltungs- oder bewegungsabhängig, dann zielt die Fragestellung auf Erkrankungen der inneren Organe (z.B. Ernährungsanamnese).

Alter

Der Schweregrad vieler Erkrankungen ist altersabhängig. So hat ein Kind auch bei ausgeprägter Kyphose oder Skoliose gewöhnlich keine oder nur sehr geringe Beschwerden. Hat das Kind dennoch heftige Beschwerden, so kann dies auf eine Entzündung oder einen Tumor hinweisen.

Beruf, Freizeit (Sport)

Kyphosierende Tätigkeiten oder sportliche Betätigungen können bestehende Beschwerden verschlimmern oder Beschwerden auftreten lassen. So ist beispielsweise das Hockeyspielen beim Morbus Scheuermann (im akuten Stadium) kontraindiziert.

Gegenwärtige Beschwerden

Klagt der Patient über Schmerzen, Hautausschlag (Herpes zoster), oder über eine abnorme Wirbelsäulenform, wie bei ausgeprägter Kyphose oder Skoliose?

Verlauf der Beschwerden

Sind die Beschwerden akut aufgetreten, beispielsweise beim Anheben schwerer Lasten (dies kann auf eine Bandscheibenerkrankung hinweisen), oder treten sie gelegentlich auf, wie bei der typischen Haltungskyphose.
Bei einem Trauma sollte immer auch an die Möglichkeit thorakaler Wirbelfrakturen gedacht werden.
Bei Sportlern kommen Muskelverletzungen im Bereich der Brustwirbelsäule viel häufiger vor als in der Hals- oder Lendenwirbelsäule.

Dauer der Beschwerden

Bei sehr lang bestehenden Beschwerden wird in erster Linie an Haltungsabweichungen, chronische Bandscheibenerkrankungen oder spontan nur schlecht heilende Erkrankungen, wie Morbus Scheuermann, gedacht.
Diese Erkrankungen können natürlich auch akut auftreten.

Beschwerde lokalisation

Beim Diskusprolaps kann der Schmerz aufgrund einer Durareizung extrasegmental ausstrahlen. Schmerzen, die von einer Gelenkfazette ausgehen, werden im allgemeinen deutlich begrenzt angegeben. Segmentale Ausstrahlung (Interkostalneuralgie) entsteht als Folge einer Wurzelreizung oder eines Herpes zoster. Schmerzen im Bereich des Sternums können die Folge eines thorakalen Diskusprolapses sein, doch muß man dabei auch Herzerkrankungen in die Überlegungen miteinbeziehen.
In Höhe des manubriosternalen Gelenks kann eine Arthrtis Schmerzen verursachen.

Die näheren Umstände der Beschwerden

Haltungs- und bewegungsunabhängige konstante Schmerzen können auf innere Erkrankungen hinweisen. Ausschließlich nachts auftretende Schmerzen können auf Entzündungen oder Tumore hindeuten.
Schmerzen beim Husten, Niesen oder Pressen weisen auf bandscheibenbedingte Erkrankungen, auf Läsionen der kostovertebralen Gelenke, der Rippen (Frakturen) bzw. der Mm. intercostales hin.

Frühere Episoden

Rezidive weisen in vielen Fällen auf bandscheibenbedingte Erkrankungen hin.

Medikation

Wichtig ist beispielsweise, ob der Patient mit Antikoagulanzien behandelt wird. Manuelle Behandlungen sind in solchen Fällen kontraindiziert. Nimmt der Patient Medikamente wegen einer inneren Erkrankung ein?

Wie geht der Patient mit seinen Beschwerden um?

Versucht der Patient, so lange wie möglich seinen normalen Aktivitäten nachzugehen oder meldet er sich schnell krank, nimmt Bettruhe oder Medikamente?

Spezielle Inspektion (im Stehen)

Man inspiziert den Patienten von hinten, von vorne und von beiden Seiten. Wie ist der Beckenstand? Besteht ein Beckenschiefstand oder eine Asymmetrie?
Besteht eine Beinlängendifferenz?

Zu achten ist auf die Körperhaltung des Patienten.
Findet sich eine abnorme Kyphosierung? Wenn ja, ist diese bogenförmig oder winkelförmig? Im Fall einer abnorm starken Kyphose stehen die Schultern häufig in Protraktion, und der Abstand der Margines mediales der Schulterblätter von der Wirbelsäule ist vergrößert. Eine abnorme Kyphose kann einen Flachrücken, einen Rundrücken oder einen Hohlrücken verursachen.
Bei einer Skoliose fällt insbesondere die Asymmetrie auf. Die Taillendreiecke sind ungleich, manchmal auf einer Seite völlig verstrichen. Oft ist ein deutlicher Gibbus (Buckel) wahrnehmbar.

An der Vorderseite wird hauptsächlich die sternale Region inspiziert. Eine Arthritis des manubriosternalen Gelenks fällt meist durch eine Schwellung und manchmal auch durch eine lokale Rötung der Haut auf. In solchen Fällen sollte auch immer auf die Augen des Patienten geachtet werden. Der Morbus Bechterew kann mit einer Arthritis des manubriosternalen Gelenks *beginnen*, doch kann diese Arthritis auch *im Verlauf der Krankheit* entstehen.
Schwellungen insbesondere der zweiten Rippe können auf ein Tietze-Syndrom hinweisen.

Palpation

Wenn eine sichtbare Schwellung besteht, wird diese palpiert.
Lipome kommen im hochthorakalen Gebiet häufig vor; die Schwellung ist dann auf der Unterlage gut verschieblich (Muskulatur).
Eine Arthritis des manubriosternalen Gelenks führt zu einer Schwellung mit festem Palpationsgefühl. Das gleiche gilt für die Schwellungen, die beim Tietze-Syndrom auftreten.
Die Palpation der schmerzhaften Region wird *nicht vor der Funktionsuntersuchung* ausgeführt.

Funktionsprüfung

Im Fall eines hochthorakal lokalisierten Schmerzes wird immer zuerst eine Untersuchung der Halswirbelsäule durchgeführt. Erstens gehören die ersten drei thorakalen Wirbel funktionell zur HWS, und zweitens werden Schmerzen aus der HWS häufig in das thorakale Gebiet projiziert.

Hat der Patient *in diesem Augenblick* Beschwerden? Während der Funktionsprüfung soll der Patient angeben, ob die Beschwerden sich veränderen.

Die erkrankte Seite wird mit der zuerst untersuchten gesunden Seite verglichen.

Bei der Funktionsprüfung achtet man auf:
- *artikuläre Zeichen* (welche Bewegungen sind schmerzhaft und/oder eingeschränkt),
- *Dura- und Wurzelzeichen* (Dehnungstest für die Dura mater und die Nervenwurzeln; bei Verklebungen und/oder Einklemmung dieser Strukturen treten eher Schmerzen auf),
- *muskuläre Zeichen* (welche Muskeln sind beim Widerstandstest schmerzhaft?),
- *neurologische Zeichen* (z.B. Fußsohlenreflex nach Babinski oder ein spastisches Gangbild),
- *andere Ursachen* (z.B. Erkrankungen der inneren Organe),
- das *Schmerzerleben* des Patienten (Waddell 1991).

Die Untersuchung wird im Stehen, in Rückenlage und in Bauchlage ausgeführt. Sie besteht aus einem allgemeinen und einem lokalen Teil. In unserer Systematik wird die lokale Funktionsuntersuchung nur dann ausgeführt, wenn die allgemeine Funtionsuntersuchung unzureichende Informationen liefert oder die angewandten Behandlungstechniken keine oder nur unzureichende Wirkung zeigen. Dies betrifft die Brustwirbelsäule häufiger als die HWS oder die LWS.

Allgemeine Funktionsprüfung im Sitzen

Untersuchung bei hochthorakaler Pathologie	*1*	Retraktion der Scapulae (Th1-Th2)
	2	N.-ulnaris-Dehnungstest (Th1)
Aktive Bewegungen	*3*	Flexion
	4	Flexion mit Nackenflexion (Duradehnung)
	5	Extension
	6	Seitneigung links
	7	Seitneigung rechts
	8	Rotation nach links
	9	Rotation nach rechts
	10	Flexion mit Seitneigung links und Linksrotation
	11	Flexion mit Seitneigung rechts und Linksrotation
	12	Flexion mit Seitneigung rechts und Rechtsrotation
	13	Flexion mit Seitneigung links und Rechtsrotation
	14	Extension mit Seitneigung rechts und Linksrotation
	15	Extension mit Seitneigung links und Linksrotation
	16	Extension mit Seitneigung links und Rechtsrotation
	17	Extension mit Seitneigung rechts und Rechtsrotation
Passive Bewegungen	*18*	Rotation nach links
	19	Rotation nach rechts
	20	Linksrotation mit Flexion und Nackenflexion (Duradehnung)
	21	Rechtsrotation mit Flexion und Nackenflexion (Duradehnung)
	22	Extension mit Seitneigung links und Linksrotation
	23	Extension mit Seitneigung rechts und Linksrotation
	24	Extension mit Seitneigung links und Rechtsrotation
	25	Extension mit Seitneigung rechts und Rechtsrotation

Widerstandstests	*26*	Rotation nach links
	27	Rotation nach rechts
	28	Flexion
	29	Seitneigung links
	30	Seitneigung rechts
Neurologische Untersuchung	*31/32*	Quadrizepssehnenreflex links/rechts
	33/34	Triceps-surae-Reflex links/rechts
	35/36	Fußsohlenreflex links/rechts (auch in Bauchlage möglich)
Allgemeine Funktionsprüfung in Bauchlage	*37*	Aktive Extension
	38a/b	Passive Extension; normale Ausführung/Variante
	39	Extension gegen Widerstand
Allgemeine Funktionsprüfung in Rückenlage	*40*	Flexion gegen Widerstand
	41	Flexion mit Linksrotation gegen Widerstand
	42	Flexion mit Rechtsrotation gegen Widerstand

Lokale Funktionsprüfung

Im Sitzen	*43a/b/c*	Segmentspiel nach dorsal; Th4-Th5/Th7-Th8/Th10-Th11
	44a/b	Belastete Extension; Ausgangshaltung/Endstellung
	45a/b	Belastete Extension mit Seitneigung links und Rechtsrotation; Ausgangshaltung/Endstellung
	46a/b	Belastete Extension mit Seitneigung rechts und Linksrotation; Ausgangshaltung/Endstellung
In Bauchlage	*47a/b*	Segmentspiel nach ventral; normale Ausführung/Variante
	48	„Rosette"-Test
In Seitenlage	*49*	Segmentspiel nach dorsal
	50	Unbelastete Extension
	51	Unbelastete Extension mit Seitneigung links und Rechtsrotation
	52	Unbelastete Extension mit Seitneigung rechts und Linksrotation

Wenn die allgemeine und die lokale Untersuchung der thorakalen Wirbelsäule negativ sind, dann erfolgt die Untersuchung der Rippen. Fällt auch diese negativ aus, dann dürfte es sich nicht um ein Problem des thorakalen Bewegungsapparats handeln.

Untersuchung der Rippen

Untersuchung der ersten Rippe	*53*	Prüfung der Beweglichkeit und des Endgefühls
	54	Lokalisation der ersten Rippe
Untersuchung der zweiten bis zwölften Rippe	*55/56*	Bestimmung der Rippenstellung
	57	springing-Test
	58	Prüfung der aktiven Rippenbeweglichkeit; zweite bis vierte Rippe
	59	Prüfung der aktiven Rippenbeweglichkeit; fünfte bis zwölfte Rippe
	60	Prüfung des kostotransversalen Gelenkspiels, des Endgefühls und des Auftretens von Schmerzen
	61	Prüfung der kostovertebralen und der kostotransversalen Beweglichkeit; erste und zweite Rippe
	62	Prüfung der kostovertebralen und der kostotransversalen Beweglichkeit; untere Rippen
	63	Prüfung der passiven Beweglichkeit der oberen Rippen
	64	Prüfung der passiven Beweglichkeit der unteren Rippen

Palpation

Nach der Funktionsprüfung wird die vermutlich erkrankte Struktur auf lokalen Druckschmerz palpiert. Dies gilt vorwiegend für muskuläre Affektionen, die im thorakalen Abschnitt häufiger sind als im zervikalen oder lumbalen Bereich.

Affektionen folgender Muskeln kommen vor:
- M. pectoralis major
- M. latissimus dorsi
- Mm. intercostales
- M. serratus anterior
- M. serratus posterior inferior
- M. rectus abdominis
- M. obliquus internus abdominis
- M. externus abdominis

Weiterführende Untersuchungen

Falls erforderlich, können folgende weiterführende Untersuchungen durchgeführt werden:
- Röntgenuntersuchung (Funktionsaufnahmen, Myelographie, CT-Scan)
- MRI
- Technetium-Scan
- Lumbalpunktion
- Laboruntersuchungen

Allgemeine Funktionsprüfung

Wie bei der Lenden- und Halswirbelsäule wird bei den verschiedenen Tests zwischen gekoppelten Bewegungen (vor allem ligamentär gebremst) und kombinierten Bewegungen (vor allem fazettär gebremst) unterschieden. Die Richtung der Kopplung (und also auch der Kombination) entspricht im unteren Thoraxbereich der lumbalen und im oberen Thoraxbereich der zervikalen Wirbelsäule. Im folgenden werden nun Untersuchungen beschrieben, die beispielsweise hochthorakal eine gekoppelte, tiefthorakal jedoch eine kombinierte Bewegung testen!
Für die Beurteilung der Kopplungsrichtung im mittleren thorakalen Abschnitt (während Extension) wird auf die Angaben über den mittleren thorakalen Abschnitt im Kap. B4-4 Therapie verwiesen (*Allgemeine Mobilisierung in Traktionsrichtung durch Extension, Seitneigung und gegensinnige Rotation*).

Im Sitzen

Untersuchung bei Affektionen im oberen Thoraxbereich

Bei hochthorakalen Affektionen gleicht die Untersuchung der der Halswirbelsäule (*vgl. dort*). Ferner sollten auch die Tests 1 und 2 ausgeführt werden. Zu bedenken ist, daß die Nackenflexion in jeder Höhe eine Dehnung der Dura mater verursacht.

AUSGANGSHALTUNG DES PATIENTEN
Sitzend auf der Behandlungsliege.

AUSGANGSHALTUNG DES THERAPEUTEN
Stehend, vor oder hinter dem Patienten.

AUSFÜHRUNG
Der Patient bringt beide Schultern so weit wie möglich nach hinten, während die Brustwirbelsäule in Extensionsstellung ist. Dadurch werden die Nervenwurzeln von Th1 und Th2 unter Zug gebracht.

Dieser Test ist nur in dem seltenen Fall einer hochthorakalen Diskusprotrusion oder eines Tumors in diesem Gebiet positiv.

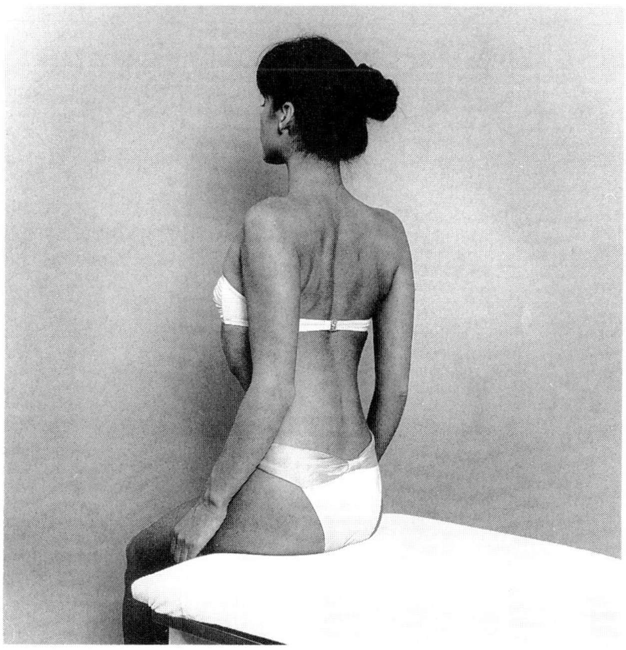

1 Retraktion der Scapulae (Th1-Th2).

Ausgangshaltung des Patienten
Sitzend auf der Behandlungsliege.

Ausgangshaltung des Therapeuten
Stehend, hinter dem Patienten.

Ausführung
Der Patient bringt die Oberarme mindestens in horizontale Stellung und beugt den Ellenbogen maximal. Nun wird das Handgelenk maximal gestreckt (in Dorsalflexion gebracht). Der ganze Arm wird in der angenommenen Stellung so weit wie möglich retroflektiert, und anschließend wird der Kopf in heterolaterale Seitneigung gebracht.

Dabei wird der N. ulnaris und damit gleichzeitig die Wurzel von Th1 gedehnt. Zur Interpretation vgl. Test 1.

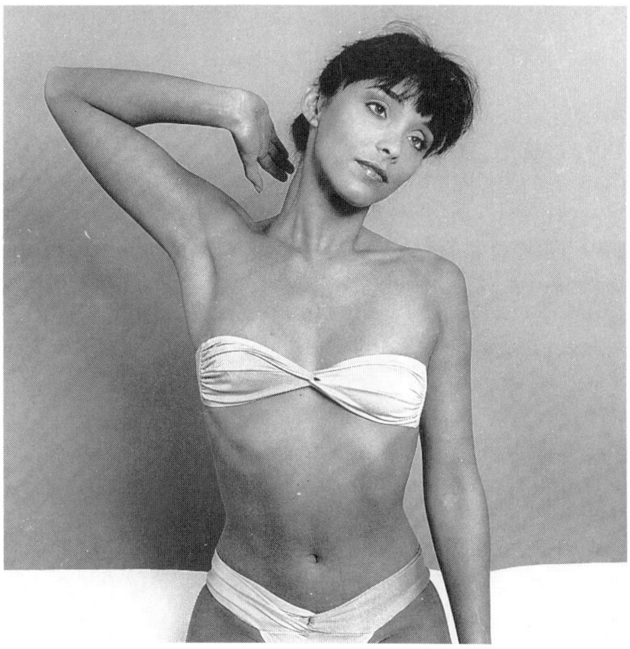

2 N.-ulnaris-Dehnungstest (Th1).

Aktive Bewegungen

Die Untersuchung der aktiven Bewegungen wird zur Beurteilung der Bewegungsausschläge und des Bewegungsablaufs durchgeführt. Bei Bewegungseinschränkung muß zwischen kapsulärer und nichtkapsulärer Einschränkung differenziert werden. Treten Schmerzen auf, werden diese so genau wie möglich lokalisiert.

Ausgangshaltung des Patienten
Der Patient sitzt auf der schmalen Seite der Behandlungsliege. Die leicht gespreizten Oberschenkel ruhen vollständig auf der Liege, die Füße ruhen auf dem Boden. Die Hände liegen entspannt auf den Oberschenkeln.
Die Lendenwirbelsäule wird in normaler Lordose gehalten.

Ausgangshaltung des Therapeuten
Stehend oder sitzend neben dem Patienten.

Ausführung
Der Patient bewegt die Schultern in Richtung der Hüften. Der Therapeut kontrolliert durch Palpation des thorakolumbalen Übergangs den Augenblick des Mitbewegens des Lendenwirbelsäule.
Bei thorakaler Bandscheibenpathologie ist die Flexion sehr schmerzhaft und erheblich eingeschränkt.

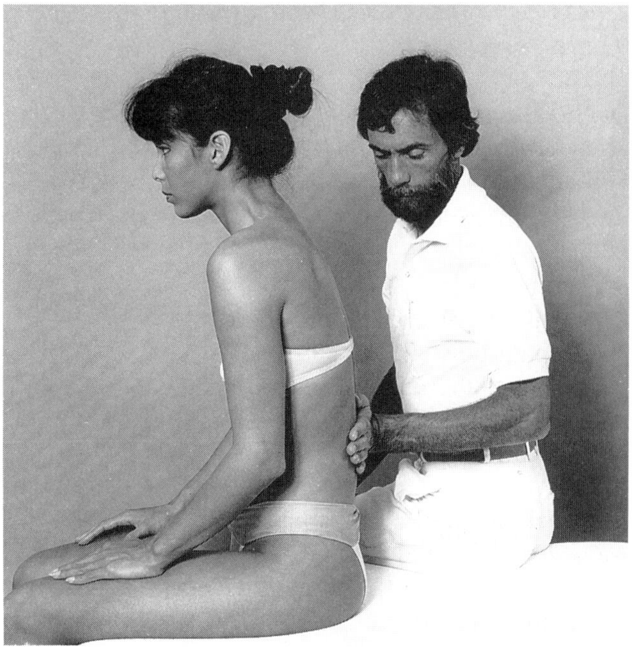

3 Flexion.

Ausgangshaltung des Patienten
Vgl. Test 3.

Ausgangshaltung des Therapeuten
Vgl. Test 3.

Ausführung
Der Patient bewegt die Schultern in Richtung der Hüften und beugt dabei den Rumpf maximal (also auch in der LWS). Am Ende der Flexionsbewegung wird der Patient aufgefordert, das Kinn so weit wie möglich zur Brust zu bringen.

Bei Verdacht auf Durareizung (meist infolge einer Diskusprotrusion) ist der Test meist positiv. Ist der Test negativ, kann man ein oder beide Knie und ein oder beide Fußgelenke aktiv strecken lassen. Hierdurch wird die Dura mater über den N. ischiadicus weiter unter Zug gebracht.

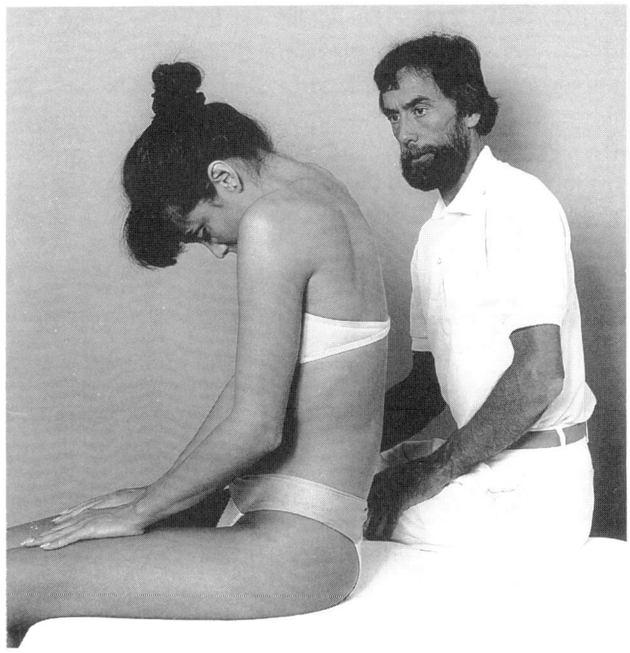

4 Flexion mit Nackenflexion (Duradehnung).

Ausgangshaltung des Patienten
Vgl. Test 3.

Ausgangshaltung des Therapeuten
Stehend oder sitzend neben dem Patienten. Mit einer Hand werden die Processus spinosi von Th12 und L1 (thorakolumbaler Übergang) palpiert.

Ausführung
Der Patient bringt das Sternum nach vorne, bis der Therapeut Bewegung im thorakolumbalen Übergang feststellt. Anschließend streckt der Patient aus dieser leicht nach vorn gebeugten Position die Brustwirbelsäule, ohne dabei die Halswirbelsäule zu bewegen.
Eine erhebliche Einschränkung der Extension findet sich vor allem bei Patienten mit Morbus Scheuermann, M. Bechterew, Osteoporose und Bandscheibenpathologie. Im letzten Fall wird die Bewegung auch sehr schmerzhaft sein.

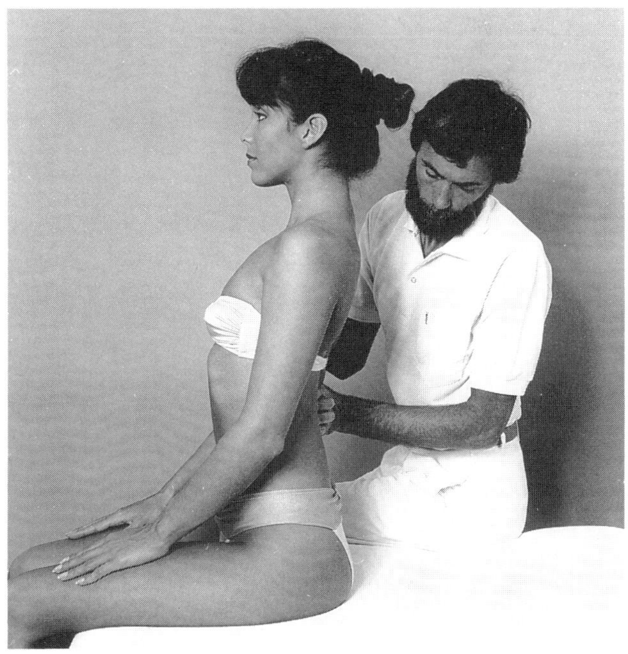

5 Extension.

Ausgangshaltung des Patienten
Vgl. Test 3, doch nun sind die Arme vor dem Rumpf gekreuzt, und die Hände ruhen auf den Schultern.

Ausgangshaltung des Therapeuten
Stehend, hinter dem Patienten.

Ausführung
Der Patient bringt den Rumpf in seitliche Richtung, wobei die (gedachte) Bewegungsachse in Höhe des Kreuzpunktes der Arme liegt. Der Schultergürtel muß in der frontalen Ebene bleiben.
Liegt eine Bandscheibenpathologie vor, so ist die Seitneigung gewöhnlich am leichtesten durchzuführen. Bei einer thorakalen Bandscheibenpathologie sind vor allem die Flexions-/Extensionsbewegung und die Rotationsbewegungen schmerzhaft eingeschränkt.

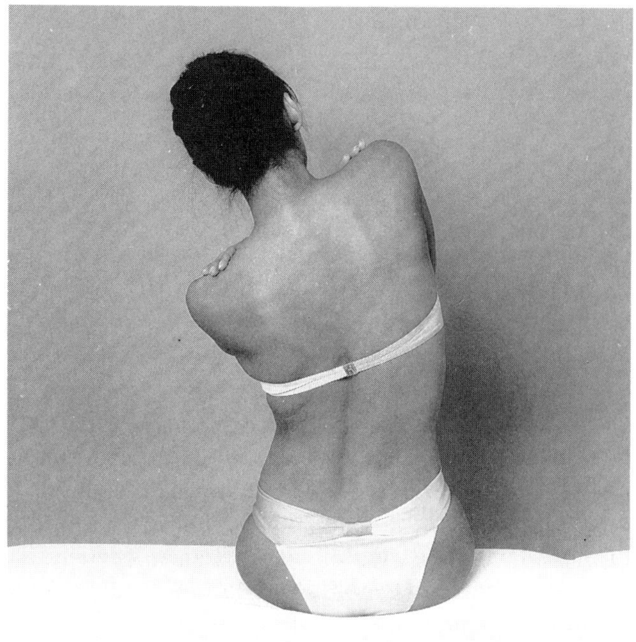

6 Seitneigung links.

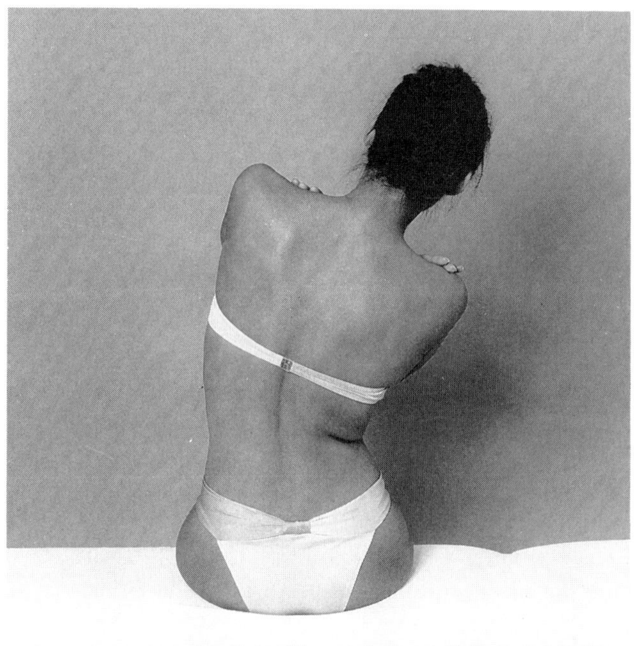

7 Seitneigung rechts.

Ausgangshaltung des Patienten
Vgl. Test 6 und 7.

Ausgangshaltung des Therapeuten
Vgl. Test 6 und 7.

Ausführung
Um die lumbale Rotation so weit wie möglich auszuschalten, wird zuerst unter die linke und dann unter die rechte Gesäßhälfte des Patienten ein Kissen oder ein Keil gelegt. Dadurch entsteht in der LWS jeweils eine Seitneigungsbewegung mit entgegengesetzter Rotation. Wird das Kissen unter die linke Sitzfläche gelegt, dann wird die LWS dadurch eine Seitneigung nach links mit gleichzeitiger Rotation nach rechts machen. Der Patient wird nun aufgefordert, den Rumpf so weit wie möglich nach links zu drehen, ohne Rotation der HWS. Diese Linksrotation findet nun vorwiegend in der Brustwirbelsäule statt. Schmerzen am Rotationsende können das erste Zeichen einer Bandscheibenpathologie sein.

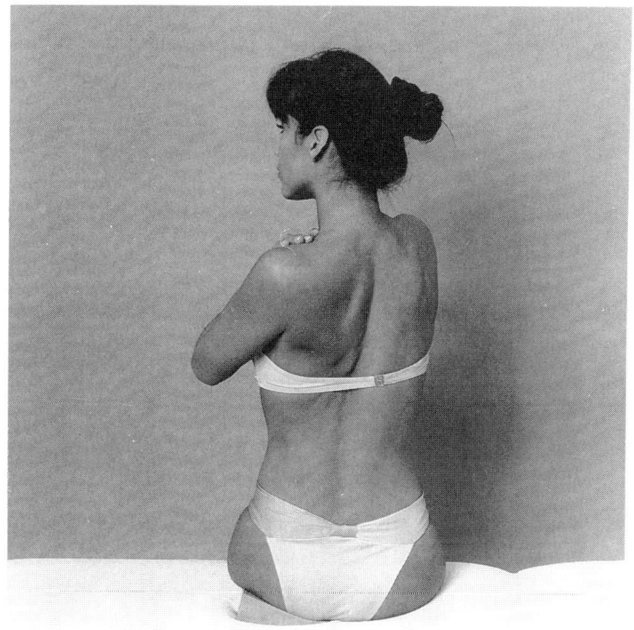

8 Rotation nach links.

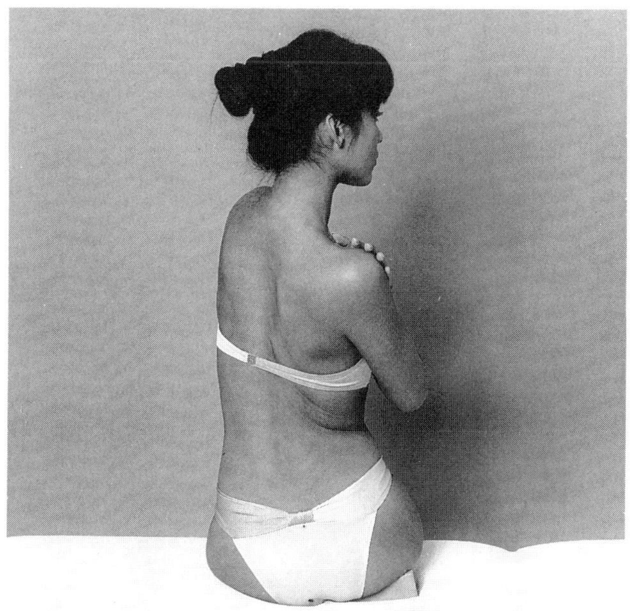

9 Rotation nach rechts.

Ausgangshaltung des Patienten
Vgl. Test 6 und 7.
Unter die linke Gesäßhälfte wird ein Kissen oder Keil gelegt (*vgl. Test 8 und 9, Ausführung*).

Ausgangshaltung des Therapeuten
Vgl. Test 6 und 7.

Ausführung
Der Patient wird aufgefordert, *gleichzeitig* die folgenden Bewegungen auszuführen: Flexion (*Test 3*), wobei der Therapeut den thorakolumbalen Übergang palpiert, Seitneigung links (*Test 6*) und Linksrotation (*Test 8*).
Die LWS bleibt in normaler Lordose.

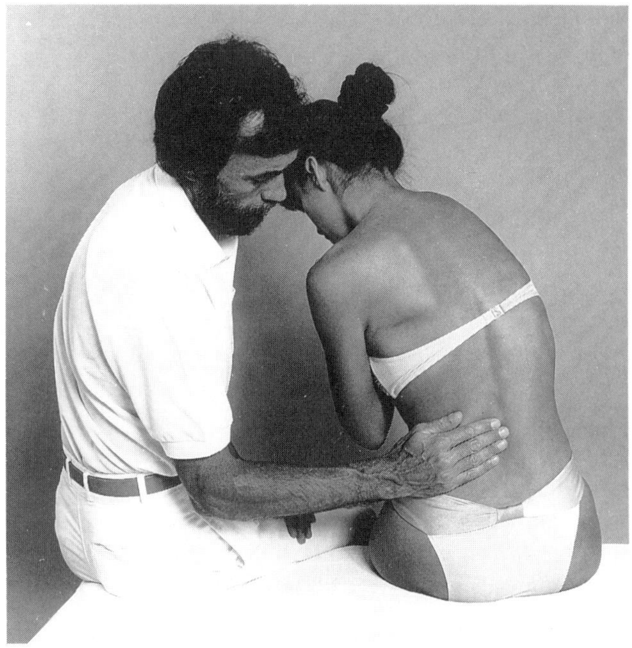

10 Flexion mit Seitneigung links und Linksrotation.

Es folgt Flexion mit Seitneigung rechts und Linksrotation (wie Test 10).

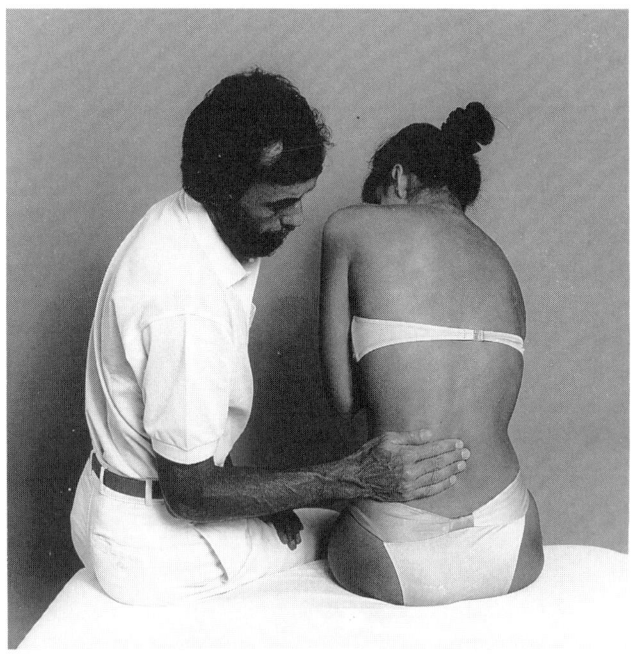

11 Flexion mit Seitneigung rechts und Linksrotation.

Es folgen Flexion mit Seitneigung rechts und Rechtsrotation und Flexion mit Seitneigung links und Rechtsrotation (wie Test 11).

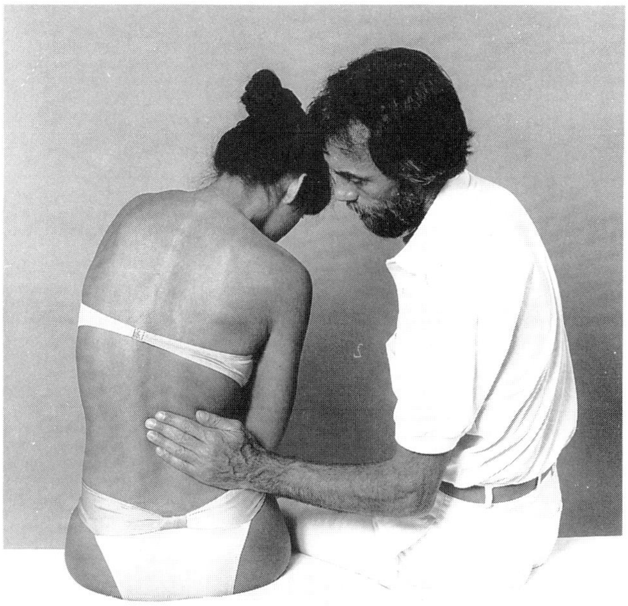

12 Flexion mit Seitneigung rechts und Rechtsrotation.

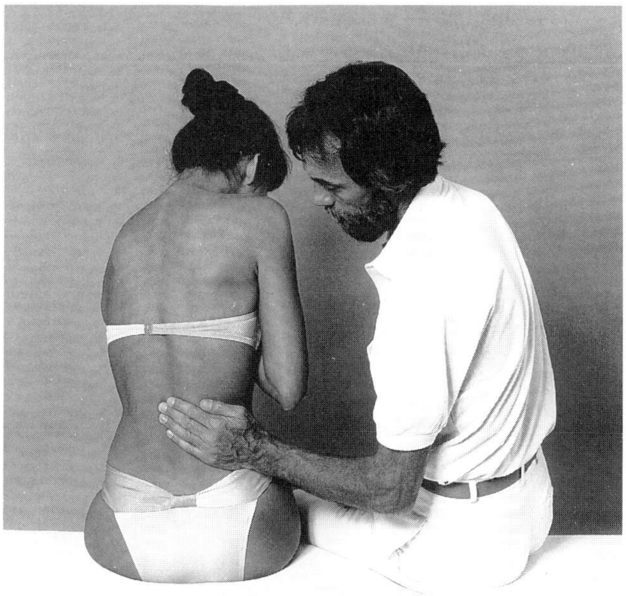

13 Flexion mit Seitneigung links und Rechtsrotation.

Ausgangshaltung des Patienten
Vgl. Test 6 und 7.

Ausgangshaltung des Therapeuten
Vgl. Test 6 und 7.

Ausführung
Der Patient wird aufgefordert, *gleichzeitig* folgende Bewegungen auszuführen: Extension (*Test 5*), wobei der Therapeut den thorakolumbalen Übergang palpiert, Seitneigung rechts (*Test 7*) und Linksrotation (*Test 8*).

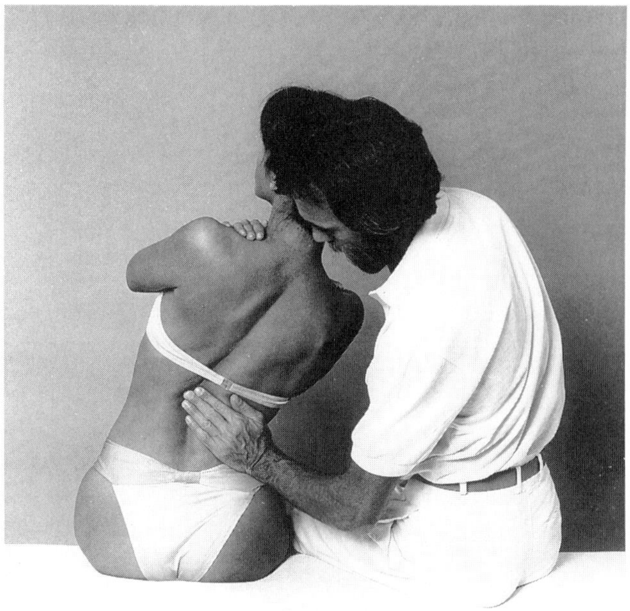

14 Extension mit Seitneigung rechts und Linksrotation.

Es folgt (wie Test 14) Extension mit Seitneigung links und Linksrotation.

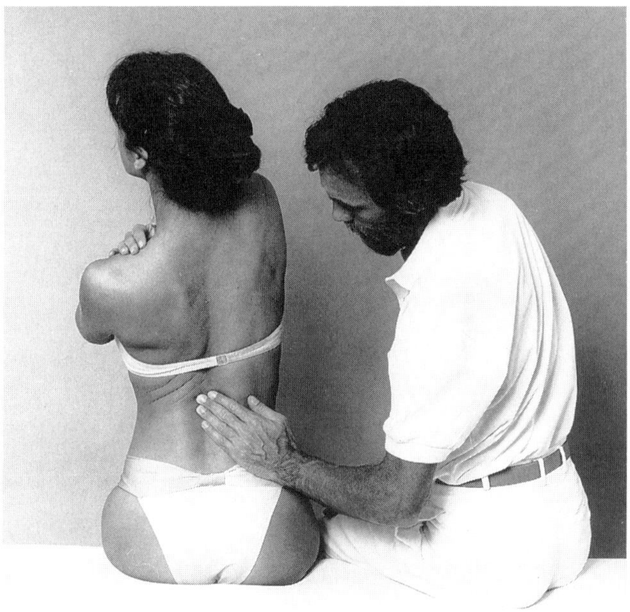

15 Extension mit Seitneigung links und Linksrotation

Es folgen (wie Test 14) Extension mit Seitneigung links und Rechtsrotation und Extension mit Seitneigung rechts und Rechtrotation.

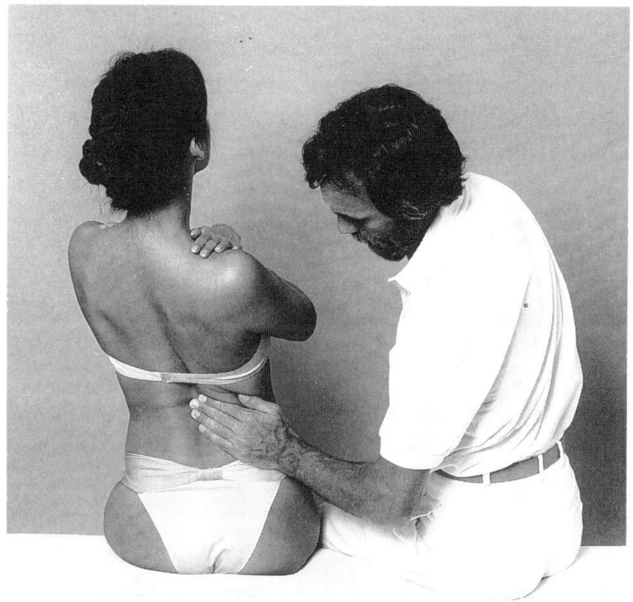

16 Extension mit Seitneigung links und Rechtsrotation.

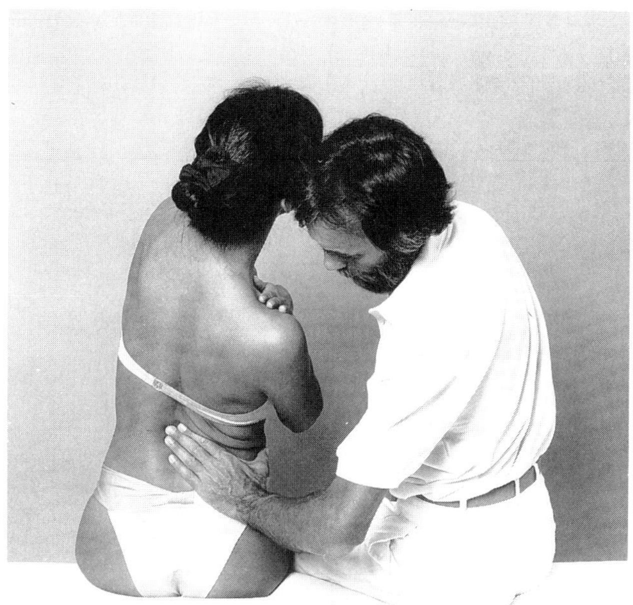

17 Extension mit Seitneigung rechts und Rechtsrotation.

Passive Bewegungen

Bei der passiven Bewegungsuntersuchung wird der Bewegungsumfang mit dem der aktiven Untersuchung verglichen. Manche Bewegungsumfänge sind passiv größer als aktiv. Wichtig ist die Beurteilung des Endgefühls. Ebenso wie bei der aktiven Bewegung wird auch jetzt auf die Auslösung von Beschwerden geachtet.
Bewegungen mit einer Flexionskomponente werden passiv nicht durchgeführt, da sich hierdurch eine mögliche Diskuprotrusion verschlimmern kann. Durch den geringen Durchmesser des Spinalkanals ist die Gefahr einer Rückenmarkskompression bei Diskusprotrusionen im Bereich der Brustwirbelsäule viel größer als in den übrigen Abschnitten der Wirbelsäule.

AUSGANGSHALTUNG DES PATIENTEN
Vgl. Test 8 und 9. Zur Linksrotation wird ein Kissen oder Keil unter die linke Sitzfläche gelegt, zur Rechtsrotation unter die rechte Sitzfläche.

AUSGANGSHALTUNG DES THERAPEUTEN
Der Therapeut steht vor dem Patienten und klemmt die Beine des Patienten zur Stabilisierung zwischen die eigenen Beine. Zur Linksrotation legt der Therapeut die rechte Hand auf die rechte Hand des Patienten, die auf dessen linker Schulter ruht. Die linke Hand des Therapeuten geht hinter die rechte Schulter des Patienten.

AUSFÜHRUNG
Der Therapeut rotiert den Patienten nach links. Am Ende der Bewegung wird der Patient aufgefordert, hörbar auszuatmen. Am Ende der Exspiration wird zur Beurteilung des Endgefühls ein geringer Überdruck in Rotationsrichtung ausgeübt.

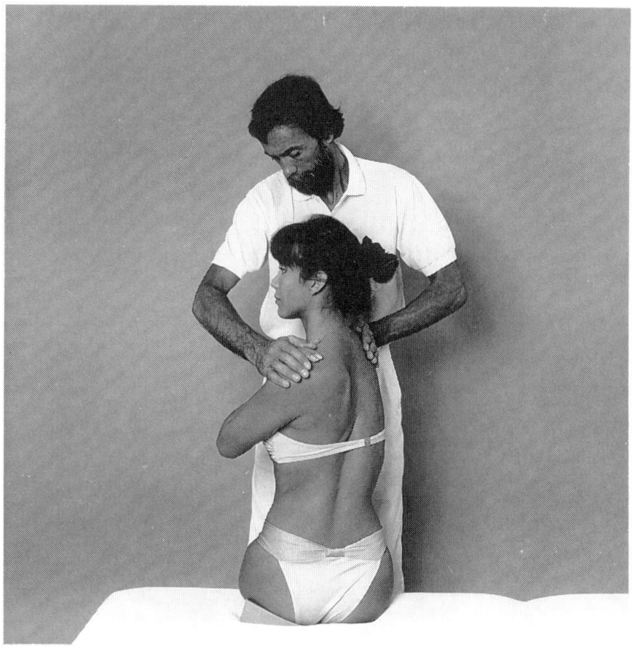

18 Rotation nach links.

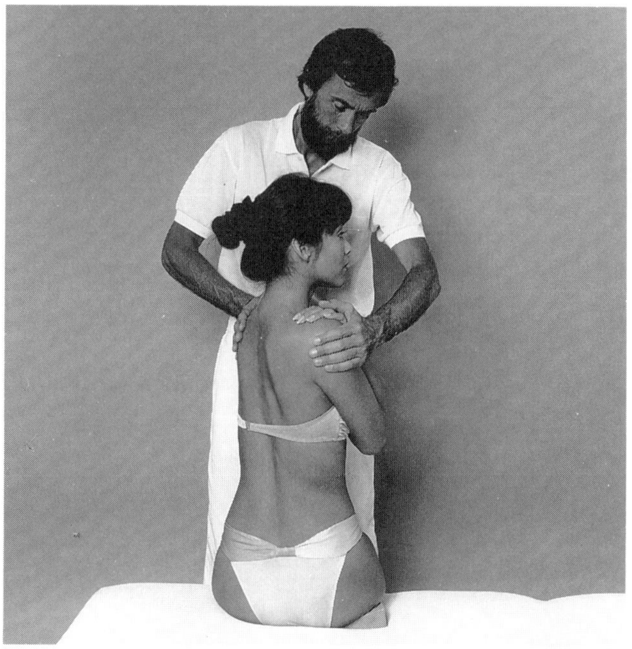

19 Rotation nach rechts.

Ausgangshaltung des Patienten
Vgl. Test 8 und 9. Zur Linksrotation wird ein keilförmiges Kissen unter die linke Gesäßhälfte gebracht, zur Rechtsrotation unter die rechte Gesäßhälfte.

Ausgangshaltung des Therapeuten
Vgl. Test 18 und 19.

Ausführung
Ausführung wie bei Test 18 und 19, wobei der Patient am Ende der Bewegung jedoch die *ganze* Wirbelsäule beugt und anschließend das Kinn so nah wie möglich zur Brust bringt. Der Untersucher gibt nun keinen Überdruck in Rotationsrichtung. Hierbei wird durch Dehnung insbesondere die Dura mater getestet. Zur weiteren Verstärkung der Zugkräfte, vgl. Test 4.

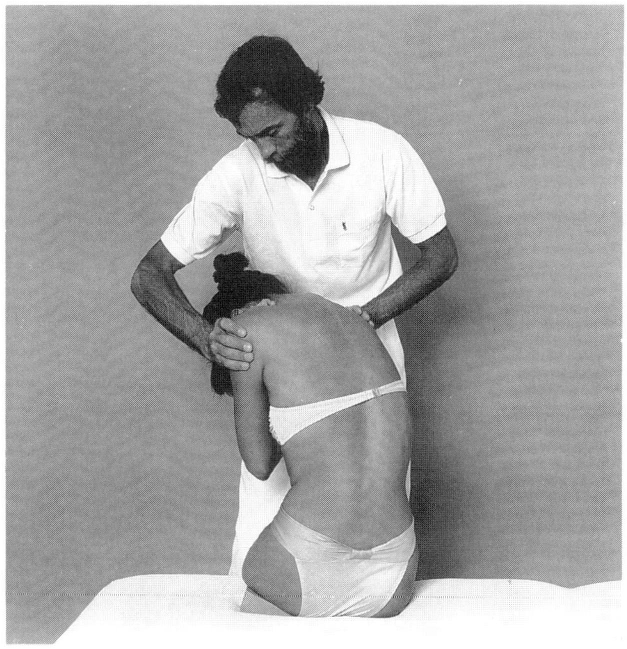

20 Linksrotation mit Flexion und Nackenflexion (Duradehnung).

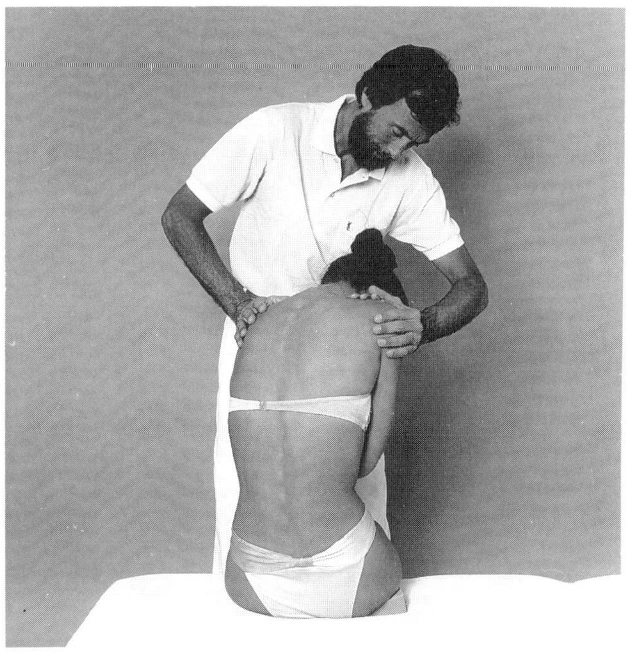

21 Rechtsrotation mit Flexion und Nackenflexion (Duradehnung).

Ausgangshaltung des Patienten
Vgl. Test 6 und 7. Es kann dabei ein Kissen oder ein Keil unter die linke Sitzfläche des Patienten gelegt werden. Dadurch sollen Bewegungen der LWS möglichst ausgeschlossen werden.

Ausgangshaltung des Therapeuten
Stehend, rechts neben dem Patienten.

Ausführung
Der Therapeut legt die linke Hand auf die Processus spinosi von L1 und L2, so daß sich die Finger unmittelbar kaudal der zwölften Rippe befinden.
Der Unterarm wird lotrecht zum Rücken des Patienten gehalten.
Die rechte Hand legt der Therapeut auf die rechte Hand des Patienten, die auf dessen linker Schulter ruht. Auch kann der Therapeut seine Hand rechts oben auf die Vorderseite des Thorax legen, unmittelbar unterhalb des Schlüsselbeins.
Der Therapeut bringt nun seine rechte Schulter gegen die rechte Schulter des Patienten und klemmt dadurch den Schultergürtel des Patienten zwischen die eigene rechte Hand und den Rumpf.
Die nun folgende Bewegung wird durch Rumpfbewegungen des Therapeuten induziert. Der Therapeut führt mit dem Rumpf nacheinander folgende Bewegungen aus: Flexion, Seitneigung links und Linksrotation, wodurch der Rumpf des Patienten in eine Seitneigung links, Extension und Linksrotation geführt wird. Die Einzelbewegungen werden nicht bis zur Endstellung durchgeführt, die Kombinationsbewegung hingegen schon. Der Therapeut wird zur Beurteilung des Endgefühls sogar leichten Überdruck anwenden.

Nun wird (wie bei Test 22) eine Extension mit Seitneigung rechts und Linksrotation ausgeführt. Außerdem streckt der Therapeut nun seinen Rumpf, wodurch der Rumpf des Patienten in Seitneigung rechts gerät.

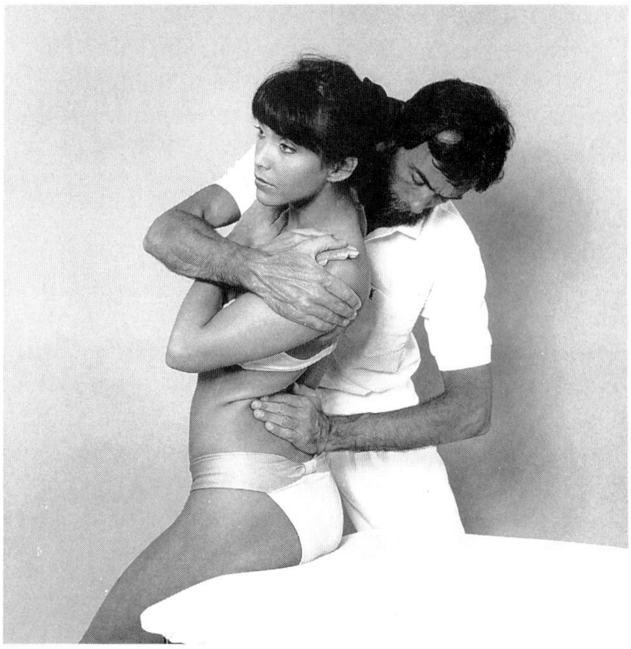

22 Extension mit Seitneigung links und Linksrotation.

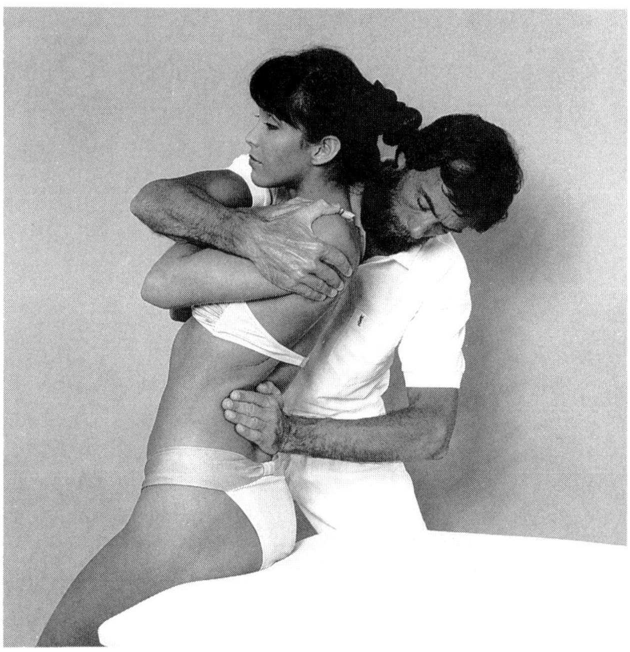

23 Extension mit Seitneigung rechts und Linksrotation.

AUSGANGSHALTUNG DES PATIENTEN
Vgl. Test 6 und 7.

AUSGANGSHALTUNG DES THERAPEUTEN
Stehend, an der linken Seite des Patienten.

AUSFÜHRUNG
Wie bei Test 23 wird nun Extension mit Seitneigung links und Rechtsrotation ausgeführt. Dazu streckt der Therapeut seinen Rumpf bei gleichzeitiger Seitneigung rechts und Rechtsrotation. Am Bewegungsende wird leichter Überdruck gegeben.

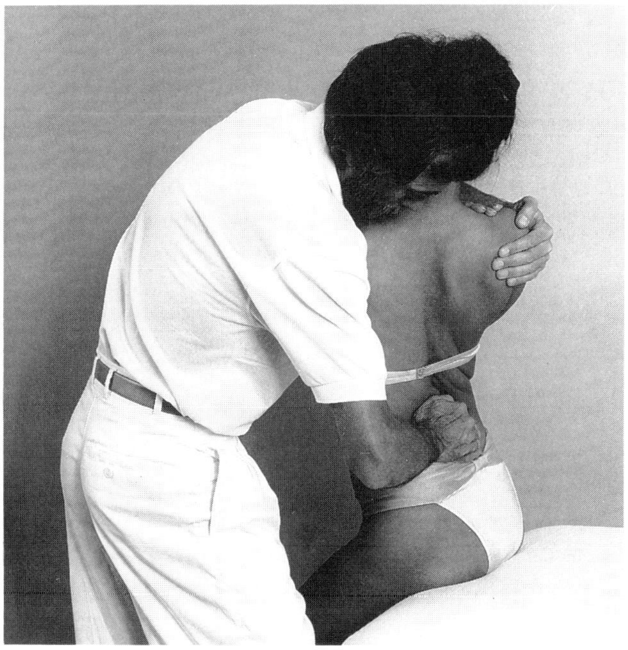

24 Extension mit Seitneigung links und Rechtsrotation.

Es folgen (wie bei Test 23 und 24) Extension mit Seitneigung rechts und Rechtsrotation.

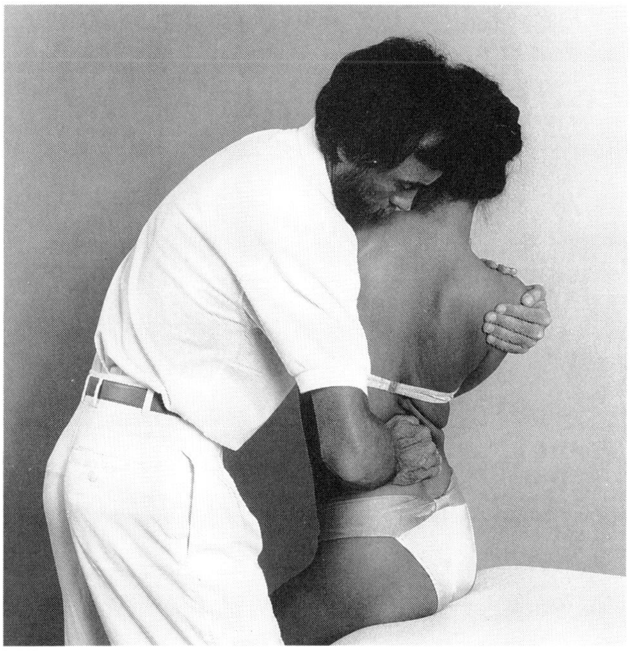

25 Extension mit Seitneigung rechts und Rechtsrotation.

Widerstandstests

Affektionen der Muskulatur kommen im thorakalen Abschnitt häufiger vor als im lumbalen und zervikalen Wirbelsäulenanteil. Meist sind Überlastungs- oder traumatische Läsionen der Bauchmuskulatur, der Interkostalmuskulatur, des M. pectoralis major oder des M. latissimus dorsi die Ursache. Die Patienten haben vor allem Schmerzen, Kraftverlust wird bei den Widersstandstests nur selten vorgefunden.

Ausgangshaltung des Patienten
Vgl. Test 6 und 7.

Ausgangshaltung des Therapeuten
Vgl. Test 18 und 19.

Ausführung
Zur Linksrotation gegen Widerstand legt der Therapeut seine linke Hand auf die linke Hand des Patienten, die auf dessen rechter Schulter ruht. Die rechte Hand wird gegen die Rückseite der linken Schulter des Patienten gelegt.
Der Patient wird nun aufgefordert, den Rumpf nach links zu drehen, während der Therapeut einen isometrischen Widerstand gibt. Dieser Test ist vor allem bei traumatischen Läsionen der Interkostalmuskulatur positiv.

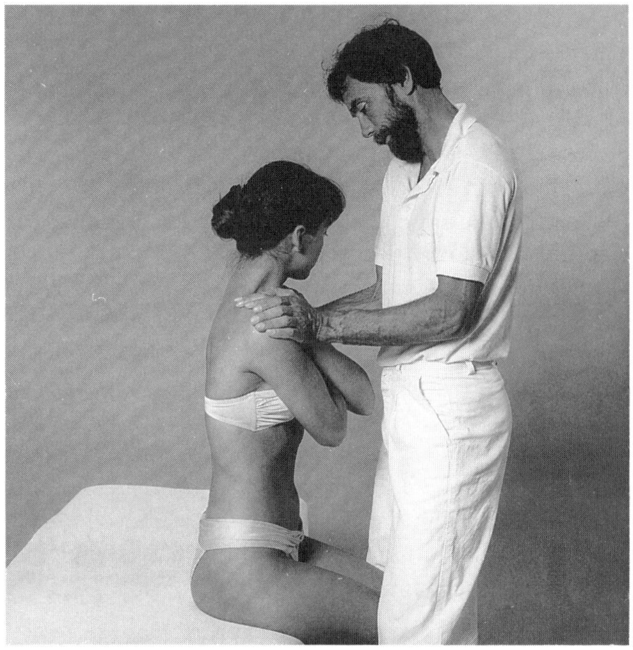

26 Rotation nach links.

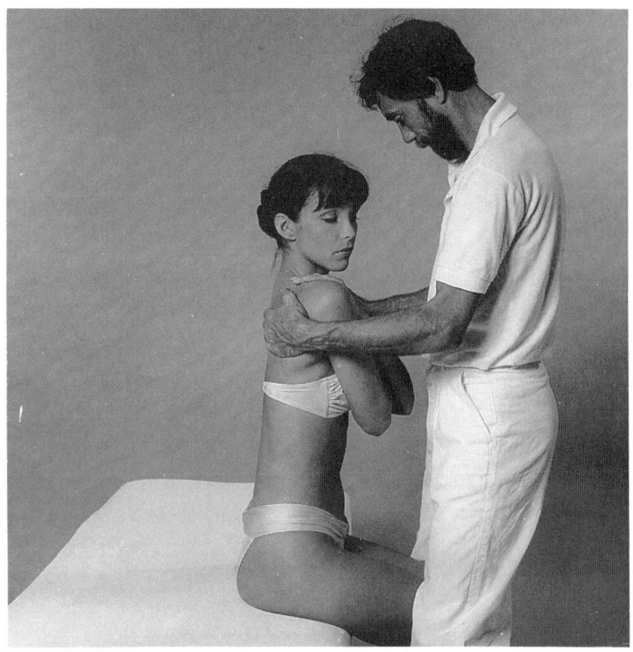

27 Rotation nach rechts.

Ausgangshaltung des Patienten
Vgl. Test 3.

Ausgangshaltung des Therapeuten
Stehend, neben dem Patienten. Der Therapeut legt eine Hand auf das Manubrium sterni des Patienten und den Daumenballen sowie den Kleinfingerballen der anderen Hand auf das Sakrum.

Ausführung
Der Patient wird aufgefordert, das Sternum in Richtung Symphyse zu bewegen. Der Therapeut gibt isometrischen Widerstand.

Hiermit wird vorwiegend die Bauchmuskulatur auf Kraft und Schmerzempfindlichkeit getestet. Bei Verdacht auf eine Bauchmuskelläsion müssen verschiedene Tests zur Differenzierung der verschiedenen Bauchmuskeln durchgeführt werden.
Siehe dazu die Tests 40 bis 42.

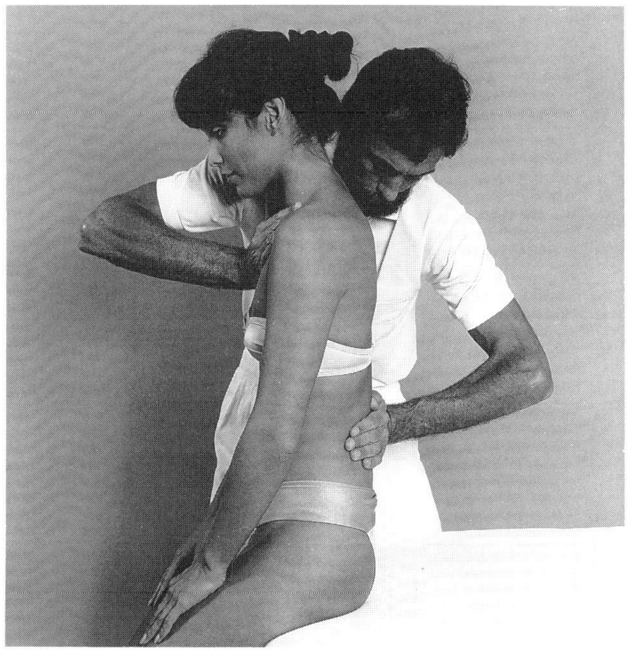

28 Flexion.

Ausgangshaltung des Patienten
Vgl. Test 6 und 7.

Ausgangshaltung des Therapeuten
Sitzend, neben dem Patienten. Der Therapeut legt die Hand, die dem Patienten am nächsten ist, auf die entfernte Schulter des Patienten und fixiert so den Rumpf des Patienten gegen den eigenen Rumpf.

Ausführung
Der Patient wird aufgefordert, die auf der Schulter liegende Hand wegzudrücken (vom Therapeuten wegzubewegen). Der Therapeut gibt isometrisch Widerstand.
Dieser Test prüft vorwiegend die homolateralen Rückenstrecker. In geringerem Maß werden auch die schrägen Bauchmuskeln und die Interkostalmuskeln getestet. Es sind hauptsächlich die Mm. intercostales, die bei diesem Test Schmerzen hervorrufen.

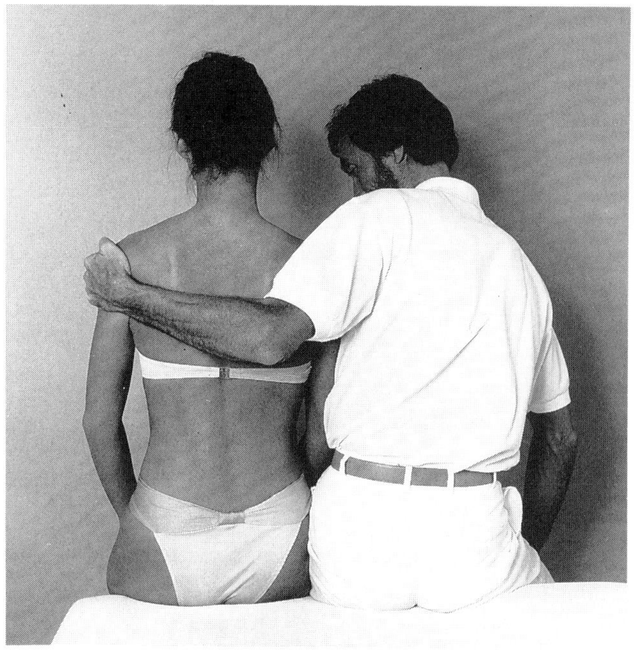

29 Seitneigung links.

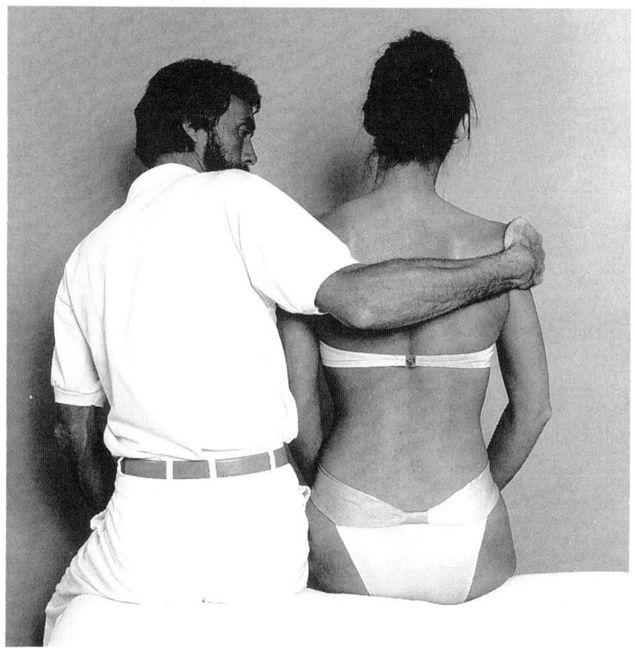

30 Seitneigung rechts.

Neurologische Untersuchung

Die neurologische Untersuchung dient der Orientierung bei der Suche nach Affektionen des Zentralnervensystems.

AUSGANGSHALTUNG DES PATIENTEN
Sitzend auf der Behandlungsliege, mit frei herabhängenden Unterschenkeln.

AUSGANGSHALTUNG DES THERAPEUTEN
Stehend oder sitzend an der zu untersuchenden Seite, schräg vor dem Patienten.

AUSFÜHRUNG
Der Patellarsehnenreflex wird mittels des Lig. patellae getestet, zwischen Tuberositas tibiae und Apex patellae.

Dieser Test ist vor allem bei Patienten mit einer thorakalen Myelopathie von Bedeutung.

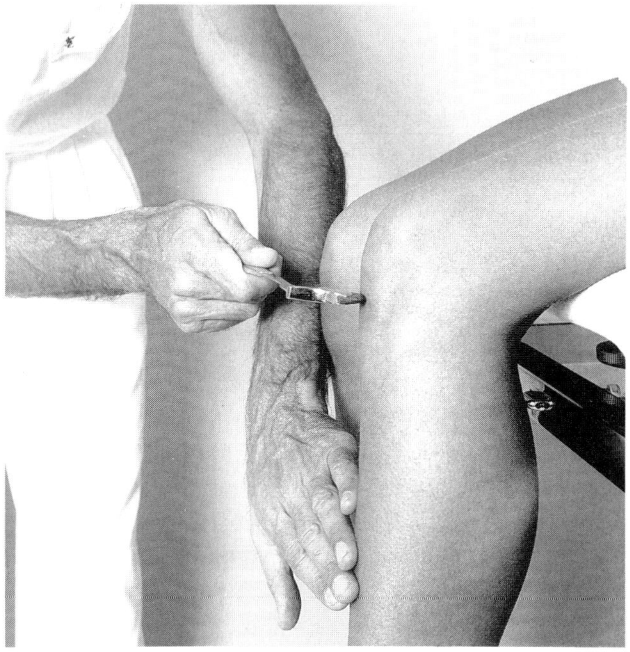

31/32 Quadrizepssehnenreflex.

AUSGANGSHALTUNG DES PATIENTEN
Vgl. Test 31 und 32.

AUSGANGSHALTUNG DES THERAPEUTEN
Hocksitz, frontal zum Patienten.

AUSFÜHRUNG
Mit einer Hand bringt der Therapeut den Fuß des Patienten in Extension, während mit der anderen Hand der Triceps-surae-Reflex geprüft wird.

Vgl. auch die Anmerkung zu Test 31 und 32, Quadrizepssehnenreflex.

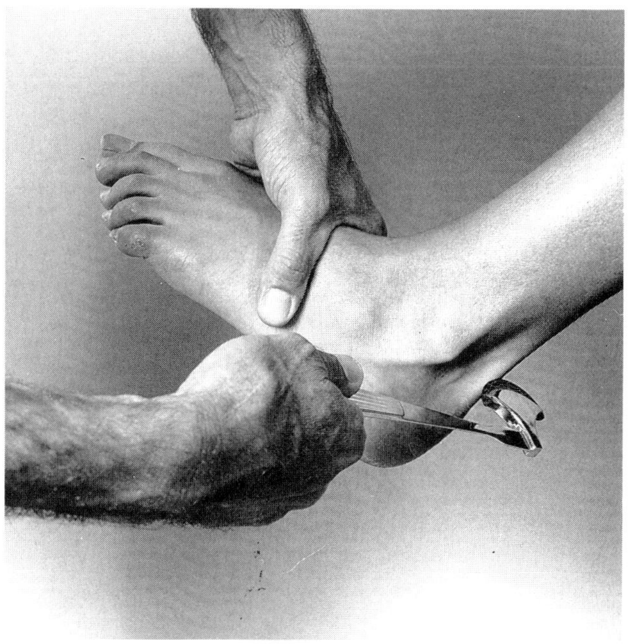

33/34 Triceps-surae-Reflex.

Ausgangshaltung des Patienten
Vgl. Test 31 und 32.

Ausgangshaltung des Therapeuten
Hocksitz, vor dem Patienten.

Ausführung
Mit dem harten Ende eines Reflexhammers wird von der lateralen Seite der Ferse über die laterale Fußsohle bis zur Basis des Os metatarsale V, und von da zur Basis der Großzehe an der Medialseite entlang gestrichen.

Normalerweise zieht der Patient den Fuß weg und beugt die Zehen (Reflexantwort nach Strümpell). Die pathologische Reflexantwort (nach Babinski) besteht aus Extension der Großzehe und gleichzeitiger Zehenspreizung. Die Reflexe der sog. Babinski-Gruppe sind ein sicheres Zeichen für eine Funktionsstörung in zentralen absteigenden motorischen Bahnen.

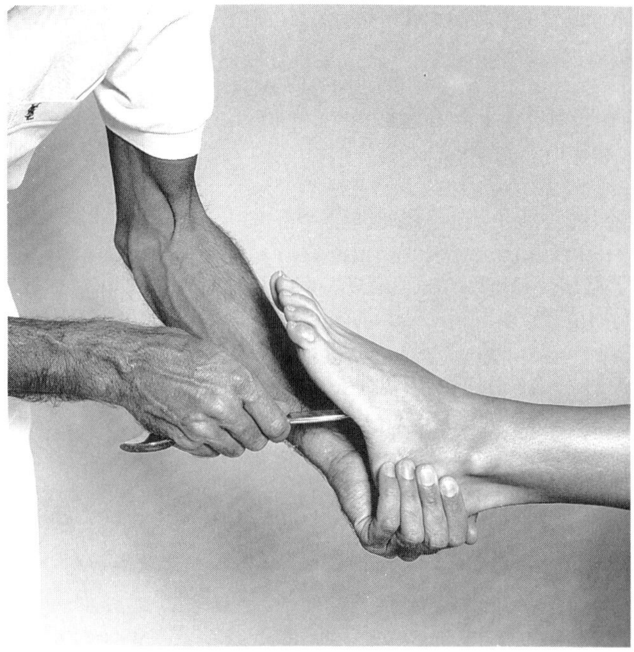

35/36 Fußsohlenreflex links/rechts.

In Bauchlage

Die Interpretation dieser Tests entspricht den analogen Untersuchungen im Sitzen. Der Unterschied liegt nun in der Ausschaltung der Schwerkraft. Bei geringer Bandscheibenpathologie zeigt sich manchmal, daß die im Sitzen ausgeführten Tests Schmerzen hervorrufen, während diese beim entsprechenden Test in Bauchlage ausbleiben.

Ausgangshaltung des Patienten
Bauchlage, die Beine leicht gespreizt, die Hände unter der Stirn oder dem Kinn gefaltet.

Ausgangshaltung des Therapeuten
Stehend, neben dem Patienten.

Ausführung
Der Patient bringt den Rumpf so weit wie möglich in Extension (Anheben des Rumpfs).

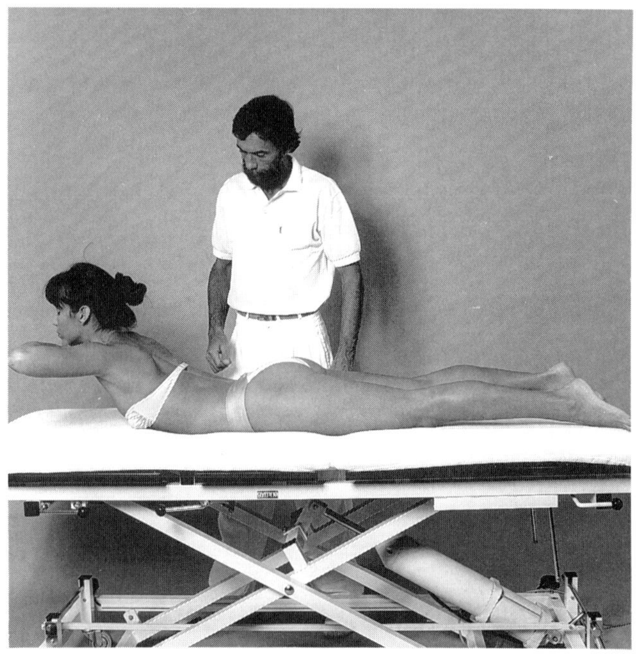

37 Aktive Extension.

Ausgangshaltung des Patienten
Bauchlage.

Ausgangshaltung des Therapeuten
Stehend, neben dem Patienten.

Ausführung
Verschiedene Ausführungen sind möglich.
Bei der normalen Ausführung wird der Patient aufgefordert, sich hoch zu drücken und auf die Ellenbogen zu stützen. Während einer tiefen Ausatmung läßt er den Rumpf dann durchsacken.

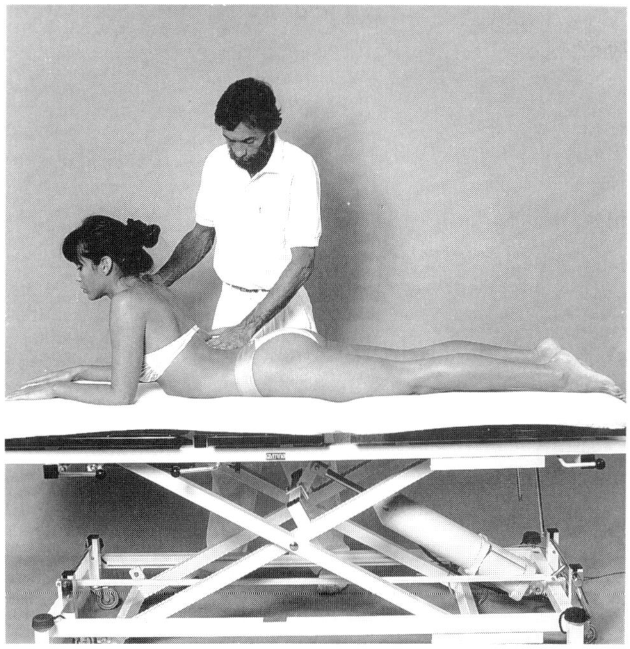

38a Passive Extension; normale Ausführung.

Eine Variante für nicht allzu schwere Patienten: Der Therapeut umfaßt mit dem kranialen Arm und der Hand die Schultern des Patienten von vorne und legt die kaudale Hand auf die Processus spinosi von L1 und L2.
Der Therapeut streckt dann den Rumpf des Patienten gerade so weit, bis L1 sich bewegt. Dann fixiert er die obere LWS und gibt leichten Überdruck.

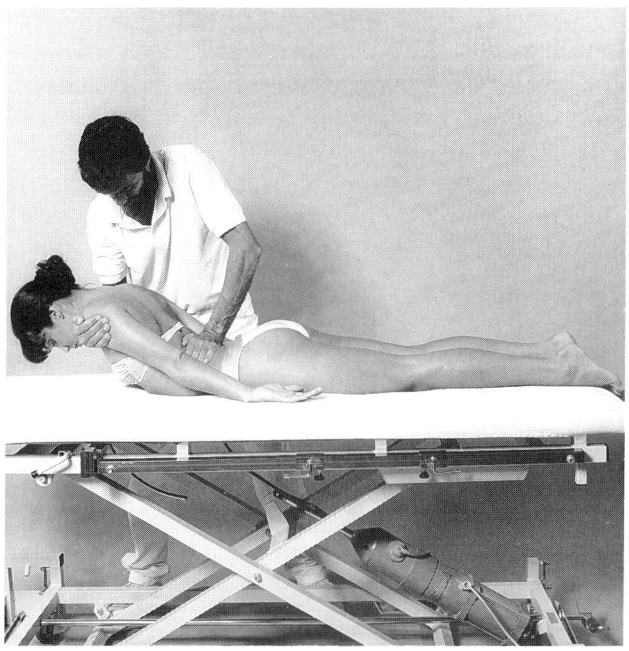

38b Passive Extension; Variante.

Ausgangshaltung des Patienten
Bauchlage, Arme am Körper anliegend.

Ausgangshaltung des Therapeuten
Stehend, neben dem Patienten. Die kraniale Hand wird zwischen die Schulterblätter des Patienten gelegt, der kaudale Arm fixiert die Oberschenkel unmittelbar oberhalb der Knie.

Ausführung
Der Patient wird aufgefordert, Schulter und Rumpf so weit wie möglich von der Bank abzuheben, während der Therapeut isometrischen Widerstand gibt. Hiermit werden vorwiegend Kraft und Schmerzempfindlichkeit der Rückenextensoren geprüft.

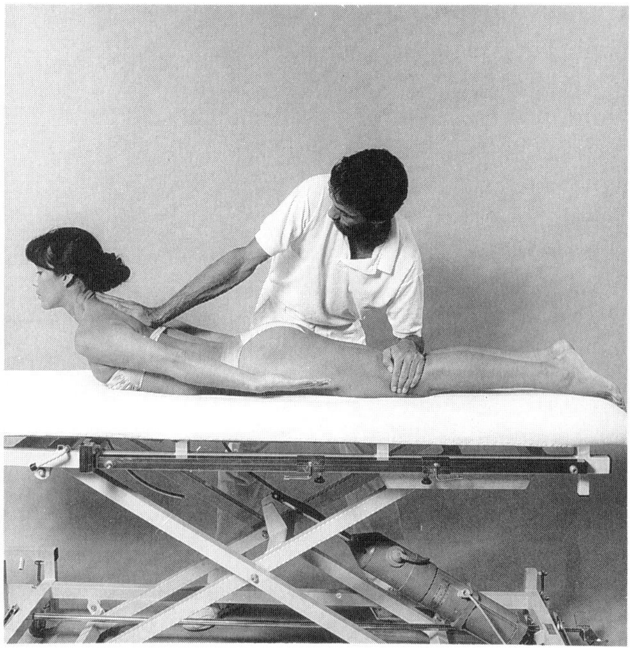

39 Extension gegen Widerstand.

In Rückenlage

Die allgemeine Funktionsuntersuchung in Rückenlage prüft in erster Linie die Bauchmuskulatur.

Ausgangshaltung des Patienten
Rückenlage, Hüfte und Knie etwa 90∞ gebeugt, die Füße gegen das schräggestellte Teil der Behandlungsliege gestellt.

Ausgangshaltung des Therapeuten
Stehend, neben dem Patienten. Eine Hand wird auf das Manubrium sterni, die andere Hand auf beide Knie gelegt.

Ausführung
Der Patient wird aufgefordert, das Sternum in Richtung der Hüften zu bringen, wobei der Therapeut isometrischen Widerstand gibt.
Dabei werden insbesondere die Kraft und die Schmerzempfindlichkeit der geraden Bauchmuskulatur geprüft.

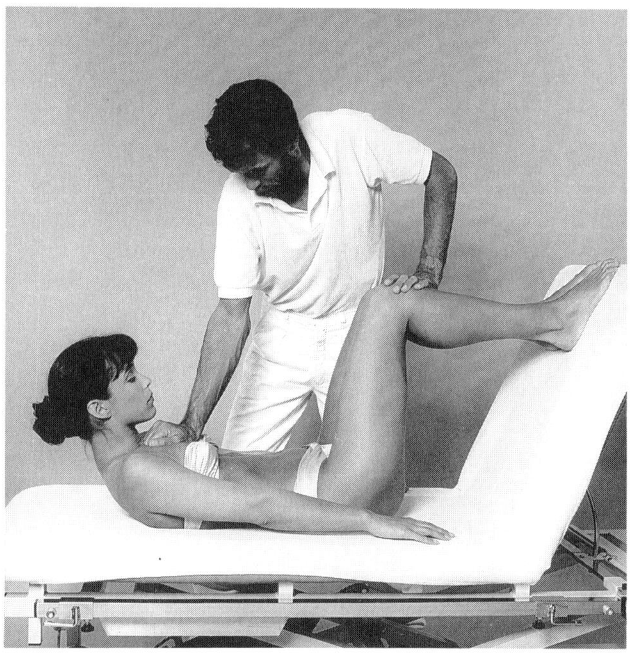

40 Flexion gegen Widerstand.

Wie bei Test 40 wird nun die schräge Bauchmuskulatur untersucht. Der Therapeut legt dazu die kraniale Hand auf die Vorderseite der Schulter des Patienten und fordert den Patienten auf, sich in Richtung der gegenüberliegenden Hüfte zu bewegen. Anschließend wird die Hand auf die andere Schulter gelegt und wiederum eine Bewegung zur anderen Hüfte hin durchgeführt.

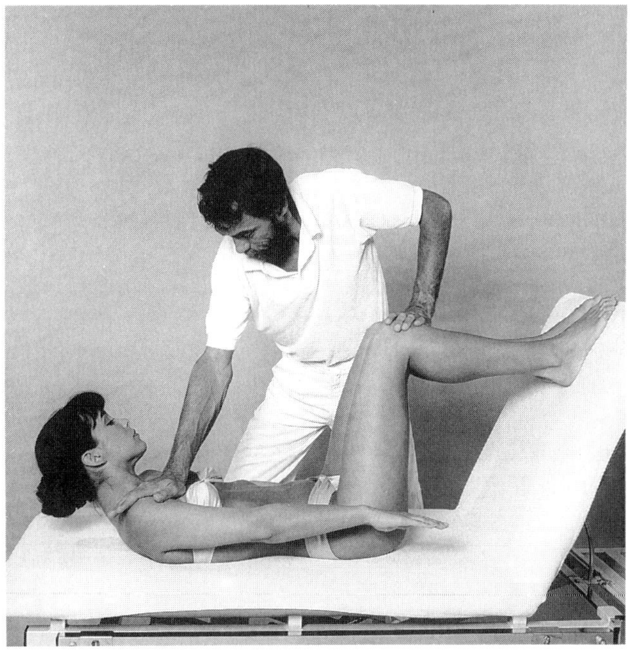

41 Flexion mit Linksrotation gegen Widerstand.

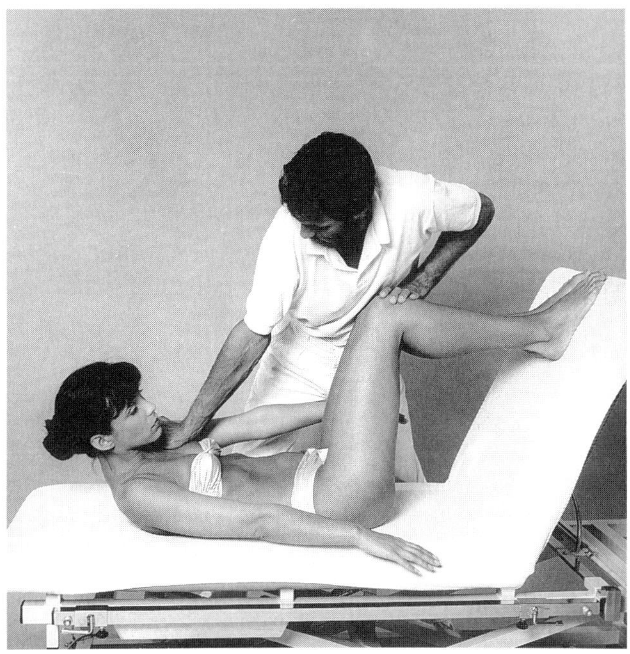

42 Flexion mit Rechtsrotation gegen Widerstand.

Lokale Funktionsprüfung

Ergibt die allgemeine Untersuchung der BWS ungenügende Erkenntnisse, so wird die Untersuchung mit der lokalen (segmentalen) Funktionsprüfung fortgesetzt. Eine lokale Funktionsprüfung wird auch dann vorgenommen, wenn eine Behandlung nicht den erwünschten Erfolg hat, insbesondere dann, wenn eine Bewegungseinschränkung festgestellt wurde.

Die im folgenden beschriebenen Untersuchungen dienen der Beurteilung der segmentalen Beweglichkeit. Eine herabgesetzte Beweglichkeit ohne neurologische Ausfallserscheinungen kann eine Indikation für eine manuelle Mobilisierung darstellen. Bei einer Hypermobilität oder Instabilität kann, je nach Schweregrad, eine stabilisierende Übungsbehandlung, ein Korsett oder eine Operation indiziert sein. Die richtige Durchführung und Interpretation der lokalen Funktionsprüfung erfordert viel Übung und Erfahrung.

Im Sitzen

Ausgangshaltung des Patienten
Der Patient sitzt auf der kurzen Seite der Behandlungsliege, die Beine sind leicht gespreizt, die Füße ruhen auf dem Boden. Die LWS wird in normaler Lordose gehalten. Die Arme sind vor dem Rumpf gekreuzt, und die Hände ruhen auf den Schultern.

Ausgangshaltung des Therapeuten
Stehend, neben dem Patienten.

Ausführung
Der Therapeut legt eine Hand auf die Processus spinosi der BWS, kaudal des zu untersuchenden Abschitts. Die Finger zeigen nach kranial, die Spitze des Mittelfingers befindet sich zwischen den beiden Processus spinosi, die den Abschnitt kranial und kaudal begrenzen.
Die andere Hand ruht auf dem Kreuzpunkt beider Unterarme des Patienten und übt hierauf einen nach dorsal gerichteten Druck aus.
Der Therapeut übt also lotrecht zur Kurvatur der BWS Druck aus, wodurch der dorsoventrale Durchmesser des Brustkorbs abnimmt. Anfänglich empfindet der Therapeut dabei wenig Widerstand, da Weichteile und Rippen den Druck abfedern. Sobald der Widerstand zunimmt, ist eine weitere Bewegung nur noch geringfügig möglich. Nun wird ein leichter Überdruck gegeben.

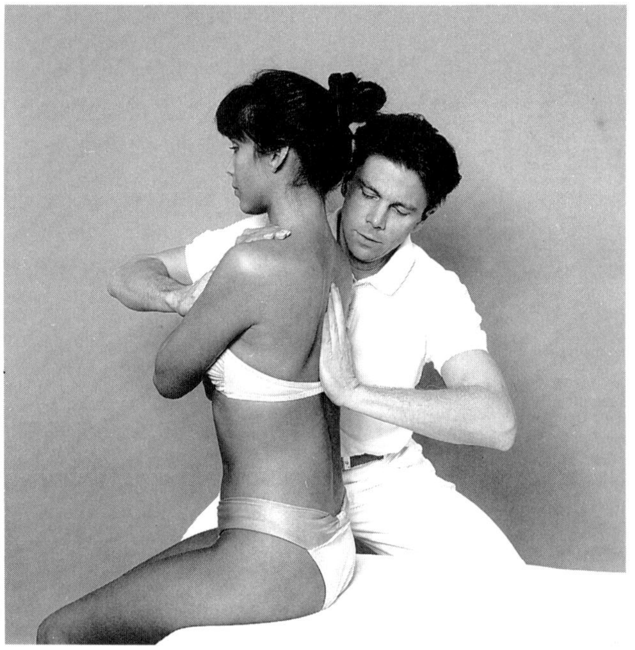

43a Segmentspiel nach dorsal; Th4-Th5.

Prüft man weiter kaudalwärts, sollte sich auch der Kreuzpunkt der Arme kaudalwärts verschieben. Zur Kontrolle richtet der Therapeut seinen Arm immer lotrecht auf die Krümmung der BWS-Kyphose.

Der Mittelfinger der auf dem Rücken ruhenden Hand registriert und beurteilt den Umfang und die Qualität des Segmentspiels.
Auf diese Weise werden die Segmente Th4-Th5 bis Th10-Th11 untersucht.

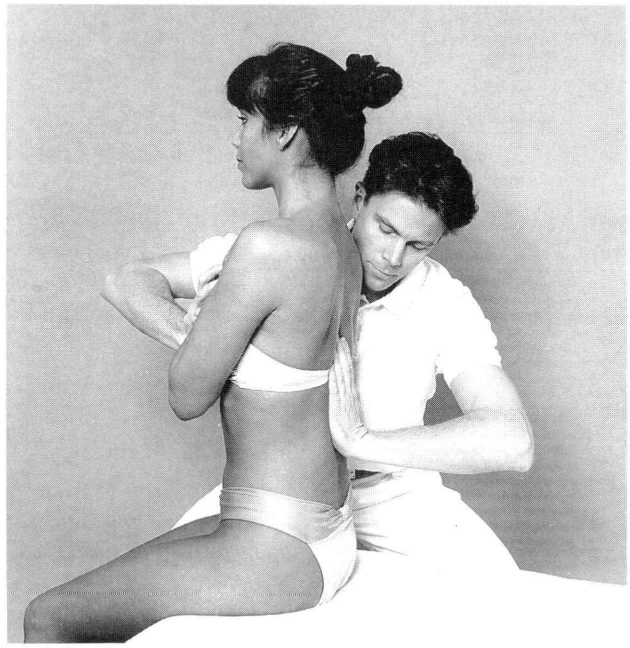

43b Segmentspiel nach dorsal; Th7-Th8.

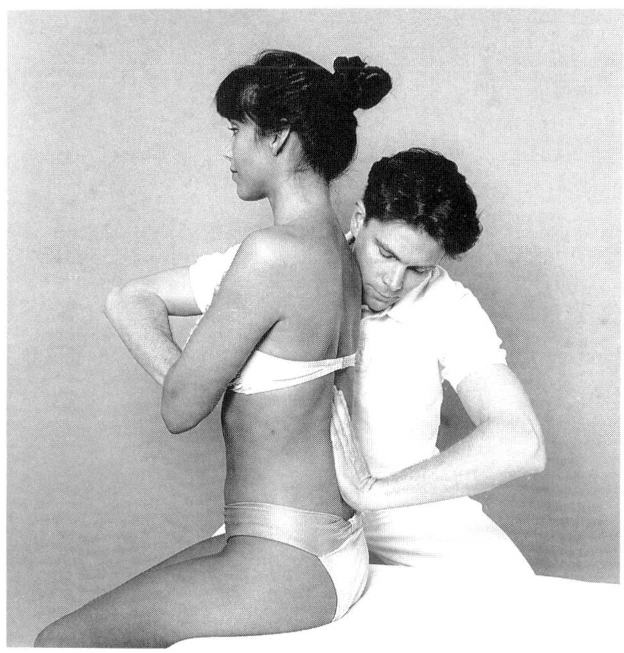

43c Segmentspiel nach dorsal; Th10-Th11.

Ausgangshaltung des Patienten
Vgl. Test 43.

Ausgangshaltung des Therapeuten
Stehend, neben dem Patienten. Der Therapeut umfaßt von ventral die entfernte Schulter des Patienten und legt den Zeige-, Mittel- und Ringfinger der anderen Hand zwischen die Processus spinosi dreier benachbarter Segmente.

Ausführung
Der Therapeut fixiert den Schultergürtel des Patienten zwischen der eigenen Hand und dem Thorax. Dann wird die Brustwirbelsäule des Patienten gestreckt, indem der Therapeut selbst eine Seitneigungsbewegung durchführt. Die (gedachte) Rotationsachse liegt in Höhe der zu untersuchenden Segmente. Dadurch nimmt der Bewegungsumfang bei der Prüfung tiefer gelegener Segmente stetig zu. Die Finger beurteilen den Bewegungsumfang.

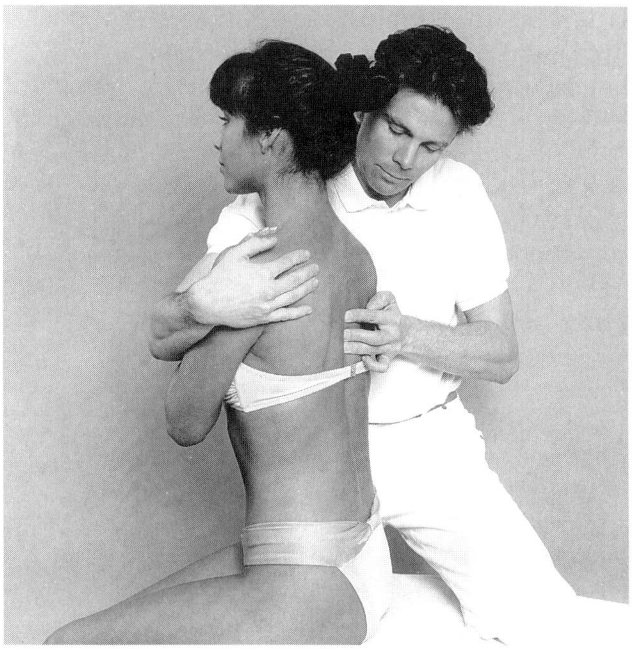

44a Belastete Extension; Ausgangshaltung.

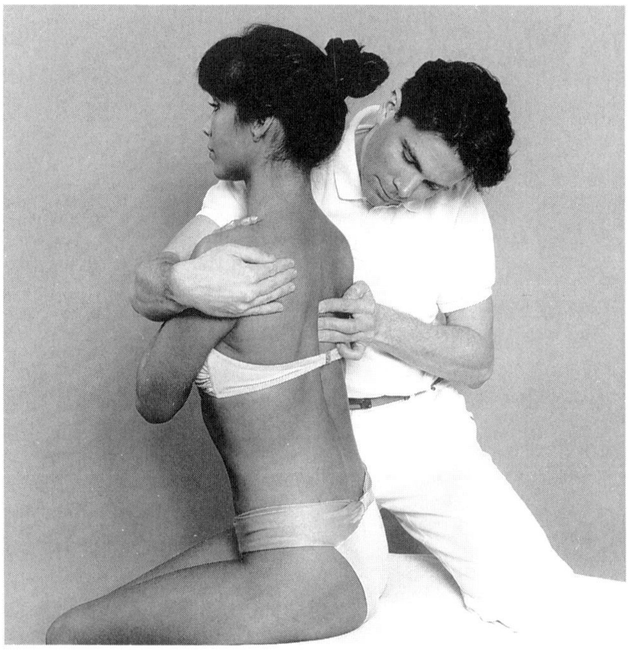

44b Belastete Extension; Endstellung.

Ausgangshaltung des Patienten
Vgl. Test 43.

Ausgangshaltung des Therapeuten
Vgl. Test 44. Der Therapeut steht an der linken Seite des Patienten.

Ausführung
Der Therapeut legt eine Hand auf den Rücken des Patienten. Dabei liegt der gestreckte Daumen auf den Processus spinosi, die dem Therapeuten am nächsten sind. Die Endphalanx des Daumens berührt den Processus spinosus, der das zu untersuchende Segment nach kaudal begrenzt. Die Daumenspitze befindet sich zwischen den beiden Processus spinosi des zu untersuchenden Segments und hat Kontakt mit dem Unterrand des kranialen Processus spinosus. Die Finger befinden sich auf der gegenüberliegenden Seite der Wirbelsäule.

Der Therapeut bringt den Rumpf des Patienten nun in Extension, Seitneigung links und Rechtsrotation (*zur Ausführung vgl.: Allgemeine Funktionsprüfung, Test 22 bis 25*).

Die Daumenspitze palpiert den Bewegungsumfang und vergleicht die verschiedenen Segmente miteinander.

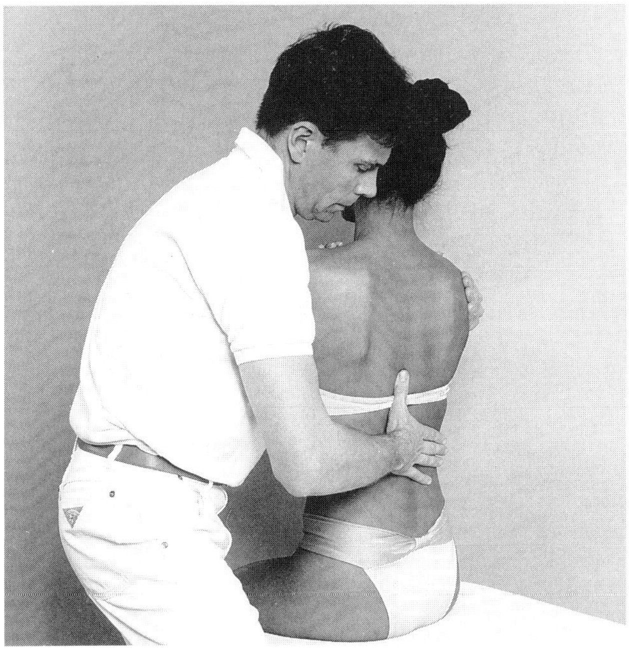

45a Belastete Extension mit Seitneigung links und Rechtsrotation; Ausgangshaltung.

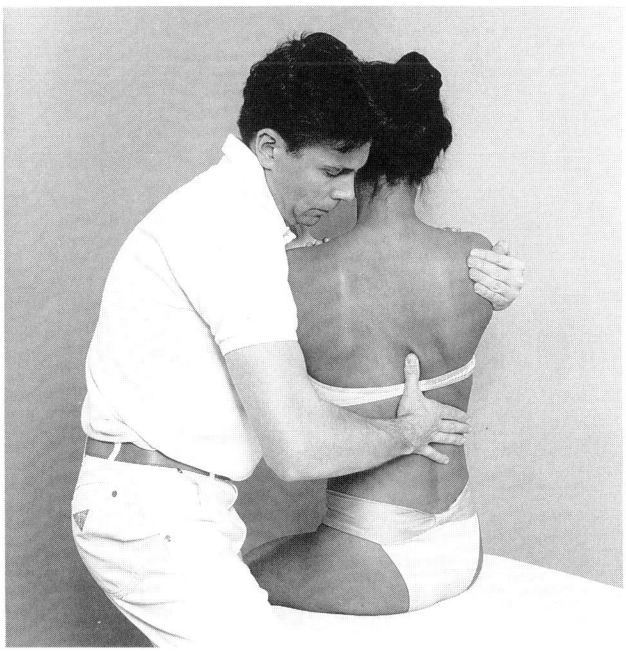

45b Belastete Extension mit Seitneigung links und Rechtsrotation; Endstellung.

Wie bei Test 45 wird nun die belastete Extension mit Seitneigung rechts und Linksrotation geprüft. Der Therapeut steht nun an der rechten Seite des Patienten und kombiniert die Extensionsbewegung mit Seitneigung rechts und Linksrotation.

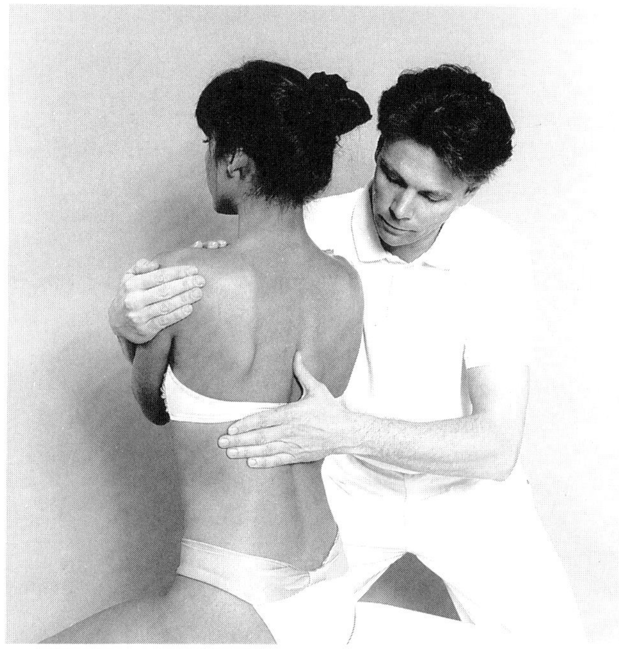

46a Belastete Extension mit Seitneigung rechts und Linksrotation; Ausgangshaltung.

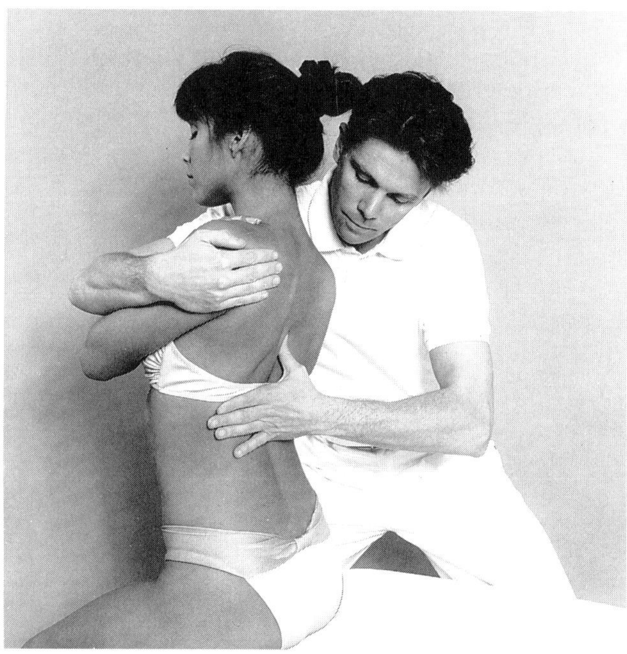

46b Belastete Extension mit Seitneigung rechts und Linksrotation; Endstellung.

In Bauchlage

Ausgangshaltung des Patienten
Bauchlage auf der Untersuchungsliege. Die Bank wird auf halbe Oberschenkelhöhe des Therapeuten eingestellt. Der Kopf des Patienten bleibt in Neutralstellung, während die gestreckten Arme dem Körper anliegen.
Ist die BWS stark kyphotisch, so wird der Thorax auf einem Kissen gelagert.

Ausgangshaltung des Therapeuten
Der Therapeut steht mit leicht gespreizten Beinen in Höhe der Brustwirbelsäule des Patienten neben der Behandlungsbank.

Ausführung
Der Therapeut legt die ulnare Seite der Mittelhand auf den Processus spinosus, der dem Schmerzpunkt am nächsten ist, und zwar lotrecht zur Konvexität der BWS-Kyphose. Die zweite Hand umfaßt die erste Hand von oben, so daß die Finger in der Handfläche, die Daumenbasis auf dem radialen Rand der Handwurzel und der Daumen auf dem Handrücken ruhen. Beide Arme sind gestreckt.
Die Halbierende des von beiden Armen gebildeten Winkels steht lotrecht auf der BWS-Konvexität. Manchmal muß der Therapeut sich dazu etwas nach kranial oder kaudal bewegen.
Es wird nun ventralwärts Druck ausgeübt, bis keine Federwirkung des Thorax mehr zu spüren ist, und wieder entspannt. Zur Beurteilung der lokalen Beweglichkeit wird dies für jedes Segment einige Male wiederholt. Am Ende jeder letzten Testbewegung wird ein geringer Überdruck gegeben.
Treten während der Prüfung Schmerzen auf, wird dies bei der Beurteilung von Qualität und Umfang des Segmentspiels mitberücksichtigt.

Variante
Das Segmentspiel läßt sich auch beurteilen, indem man ventralwärts Druck auf die Processus transversi ausübt.
Dazu legt der Therapeut die Streckseite des Zeige- und Ringfingers einer Hand auf die beiden Processus transversi, die der Schmerzlokalisation am nächsten sind. Der Mittelfinger ist gebeugt. Die andere Hand unterstützt die palmare Fläche der Endphalangen des Zeige- und Ringfingers mit der ulnaren Seite.
Die weitere Ausführung entspricht der oben beschriebenen. Bei dieser Variante entsteht eine mehr translatorische Bewegung der Fazettengelenke in Traktionrichtung.

Das Segmentspiel läßt sich mit der volaren Seite des Zeige- und Ringfingers prüfen.

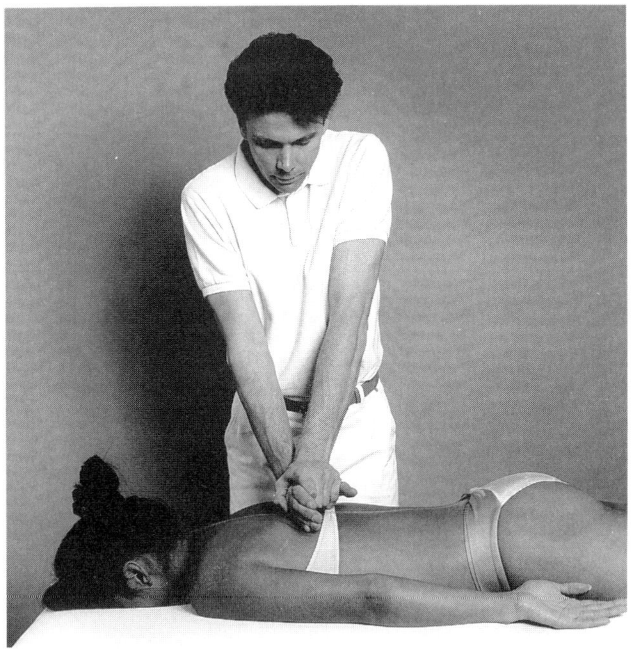

47a Segmentspiel nach ventral; normale Ausführung.

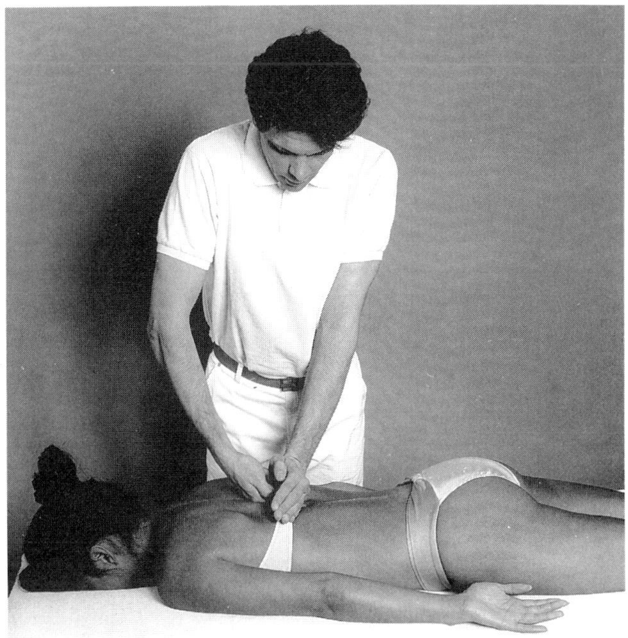

47b Segmentspiel nach ventral; Variante.

Ausgangshaltung des Patienten
Vgl. Test 47.

Ausgangshaltung des Therapeuten
Der Therapeut steht am Kopfende der Behandlungsliege.

Ausführung
Dieser Test wurde bereits bei der Prüfung der LWS beschrieben. Der Therapeut legt beide Daumen, einander gegenüber, lateral gegen zwei benachbarte Processus spinosi. Der kaudale Daumen fixiert, der kraniale Daumen bewegt den Wirbel.
Neben dem Bewegungsumfang spielt bei der Beurteilung des Tests auch der Moment der Schmerzentstehung eine Rolle.

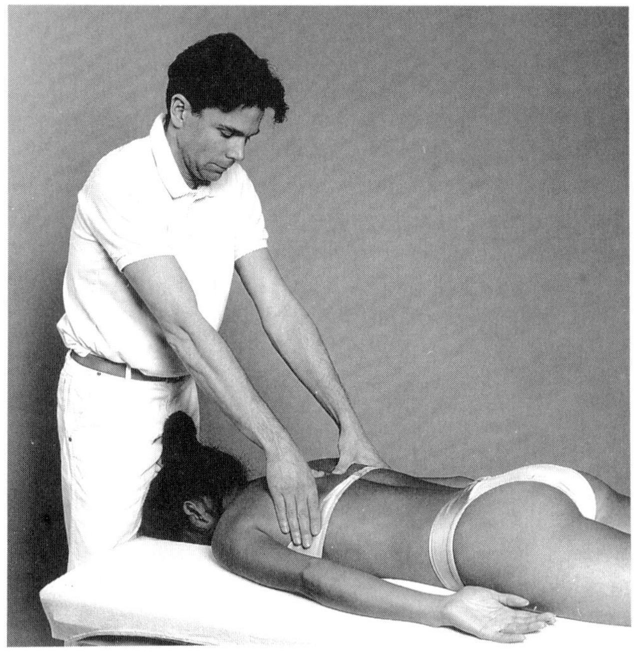

48 „Rosette"-Test.

In Seitenlage

Ausgangshaltung des Patienten
Der Patient liegt in stabiler Seitenlage auf der Behandlungsliege. Der Kopf und das unten liegende Tailledreieck werden mit Kissen unterstützt, was die Neutralstellung der Wirbelsäule in der Frontalebene sichert. In der Sagittalebene bleibt die normale Wirbelsäulenkrümmung. Der Patient liegt so weit wie möglich am Rand der Bank und hält die Arme verschränkt, wobei seine Hände auf den Schultern ruhen.

Ausgangshaltung des Therapeuten
Der Therapeut steht in Höhe des Abdomens dem Patienten frontal gegenüber.

Ausführung
Der Therapeut legt die kaudale Hand flach auf die Wirbelsäule, so daß die Finger nach kranial zeigen. Die andere Hand wird auf den Kreuzpunkt der Unterarme des Patienten gelegt.

Vgl. weiter unter Ausführung Test 43.
Der Vorteil des Tests 49 besteht darin, daß sich das Segmentspiel ohne Einfluß der Schwerkraft testen läßt.

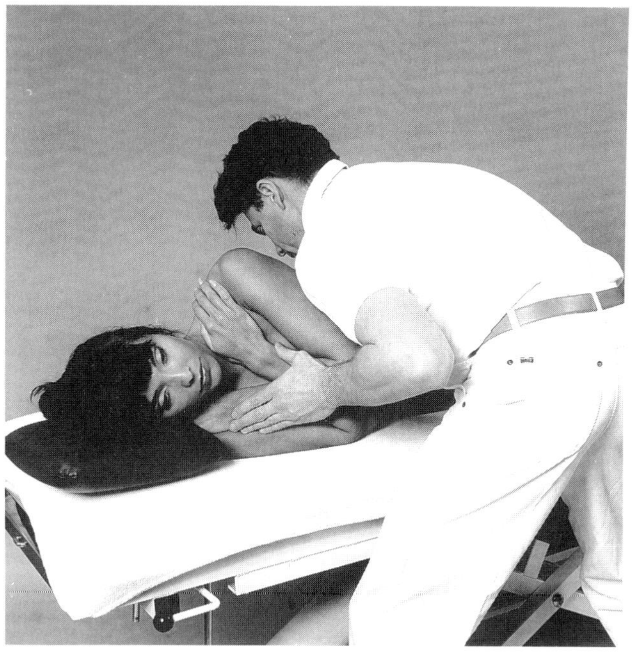

49a Segmentspiel nach dorsal (Frontalansicht).

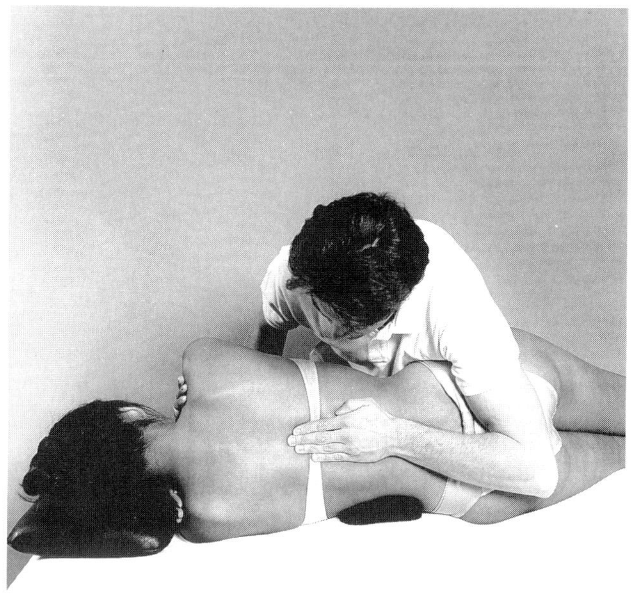

49b Segmentspiel nach dorsal (Rückansicht).

Ausgangshaltung des Patienten
Vgl. Test 49, diesmal ohne ein Kissen unter dem Kopf des Patienten.

Ausgangshaltung des Therapeuten
Vgl. Test 49, diesmal steht der Therapeut in Thoraxhöhe des Patienten.

Ausführung
Der Therapeut legt die kraniale Hand auf die hochthorakalen Wirbel und übt einen leichten Druck nach ventral aus. Der Kopf des Patienten bleibt in Neutralstellung. Der Processus mastoideus (das Ohr ist frei) und die Mandibula ruhen auf dem Unterarm des Therapeuten. Das Sternum des Therapeuten hat Kontakt mit der obenliegenden Schulter des Patienten. Auf diese Weise bildet der Schultergürtel des Patienten mit der Hand und dem Rumpf des Therapeuten eine Einheit.
Die andere Hand des Therapeuten palpiert mit Zeige-, Mittel- und Ringfinger drei aufeinanderfolgende Interspinalräume. Mittels einer Rumpfrotation des Therapeuten wird eine Extensionsbewegung der Brustwirbelsäule erzwungen.
Weiteres unter Test 44.

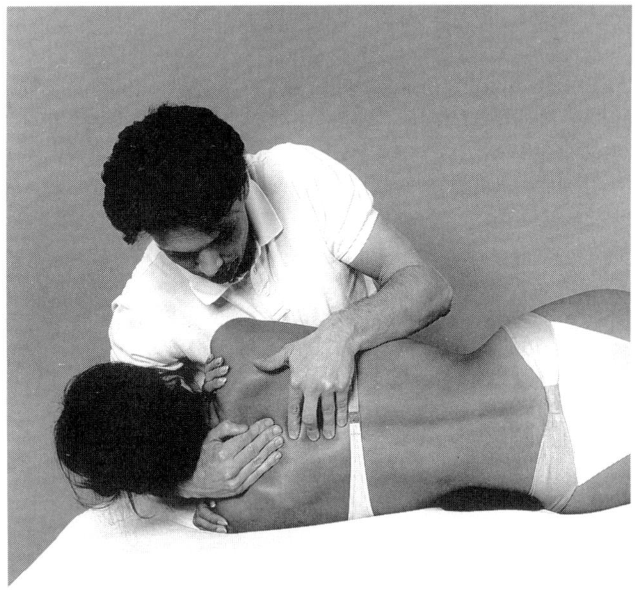

50 *Unbelastete Extension.*

Ausgangshaltung des Patienten
Vgl. Test 49. Das Kissen liegt nun unter den mittleren Rippen. Linke Seitenlagerung.

Ausgangshaltung des Therapeuten
Vgl. Test 49.

Ausführung
Der kaudale Unterarm des Therapeuten liegt flach gegen den Rücken des Patienten an, wobei der Mittelfinger auf der untenliegenden lateralen Seite des Processus spinosus liegt, der das Segment kaudal begrenzt. Die Spitze des Mittelfingers hat eben noch Kontakt mit dem kaudolateralen Rand des kranial begrenzenden Processus spinosus.
Die kraniale Hand des Therapeuten wird kranioventral auf den Rumpf (unmittelbar unter das Schlüsselbein) gelegt. Auch kann der Therapeut seine Hand auf die Hand des Patienten legen, die sich auf der obenliegenden Schulter befindet (hier abgebildet).

Der Rumpf des Patienten wird nun in Extension und Rechtsrotation gebracht. Seitneigung links besteht bereits durch die Unterstützung des Kissens.
Nun erfolgt die Beurteilung des jeweiligen Segments.
Vgl. unter Ausführung Test 45.

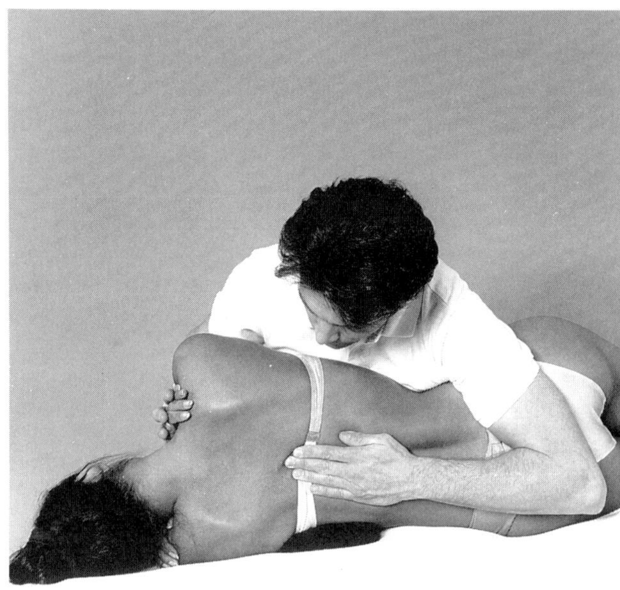

51 *Unbelastete Extension mit Seitneigung links und Rechtsrotation.*

Wie bei Test 51 wird nun die unbelastete Extension mit Seitneigung rechts und Linksrotation getestet. Der Patient liegt dazu auf der rechten Seite, und der Therapeut führt die Brustwirbelsäule in Extension und Rotation nach links (vgl. Test 51).

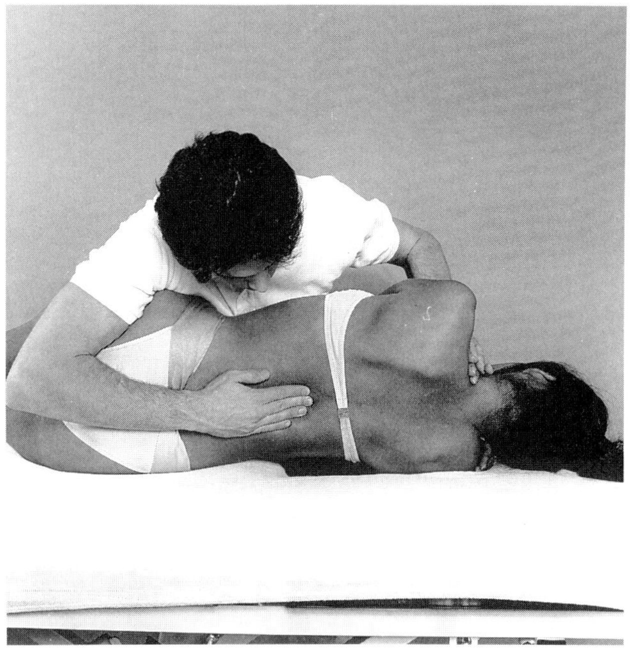

52 Unbelastete Extension mit Seitneigung rechts und Linksrotation.

Untersuchung der Rippen

Erkrankungen der Verbindungen zwischen Rippen und Wirbeln, Rippen und Sternum und Rippenknorpel und Sternum sind relativ selten. Arthritiden der Rippengelenke sind sehr selten. Bewegungseinschränkungen der Rippen können infolge chronischer Atemwegserkrankungen, entzündlicher Erkrankungen (z.B. M. Bechterew) sowie postraumatisch (z.B. nach Rippenfrakturen) auftreten. Auch nach Lungenentzündungen kann in seltenen Fällen eine Bewegungseinschränkung entstehen.

Allgemeiner Hinweis
Vor der Untersuchung und Behandlung der Rippen muß der Patient wissen, was man unter Bauch-, Flanken- und Brustatmung versteht und in der Lage sein, diese Atmungstypen auszuführen.

Untersuchung der ersten Rippe

Ausgangshaltung des Patienten
Rückenlage auf der Behandlungsliege.
In der Literatur werden verschiedene Ausgangshaltungen mit den jeweiligen Vor- und Nachteilen beschrieben. Beispielsweise ist während homolateraler Rotation die zu untersuchende Rippe besser zu erreichen, jedoch nimmt auch der Tonus des M. trapezius zu.
Wir untersuchen den Patienten, während der Kopf in Neutralstellung auf einem Kissen lagert (geringe Flexion). Die Arme liegen entspannt neben dem Körper.

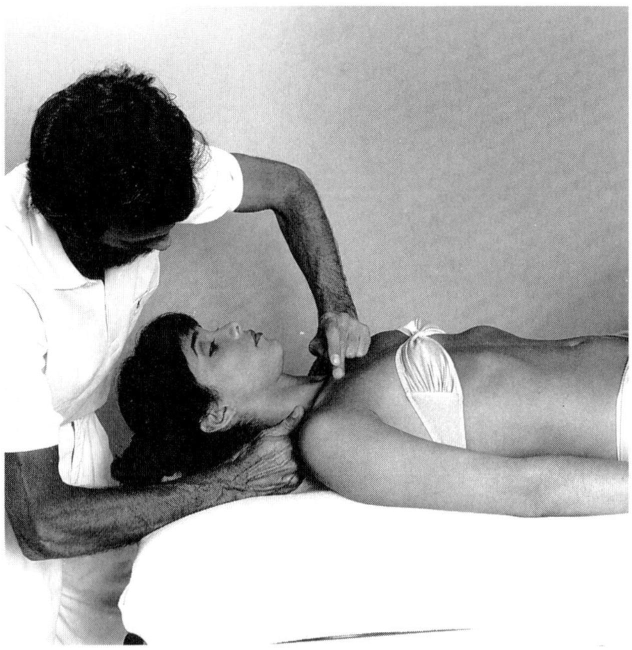

53 Prüfung der Beweglichkeit und des Endgefühls.

Ausgangshaltung des Therapeuten
Stehend oder sitzend, am Kopfende der Untersuchungsliege. Der Processus spinosus von Th1 und der Angulus superior scapulae werden lokalisiert. In Höhe des Raums zwischen Processus spinosus von C7 und Th1 und kranial des Angulus superior scapulae wird die radiale Seite der proximalen Phalanx des Zeigefingers der homolateralen Hand auf den kranialen Rand der ersten Rippe gelegt (*vgl. Test 54 Lokalisation der ersten Rippe*). Die Palpation der ersten Rippe erfolgt durch den M. trapezius hindurch. Die Spitze des Zeigefingers der anderen Hand palpiert den Rippenknorpel der ersten Rippe, unmittelbar kaudal des sternalen Endes der Klavikula.

AUSFÜHRUNG

Die *Qualität* der Beweglichkeit wird während Ruheatmung beurteilt. Der Therapeut bewegt die Rippe mit der kranialen Hand nach kaudal, ventral und heterolateral. Die optimale Bewegungsrichtung ist erheblichen Variationen unterworfen. Es ist Sache des Therapeuten, durch stete Änderung der Bewegungsrichtung die optimale Bewegungsrichtung herauszufinden.

Der Therapeut beurteilt den *Bewegungsumfang* während maximaler Ein- und Ausatmung. Dabei vergleicht man immer mit der gegenüberliegenden Seite.

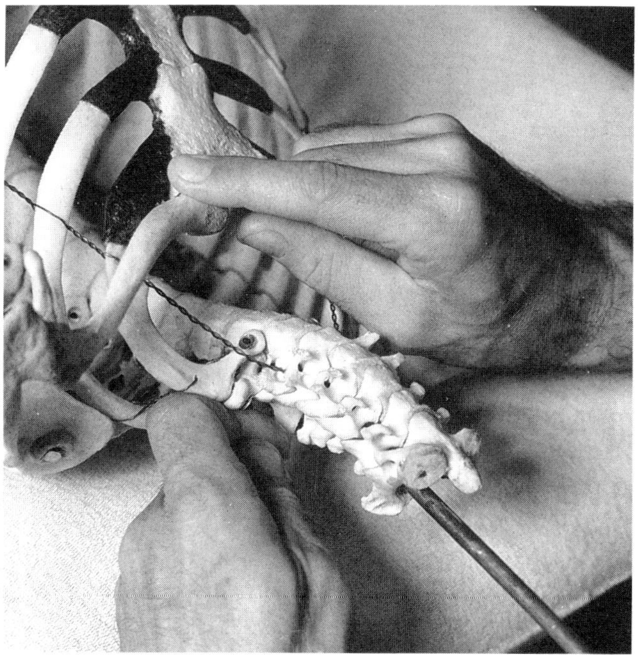

54 Lokalisation der ersten Rippe.

Untersuchung der zweiten bis zwölften Rippe

Ausgangshaltung des Patienten
Sitzend, an der schmalen Seite der Behandlungsliege.

Ausgangshaltung des Therapeuten
Stehend, an der nicht zu untersuchenden Seite des Patienten.

Ausführung
Zur Untersuchung der rechten Thoraxhälfte umfaßt der Therapeut mit der linken Hand von vorne die rechte Schulter des Patienten, wobei er den Rumpf in geringe Flexion mit Seitneigung links und Linksrotation bringt. Die rechte Hand palpiert in einer fließenden Bewegung die Rippenbogen zunächst von kranial nach kaudal, dann von kaudal nach kranial.

Normalerweise wird während dieser Bewegung durch den Wechsel von Rippen und Interkostalräumen ein regelmäßiges wellenförmiges Muster gefühlt. Befindet sich der Thorax im Inspirationsstand, so fühlt man bei der Palpation von kranial nach kaudal die scharfen Oberkanten der Rippen. Fühlt man bei Palpation von kaudal nach kranial die scharfen Rippenunterkanten, so befindet sich der Thorax wahrscheinlich in Exspirationsstellung.
Inspirationsstellungen sind charakteristisch für Patienten mit chronischen Atemwegserkrankungen, Exspirationsstellungen für Patienten mit M. Bechterew oder nach Thoraxtrauma.

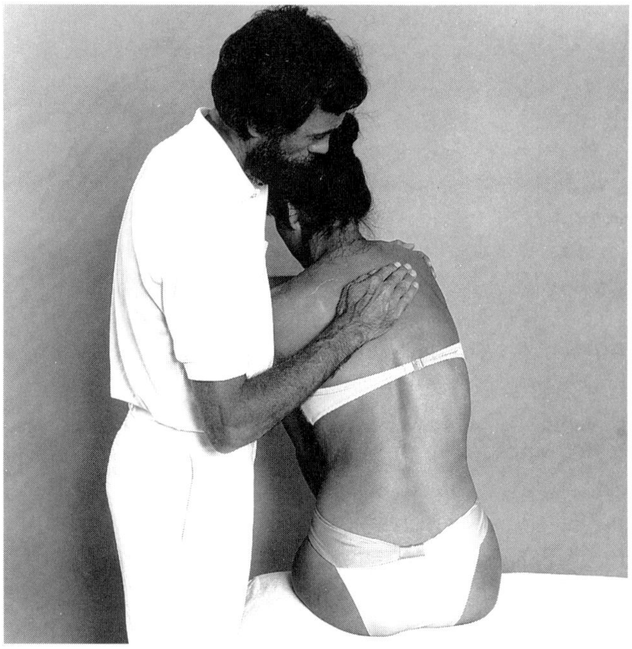

55 Bestimmung der Rippenstellung (von kranial...).

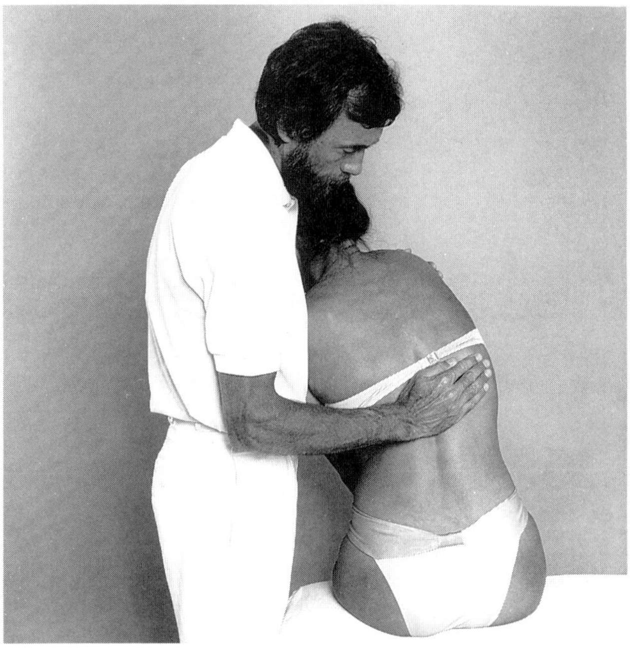

56 Bestimmung der Rippenstellung (...nach kaudal).

Ausgangshaltung des Patienten
Sitzend, an der schmalen Seite der Behandlungsliege.

Ausgangshaltung des Therapeuten
Stehend, an der nicht zu untersuchenden Seite des Patienten.

Ausführung
Der Therapeut bringt den Rumpf des Patienten in Flexion, heterolaterale Seitneigung und homolaterale Rotation. Der Daumenballen der untersuchenden Hand wird auf den Rippenbogen (Angulus costae) der zweiten Rippe an der zu untersuchenden Seite gelegt. Mit mäßigem Druck wird der Daumenballen nun von kraniomedial nach kaudolateral über alle Rippenbogen hinweg bewegt.

Normalerweise fühlt man dabei eine federnde Bewegung der Rippen. Diese weichen ventralwärts aus und federn dorsalwärts zurück.
Bei bestimmten Erkrankungen ist die Rippenbeweglichkeit in den kostovertebralen und den kostotransversalen Gelenken eingeschränkt, wodurch das federnde Gefühl fehlt. Am deutlichsten ist dies beim M. Bechterew der Fall.

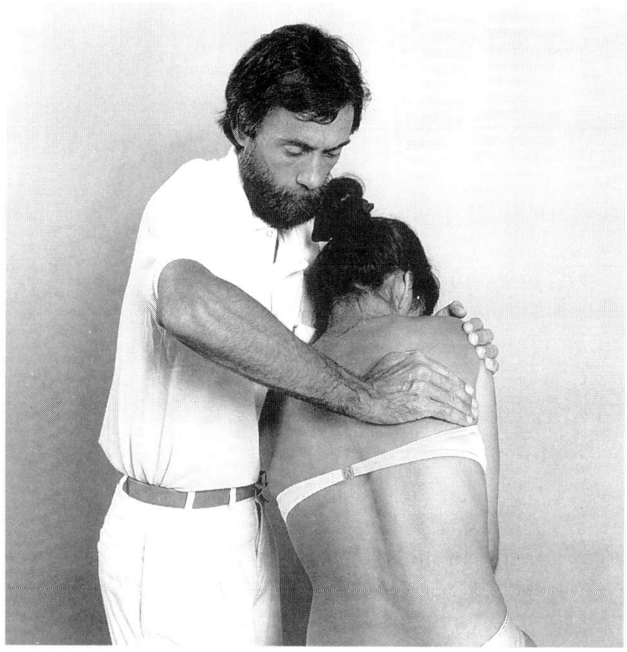
57 springing-Test.

Ausgangshaltung des Patienten
Sitzend, an der schmalen Seite der Behandlungsliege.

Ausgangshaltung des Therapeuten
Stehend, vor dem Patienten.

Ausführung
Der Therapeut legt links und rechts die Fingerspitzen gleichzeitig in die Interkostalräume. Zur Untersuchung der zweiten bis vierten Rippe bringt der Patient beide Arme aus 90° Anteflexion in Elevation. Der Untersucher vergleicht die kranialwärts gerichteten Rippenbewegungen beider Seiten.

Ab der fünften Rippe wird die Mobilität durch ein mehr laterales Anlegen der Finger in den Interkostalräumen getestet.
Der Patient eleviert nun beide Arme aus der Abduktionsstellung.

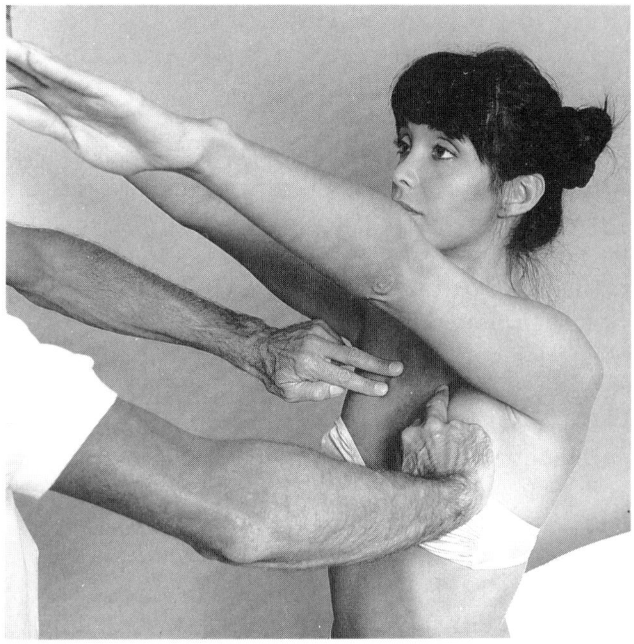

58 *Prüfung der aktiven Rippenbeweglichkeit; zweite bis vierte Rippe.*

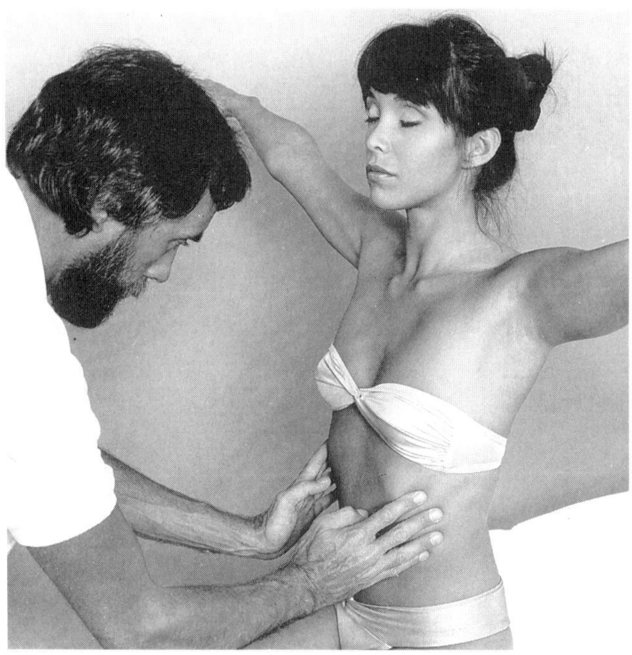

59 *Prüfung der aktiven Rippenbeweglichkeit; fünfte bis zwölfte Rippe.*

Ausgangshaltung des Patienten
Bauchlage, die Arme neben dem Körper, der Kopf in Neutralstellung. Wenn die Rippenbogen infolge einer medianen Schulterblattstellung nicht zu palpieren sind, kann ein Kissen unter den Thorax gelegt werden, wodurch die Schulterblätter protrahieren.

Ausgangshaltung des Therapeuten
Stehend, an der nicht zu untersuchenden Seite des Patienten. Den Rippenbogen findet man am einfachsten, indem man direkt neben dem Processus transversus palpiert. Der Therapeut legt den proximalen Anteil des eigenen Daumenballens auf den Rippenbogen.

Ausführung
Zur Untersuchung der zweiten bis sechsten Rippe bewegt man den Rippenbogen mit gestrecktem Arm nach ventral und etwas nach lateral. Für die siebte bis zehnte Rippe bewegt man nach ventral, lateral und etwas nach kranial.
Am Ende der Exspiration (der Patient ist dann meist entspannt) wird ein geringer Überdruck gegeben, um das Gelenkspiel und das Endgefühl zu beurteilen und eventuell einen Schmerz zu provozieren.

Die elfte und zwölfte Rippe haben kein kostotransversales Gelenk.

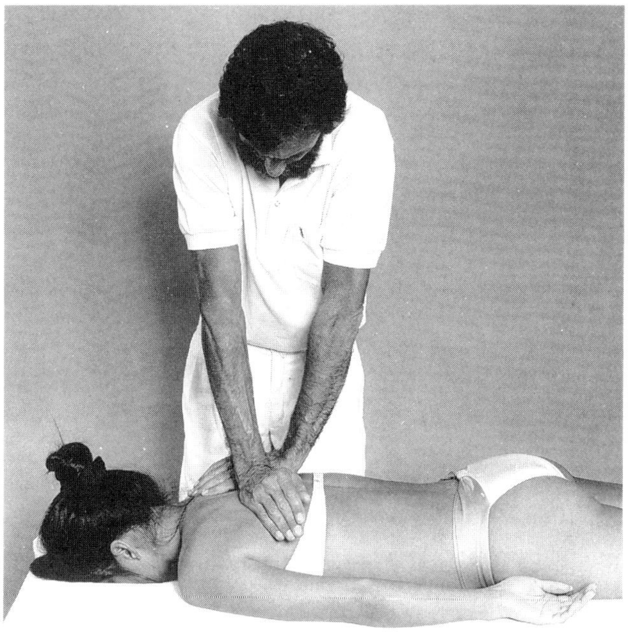

60 Prüfung des kostotransversalen Gelenkspiels, des Endgefühls und des Auftretens von Schmerzen.

Ausgangshaltung des Patienten
Rückenlage, die Arme dem Körper anliegend. Dieser Test kann auch im Sitzen durchgeführt werden.

Ausgangshaltung des Therapeuten
Stehend, am Kopfende der Behandlungsliege.

Ausführung
Die Beurteilung der kostovertebralen und der kostotransversalen Beweglichkeit erfolgt während maximaler Inspiration und Exspiration.
Die zweite Rippe wird unmittelbar lateral des Manubriosternalgelenks getastet.
Die Spitzen der palpierenden Finger werden beidseits in den ersten Interkostalraum gelegt. Dann wird die Mobilität beurteilt.

Da die Rotationsachse der Rippen sich von kranial nach kaudal aus der Frontalebene in Richtung der Sagittalebene bewegt, wird um so weiter lateral palpiert, je weiter kaudal die Untersuchung erfolgt.

Bei der Untersuchung der elften und zwölften Rippe geht es ausschließlich um die kostovertebrale Mobilität.

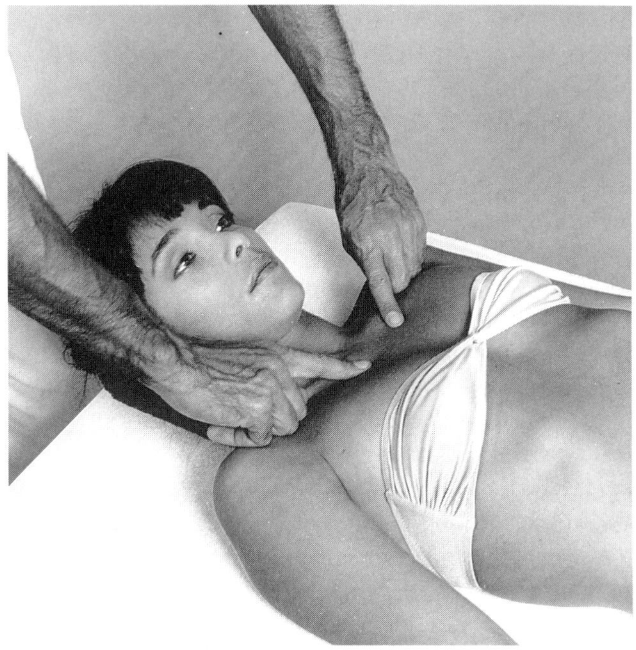

61 *Prüfung der kostovertebralen und der kostotransversalen Beweglichkeit; erste und zweite Rippe.*

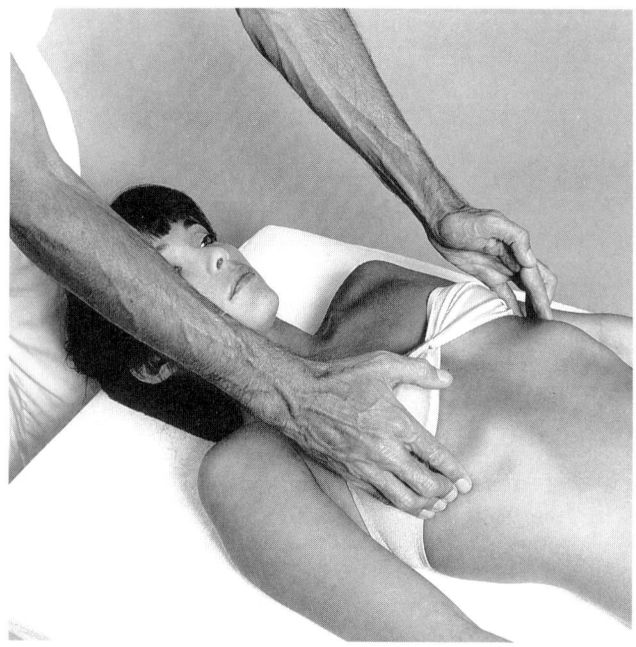

62 *Prüfung der kostovertebralen und der kostotransversalen Beweglichkeit; untere Rippen.*

Ausgangshaltung des Patienten
Rückenlage, zur Beurteilung der Beweglichkeit der oberen Rippen; Seitenlage, zur Beurteilung der Beweglichkeit der unteren (fünfte bis zwölfte) Rippen.

Ausgangshaltung des Therapeuten
Stehend, am Kopfende der Untersuchungsliege.

Ausführung
Der Untersucher umfaßt den Oberarm des Patienten unmittelbar proximal des Ellenbogens und eleviert den Arm über eine Anteflexions- (obere Rippen) oder Abduktionsbewegung (untere Rippen), während er mit der anderen Hand die Interkostalräume palpiert. Die unteren Rippen werden viel weiter lateral palpiert als die oberen.

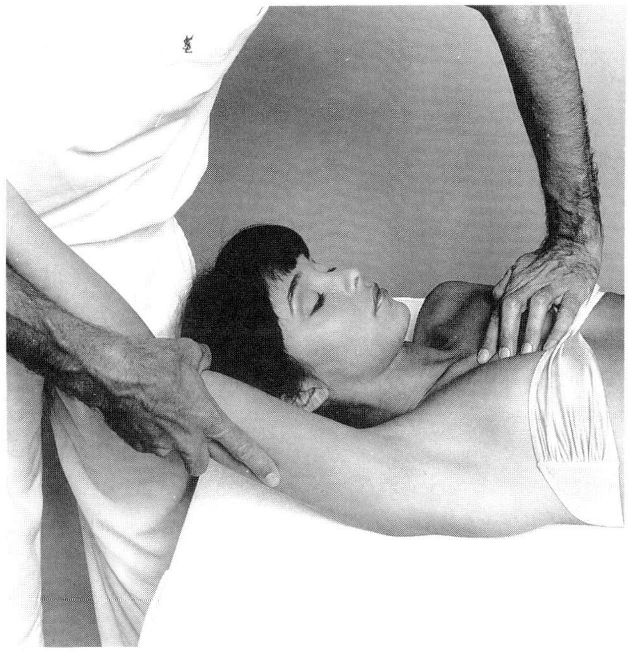

63 Prüfung der passiven Beweglichkeit der oberen Rippen.

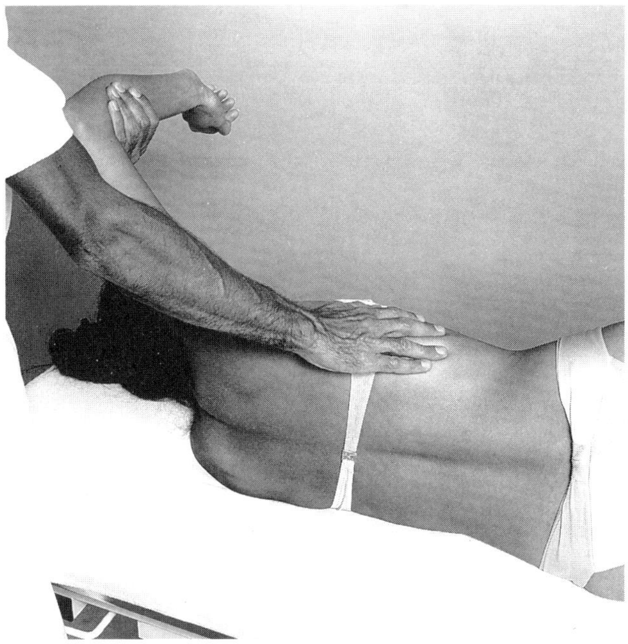

64 Prüfung der passiven Beweglichkeit der unteren Rippen.

Primär bandscheibenbedingte Erkrankungen

Unter dieser Bezeichnung verstehen wir hier Erkrankungen, deren Entstehen in erster Linie durch die Bandscheiben hervorgerufen zu werden scheint. Für einige Erkrankungen ist ein solcher Zusammenhang zwar noch nicht mit letzter Sicherheit erwiesen, jedoch sprechen alle vorliegenden Erkenntnisse dafür, so daß uns die Einordnung in diese Kategorie gerechtfertigt erscheint.

Erkrankungen der Bandscheibe sind im Bereich der BWS recht selten. Nur etwa 2% aller nachweisbaren Bandscheibenerkrankungen sind dort lokalisiert. Dennoch sind entsprechende Beschwerden, die meist in bestimmten, meist kyphotischen (Arbeits-)Haltungen auftreten, recht häufig.

Thorakalsyndrom

Bei zahlreichen Menschen, die eine sitzende Tätigkeit in kyphotischer Haltung verrichten, kommt es zu Beschwerden im unteren LWS-Bereich, im Zervikalbereich oder auch in der BWS. Pathogenetisch hängen die Beschwerden vermutlich mit einer Dorsalverschiebung einer Bandscheibe zusammen, die hinteres Längsband und Dura mater unter Druck setzt. Daneben kommt es zu einer Überlastung der übrigen dorsalen Ligamente sowie der paravertebralen Muskulatur. Welche der Strukturen primär für die Symptomatik verantwortlich sind, ist noch offen.

Klinik

Die Patienten klagen über einen zentralen thorakalen Rückenschmerz, der im Laufe des Tages zunimmt. Nachts und am Morgen haben die Betroffenen dagegen keine Beschwerden. Heben und Tragen schwerer Gegenstände lassen den Schmerz zunehmen. Zu Beginn der Erkrankung können die Beschwerden durch Haltungskorrektur oder Hinlegen zum Verschwinden gebracht werden. In einem späteren Krankheitsstadium dagegen können bis zum Sistieren der Schmerzen Stunden vergehen. Einige der Funktionsproben sind endgradig schmerzhaft, echter Schmerz kann jedoch nicht provoziert werden. Bestehen Beschwerden *während der Untersuchung*, so ist meist einer der Duratests, insbesondere die Flexion der gesamten Wirbelsäule (Slump-Test), positiv.

Therapie

Die Behandlung ist kausal: Der Patient wird über pathogenetische Zusammenhänge aufgeklärt und einer Haltungskorrektur unterzogen. Wenn erforderlich, werden die Arbeitsbedingungen entsprechend verändert. Ferner wird empfohlen, täglich Übungen zur Kräftigung der thorakalen Streckmuskulatur und der Schulterblatt-Adduktoren auszuführen (*vgl. Teil 4/1, B3, Informationen für Patienten mit Rückenbeschwerden*). Bei bereits länger bestehenden Beschwerden kann auch eine apparative Traktion (Dauerzug) angeboten werden. Zunächst sollte diese Behandlung über zwei Wochen täglich erfolgen. Die Traktionsdauer wird dabei allmählich von 15 auf 30 Minuten gesteigert.

Posterolaterale Bandscheibenprotrusion

Liegt keine thorakale Fehlhaltung vor, so hat eine thorakale Bandscheibenpathologie nicht selten eine traumatische Ursache. Meist handelt es sich um eine axiale Gewalteinwirkung durch einen Sturz auf den Steiß oder schweres Heben bei gebeugter BWS. Ein solches Trauma kann bei Beschwerdebeginn auch bereits Jahre zurückliegen. Differentialdiagnostisch sollte man Erkrankungen der inneren Organe abgrenzen.

Klinik

Nach längerem Sitzen und bei Tätigkeiten, die mit einer Beugung der BWS einhergehen, treten lokalisierte paravertebrale Schmerzen auf. Im Liegen sind die Patienten in der Regel beschwerdefrei. Es besteht meist keine Schmerzausstrahlung. Falls doch, ist sie meist extrasegmental bedingt (Folge einer Durareizung).
Der Spontanverlauf zeigt ein rezidivierendes Bild mit oft monatelangen freien Intervallen.

Husten, Niesen und Pressen führen zur Zunahme der Beschwerden.

Bei den aktiven und passiven Funktionstests ist meist eine Rotationsrichtung schmerzhaft eingeschränkt. Gelegentlich ist auch die aktive Flexion schmerzhaft. Die Durareizzeichen sind praktisch immer positiv (Nackenbeugung mit gleichzeitiger Flexion der gesamten Wirbelsäule oder mit thorakaler Rotation).

CT oder Kernspin-Tomographie bestätigen die Diagnose.

Therapie

Die Mobilisierung der BWS mit Traktion ist gewöhnlich sehr effektiv. Im Anschluß an diese Behandlung sollte der Patient mobilisierende (Rotationen) wie auch Muskelkräftigungsübungen (der Rückenstrecker und Skapula-Adduktoren) durchführen. Eingehende Aufklärung des Patienten über die Art seiner Erkrankung und ergonomische Beratung sind selbstverständlich.

Posterolateraler Bandscheibenvorfall

Wie bei der Protrusion, so handelt es sich beim posterolateralen Vorfall meist um eine posttraumatische Erkrankung. Allerdings besteht hier eine Interkostalneuralgie.
Differentialdiagnostisch kommen maligne Tumoren, meist ein Bronchialkarzinom oder ein Pancoast-Tumor, aber auch Mammakarzinome, mediastinale und paravertebrale Tumoren, in Frage. Sie alle können im Beginnstadium eine vergleichsweise harmlose Interkostalneuralgie imitieren. Die häufigste Ursache für die Neuralgie jedoch ist der Herpes zoster (*vgl. unter Weitere Erkrankungen*).

Klinik

Im Vordergrund steht der Interkostalschmerz. Einige Patienten fühlen nur sternalen Schmerz. Tiefes Einatmen verursacht meist Beschwerden und hilft, diese Erkrankung vom Myokardinfarkt, bei dem tiefe Inspiration meist beschwerdefrei ist, zu unterscheiden.

Beim Husten, Niesen und Pressen nehmen die Beschwerden zu.

Bei den Funktionsuntersuchungen sind Flexion wie Extension und praktisch stets eine oder beide Rotationsrichtungen, aktiv wie passiv, schmerzhaft. Meist bestehen auch Duradehnungszeichen. (Myelo-)CT und Kernspin-Tomographie sichern die Diagnose.

Therapie

Genaue Aufklärung über die Erkrankung und ergonomische Beratung bilden die Voraussetzungen für eine effektive Therapie, bei der Mobilisierung unter Traktion und Muskelkräftigungsübungen (der Rückenstrecker und Skapula-Adduktoren) zum Zuge kommen.
Die Prognose ist im allgemeinen gut, aber einige Patienten sind bereits nach einigen Anwendungen, andere erst nach einem Monat völlig beschwerdefrei.

Posterozentraler Bandscheibenvorfall

Diese für das Rückenmark bedrohliche Erkrankung hat nach Carson et al. (1971) eine Inzidenz von 1 : 1 Million. Der Spinalkanal ist im Bereich der BWS schmaler als in Höhe der HWS oder der LWS, so daß es schneller zur Rückenmarkskompression mit entsprechenden Ausfallserscheinungen kommt.
Von den von Fidler und Goedhart (1984) in einer Literaturstudie untersuchten 215 Fällen kamen weitaus die meisten im unteren BWS-Bereich vor. Die am häufigsten betroffenen Segmente waren Th11-Th12, Th10-Th11 und Th9-Th10, während im Bereich C7-Th4 kein einziger Prolaps zu verzeichnen war.

Klinik

Meist steht ein ausgeprägter, ins entsprechende Dermatom (meistens bilateral) einstrahlender Rückenschmerz im Vordergrund. Bei einem Prolaps im unteren BWS-Bereich kann der Schmerz bespielsweise einseitig in den Bauch ausstrahlen. Oft aber kommt es durch zunehmende Durakompression auch zu extrasegmentaler Schmerzausstrahlung.

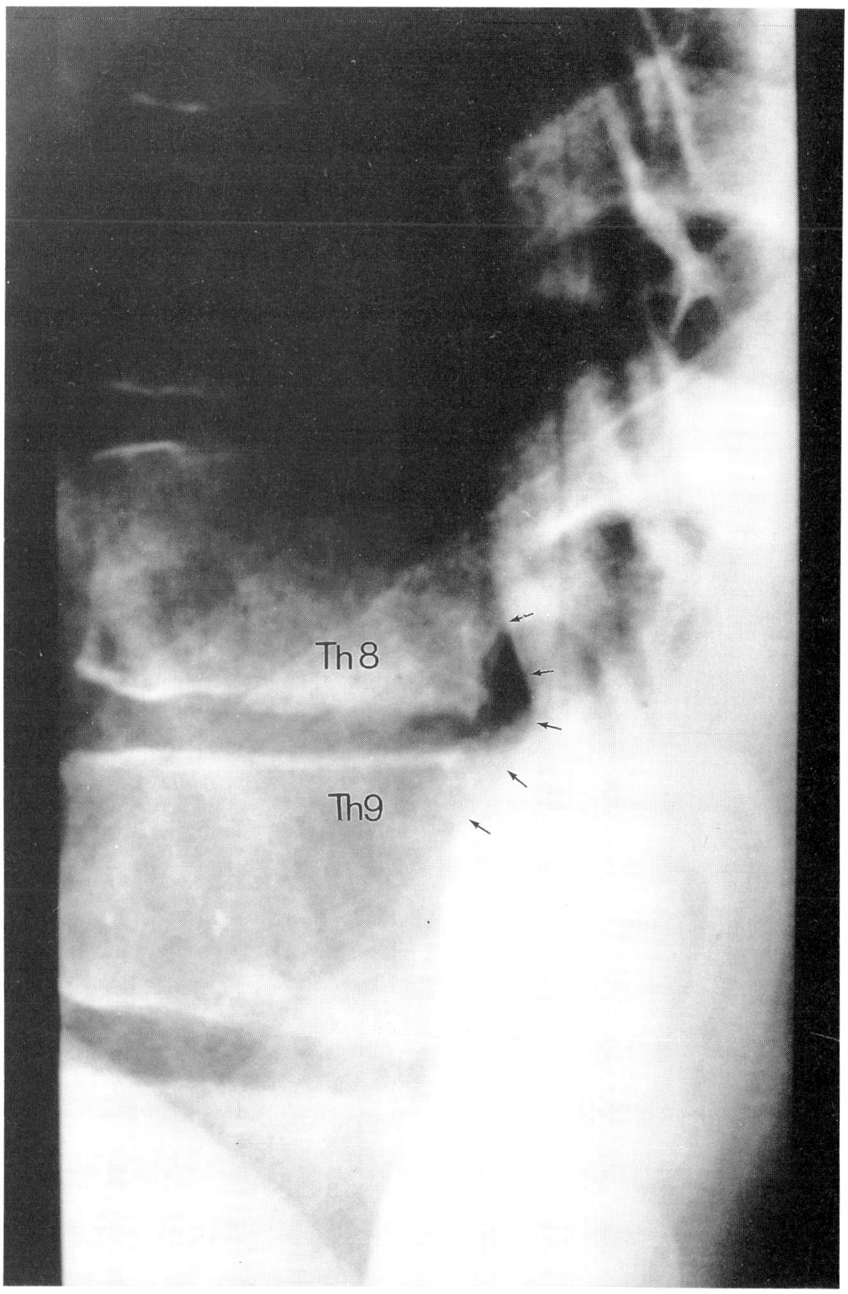

Abb. B4.7
Thorakaler Massenprolaps.

Laterale Myelographie der Ebenen Th7-Th10. 35jähriger Patient mit Bandscheibenprolaps Th8-Th9.
Der kontrastmittelgefüllte Duralsack wird durch die prolabierte Bandscheibe eingedrückt (Pfeile).

Abb. B4.8
Thorakaler Massenprolaps Th11-Th12 (Pfeile rechts).

Kernspin-Tomogramm der unteren BWS eines 49jährigen Patienten. Deutlich sichtbar ist die Kompresion des Rückenmarks. Nebenbefundlich Schmorl-Knorpelknötchen bei Th10, Th11, Th12 (mittlere Pfeile), die auf einen durchgemachten M. Scheuermann hinweisen.

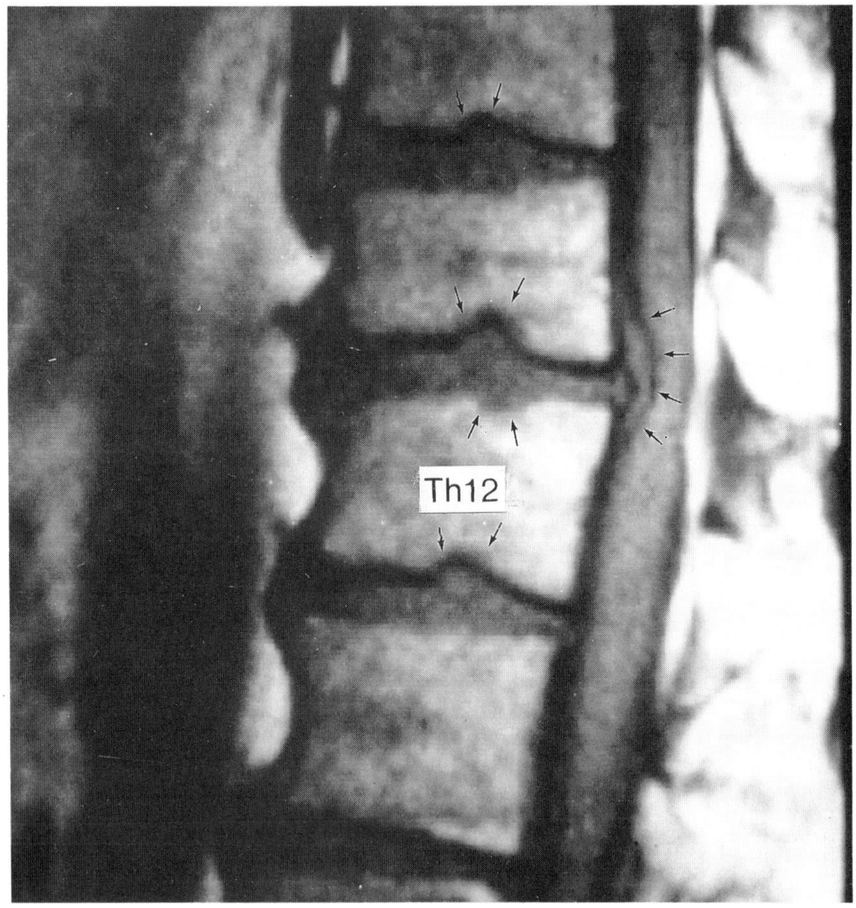

Motorische Ausfälle sind selten, hingegen kommen Sensibilitätsstörungen im Sinne einer Hypästhesie häufig vor.

Husten, Niesen, Pressen und in einigen Fällen auch tiefe Inspiration sind sehr schmerzhaft.

Je nach Ausprägung und Lokalisation des Prolapses sind die Ergebnisse der Funktionsuntersuchungen sehr wechselhaft. Ein zentraler Bandscheibenvorfall kann zu einer Kompression der langen Bahnen und damit zu einer Querschnittslähmung führen; bei halbseitiger Rückenmarkschädigung kommt es zu einem Brown-Séquard-Syndrom, das durch ipsilaterale zentrale Lähmung und kontralaterale dissoziierte Sensibilitätsstörung gekennzeichnet ist. Die Läsionen können komplett oder inkomplett sein. Die Beweglichkeit der Wirbelsäule ist z.T. erheblich (bis hin zur Bewegungsunfähigkeit der BWS) eingeschränkt.

Mittel der Wahl zur Diagnosesicherung ist die Kernspin-Tomographie; auch (Myelo)CT-Scan kommt in Frage.

Therapie

Unter konservativer Therapie (Bettruhe und vorsichtige Traktion, *vgl. Teil 4/1, B3, Therapie*) kann in leichteren Fällen völlige Beschwerdefreiheit erreicht werden. Bei Rückenmarkkompression ist ein operativer Eingriff angezeigt.

Spondylodiszitis

Diese Entzündung der Bandscheibe kommt meist auf hämatogenem Weg zustande. Die Erkrankung wird (bei paritätischer Geschlechterverteilung) insbesondere bei Kindern zwischen vier und fünf Jahren sowie bei Erwachsenen über 50 Jahren angetroffen.

Abb. B4.9
Computertomogramm der Ebene Th8 eines Patienten mit schwerem Schmerzsyndrom im Bereich der mittleren BWS.

Morbus Kahler mit erheblicher Wirbelkörperdestruktion. Die normale Trabekelstruktur des Knochens ist völlig verschwunden.

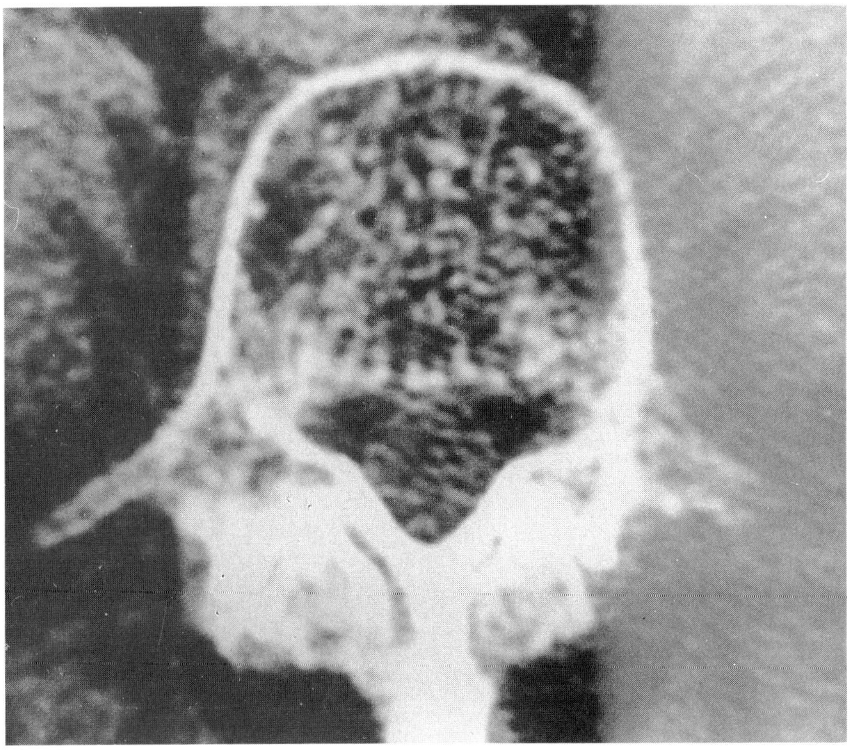

Abb. B4.10
Computertomogramm der Ebene Th8 eines Patienten mit schwerem, in beide Beine ausstrahlenden Thoraxschmerz.

Die Aufnahme zeigt eine Spondylodiszitis im Destruktionsstadium.

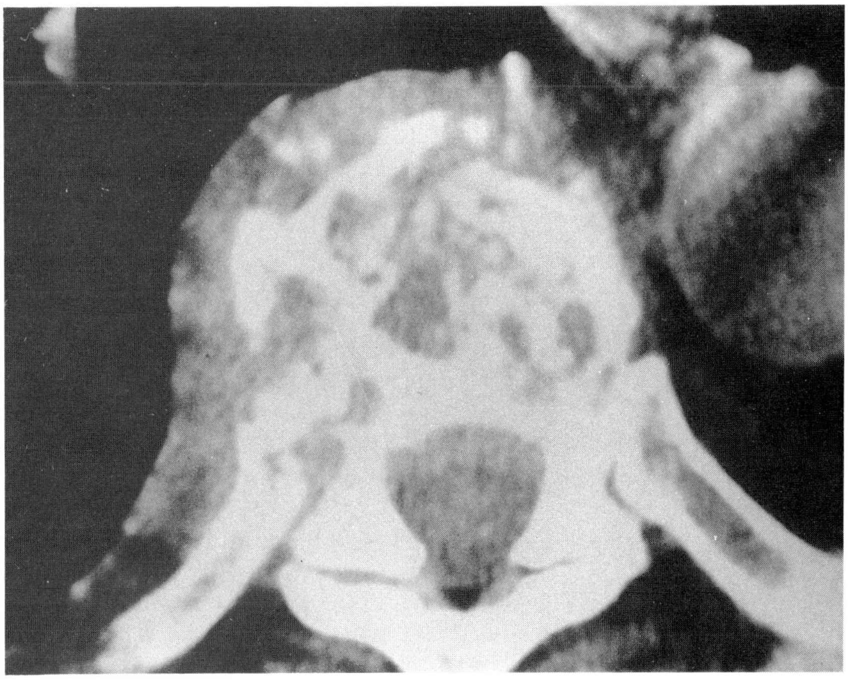

Am häufigsten ist die LWS betroffen, bei Erwachsenen auch der mittlere BWS-Abschnitt, selten die HWS. Auch bei Kindern trifft man gelegentlich eine Spondylodiszitis der HWS an.
Wir beschränken uns an dieser Stelle auf die Darstellung der Erkrankung beim Erwachsenen, da sie bei Kindern im Bereich der BWS nicht vorkommt. Oft ist die Klinik durch ein septisches Bild geprägt. Man kennt akute und subakute Verlaufsformen.

Abb. B4.11
CT-Aufnahme in Höhe Th10 eines Patienten mit schwerem Thorakalschmerz.

Spondylodiszitis im Destruktionsstadium aufgrund einer Pott-Erkrankung (Wirbelsäulentuberkulose).

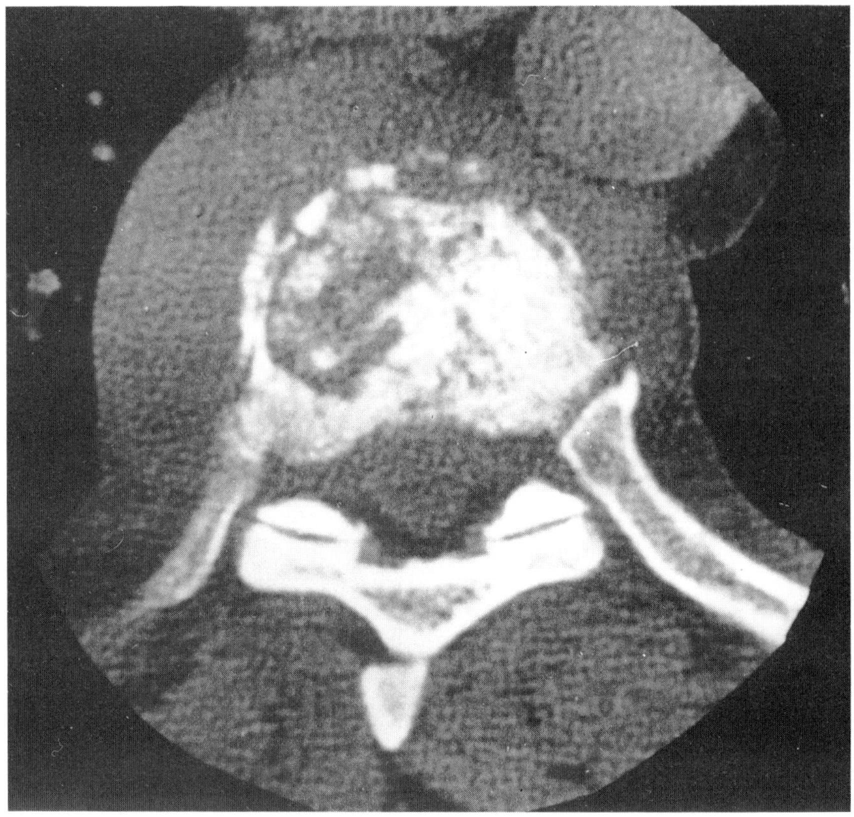

Wichtigste Differentialdiagnose ist die Abgrenzung gegenüber Tumoren, insbesondere Morbus Kahler (Multiples Myelom).

Klinik

Typisch sind akut oder subakut auftretende Rückenschmerzen mit Ausstrahlung in die Seite, gelegentlich auch in die Beine. Die Beschwerden nehmen unter Belastung zu.

Funktionell findet sich sowohl eine aktive als auch eine passive Bewegungseinschränkung der BWS *mit Kapselmuster* (symmetrische Einschränkung der Rotation).
Radiologisch lassen sich verschiedene Stadien abgrenzen: ein Destruktions-, ein Heilungs- und ein Endstadium (Jansen 1977).

Therapie

Die Behandlung besteht aus gezielten Antibiotika sowie Immobilisation mittels Gips, Korsett o.ä., wodurch Bettruhe meist unnötig ist. Bei ausbleibendem konservativem Therapieerfolg sind chirurgische Maßnahmen indiziert. Eine drohende Querschnittslähmung stellt eine absolute Operationsindikation dar.

Sekundär bandscheibenbedingte Erkrankungen

Hier werden als sekundär bandscheibenbedingt solche Erkrankungen bezeichnet, bei denen *a* eine primär bandscheibenbedingte Pathologie anamnestisch bekannt ist, *b* die an sich physiologischen Degenerationsvorgänge beschleunigt ablaufen und *c* infolge Traumatisierung eine normale Anpassung an diese Degenerationsvorgänge unmöglich ist. Es handelt sich also stets um Veränderungen, die mit einer weitgehenden Bandscheibendegeneration einhergehen. Als Folge hiervon treten Verengungen des Canalis spinalis und der Foramina intervertebralia mit deren weiteren Auswirkungen auf.

Sekundär bandscheibenbedingte Erkrankungen treten in erster Linie im Lumbalbereich, etwas weniger häufig zervikal und nur sehr selten in der BWS auf. Dieser Umstand erklärt sich daraus, daß eine primäre Bandscheibenpathologie in diesem Bereich nur selten vorkommt.

Unter traumatischer Schädigung der BWS werden hier nicht nur Einwirkungen, die dem Patienten bewußt sind, verstanden, sondern auch solche, die etwa im Anschluß an einen chronisch degenerativen Prozeß spontan auftreten. In diese Kategorie reihen sich auch diejenigen (nichtdiskogenen) Erkrankungen ein, die fakultativ eine traumatische Genese haben.

Kompressionsfraktur

Sie ist die Folge einer axial auf die gebeugte Wirbelsäule einwirkenden Kraft und kann in jedem Lebensalter vorkommen. Der thorakolumbale Übergang Th12 bis L2 ist am häufigsten betroffen.

Klinik

Unmittelbar im Anschluß an den Unfall klagt der Patient über heftigen Schmerz.

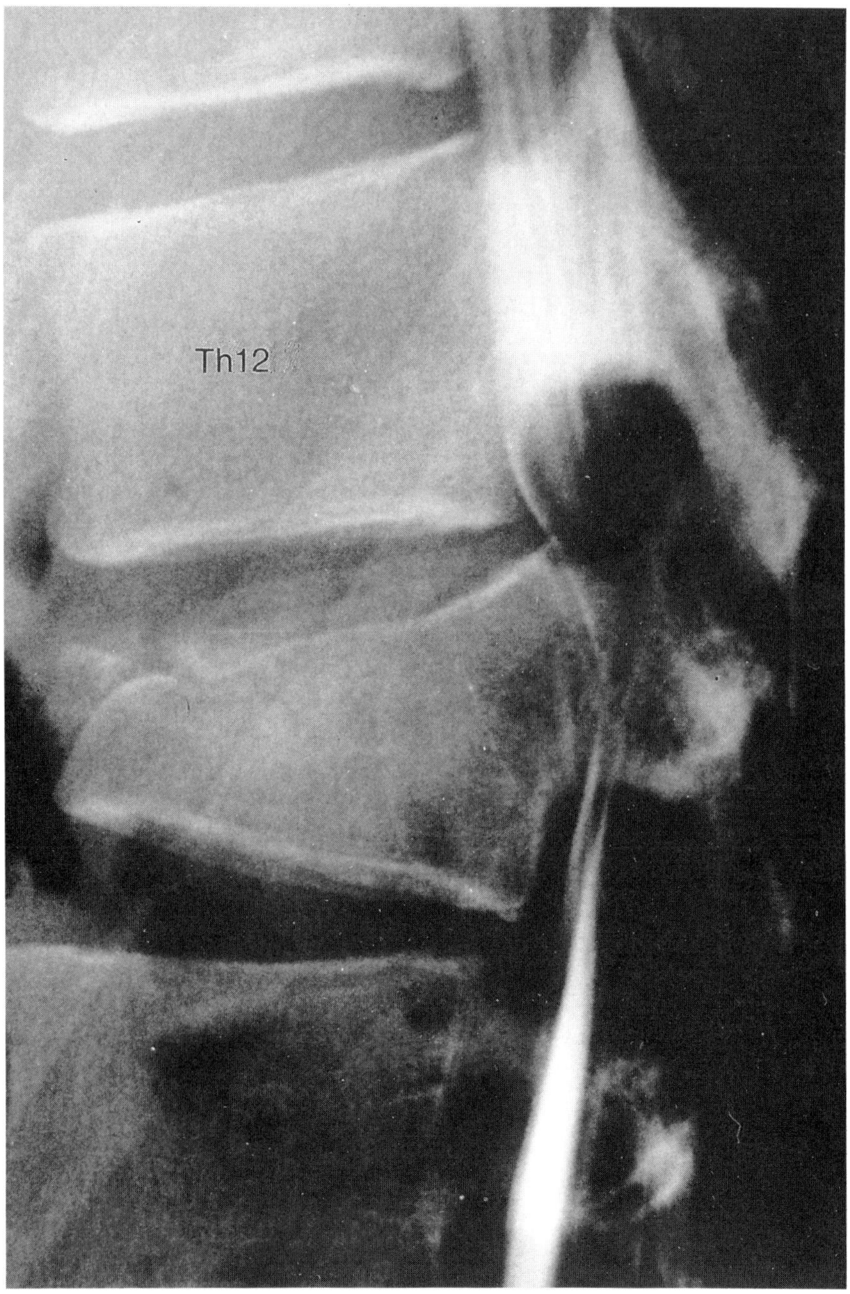

Abb. B4.12
Myelogramm des thorakolumbalen Übergangs eines Patienten nach Sturz aus größerer Höhe.

Starke ventrale Kompression des Wirbelkörpers L1 *(vgl. Abb. B4.13).*

Abb. B4.13
Kernspin-Tomogramm des thorakolumbalen Übergangs eines Patienten nach schwerem Sturz.

Keilförmige Kompressionsfraktur Th12. In diesem und dem vorangehenden Fall *(vgl. Abb. B4.12)* kommt es zu einer Dorsalverschiebung der Wirbelhinterwand mit Einengung des Wirbelkanals und Kompression des Conus medullaris.

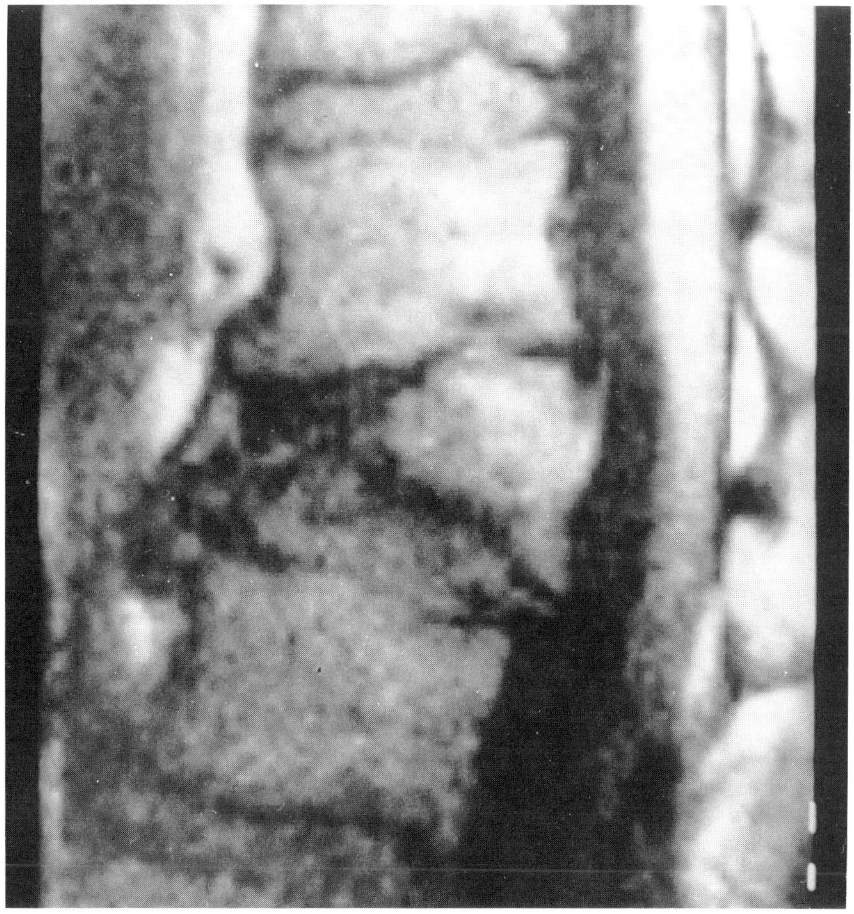

Abb. B4.14
Computertomogramm in Höhe L2; Zustand nach Hyperflexionstrauma.

Die Wirbelvorderseite weist eine Kompressionsfraktur auf.

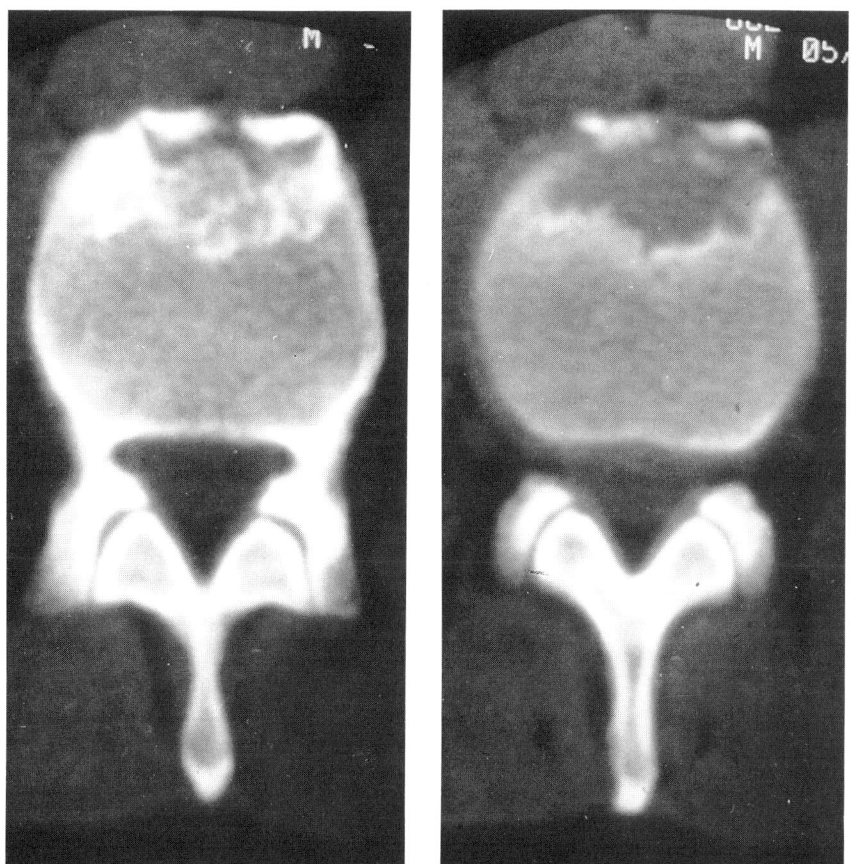

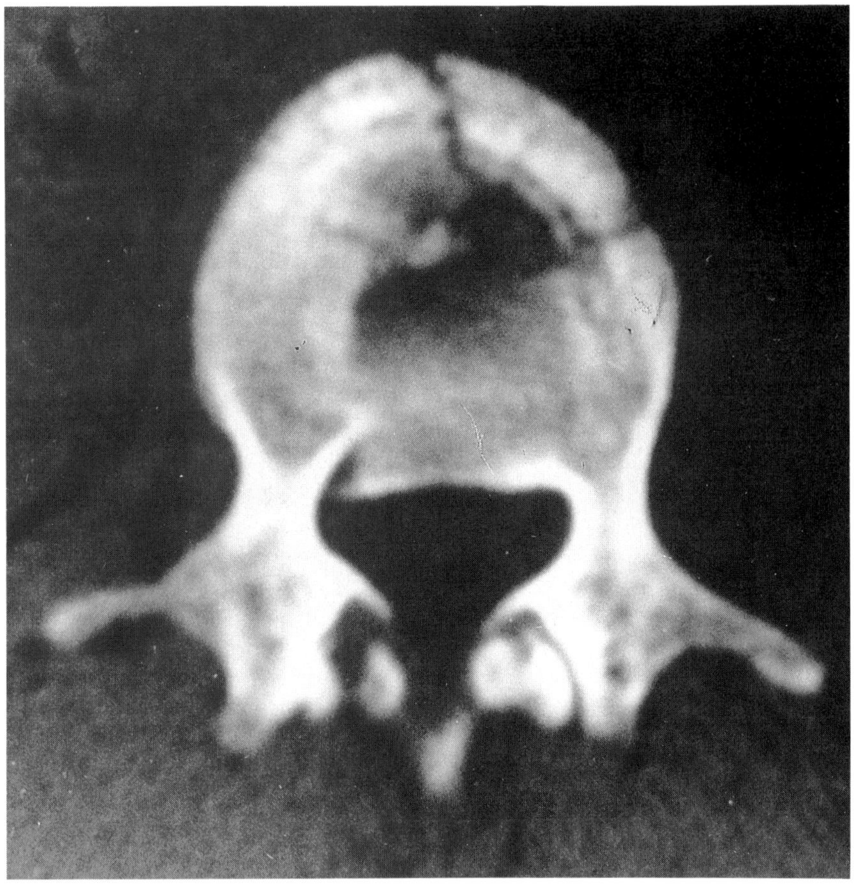

Abb. B4.15
Computertomogramm von Th12 eines Patienten mit schwerem Achsentrauma.

„Bursting fracture" mit Verdrängung der hinteren Wirbelkörperwand nach dorsal.

Frakturen der Wirbelsäule können als Folge eines schwerwiegenden Traumas - z.B. Sturz aus großer Höhe - auftreten. Wirbelsäulenfrakturen können aber auch spontan bzw. nach sog. inadäquaten (mehreren) Traumata auftreten. Voraussetzung hierfür ist eine erhebliche Verminderung der Wirbelbelastbarkeit. Störungen im Knochenstoffwechsel führen hierzu.

Das bekannteste Beispiel ist die Osteoporose, bei der ein mehr oder weniger langsames Sintern der Wirbelkörpergrund- und Deckplatten zum sog. Fischwirbel führen kann. Bei stärkerer Belastung des Wirbels kommt es zur „pathologischen" Kompressionsfraktur.

Die meist älteren Patienten mit derartigen schleichenden Wirbelbrüchen werden häufig dem Hausarzt vorgestellt, da der Patient noch bedingt gehfähig ist. Im Vordergrund stehen meist diffuse Schmerzsyndrome im Bereich ganzer Wirbelsäulenabschnitte. Neurologische Defizite kommen bei derartigen Spontanfrakturen kaum vor. In der Regel kann die Behandlung ambulant erfolgen.

Völlig anders stellt sich die Situation bei den „echten" traumatischen Wirbelbrüchen der zumeist jüngeren Patienten dar. Diese haben unter erheblichen Schmerzen und manchmal auch unter neurologischen Defiziten zu leiden. Eine Krankenhauseinweisung ist meistens unumgänglich.

Das ganze Ausmaß der Fraktur wird häufig erst auf dem CT oder dem MRI sichtbar. Gelegentlich sind auch mehrere Wirbelkörper und die Bandscheibe betroffen.

Therapie

Die Behandlung besteht nach nur kurzfristiger Bettruhe - wenn überhaupt - aus Frakturruhigstellung im Mieder und krankengymnastischer Mobilisation des Patienten. Kompressionsfrakturen können im sog. Durchhang wenigstens teilweise reponiert werden. In schwerwiegenden Fällen ist eine Operation notwendig.

Abb. B4.16
Kernspin-Tomogramm des thorakolumbalen Übergangs einer 73-jährigen Frau mit Osteoporose.

Kompressionsfraktur L1. Der Wirbelkörper ist scheibenförmig abgeplattet, während die angrenzenden Bandscheibenräume erhalten zu sein scheinen. Durch ein Wirbelfragment ist das Rückenmark erheblich komprimiert (Pfeile).

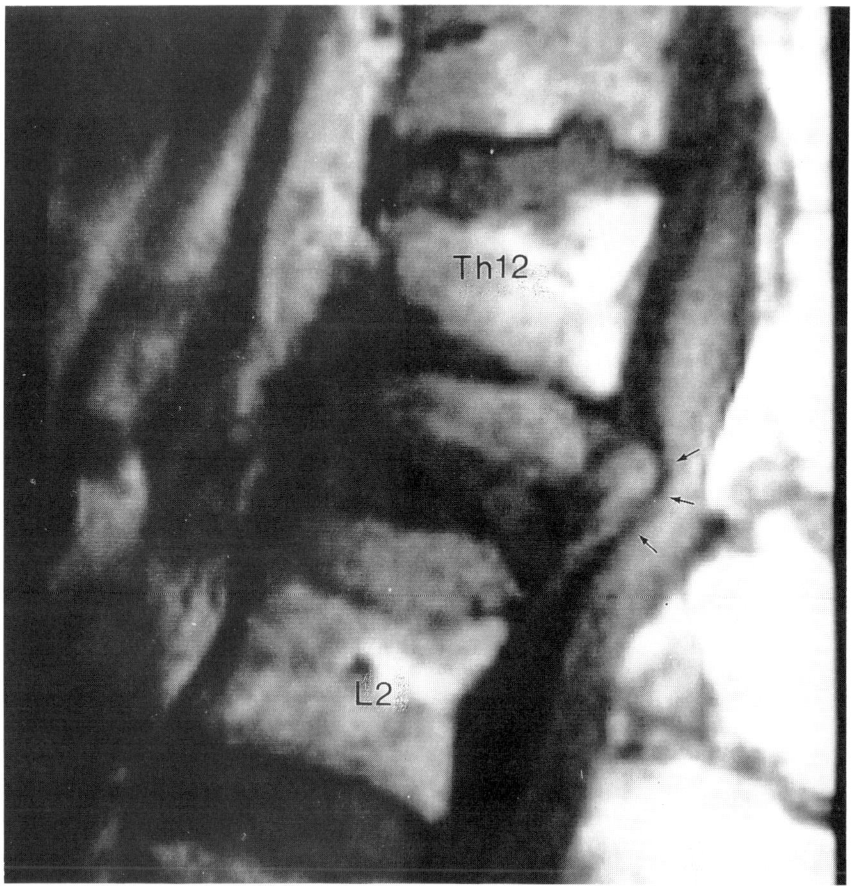

Indikationen sind posttraumatische Fehlstellung, neurologische Defizite und Instabilitäten.

Spontane Kompressionsfraktur

Die spontane Kompressionsfraktur wird meist bei Frauen über 60 Jahren angetroffen und ist in der Regel auf Osteoporose zurückzuführen. Ein oder mehrere Wirbelkörper können allmählich oder akut kollabieren. In letzterem Fall kommt es zu heftigem Rückenschmerz, ansonsten bestehen chronische Beschwerden.

Klinik

Es kommt zu einer ausgeprägten, arkuären oder angulären Kyphose und kompensatorischer lumbaler und zervikaler Hyperlordose, die zu entsprechenden Beschwerden führen kann.

Die Funktionstests zeigen unterschiedliche Befunde: Die Flexion kann schmerzhaft sein, Extension ist meist infolge einer gegenseitigen Berührung der Processus spinosi („kissing spines") gar nicht möglich. Seitneigung ist schmerzhaft, wenn die zwölfte Rippe das Ilium berührt (kostoiliakale Kompression). Auch die Rotation ist zumeist stark schmerzhaft eingeschränkt.

Therapie

Die Bettruhe sollte so kurz wie möglich gehalten werden, da die Immobilisierung die bestehende Osteoporose noch weiter verstärkt. Frühzeitig sollte mit körperlicher Bewegung wie Radfahren, Spazierengehen oder Schwimmen begonnen werden. Bewegung ist die wirksamste einer Demineralisation entgegenwirkende Maßnahme.

Anmerkung: Das kostoiliakale Kompressionssyndrom wird im Abschnitt *Weitere Erkrankungen* behandelt.

Rippenspitzensyndrom

Ist die neunte oder zehnte Rippe nicht mit dem Sternum verwachsen oder traumatisch von ihm gelöst worden, so kann es zur Einklemmung von Weichteilen kommen.

Prädisponierend wirkt eine Kyphosehaltung oder eine Hyperkyphose. Die Abweichung kann bei Autounfällen durch Aufprall des unteren Thorakalbereichs gegen das Lenkrad entstehen, wenn der Fahrer nicht angegurtet ist. Auch eine kräftige Rumpfrotation, z.B. beim Diskuswerfen, Kugelstoßen, Speerwerfen oder Golfspiel, kann zum Losreißen der zehnten Rippe führen.
Differentialdiagnostisch kommen Erkrankungen der BWS oder der Kostovertebralgelenke ebenso in Betracht wie Erkrankungen der Bauchmuskeln.

Klinik

Die Patienten klagen über Lokalschmerz, der sich durch Beugung und Rotation zur entsprechenden Seite hin auslösen läßt. Auch das sogenannte Hooking-Manöver ist positiv: Beim in Kyphose sitzenden Patienten hakt der Untersucher mit den Fingern den Rippenbogen an und zieht diesen nach oben-vorn.
Palpation der freien Rippenenden führt zu scharfem Lokalschmerz.

Therapie

Ist die Erkrankung Folge einer Fehlhaltung, so ist diese zunächst zu korrigieren. In manchen Fällen führt die Infiltration des freien Rippenendes mit einem Lokalanästhetikum zu einer anhaltenden Schmerzfreiheit. In schweren Fällen kann eine Blockade der entsprechenden Interkostalnerven oder eine Rippenresektion zum Ziel führen.

Zerrung der Interkostalmuskeln

Meist entsteht diese Erkrankung zusammen mit einer Rippenfraktur, jedenfalls immer traumatisch. Es können mehrere Segmente betroffen sein.

Klinik

Funktionsuntersuchungen der BWS und der Rumpfmuskulatur sind meist negativ. Die Beschwerden sind sehr lokalisiert. Im Akutstadium sind tiefe In- und Exspiration schmerzhaft. Die Palpation läßt die exakte Lokalisierung der betroffenen Muskelpartien zu und ermöglicht ohne weiteres eine Differenzierung von einer Interkostalneuralgie.

Therapie

Querfriktion führt in den meisten Fällen zum Sistieren der Beschwerden.

Weitere Muskelaffektionen im Bereich der BWS werden im Abschnitt *Weitere Erkrankungen* erörtert.

Formveränderungen der Wirbelsäule

Unter Formveränderungen der Wirbelsäule rechnen wir nicht allein solche Erkrankungen, die durch Abweichungen der physiologischen Kyphose und Lordose oder durch Skoliose gekennzeichnet sind, sondern auch chronische Erkrankungen, die die Morphologie der Wirbelsäule im Ganzen betreffen. Lokalisierte chronische Erkrankungen werden im Abschnitt *Weitere Erkrankungen* behandelt.

Thorakale Kyphose

Als Kyphose bezeichnet man eine Krümmung der Wirbelsäule in der Sagittalebene, bei der die Konvexität nach dorsal weist. Die Abgrenzung einer physiologischen Kyphose von einer pathologischen erfolgt durch Messungen am Röntgenbild.
Praktisch jede ventral (im Wirbelkörper oder in der Bandscheibe) gelegene Wachstumsstörung kann einen kyphosierenden Effekt bewirken, da es infolge der mechanischen Belastung zu einer Höhenminderung der betroffenen Struktur kommt. In den angrenzenden Wirbelsäulengebieten kommt es infolgedessen zu kompensatorischen Verkrümmungen.

Hohl-Rundrücken

Diese morphologische Wirbelsäulenabweichung besteht aus einer Hyperkyphose der BWS mit kompensatorischer Lordose der LWS und der HWS. Es kommt also zu einer Verstärkung aller sagittalen Krümmungen. Der Scheitelpunkt der Kyphose ist von seiner normalen Position in Höhe Th6 nach Th8 verschoben.

Rundrücken

Bei Pathologien des thorakolumbalen Übergangs verlängert sich die BWS-Kyphose in die LWS hinein, so daß sich deren Lordose verkürzt. Dabei bleibt eine kompensatorische Verstärkung der Lumballordose aus. Man spricht dabei von einem Rundrücken, dessen Scheitelpunkt zum thorakolumbalen Übergang verschoben ist.

Flachrücken

Bei einer Pathologie der LWS kommt es zu einer Verflachung der Lordose und in der Folge zu einem Verstreichen der BWS-Kyphose. Es entsteht ein Flachrücken.

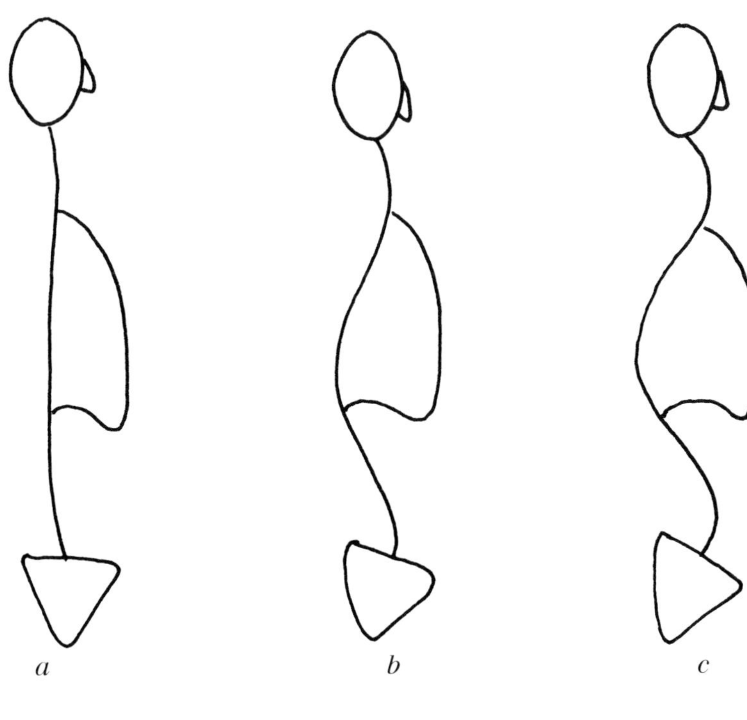

Abb. B4.17
Verschiedene Wirbelsäulenformen.

a Flachrücken
b Rundrücken
c Hohl-Rundrücken

Abb. B4.18
Röntgenaufnahmen der mittleren BWS eines Erwachsenen mit angeborener angulärer Kyphose.

a Laterale Aufnahme.

Keilform von Th8.

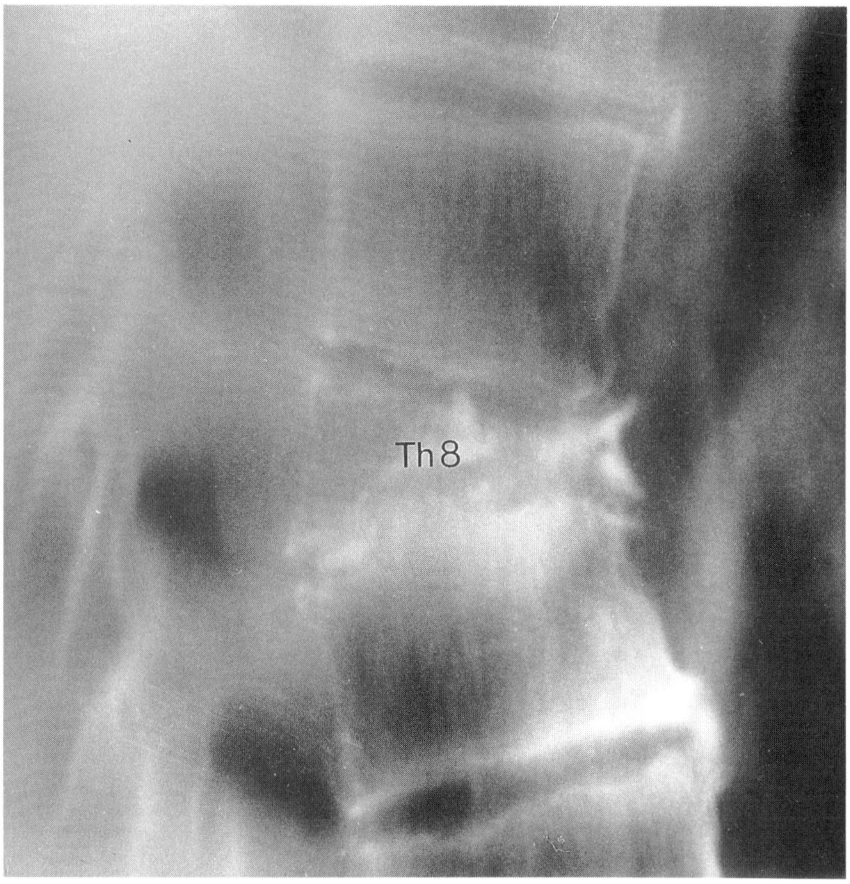

b Konventionelle ap-Aufnahme desselben Patienten.

Der keilförmige Wirbel erscheint in dieser Projektion als liegender Doppelkegel.

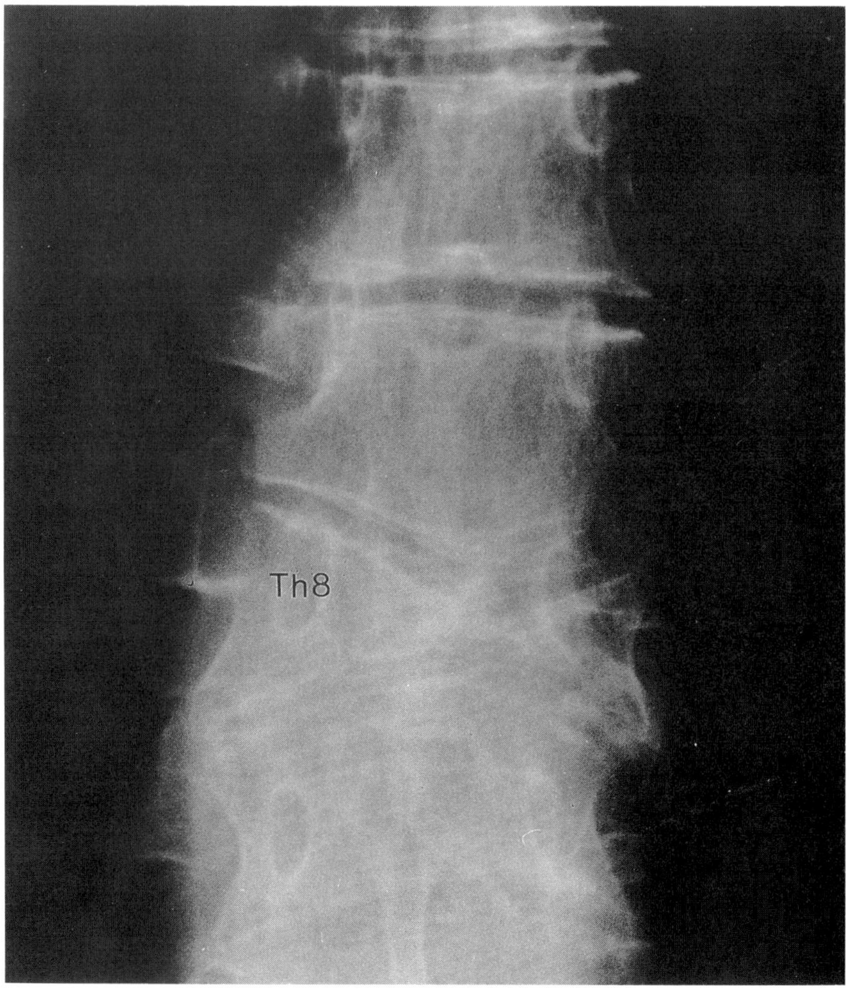

Biomechanische Folge der oben beschriebenen Abweichungen ist eine verminderte Abfederung der auf die Wirbelsäule einwirkenden Kräfte. Ein Flachrücken verhält sich daher eher wie ein rigider Stab, während beim Rundrücken und beim Hohl-Rundrücken die sehr beweglichen Übergangszonen, insbesondere der untere HWS- und der lumbosakrale Bereich, auf die Dauer überlastet werden. In der kyphotischen Region selbst kommt es aufgrund ihrer Rigidität, wenn überhaupt, nur zu flüchtigen Beschwerden.

Ursachen einer thorakalen Hyperkyphose

Die Abweichung läßt sich in folgende Gruppen einteilen:
- angeborene Kyphosen
- erworbene Kyphosen
- Kyphosen bei Systemerkrankungen

Angeborene Kyphosen

Dorsaler Keilwirbel
Die Abweichung findet sich meist bei den ersten Lumbal- oder Thorakalwirbeln. Hierdurch kommt es zu einer meist rasch progressiven angulären Kyphose, die im oberen Thorakalbereich zu einer Rückenmarkkompression mit Paraplegie führen kann.

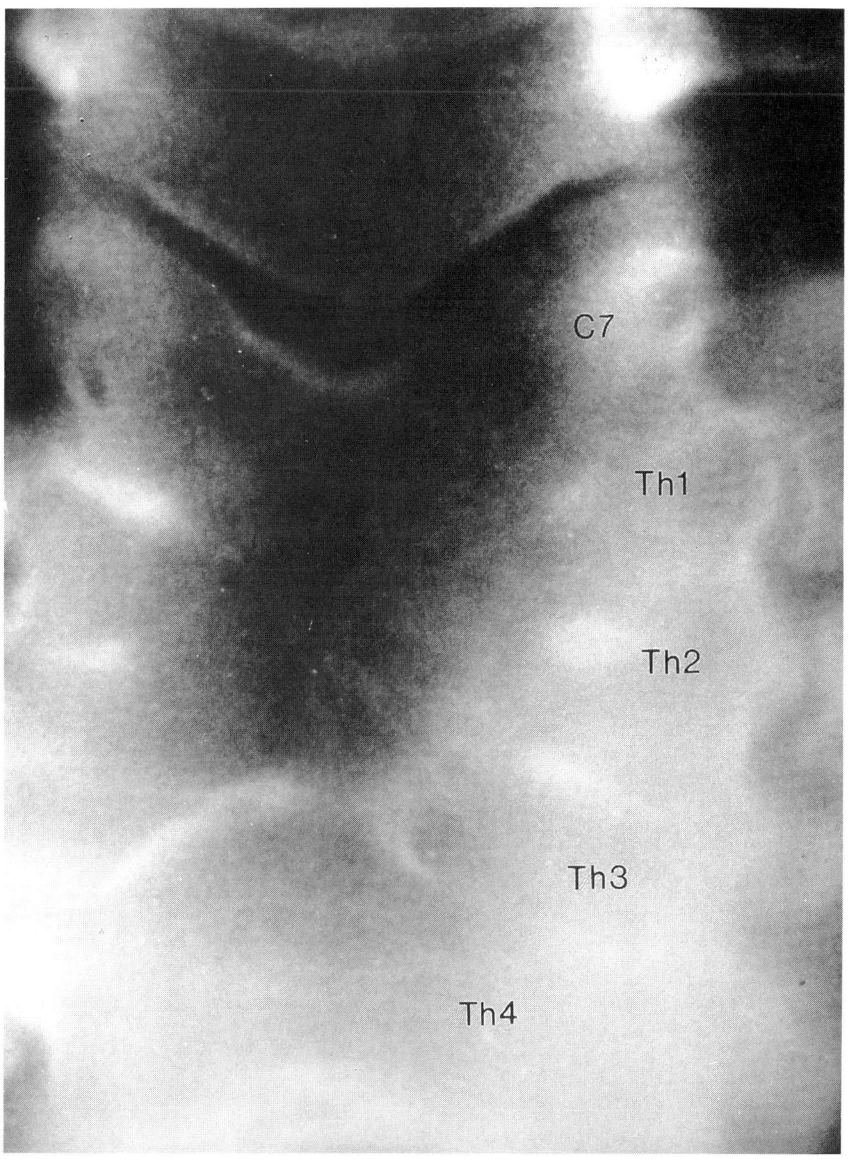

Abb. B4.19
ap-Aufnahme der oberen BWS bei einem Patienten mit angeborener angulärer Kyphose der oberen BWS.

Blockwirbelbildung von C7 bis Th5; Th5 ist auf dieser Aufnahme übrigens kaum zu beurteilen.

Blockwirbel
Die Entstehung eines Blockwirbels beruht auf der Störung der embryonalen Segmentierung. Der so entstandene Blockwirbel läßt sich von einem traumatisch verursachten durch seine glatte ventrale konkave Kontur unterscheiden.

Spina bifida manifesta
Eine Meningomyelozele kann zu Kyphose, Lordose und Skoliose führen. Die eventuelle Kyphose ist kurz, arkuär und starr.

Erworbene Kyphosen

Fehlhaltungen
Diese sind die häufigste Ursache für eine abnorme Kyphose im Kindesalter. Die Sitzhaltung in der Schule trägt in hohem Maß hierzu bei. Wird zu spät, etwa erst nach dem vierzehnten Lebensjahr, mit einer Korrektur dieser Fehlhaltung begonnen, so kann eine vollständige Korrektur unmöglich werden.

Morbus Scheuermann
Bei der Scheuermann-Krankheit handelt es sich um eine Wachstumsstörung, die die weitaus häufigste Ursache einer abnormen Kyphose darstellt.

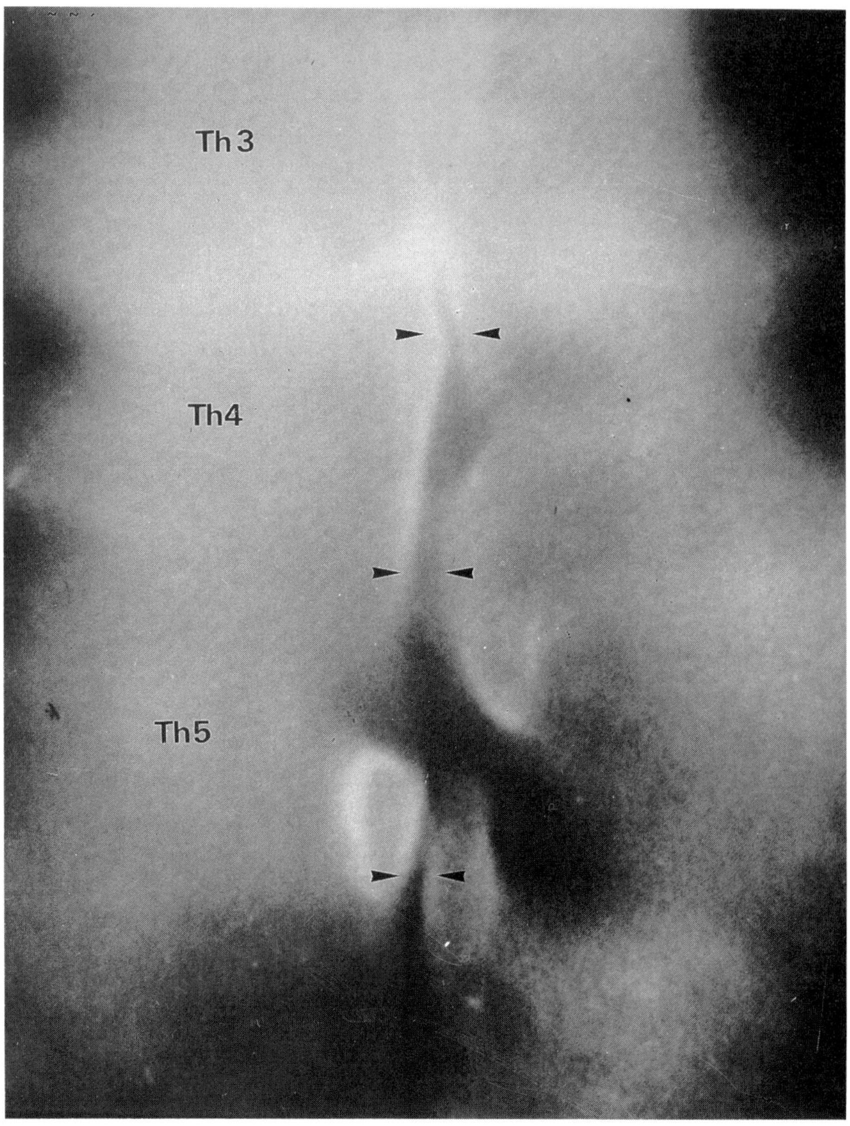

Abb. B4.20
ap-Tomogramm des oberen BWS-Bereichs eines Patienten mit angulärer BWS-Kyphose.

Die Wirbel Th3-Th5 sind vollständig miteinander verwachsen. Die Pfeile bezeichnen den fehlenden Bogenschluß (Spina bifida).

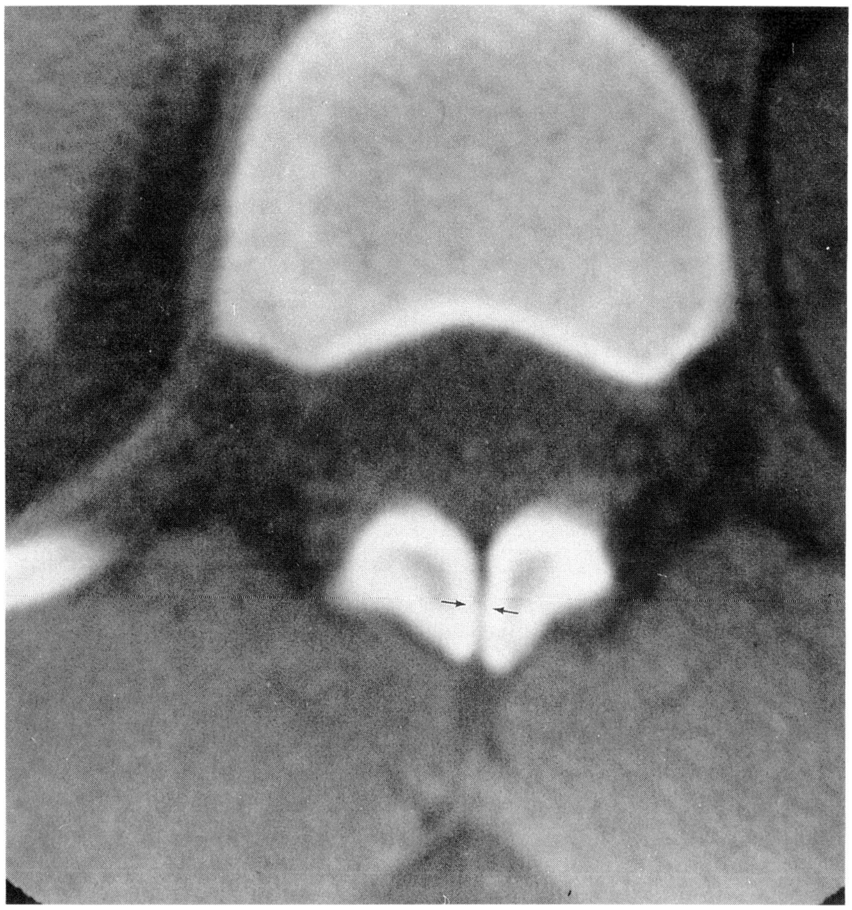

Abb. B4.21
Computertomogramm Th12 eines Patienten mit leichter Kyphose des unteren LWS-Bereichs.

Fehlender Bogenschluß; es liegt eine Spina bifida occulta vor.

Rachitis
Reversible Kyphose kommt bei Kindern mit Rachitis vor. Infolge Knochenerweichung und Muskelschwäche kommt es zu einer verstärkten thorakolumbalen Kyphose. Ohne Behandlung konsolidiert sich die Wirbelsäule in dieser Fehlstellung. Unter kausaler und lokaler Therapie kommt es dagegen zu einer völligen Wiederherstellung.

Wirbelfrakturen
Infolge einer ventralen Kompression kommt es zur angulären Kyphose. Bei Kindern spielt eine Störung der Wachstumszonen der Wirbel eine pathogenetische Rolle. Am häufigsten sind Th12, L1 oder L2, gelegentlich sind auch zwei oder mehrere Wirbel gleichzeitig betroffen.

Osteoporose
Bei dieser, meist postmenopausale Frauen betreffenden Erkrankung kommen ventrale Kompressionsfrakturen am häufigsten im Bereich der BWS vor.

Vertebra plana Calvé und Flachwirbel
Als Folge eines eosinophilen Granuloms kommt es ab dem dritten Lebensjahr zu dieser seltenen Erkrankung. Die Höhe des Flachwirbels kann im späteren Verlauf wieder zunehmen.

Abb. B4.22
Laterale Aufnahme Th8 bis Th10 eines Patienten nach schwerem Trauma.

Schwere Kompressionsfraktur Th9 mit keilförmiger Abplattung.

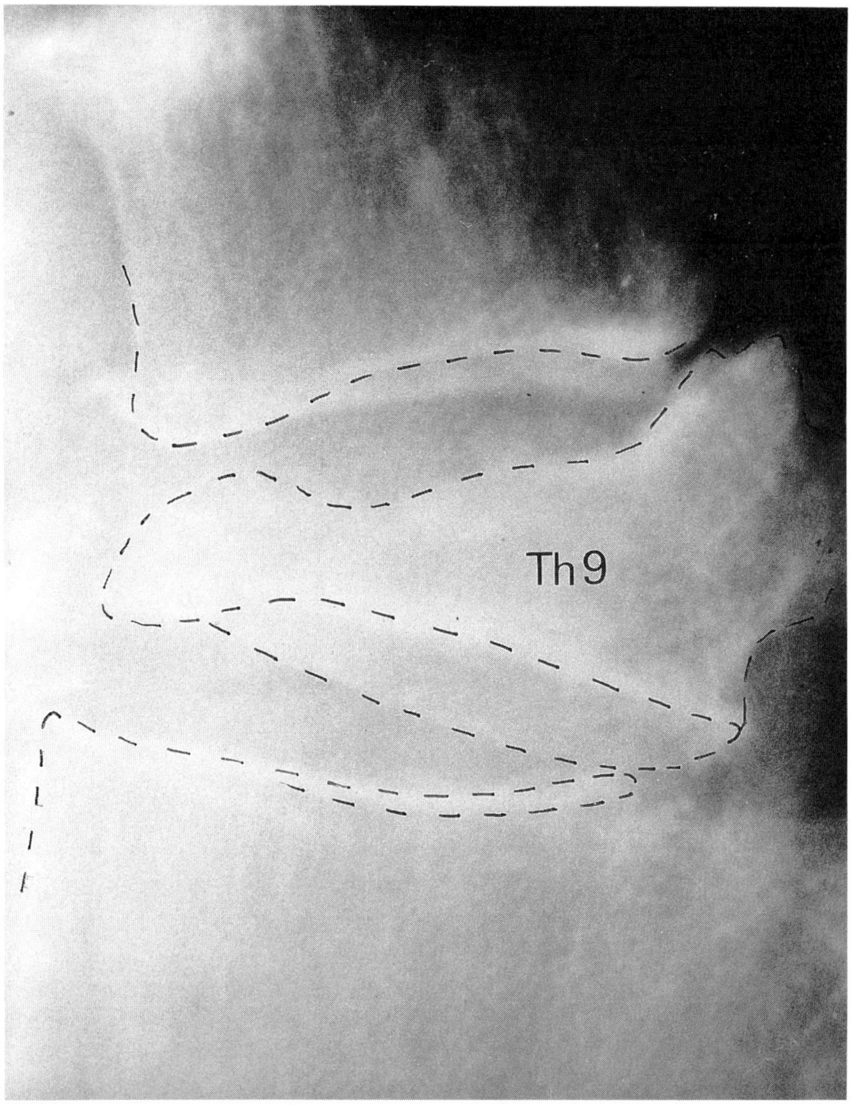

Flachwirbel stellen sich als abnorm breite und flache Wirbel meist ohne klinische Bedeutung dar.

Iatrogene Kyphose
Als Folge einer Laminektomie an Kindern, die ihr Längenwachstum noch nicht abgeschlossen haben, kommt es in vielen Fällen zu einer progredienten Kyphose. Nach einem solchen Eingriff ist daher eine sorgfältige Nachsorge zu treffen, um die Abweichung in der Entstehung frühzeitig zu erkennen. Ausgedehnte Laminektomien können auch bei Erwachsenen zur Zunahme der Kyphose führen.

Entzündliche Erkrankungen und Tumoren
Ruheschmerz, insbesondere nachts auftretend, ist bei diesen Erkrankungen ein frühes Warnsignal. Die Beschwerden können unter Belastung zunehmen. Eine Kyphose entwickelt sich in der Regel erst längere Zeit nach Beschwerdebeginn.
Bei den Funktionsproben findet sich oft eine kapsuläre Bewegungseinschränkung. Daneben besteht Klopf- und Stauchungsschmerz.

Kyphosen bei Systemerkrankungen

Osteogenesis imperfecta
Bei dieser Erkrankung kommt es oft zu Spontanfrakturen, nicht nur der langen Röhrenknochen, sondern auch der Wirbel. Radiologisch imponiert die Fischwirbelbildung (*vgl. Teil 4/1, A4, Bildgebende Verfahren*)

mit abnorm hohen Intervertebralräumen. Das Ausmaß der Sinterung bestimmt den Grad der Kyphosierung.

Chondrodystrophie
Diese erbliche Störung der enchondralen Knochenbildung führt zu einer Verzögerung des Längenwachstums bei regelrechtem Breitenwachstum. Dabei kommt es infolge der Bildung von Keilwirbeln regelmäßig zu einer thorakolumbalen Kyphose. Die LWS ist dabei ausgesprochen kurz und weist einen scharfen lumbosakralen Lordoseknick auf, der bei zahlreichen Betroffenen infolge Fehlstatik zu Beschwerden führt.

Muskelerkrankungen
Bei Patienten mit progressiver Muskeldystrophie oder Myotonie kommt es infolge der Muskelschwäche zu einer Total-Kyphose der Wirbelsäule im Sitzen. Im Stehen kippt das Becken nach vorn, und es entsteht eine vollständige Lordose, häufig mit einer nach dorsal hervorstehenden Zervikothorakalregion. Gewöhnlich bleibt die Wirbelsäule mobil.

Abb. B4.23
Konventionelle seitliche Myelographie Th10 bis L1 bei einem Patienten mit Beschwerden in der unteren BWS.

Kyphose der unteren BWS bei Osteoporose und Flachwirbeln. Deutlich ist die Keilform von Th12 zu erkennen (Umrisse durch gestrichelte Linie gekennzeichnet).

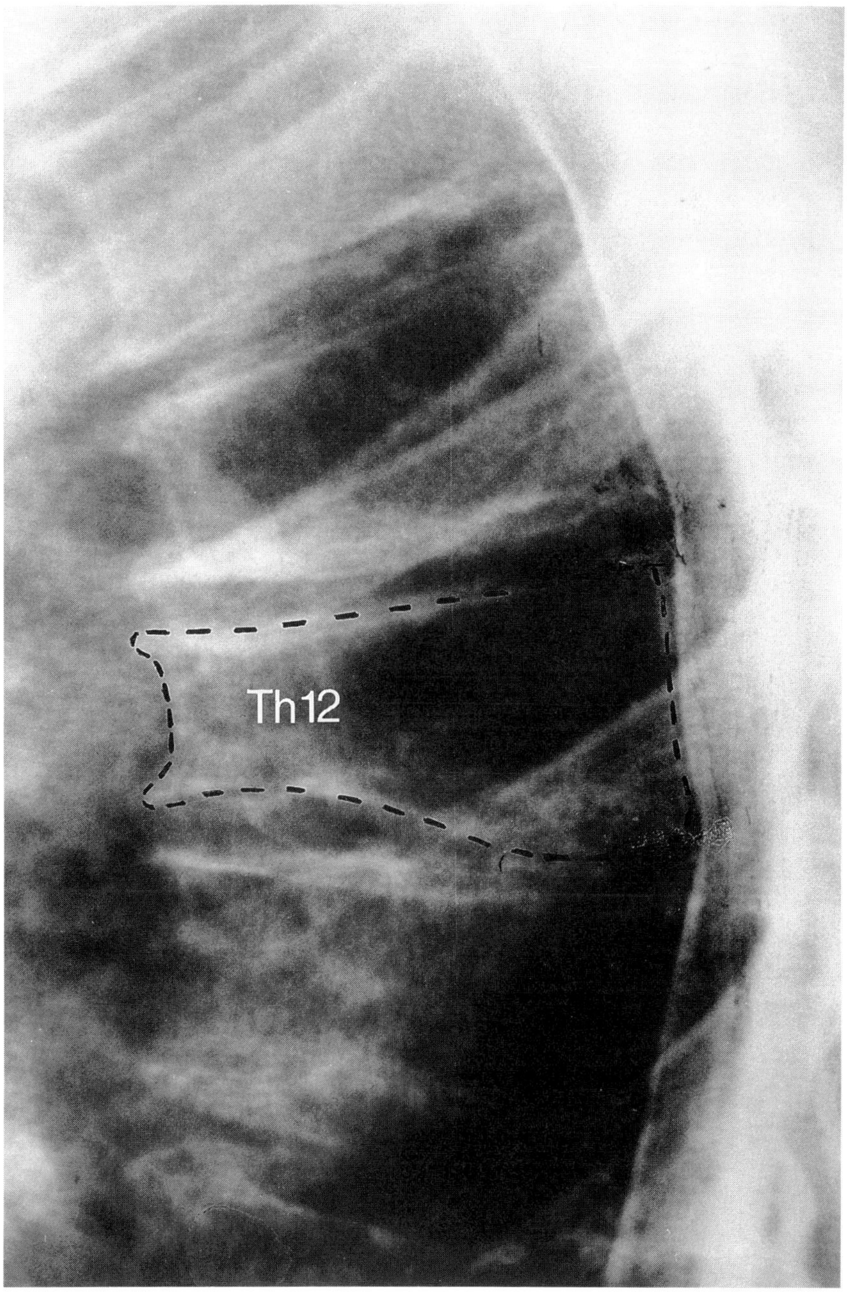

Abb. B4.24
Laterale Myelographie bei Th10 bis L1 eines Patienten mit Beschwerden in der unteren BWS und der oberen LWS.

Flachwirbel Th12.

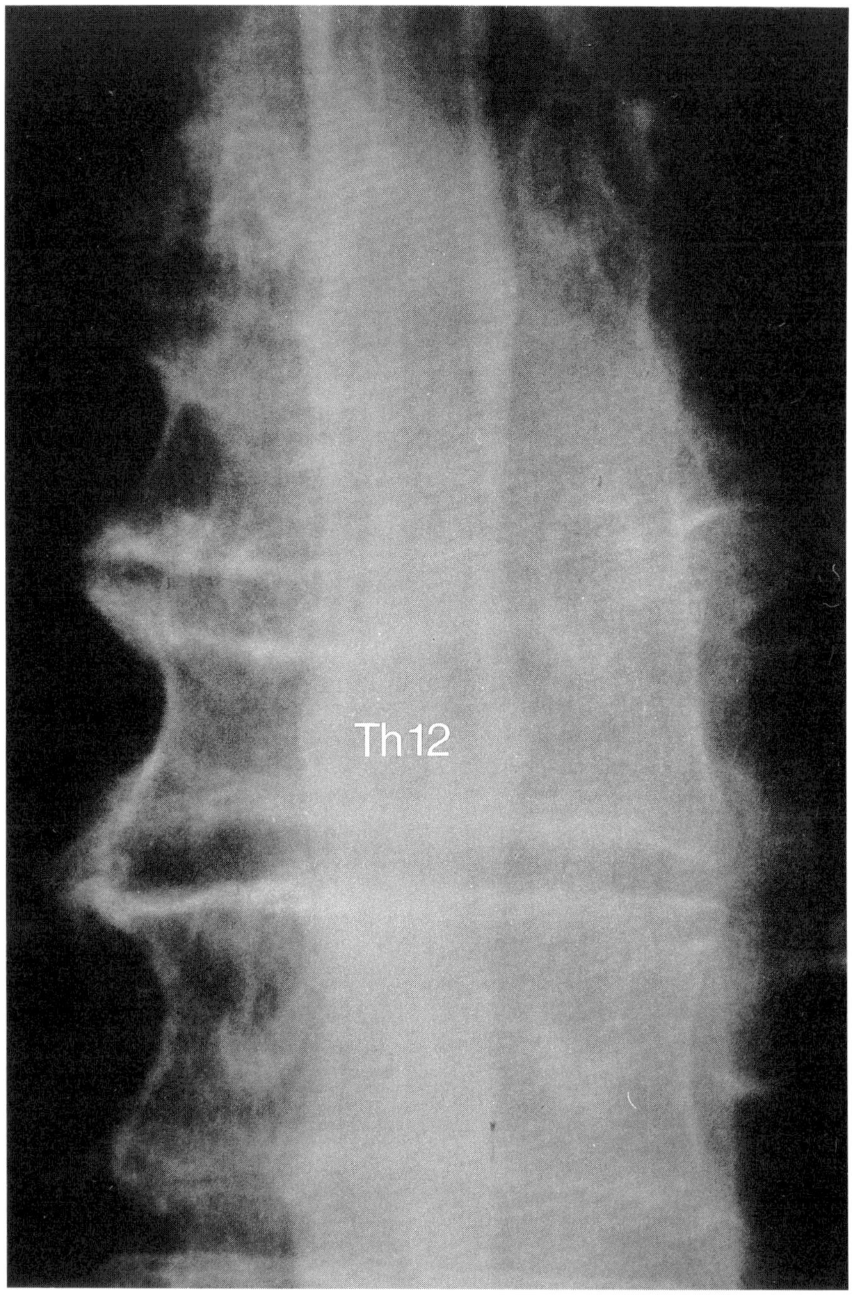

Abb. B4.25
Laterales Myelogramm bei Th6 bis Th11 eines Patienten mit schwerem Schmerzsyndrom der mittleren BWS und Myelopathiezeichen.

Morbus Pott (Wirbelsäulentuberkulose) mit Spondylodiszitis.
Die Wirbelkörper Th8 und Th9 sind keilförmig abgeplattet und fast völlig miteinander verwachsen. Kompletter Stopp (Pfeile) des lumbal eingebrachten Kontrastmittels als Folge der Rückenmarkkompression.

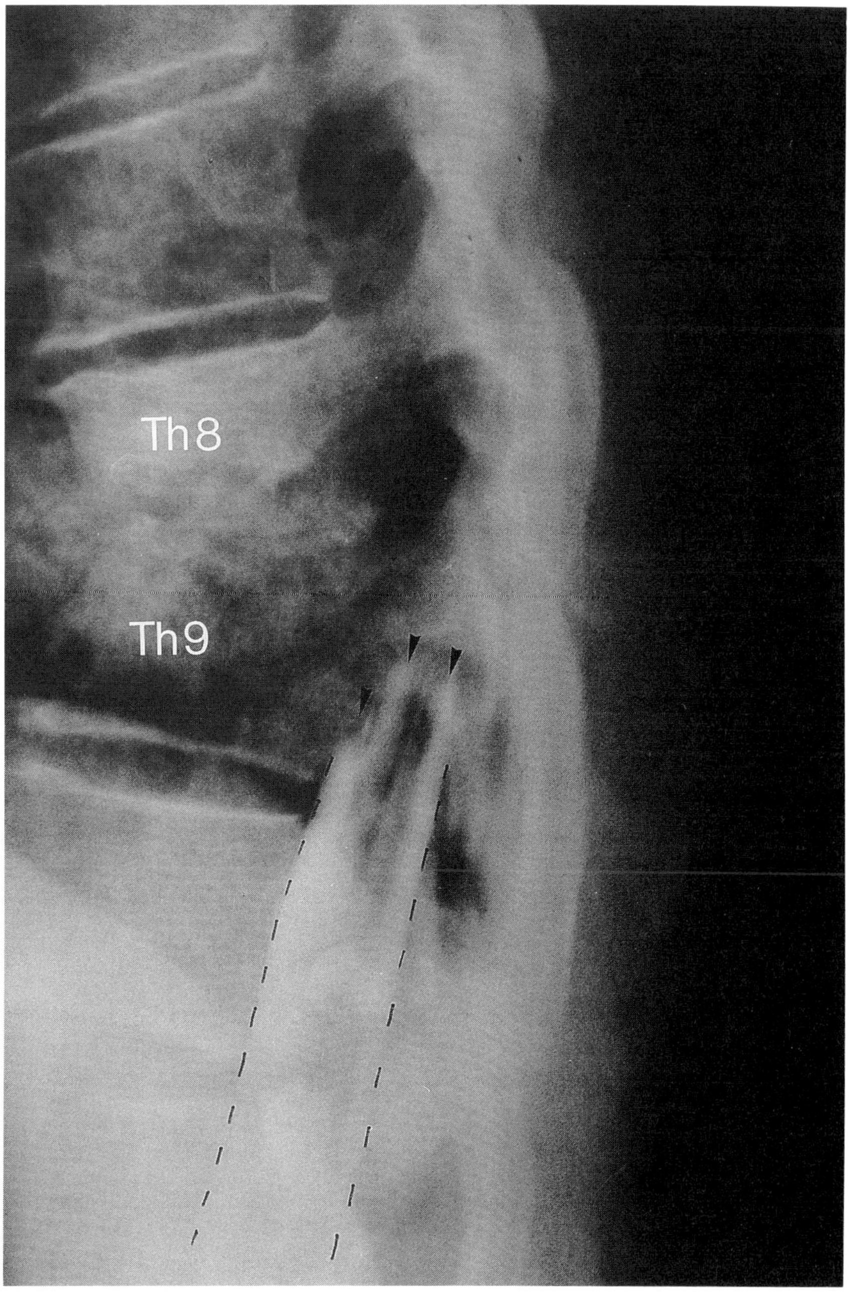

Klinik

Die Kyphose läßt sich am besten in der seitlichen Sicht beurteilen. Ein Lot durch den am weitesten hervorstehenden Punkt der Wirbelsäule erlaubt auch die Beurteilung der zervikalen und lumbalen *Lordosen.*
Bei Verstärkung der thorakalen Kyphose befinden sich Schulter und Schulterblätter in Protraktion. Meist kommt es dadurch zu einer Verkürzung der Pektoralismuskulatur, die wiederum dazu führt, daß sich die Fehlhaltung nicht mehr aktiv korrigieren läßt. Bei dorsaler Inspektion stellt man einen erhöhten Abstand zwischen den Dornfortsätzen und dem Medialrand der Skapula fest.
Im Bereich der Hyperkyphose sind die Dornfortsätze in der Regel besser sichtbar. Zudem ist die Haut infolge des Drucks durch Stuhllehnen an diesen Stellen pigmentiert. Vielfach stehen die Rippen weiter nach ventral vor; bei Nach-vorne-beugen wird die typische Sargdeckelform der BWS sichtbar (*Abb. B4.27*). Manchmal ist die Hyperkyphose auch mit einer Trichterbrust kombiniert.

Abb. B4.26
Computertomogramm bei Th8 eines Patienten mit starken Beschwerden im mittleren BWS-Bereich und Rückenmarkkompression.

Vollständige Knochendestruktion und Verlegung des Spinalkanals durch Tumorgewebe.

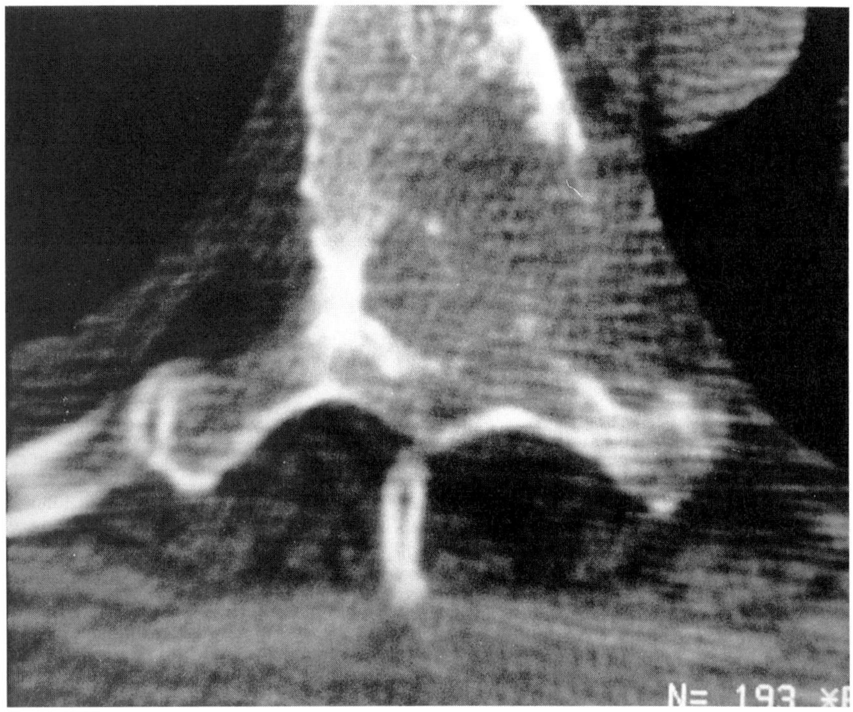

Zur Messung der Kyphose stehen verschiedenen Methoden zur Verfügung. Die Bestimmung der Lordosetiefe anhand des Lots durch den prominentesten Punkt der Wirbelsäule dient einer schnellen Orientierung. Sehr genau ist diese Methode jedoch nicht, da die Ergebnisse sehr haltungsabhängig sind.

Die Winkelmessung mittels eines Kyphosometers nach Debrunner stellt die zuverlässigere Methode dar. Das Instrument mißt den „Kyphosewinkel" zwischen einem oberen und einem unteren Meßpunkt. Die Meßgenauigkeit liegt mit 3 bis höchstens 5% Abweichung recht hoch. Die Veränderung der Winkel in verschiedenen Körperhaltungen gibt einen Überblick über die Beweglichkeit des kyphotischen Wirbelsäulenabschnitts.

Abb. B4.27
Sargdeckelform der BWS.

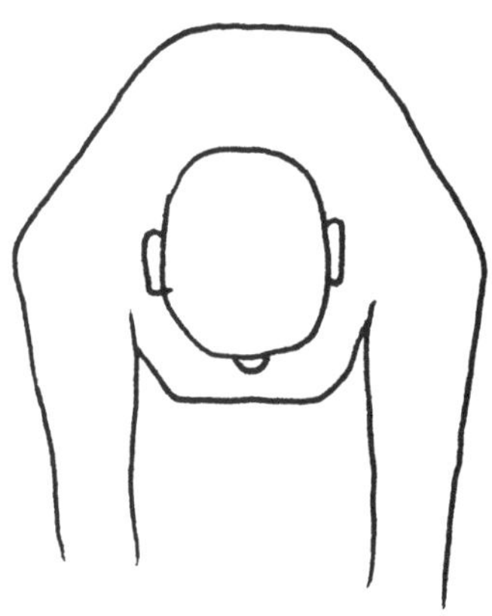

Praktisch werden die Enden des Meßinstruments mit leichtem Druck auf je einen Dornfortsatz, kranial Th2-Th3, kaudal Th11-Th12, gesetzt. Zur Messung an der LWS wird das Instrument entsprechend auf Th12-L1 bzw. auf das Sakrum gesetzt.

Abb. B4.28
Messung der zervikalen und lumbalen Lordose mittels eines Lots (nach Henke 1982).

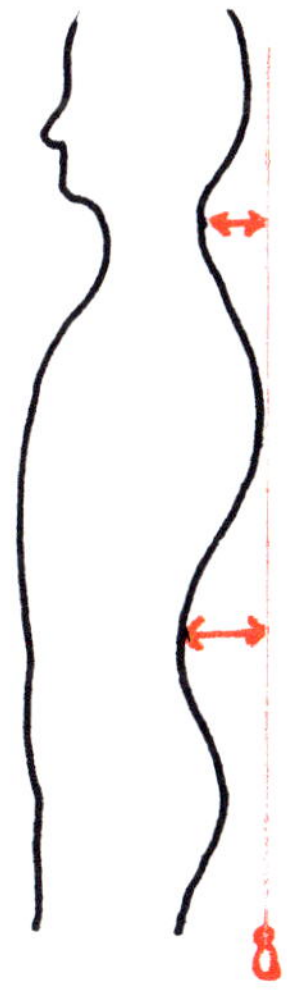

Abb. B4.29
Winkelmessung mit Kyphosometer nach Debrunner (nach Henke 1982).

Der Kyphosewinkel entspricht dem Wert zwischen jeweils zwei Meßpunkten (weiße Rechtecke).

a im Stehen
b in vollständiger Flexion bei gebeugten Hüftgelenken
c in vollständiger Extension bei gebeugten Hüftgelenken

Registriert werden die Meßwerte in habitueller Haltung (Stand) sowie in maximaler Flexion und Extension *bei gebeugten Hüften*. Die Normalwerte betragen im Stehen ca. 30°, in Flexion etwa 50° und in maximaler Extension ca. 8°.
Findet sich bei der klinischen Untersuchung eine wenn auch gering ausgeprägte *fixierte Kyphose*, so sind BWS-Aufnahmen in zwei Ebenen im Stehen indiziert. Darauf müssen zur Messung alle Krümmungen dokumentiert sein. Ist ein operativer Eingriff geplant, so sind Funktionsaufnahmen zur Beurteilung der Reversibilität der Kyphose notwendig.

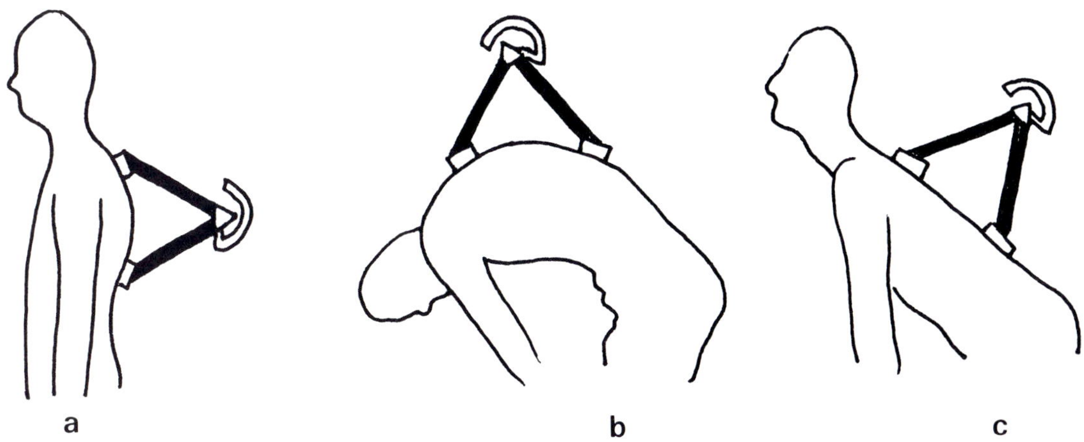

Anhand der Röntgenaufnahmen werden folgende Parameter erhoben:
- das Ausmaß der Kyphose, also der Abstand zwischen den Endwirbeln, d.h., denjenigen Wirbeln, die den größten Winkel mit der Horizontalen bilden,
- der am weitesten nach dorsal hervorstehende Punkt der Kurvatur, also der Wirbel am Scheitelpunkt der Kyphose, der in der Regel die ausgeprägteste Keilform und bei Skoliosen die größte Rotation aufweist,
- das Ausmaß der Kyphose, ausgedrückt in Graden zwischen einer Senkrechten auf der kranialen Deckplatte des oberen Endwirbels und einer Senkrechten auf der kaudalen Deckplatte des unteren Endwirbels,
- die Rotation, wenn eine Skoliose vorliegt.

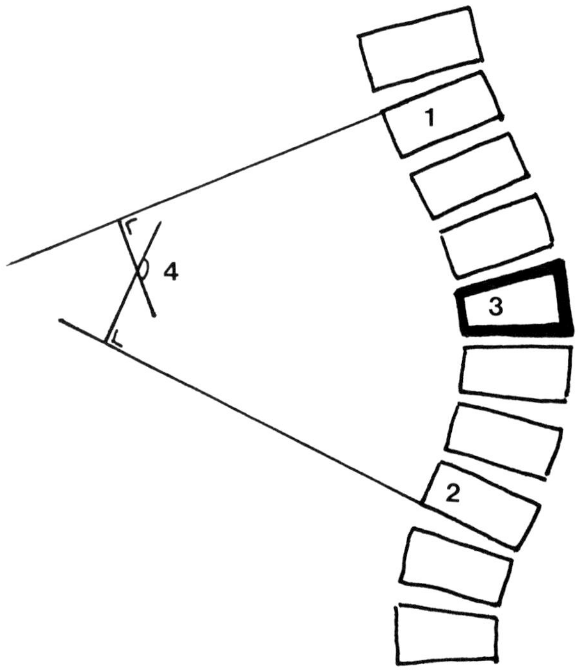

Abb. B4.30
Messung einer Kyphose an einer lateralen Aufnahme.

1 kranialer Endwirbel
2 kaudaler Endwirbel
3 Wirbel im Scheitelpunkt der Kurve
4 Kyphosewinkel

Therapie

Die Behandlung einer Kyphose ist abhängig von der Ursache. Behandlungsziel ist die Prävention einer unkorrigierbaren Haltungsabweichung. Bis zum Ende der Wachstumsphase ist eine Kyphose meist rasch progredient und vergrößert sich auch noch nach Abschluß des Längenwachstums. Eine fixierte Haltungsabweichung verursacht vielfach Rücken- und Nackenbeschwerden. Während des Wachstums ist sie dagegen meist noch beschwerdefrei oder führt nur zu flüchtigen Symptomen. Beschwerden allein können also kein Kriterium für eine Behandlungsindikation sein.
Jeder Patient mit Flach-, Rund- oder Hohl-Rund-Rücken sollte während der Wachtumsphase regelmäßig kontrolliert werden. Vor Beginn des beschleunigten Längenwachstums während der Pubertät reichen acht- bis zwölfmonatige Untersuchungsintervalle aus. Eine radiologische Untersuchung ist nur bei entsprechender Klinik notwendig.

Operationsindikationen
Die Indikation hängt in erster Linie vom Kyphosewinkel ab. Bei normaler Wirbelsäule beträgt dieser Winkel im Stehen ca. 30°, die lumbale Lordose bis Oberkante Sakrum etwa 40°, während der lumbosakrale Übergang gestreckt verläuft. Abweichungen bis 10° nach oben oder nach unten fallen noch in den Bereich der Norm. Eine Operationsindikation allein aufgrund einer Kyphose muß nur selten gestellt werden. Sie bleibt nur sehr ausgeprägten Fällen vorbehalten. Beim Flachrücken ist der Grad der lumbalen Kyphosierung entscheidend. Des weiteren sind der Grad der Progression, die sogenannte Wachstumsreserve (*vgl. unter Skoliose*) und die Rigidität des betroffenen Wirbelsäulenanteils ausschlaggebend, insbesondere wenn in Grenzfällen die Wahl zwischen Korsett und Operation zu treffen ist.
Angeborene Kyphosen stellen die häufigste Indikation zur operativen Korrektur einer Kyphose dar. Dabei wird frühestmöglich eine hintere Spondylodese durchgeführt, um umfangreichere Eingriffe zu vermeiden.
Auch bei Lähmungen, bei Tumoren, entzündlichen Erkrankungen und Frakturen ist ein Eingriff meist indiziert.

Korsett
Die Behandlung mittels Korsett kommt nur in der Wachstumsperiode in Frage. Voraussetzung ist, daß eine Wachstumsreserve (*vgl. unter Skoliose*) von mindestens einem Jahr besteht. Das Korsett bewirkt ein Aufrichten der Wirbelsäule, wodurch die Vorderseite der Wirbel entlastet wird. Dadurch kommt es dort zu beschleunigtem Wachstum. Wenn die Haltung über Monate beibehalten wird, erhofft man, daß die Wirbelsäule in der normalen Haltung weiterwachsen kann. Das Korsett ist tagsüber und nachts zu tragen. Von einer Korsettbehandlung sollte allerdings nicht zuviel erwartet werden.

Grundsätzlich lassen sich zwei Arten von Korsetts unterscheiden, *passive* und *aktiv-passive*.
Das passive Korsett in Form einer Gipsschale wird wegen seiner Nachteile (Versteifung der Wirbelsäule, Verschmälerung des Thorax, erschwerte Körperpflege) praktisch nicht mehr verwendet.
Das aktiv-passive Korsett dagegen hat nur wenige Kontaktpunkte mit dem Körper, so daß die Entwicklung und die Beweglichkeit nicht wesentlich eingeschränkt sind. Der Patient neigt dazu, sich von den Berührungspunkten abzuwenden und korrigiert so aktiv seine Körperhaltung. Daneben wird ein einfaches, aber intensives Übungsprogramm durchgezogen. Der Patient kann am normalen Schulsport teilnehmen, wobei er das Korsett trägt. Wegen des Unfallrisikos sollten jedoch Sprungübungen und Geräteturnen vermieden werden. Der Patient darf täglich für eine Stunde das Korsett ablegen, um die Körperpflege durchzuführen oder um zu schwimmen. Auch während der täglichen Übungsbehandlung kann das Korsett teilweise abgelegt werden.

In der Korsettbehandlung lassen sich folgende Phasen unterscheiden:
a Phase der zunehmenden Kyphosekorrektur, während der das Korsett häufiger angepaßt (neu eingestellt) wird.
b Phase der konstanten Korsetteinstellung, wobei die Wirbelsäule, wenn möglich, leicht überkorrigiert ist; diese Überkorrektur ist zu empfehlen, da die Wirbelsäule bei Beendigung der Korsettbehandlung die Tendenz zeigt, sich wieder in die ursprüngliche Haltung zurückzubiegen.
c Abbau der Korsettbehandlung.

Den Zeitpunkt der Beendigung der Behandlung ermittelt man radiologisch: Die Bandscheiben sind nicht mehr keilförmig, und es besteht in der Haltung kein signifikanter Unterschied mehr mit und ohne Korsett. Die Beendigung der Behandlung erfolgt allmählich, um eine relative Überlastung des Rückens zu vermeiden. Meist legt man das Korsett alle zwei Wochen eine Stunde länger ab, bis es schließlich nach Ablauf von etwa sechs Monaten nur noch nachts getragen wird. Diese Phase nimmt weitere drei Monate in Anspruch.
Die Gesamtdauer der Behandlung beträgt gewöhnlich zwischen eineinhalb und zwei Jahren. Hierzu kommt noch die Abbauphase von einem halben Jahr und die vierteljährliche Periode, in der das Korsett nur nachts getragen wird.

Übungsbehandlung

Eine nichtfixierte Kyphose - meist aufgrund einer Scheuermann-Krankheit oder einer Haltungsstörung - ist einer intensiven Übungsbehandlung sehr gut zugänglich. Besteht dagegen bereits eine fixierte (hypomobile) Kyphose, so reicht eine Übungsbehandlung nicht mehr aus. Vorstellung bei einem orthopädischen Facharzt, der die Behandlung einleitet, ist dann unumgänglich.

Eine Übungsbehandlung ist nur dann effektiv, wenn sie intensiv und regelmäßig betrieben wird. Die täglichen Übungen werden von Zeit zu Zeit, zunächst dreimal wöchentlich, dann allmählich auf einmal wöchentlich bis einmal monatlich zurückgehend, durch einen Krankengymnasten kontrolliert. Je nach Einsatz und Lernvermögen des Patienten kann die Kontrollfrequenz schneller herabgesetzt werden.
Das Übungsprogramm selbst setzt sich aus höchstens fünf Übungen zusammen. Das häufig empfohlene „Multivariationsprogramm" trägt nach unserer Erfahrung eher zur Verwirrung des Patienten bei. Wir halten ein einfaches, auf wissenschaftlich abgesicherten Übungen beruhendes Programm für nützlich (auch: Henke 1982). Im einzelnen besteht dieses aus Dehnungsübungen des M. pectoralis major und minor, mobilisierenden Übungen der BWS (insbesondere zur Verbesserung der Extension) sowie aus Übungen zur Steigerung der Muskelkraft der thorakalen Rückenstrecker und der Skapula-Adduktoren. Gleichzeitig kommt der Haltungskorrektur bei allen möglichen Alltagsbewegungen eine besondere Bedeutung zu.

Morbus Scheuermann

Neben der häufigen kyphotischen Haltungsanomalie stellt die Scheuermann-Krankheit die häufigste Ursache für eine abnorme thorakale Kyphose (Hyperkyphose) dar. Die Erkrankung beginnt meist im elften Lebensjahr.
Scheuermann hatte ursprünglich angenommen, daß die Ursache in einer avaskulären Nekrose der „Wirbelkörperepiphysen" zu suchen sei. Die knöchernen Ringe der Wirbelkörper jedoch tragen nicht zum Längenwachstum bei und werden daher zutreffender als Apophysen bezeichnet.
Das kollagene Fasersystem des Deckplattenknorpels weist mehr oder weniger große Öffnungen auf. Bei der Scheuermann-Krankheit wird die Deckplatte in diesen Bereichen unter dem Druck der Bandscheibe gegen den Wirbelkörper angedrückt. Dabei kann es zu Rissen in der Deckplatte kommen, so daß Bandscheibenmaterial in den Wirbelkörper eindringen kann. Diese Schmorl-Knorpelknötchen (*vgl. auch Abb. B4.8*) sind für die Erkrankung kennzeichnend.
Über die eigentliche Ursache dieser Erkrankung besteht noch keine endgültige Klarheit. So sind beispielsweise Bradford et al. (1976) der Ansicht, bei den Schwachstellen der Wirbelkörper handle es sich um eine Form der juvenilen Osteoporose.

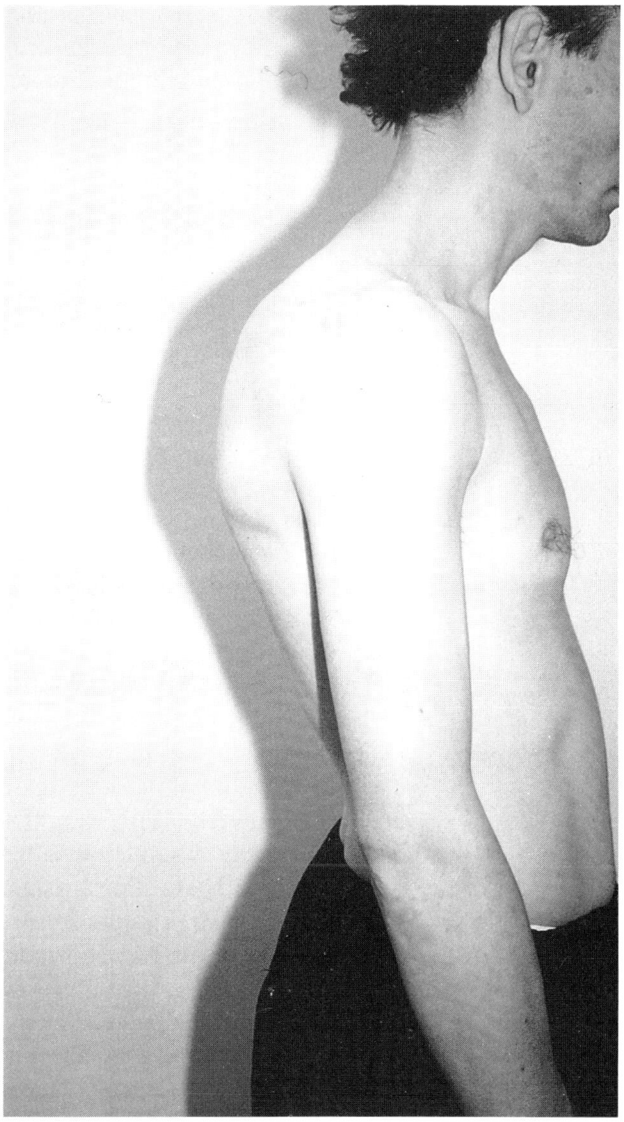

Abb. B4.31
Patient mit Morbus Scheuermann; verstärkte thorakale Kyphose.

Klinik

Klinisch fällt meist die Hyperkyphose auf.

Die segmentale Untersuchung ergibt eine Einschränkung des Segmentspielraums in Extensionsrichtung. Häufig läßt sich schon im Anfangsstadium eine Verkürzung der Mm. pectorales major und minor feststellen.

Die Diagnose wird anhand des charakteristischen Röntgenbefunds gestellt:
- Schmorl-Knorpelknötchen, gegebenenfalls mit Randsklerose (Knochenreaktion)
- unregelmäßige Begrenzung und Einbrüche der Deckplatten
- keilförmige Verformung der betroffenen Wirbel und der Deckplatten
- Vergrößerung der anteroposterioren Abmessungen der betroffenen Wirbel
- Verschmälerung der angrenzenden Zwischenwirbelscheiben bzw. Zwischenwirbelräume

Von den Patienten, bei denen radiologisch eine Scheuermann-Krankheit nachgewiesen wurde, haben nur die wenigsten klinische Beschwerden. Insbesondere können jedoch bei jungen Sportlern Symptome manifest werden (Swärd et al. 1990).

Therapie

Eine Behandlung des asymptomatischen Patienten ist nur bei Vorliegen einer Hyperkyphose notwendig. Dann sollte so bald wie möglich eine Übungsbehandlung begonnen werden.

Die Behandlung besteht aus Dehnungsübungen der Mm. pectorales major und minor, behutsamer Mobilisierung der BWS und Muskelkräftigungsübungen der thorakalen Rückenstrecker sowie der Skapula-Adduktoren. Daneben erfolgt eine Haltungskorrektur bei den Alltagsbewegungen.
Je nach Schwere und Progressivität der Kyphose ist eine Korsettbehandlung oder gar ein operativer Eingriff angezeigt.

Skoliose

Als Skoliose bezeichnet man eine Krümmung der Wirbelsäule in der Frontalebene. Die meisten Menschen haben eine leichte, klinisch unbedeutende Skoliose.
Man unterscheidet eine strukturelle und eine funktionelle Skoliose. Letztere beruht auf einer Fehlhaltung und ist vollständig reversibel, während die strukturelle irreversibel ist. Sie geht mit Formveränderungen der Wirbel und im BWS-Bereich auch der Rippen einher.
Eine funktionelle Skoliose kann beispielweise als antalgische Haltung bei einer Nervenwurzelkompression im LWS-Bereich auftreten - infolge einer Bandscheibenprotrusion bzw. eines Bandscheibenprolapses, eines Tumors oder einer entzündlichen Erkrankung.
Die strukturelle Skoliose geht stets mit einer Rotation der Wirbel einher, wobei sich die Wirbel in die Richtung der Konvexität drehen. Meist handelt es sich um eine Torsion eines oder mehrerer Teile der Wirbelsäule mit oder ohne Beckenschiefstand. Ein Beckenschiefstand kann auch auf eine Beinlängendifferenz zurückzuführen sein. Auch eine Flexionskontraktur von Hüfte oder Knie sowie eine Adduktions- oder Abduktionsstellung einer Hüfte kann zum Beckenschiefstand führen. In der Diagnostik der Skoliose ist daher die Feststellung einer solchen Abweichung entscheidend. Man vergleicht die Höhen beider Spinae iliacae anteriores superiores und beider Spinae iliacae posteriores superiores.

Infolge der begleitenden Wirbelrotation werden die Rippen „mitgenommen" und verformt, was an der konvexen Seite zu einem Rippenbuckel führen kann. Durch den asymmetrischen Tonus der Rumpfmuskulatur kommt es zu weiterem Fehlwachstum mit Keilform der Wirbelkörper. Auch die Atmung kann zur Verstärkung der Rotation beitragen. Die Rippen rotieren mit den Wirbeln und ragen an der konvexen Seite weiter nach dorsal, an der konkaven weiter seitlich hervor. Mit zunehmender Krümmung verformt sich der Thorax mehr.
Bei Inspiration dehnt sich der Thorax aus; die Rippen an der konkaven Seite werden nach vorn, die an der konvexen Seite nach hinten gedrückt. Hinzu kommt die Krafteinwirkung der Interkostalmuskulatur, die über die Rippen auf die Wirbel übertragen wird. Aufgrund der bereits bestehenden Verformung erfolgt diese Kraftübertragung an der konkaven Seite über die Querfortsätze auf den Wirbelkörper, während sie an der konvexen Seite auf den Querfortsatz selbst einwirkt, was zu weiterer Rotation führt.

Während des Wachstums gerät die konkave Seite stets mehr unter Druck, während die konvexe Seite entlastet wird. Dadurch kommt es allmählich zu mehr Knochenwachstum auf der konkaven Seite, was zu einem gewissen Ausgleich der Fehlhaltung führt. Die eigentliche Kompensation kommt jedoch durch weitere, sekundäre Krümmungen ober- oder unterhalb der Skoliose zustande. Die Körperhaltung bleibt dadurch letztendlich aufrecht.

Die kompensatorischen Krümmungen sind zunächst funktionell, mit Fortschreiten der Fehlhaltung werden sie jedoch ebenfalls strukturell fixiert. Bei einer weitgehenden Progression kann so aus einer kompensatorischen eine weitere Hauptkrümmung entstehen. Auch eine nicht optimal kompensierte Krümmung geht an ihrem Ende wieder in einen vertikalen Verlauf über. Selten kommt es zu einer Skoliose mit zwei gleich stark geformten Hauptkrümmungen („Doppelkurve").
Eine Hauptkrümmung unterscheidet sich von den kompensatorischen Krümmungen durch ihren stärkeren Biegungsgrad, die ausgeprägteren Wirbelverformungen und die größere Rigidität. Letztere hängt übrigens auch von der Lokalisation ab; so ist eine thorakale Skoliose weit rigider als eine lumbale.

Im Rahmen einer Früherkennung von Skoliosen wurden ausgedehnte Schulreihenuntersuchungen durchgeführt. Die Angaben über die Häufigkeit dieser Fehlhaltung variieren in der Literatur zwischen 2 und 15% aller Schulkinder. Diese Unterschiede erklären sich daraus, daß manche Untersucher schon die geringsten Verbiegungen miteinbeziehen, während andere erst solche von 10° oder mehr gelten lassen. Mädchen sind häufiger betroffen als Jungen. Von sämtlichen Kindern mit Skoliose werden schließlich nur etwa zwei bis vier von tausend behandelt.
Mit zunehmendem Alter nimmt bei Kindern das Risiko einer Skoliose zu. Das Risiko einer Progressivität nimmt ebenfalls zu, wenn der Skoliosewinkel vor Erreichen des siebenten Lebensjahres bereits 20°, vor der Pubertät mindestens 30° beträgt. Mit Beendigung des Längenwachstums hört in der Regel auch die Tendenz zur Zunahme der Verkrümmung auf. Einige Skoliosen sind jedoch auch nach Beendigung des Wachstums weiter progredient. Auch eine Schwangerschaft kann den Verlauf ungünstig beeinflussen.

Ursachen der Skoliose

Die Progredienz einer Skoliose im Kindesalter hängt mit von ihrer Ursache ab.
Eine Skoliose kann mehrere Ursachen haben.

Osteogene Skoliose

Die osteogene Skoliose ist Folge eines intrathorakalen Prozesses, bestimmter Knochenerkrankungen, kann aber auch, wie im Falle eines Keilwirbels, kongenital auftreten.

Neurogene Skoliose

Auch diese Form der Wirbelsäulenverbiegung kann kongenital vorkommen, aber auch als Folge einer Poliomyelitis oder einer anderen erworbenen Erkrankung des Nervensystems.

Myogene Skoliose

Auch die myogene Skoliose kann kongenital oder im Zuge einer Muskeldystrophie oder einer anderen Muskelerkrankung auftreten.

Idiopathische Skoliose

Diese Form bildet die größte Gruppe der Skoliosen.
Je nach Alter teilt man wie folgt ein:
- infantile Skoliosen (0-3 Jahre)
- juvenile Skoliose (4-9 Jahre)
- adoleszente Skoliosen (10 Jahre bis zur Beendigung des Längenwachstums)

Die Prognose der adoleszenten Skoliosen ist günstiger als die der juvenilen oder infantilen, obwohl das Längenwachstum in der Pubertät am raschesten erfolgt. In grober Näherung nehmen idiopathische Skoliosen in diesem Zeitraum um etwa 1° pro Monat, im jüngeren Alter um 5° pro Jahr zu.

Abb. B4.32
Messung einer Skoliose am Röntgenbild nach Cobb.

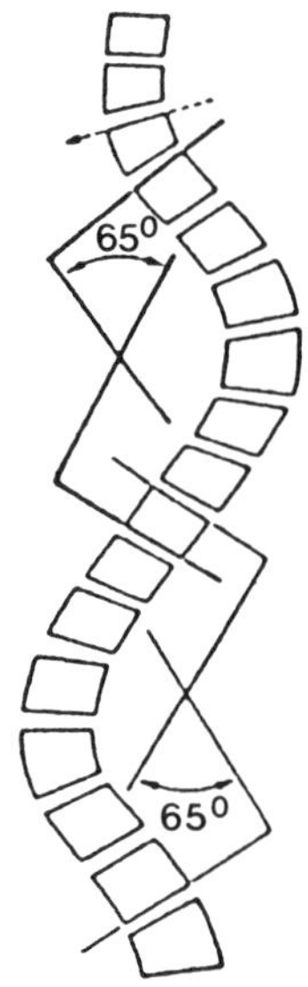

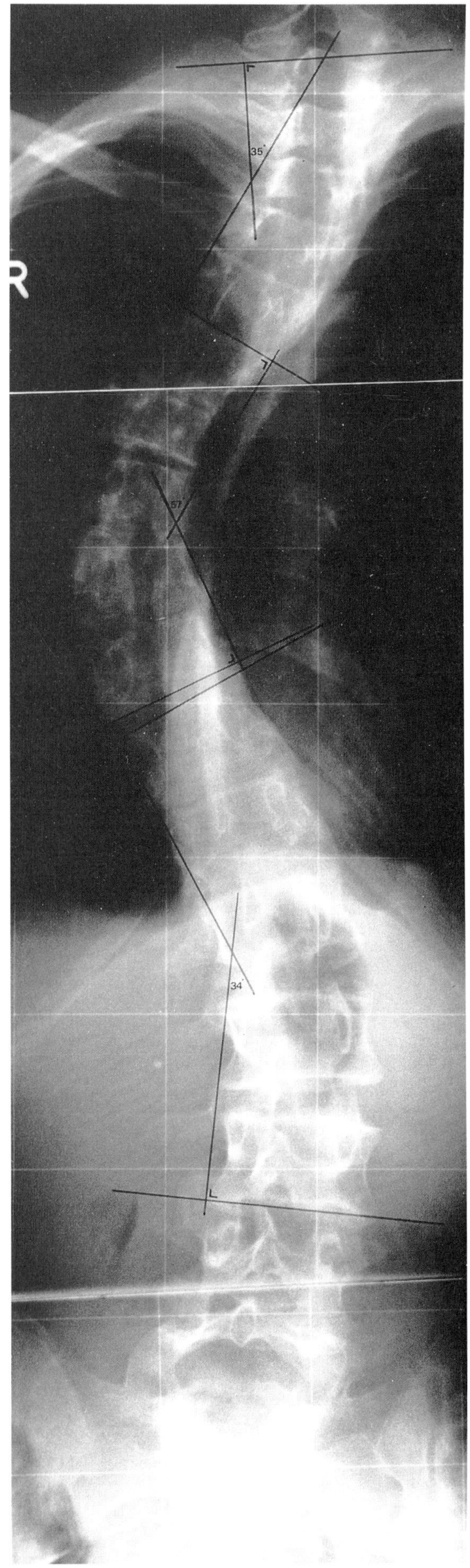

Abb. B4.33
ap-Aufnahme der gesamten Wirbelsäule mit eingezeichneter Winkelmessung nach Cobb in den verschiedenen Ebenen.

Klinik

Die Funktionsuntersuchung ist meist unergiebig.

Nach der Cobbeschen Methode läßt sich der Skoliosegrad radiologisch genau erfassen. Häufig sind hierzu Wirbelsäulenganzaufnahmen notwendig.

Klinische Folgen idiopathischer Skoliosen

Rückenbeschwerden
Rückenbeschwerden sollen bei Patienten mit nicht allzu stark ausgeprägten und kompensierten Skoliosen nicht häufiger vorkommen als bei einer Vergleichspopulation ohne Wirbelsäulenverbiegung.

Beeinträchtigung der Lungenfunktion
Bei ausgeprägten Kypho-Skoliosen kann die Vitalkapazität eingeschränkt sein und zu Veränderungen im Lungenkreislauf führen (Cor pulmonale).

Abb. B4.34
Verschiedene Skoliosetypen.
a lumbale Skoliose
b thorakolumbale Skoliose
c thorakale Skoliose
d C-Skoliose
(nach Henke 1982)

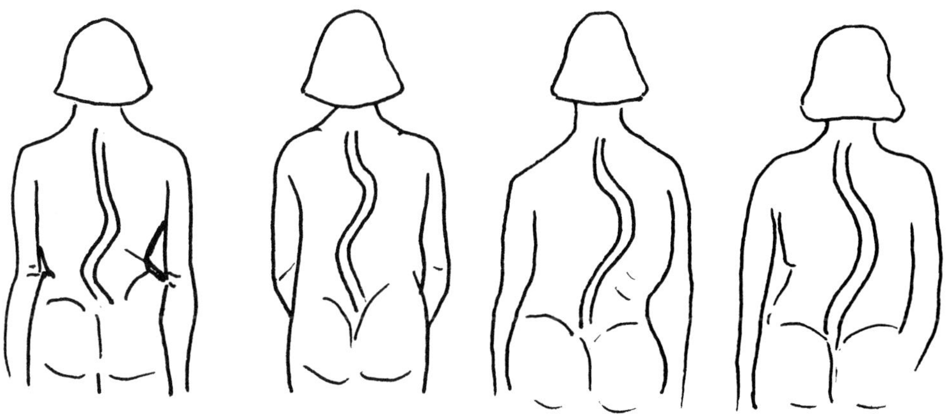

Therapie

In der Vergangenheit wurde viel über die Behandlung von idiopathischen Skoliosen debattiert (Aufdemkampe 1990), insbesondere in physiotherapeutischen Kreisen. Man nahm an, daß eine Skoliose in vielen Fällen durch eine Übungsbehandlung günstig zu beeinflussen sei. Bei visueller Kontrolle erscheint die Skoliose tatsächlich gebessert; bei radiologischer Kontrolle erweist sich dies häufig als Trugschluß. In letzter Zeit wird diese Diskussion nicht mehr so heftig geführt. Es stellt sich eher die Frage, ob bei ausgeprägter Skoliose operativ eingegriffen werden soll oder ob eine Korsettbehandlung ausreicht. Übungsbehandlung kommt noch als ergänzende Therapie zum Einsatz.

Für die Korsettbehandlung stehen verschiedene Typen zur Verfügung. Ein Korsett ist in der Regel bis zum Ende des Längenwachstums zu tragen. Das Ausschleichen der Behandlung beginnt tagsüber und muß behutsam erfolgen. Insbesondere während des pubertären Wachstums ist das Tragen des Korsetts (23 von 24 Stunden) für den Therapieerfolg entscheidend.
Indikation bildet eine progressive Skoliose mit einer Krümmung von mindestens 15° bis 30° je nach Alter und Krümmungslokalisation.

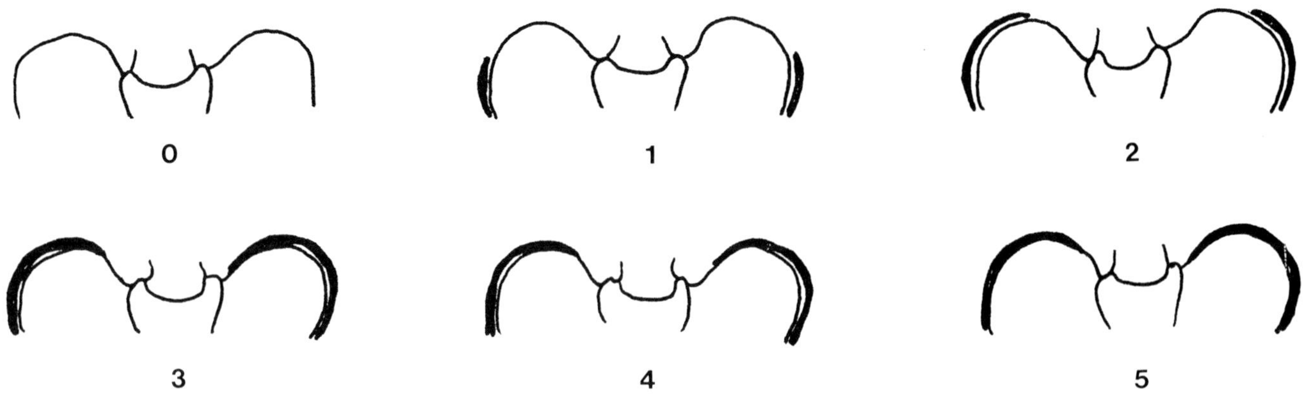

Abb. B4.35
Risser-Stadien (nach Henke 1982).

Die Grade der knöchernen Durchbauung sind in Ziffern dargestellt. Je höher die Ziffer, um so niedriger ist die verbleibende Wachstumsreserve.

Entscheidend für den Behandlungserfolg ist das sorgfältige Anlegen des Korsetts. Eltern und Kinder haben dafür Sorge zu tragen, daß sich die Stützstellen immer an der richtigen Stelle befinden und daß das Korsett stets richtig geschlossen wird.

Wachstumsreserve
Die verbleibende Wachtumserwartung geht in die Therapieplanung mit ein. Sie ist in Röntgenaufnahmen u.a. am „Risser-Zeichen"zu erkennen. Die Apophyse der Crista iliaca verknöchert während der Pubertät von ventral nach dorsal und verwächst schließlich in umgekehrter Richtung mit dem Becken. Die Verknöcherung läßt sich in fünf Stadien einteilen (*Abb. B4.35*).

Eine noch genauere Möglichkeit, das Ende des Wirbelsäulenwachstums vorherzusagen, ist die radiologische Erfassung der Verschmelzung der Wirbelkörperapophysen mit den Wirbelkörpern. Die Apophysen verknöchern zwischen dem 7. und 12. Lebensjahr, während die Verwachsung im 14. oder 15. Lebensjahr beginnt.

Weitere Erkrankungen

Der Umstand, daß die hier unter „Weitere Erkrankungen" aufgezählten Affektionen gesondert behandelt werden, bedeutet nicht, daß es sich um unwichtige Krankheiten handelt. In einigen Fällen kommt es zu Überschneidungen mit zuvor genannten Erkrankungen.

Morbus Forestier

Die Forestier-Erkrankung (*vgl. Teil 4/1, A4, Bildgebende Verfahren und Abb. A4.14*) ist auch unter dem Namen „Ankylosierende Hyperostose" oder „Spondylosis hyperostotica" bekannt.
Die Krankheit ist gekennzeichnet durch eine diffuse Verkalkung oder Verknöcherung des Lig. longitudinale anterius. An der Vorderseite der Wirbelkörper bilden sich große, miteinander verschmelzende Osteophyten. Der Verlauf ist sehr langsam; die ersten Symptome zeigen sich um das vierzigste Lebensjahr. Die Frühdiagnose ist in diesem Alter jedoch schwierig, da die klassischen radiologischen Zeichen meist erst oberhalb 60 Jahren deutlich zu erkennen sind. Die Erkrankung ist bei Männern doppelt so häufig wie bei Frauen.

Die Ursache der Erkrankung ist nicht bekannt; einige Patienten (17 bis 50%) leiden unter manifestem oder latentem Diabetes mellitus (Van der Korst 1984).

Klinik

Häufig befällt die Erkrankung sportliche Menschen mittleren Lebensalters, die über Steifheit der Wirbelsäule und mäßige Schmerzen insbesondere am Morgen und am Abend sowie nach langdauerndem Sitzen klagen. Die Steifheit ist vornehmlich im Bereich der BWS, in geringerem Ausmaß auch im thorakolumbalen Übergang und in der LWS lokalisiert.
Bei 10 bis 20% der Patienten stehen Schluckstörungen (*Dysphagie*) im Vordergrund. Diese beruhen auf einer zervikalen Osteophytose, insbesondere der Wirbelkörper C3 und C4 in Höhe des Krikoids (Van der Korst 1984).
Auf Breifüllungen des Ösophagus erkennt man den Osteophytenlokalisationen entsprechende Eindellungen.

Zahlreiche Patienten klagen über Beschwerden spinalen Ursprungs. Vielfach handelt es sich um Sehnen- und Gelenkbeschwerden, insbesondere im Ellenbogen. Auch ein an eine Insertionstendinopathie der Achillessehne erinnernder Fersenschmerz wird häufig erwähnt. Die entsprechende Funktionsuntersuchung ist jedoch negativ.

Die lumbale Lordose ist zugunsten einer verstärkten thorakalen Kyphose verstrichen. Bei den meisten Betroffenen kommt es zuerst zu einer Verminderung der Seitneigung, später zur Einschränkung der Rotation sowie der Flexion bzw. der Extension.

Die Forestier-Erkrankung wird radiologisch von einer Spondylosis deformans, einer Bandscheibendegeneration und einem Morbus Bechterew differenziert.
Positive Zeichen sind Kalkablagerungen und abnorme Knochenbildung an der ventrolateralen Seite von mindestens vier aufeinanderfolgenden Wirbelkörpern, gegebenenfalls mit knopfartigen Verdickungen.
Negative Zeichen sind fehlende Verschmälerung der Bandscheiben, Fehlen von degenerativen Bandscheibenabweichungen und von Anzei-

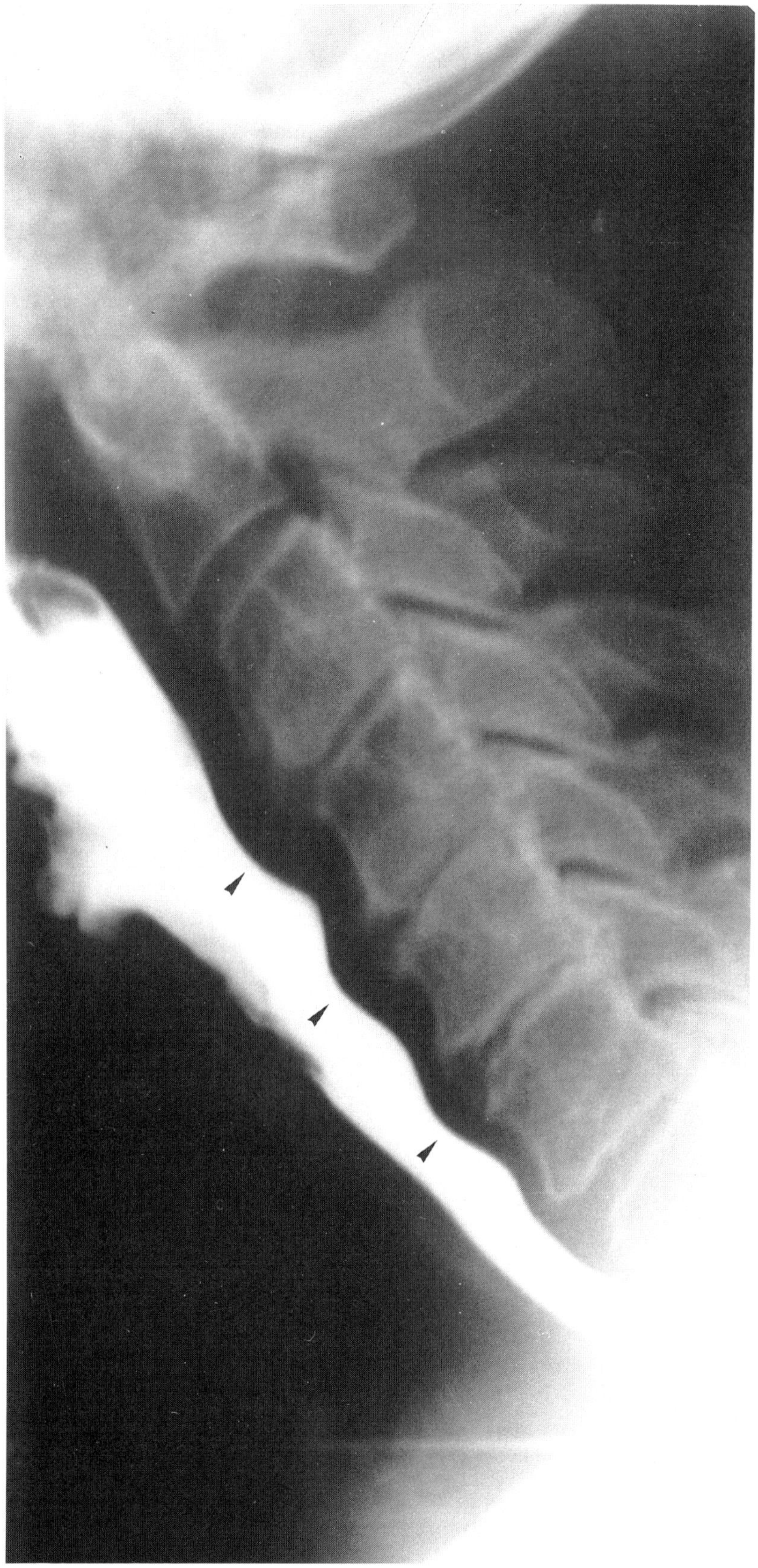

Abb. B4.36
Konventionelle laterale Röntgenaufnahme der HWS mit Ösophagusbreischluck bei einem 73jährigen Patienten mit Schluckbeschwerden. Schwere Form der Forestier-Erkrankung der BWS.

Eindellungen des kontrastmittelgefüllten Ösophagus auf Höhe der ventralen Osteophyten der Zervikalwirbel (Pfeile) sind erkennbar.

chen einer Ankylose der Intervertebralgelenke sowie von Erosionen, Sklerose und Fusion der SI-Gelenke. Im Gegensatz zum Morbus Bechterew ist die Blutuntersuchung negativ!

Therapie

Eine kausale Behandlung der Erkrankung ist infolge der ungeklärten ätiologischen Zusammenhäge nicht möglich. Die Behandlung erfolgt daher symptomatisch; falls erforderlich, kommen Analgetika zur Anwendung. Auch lokale Wärme und ein wärmeres Klima führen schnell zur Linderung.

Kostoiliakale Kompression

Die Beschwerden entstehen durch mechanische Irritation des Beckenkamms durch die unterste Rippe. Sie stellen eine Komplikation bei Kypho-Skoliose, Osteoporose und, selten, bei schwerer Bandscheibendegeneration dar, wobei sich die beiden Knochenstrukturen so nahe kommen, daß eine Irritation erfolgt.
Die Patienten sind meist Frauen.

Klinik

Die Patienten klagen über konstante oder intermittierende Schmerzen im Bereich der zwölften Rippe, im Rücken oder in der Seite. Die Beschwerden nehmen im Sitzen (insbesondere auf niedrigen Sitzgelegenheiten), bei Rumpfrotation und beim Laufen zu.

Insbesondere die Seitneigung zur betroffenen Seite hin ist sehr schmerzhaft. Dabei läßt sich der Kontakt zwischen den beiden Knochenstrukturen ertasten.

Therapie

Eine konservative Behandlung führt, wenn überhaupt, nur zu kurzdauernder Erleichterung. Effektiv ist die Resektion der zwölften Rippe.

Monarthritis des Manubriosternalgelenks

Das Manubriosternalgelenk ist eine Amphiarthrose zwischen dem Manubrium und dem Corpus sterni mit fibrokartilaginösem Gewebe, in dem sich eine synoviale Gelenkhöhle entwickelt, in der sich auch eine Arthritis entwickeln kann. In der Symphyse herrschen entsprechende Verhältnisse. Insbesondere bei tiefer Inspiration kommt es in diesem Gelenk zu Bewegungen.
Bei rheumatoider Arthritis, bei M. Reiter, Spondylitis ankylopoetika (M. Bechterew) und Psoriasisarthritis ist das Gelenk häufig in Mitleidenschaft gezogen. Eine Monarthritis kommt jedoch auch ohne erkennbare Ätiologie vor. Die Erkrankung ist bei Frauen häufiger als bei Männern; das Erkrankungsalter liegt zwischen 20 und 45 Jahren.

Klinik

Es besteht ein konstanter, beim Husten, Niesen, Pressen und sportlicher Betätigung zunehmender Schmerz.
Gelegentlich kommt es zur Schmerzausstrahlung in beide Schultern, in die linke Schulter und den Arm, wobei eine Angina pectoris differentialdiagnostisch in Erwägung zu ziehen ist.
Es besteht eine lokale Schwellung sowie Druckschmerz. Die Funktionsuntersuchungen zeigen Schmerzzunahme bei allen Bewegungen sowie bei tiefem Einatmen.
Eine Blutuntersuchung dient der Differenzierung von den genannten Systemerkrankungen.
Die Radiologie sichert die Diagnose; insbesondere die laterale Aufnahme zeigt pathologische Veränderungen des Manubriosternalgelenks. Sie erlaubt auch eine Differenzierung von anderen Arthritiden, Neoplasmata, Morbus Paget sowie anatomischen Varianten.

Therapie

Die meisten Patienten reagieren auf die Infiltration mit 1-2 ml Steroiden positiv.

Morbus Tietze

Diese Erkrankung ist durch eine schmerzhafte Schwellung des kostosternalen Knorpels, gelegentlich der ersten Rippe, häufiger der zweiten und manchmal auch der dritten Rippe, gekennzeichnet. Die linke Seite ist häufiger als die rechte betroffen. Die Pathogenese ist unbekannt. Auch die Pathologie ist unklar. Weder die Radiologie noch elektronenmikroskopische Untersuchungen zeigen spezifische Veränderungen.

Klinik

Akuter oder subakuter Lokalschmerz, zunehmend bei tiefem Einatmen, beim Husten oder Niesen, gelegentlich in die Schulter ausstrahlend, ist charakteristisch. Der lokale Tastbefund ist schmerzhaft, vielfach findet sich auch eine Schwellung.

Therapie

Die Erkrankung heilt spontan aus, was allerdings Wochen bis Jahre dauern kann. Bei erheblichen subjektiven Beschwerden wirkt eine einmalige Infiltration der Schwellungen mit Steroiden kurativ.

Affektionen des M. pectoralis major

Obgleich der M. pectoralis vornehmlich bei der Bewegung der Schulter beteiligt ist, werden die (seltene) Zerrung und die (ebenso seltene) Ruptur des Muskels an dieser Stelle besprochen, da die Beschwerden sich im Bereich des Thorax darstellen.
Meist handelt es sich um Sportverletzungen; am häufigsten sind Turner, Stabhochspringer, Schwimmer und Athleten der verschiedenen Kampfsportarten betroffen.

Klinik

Die Beschwerden sind im kraniolateralen Teil der Thoraxvorderseite lokalisiert, also direkt unterhalb der Klavikula, und können in den medialen Oberarm bis zum Ellenbogen ausstrahlen.

Bei den Funktionstests ist die passive Elevation des Oberarms mit dorsalgerichtetem Überdruck schmerzhaft. Dieser Test kann auch bei Affektionen des M. latissimus dorsi und des Caput longum des Bizeps positiv sein. Die Differenzierung erfolgt durch Palpation bzw. durch Funktionsuntersuchung des Schultergelenks (*vgl. Teil 2, Nichtoperative Orthopädie des Bewegungsapparats, Diagnostik der Extremitäten*).
Adduktion der Schulter gegen Widerstand ist ebenfalls schmerzhaft, die Innenrotation dagegen ist selten schmerzhaft. Mit Innenrotation kombinierte Adduktion ist der am stärksten positive Test. Ein weiterer wirksamer Provokationstest erfolgt durch Gegeneinanderdrücken der Hände bei horizontal gehaltenen Armen.
Am häufigsten ist der Muskel direkt kaudal der Klavikula oder im kaudolateralen Anteil in Rippennähe betroffen. Die partielle oder komplette Ruptur erfolgt meist an der Ansatzstelle auf dem Humerus. Dabei klagt der Patient über heftige akute Schmerzen; dadurch bedingt sind Adduktion und Innenrotation gegen Widerstand nicht durchführbar.

Häufig sind Verkürzungen der großen Brustmuskeln zu beobachten, ohne daß es hierdurch zu besonderen Beschwerden im Muskel selbst kommt. Als Ursache kommt beispielsweise eine Hyperkyphose bei Morbus Scheuermann in Frage. Durch die Verkürzung kommt es gelegentlich jedoch zu anderen Beschwerden wie z.B. einem TOK-Syndrom.

Therapie

Die Behandlung besteht aus tiefen Querfriktionen und im Anschluß daran vorsichtigen Dehnungen. Im Akutfall wird eine Lokalanästhesie durchgeführt.

Häufige tägliche Dehnungsübungen sind insbesondere bei Muskelverkürzung aufgrund einer Hyperkyphose oder beim TOK-Syndrom angezeigt.

Insertionstendopathie des M. pectoralis minor

Diese Erkrankung ist sehr selten und wird praktisch ausschließlich bei Speerwerfern gesehen. Verkürzungen des Muskels dagegen sind im Rahmen einer Hyperkyphose sehr häufig. Sie können eine der Ursachen eines TOK-Syndroms sein.

Klinik

Die Patienten verspüren einen Lokalschmerz beim Werfen. Die Beschwerden sind jedoch niemals so heftig, daß sie zu einer Einstellung der sportlichen Aktivität führen.

Die Basisfunktionstests der Schultern sind praktisch immer negativ. Der sogenannte Wurftest ist vielfach positiv. Protraktion der Schultern gegen Widerstand ist manchmal nur nach Provokation (Ausführen der Wurfbewegung einige Male hintereinander) positiv.
Es besteht lediglich lokaler Druckschmerz an der medialen Unterseite des Processus coracoideus.

Therapie

Die Behandlung besteht aus Querfriktionen und Dehnungen.

Überdehnung des M. latissimus dorsi

Wie bei den Mm. pectorales spielen auch beim M. latissimus dorsi Sportverletzungen die Hauptrolle. Betroffen sind Turner, Ballettänzer und Kampfsportler.

Klinik

Die Patienten verspüren eine Lokalschmerz, der meist knapp ventrolateral der Skapula lokalisiert ist.
Insbesondere die Adduktion in Kombination mit der Innenrotation der Schulter gegen Widerstand ist schmerzhaft. Abgrenzung gegen Affektionen des M. pectoralis major und des M. teres major (letzterer ist praktisch nie betroffen) ist notwendig.

Therapie

Sehr effektiv sind Querfriktion und Muskelkräftigungsübungen.

Bauchmuskelerkrankungen

In der Differenzierung von Erkrankungen der inneren Organe und solchen der Bauchmuskulatur oder des SI-Gelenks bzw. der Symphyse ist eine sorgfältige Anamnese unerläßlich. Affektionen der Muskulatur sind ausschließlich bei Sportlern oder nach Baucheingriffen, insbesondere nach einer Leistenbruchoperation zu erwarten. Erkrankungen des M. rectus abdominis sind häufiger als die der schrägen Bauchmuskulatur.

Klinik

Die Patienten verspüren einen Lokalschmerz. Bei Affektionen der geraden Bauchmuskeln ist vor allem das Anheben des gestreckten Beins gegen Widerstand positiv. Bei auftretendem Leistenschmerz denkt man zunächst an eine Pathologie des M. iliopsoas. Die nähere Differenzierung erfolgt durch die Hüftuntersuchung. Insbesondere Flexion mit Außenrotation der Hüfte gegen Widerstand ist dann schmerzhaft.
Bei Affektionen eines schrägen Bauchmuskels ist meist die Rumpfrotation gegen Widerstand schmerzhaft; der M. obliquus externus abdominis bewirkt heterolaterale und der M. obliquus internus abdominis homolaterale Rumpfrotation.
Bei Kindern zwischen 14 und 16 Jahren weist schmerzhafte Rumpfrotation gewöhnlich auf eine Avulsionsfraktur der Crista iliaca hin.

Der M. rectus abdominis ist meist oberhalb des Nabels oder knapp über der Symphyse betroffen. Im ersten Fall ist eine Rumpfextension mit gleichzeitiger Armelevation sehr schmerzhaft.

Affektionen der schrägen Bauchmuskulatur sind meist nahe der Crista iliaca lokalisiert. Bei rechtsseitigen Beschwerden ist eine (chronische) Appendizitis abzugrenzen. Die Differenzierung kann wie folgt geschehen: Man läßt den Patienten seine Bauchmuskeln rechts maximal anspannen und tastet den Schmerzpunkt erneut. Bei weiterer Schmerzklage ist wahrscheinlich der Bauchmuskel betroffen, da ein inneres Organ durch die gespannte Bauchdecke hindurch nicht tastbar ist. Danach entspannt sich der Patient, und man tastet mit dem gleichen Druck erneut. Klagt der Patient erst jetzt über heftigen Schmerz, so handelt es sich wahrscheinlich um eine Erkrankung eines Bauchorgans.

Schmerzen unterhalb des Nabels hängen in den meisten Fällen mit einer begleitenden Erkrankung der Hüftadduktoren und der Symphyse (Pubalgie) zusammen.

Therapie

Querfriktionen und, sobald die Funktionstests negativ geworden sind, auch Muskelkräftigungsübungen, sind kurativ.
Bei einer Avulsionsfraktur der Crista iliaca sollte der Patient für einige Wochen nach Möglichkeit Tätigkeiten vermeiden, die zu einer Beanspruchung der schrägen Bauchmuskulatur führen.

Herpes zoster

Herpes zoster ist eine Viruserkrankung des Dorsalganglions und einer oder mehrerer Nervenwurzeln. Beim Ausbruch der Erkrankung kommt es zu schmerzhaften Hauteffloreszenzen in einem oder mehreren Dermatomen. Insbesondere im Akutstadium können die Beschwerden sehr heftig sein.
In weitaus den meisten Fällen heilt die Erkrankung nach zwei bis drei Wochen aus; die schmerzhaften Beschwerden können jedoch, insbesondere bei älteren Patienten, sehr viel länger anhalten (postherpetische Neuralgie).
Herpes zoster ist nicht auf die BWS beschränkt, wenn er dort auch am häufigsten anzutreffen ist. Die Erkrankung ist nicht altersgebunden, kommt jedoch bei Kindern seltener als bei jüngeren Erwachsenen vor, bei diesen wiederum seltener als bei über 70jährigen.
Nach De Morages und Kierland (1957) schwankt die Inzidenz zwischen 0,7 Fällen pro 1000 Einwohner und Jahr bei Kindern unter zehn Jahren und 10,1/1000/Jahr bei über 70jährigen. Bei letzteren liegt das Risiko einer postherpetischen Neuralgie bei 35 bis 50%.

Klinik

Die Patienten berichten über oft erhebliche Schmerzen in einem oder mehreren Dermatomen. Es kommt zu charakteristischen Hauterscheinungen.
Die Funktionstests verlaufen negativ.

Therapie

Epidurale Applikation eines Milliliters einer Triamcinolonazetonidlösung (40 mg/ml) führt in vielen Fällen zu einer raschen Beschwerdeminderung. Die Injektion erfolgt ein Segment oberhalb des betroffenen. Der klinische Effekt beruht vermutlich auf einer Verringerung des perineuralen Ödems und einer Unterbindung der Destruktion der Nervenfasern. Ein neueres Behandlungskonzept beruht auf der Gabe eines spezifischen oralen Virustatikums (Aciclovir). Hierdurch verschwinden sowohl die Beschwerden als auch die Hauteruptionen gewöhnlich sehr rasch. Auch die postherpetischen Schmerzen lassen sich hiermit erheblich verringern.

B4-4 Therapie

Einleitung

Vorbedingung für eine (manuelle) Therapie von Erkrankungen der BWS oder der Verbindungen zwischen Rippen und Wirbel ist die Provozierbarkeit von Schmerzen durch Funktionsuntersuchung.
Sind die Beschwerden durch die Untersuchung nicht auszulösen, so wird der Patient aufgefordert, seine Beschwerden bespielsweise durch eine sportliche Übung oder Einnehmen einer bestimmten Haltung über einen längeren Zeitraum selbst zu provozieren. Eine zweite Untersuchung wird notwendig, wenn dies im Untersuchungszimmer nicht möglich sein sollte.
Bleibt die Zuordnung der Beschwerden auch weiterhin unklar, so wird *keine* Behandlung eingeleitet, da es sich möglicherweise um eine Organpathologie wie beispielsweise Herpes zoster handeln könnte.

Treten die Beschwerden nur in einer bestimmten Haltung, nämlich Sitzen in Kyphose auf, so richtet sich das Augenmerk auf eine Verbesserung dieser Haltung und eine Anpassung des Arbeitsplatzes (*vgl. Teil 4/ 1, A5, Prävention*).

Bei gleichzeitigem Auftreten von Dura- und Gelenkzeichen handelt es sich am ehesten um eine primär bandscheibenbedingte Erkrankung. Zunächst wird man in einem solchen Fall mit Weichteiltechniken beginnen, um den Patienten auf die Mobilisierung vorzubereiten. Die anzuwendenden Mobilisierungstechniken sollten *immer mit Traktion kombiniert* werden, da sich anderenfalls eine Verschlimmerung einer Bandscheibenprotrusion ergeben kann. Immerhin ist der Spinalkanal im Bereich der BWS recht schmal, so daß sich aus einer Bandscheibenprotrusion oder einem -prolaps schnell eine Rückenmarkschädigung entwickeln kann.

Bei Mobilisierung mit Rotation wird stets *die nicht oder am wenigsten schmerzhafte Drehrichtung zuerst* mobilisiert, bevor man zur anderen übergeht. Eine Behandlung in umgekehrter Reihenfolge führt meist zu einer Zunahme der Beschwerden. Für diese empirische Beobachtung liegt zur Zeit noch keine ausreichende Erklärung vor.
Daneben sind auch Übungen zur Verbesserung der Haltung angezeigt. Über Sinn und Zweck der Behandlung wird der Patient ausführlich aufgeklärt, nötigenfalls erhält er eine ergonomische Beratung.

Bei Schmerzhaftigkeit der kombinierten Bewegungen (zumindest wenn diese schmerzhafter sind als die gekoppelten Bewegungen), ist in erster Linie an eine Erkrankung der Fazettengelenke zu denken. Auch hier kommen zunächst Mobilisierungstechniken *unter Traktion* zur Anwendung, da diese sich günstig auf die Funktion der Wirbelgelenke auswirken können.
Bei gesicherter Fazettengelenkspathologie können bei unzureichender Wirkung der Mobilisierung unter Traktion nach einer segmentalen Untersuchung auch lokale Mobilisierungstechniken durchgeführt werden.
Die wiedergewonnene Mobilität sollte unbedingt durch möglichst einfache Übungen erhalten werden, um Rezidiven vorzubeugen. Dazu sind aktive Rotationsübungen besonders geeignet.
Zeigen weder die Traktionstechniken noch die lokalen Techniken eine Wirkung, so sollte bei anamnestischen Hinweisen auf eine Dysfunktion der Rippen-Wirbel-Gelenke eine entsprechende spezifische Unter-

suchung erfolgen, aufgrund derer dann eine gezielte Behandlung durchgeführt wird. Die wiedergewonnene Beweglichkeit sollte durch einfache Bewegungsübungen erhalten werden.

Wie bereits erwähnt, können im Bereich der BWS sehr viel häufiger als bei der HWS oder LWS, auch Muskelläsionen zu Beschwerden führen. Dann sind meist Querfriktionen, Dehnungen bzw. muskelstärkende Übungen indiziert.

Querfriktion der Mm. rotatores

Zur Schmerzlinderung kommt im Bereich der BWS, wie bei der LWS beschrieben, lokale Querfriktion der vertebralen und paravertebralen Muskulatur zur Anwendung.
Obgleich Bewegungen der BWS gegen Widerstand nur selten schmerzhaft sind, kann Querfriktion vielfach bestehenden Lokalschmerz *zeitweilig* lindern und so die Mobilisierung vereinfachen. Im Bereich der BWS sind die Mm. rotatores oftmals druckempfindlich. Ihre Fasern verlaufen von kraniomedial nach kaudolateral.

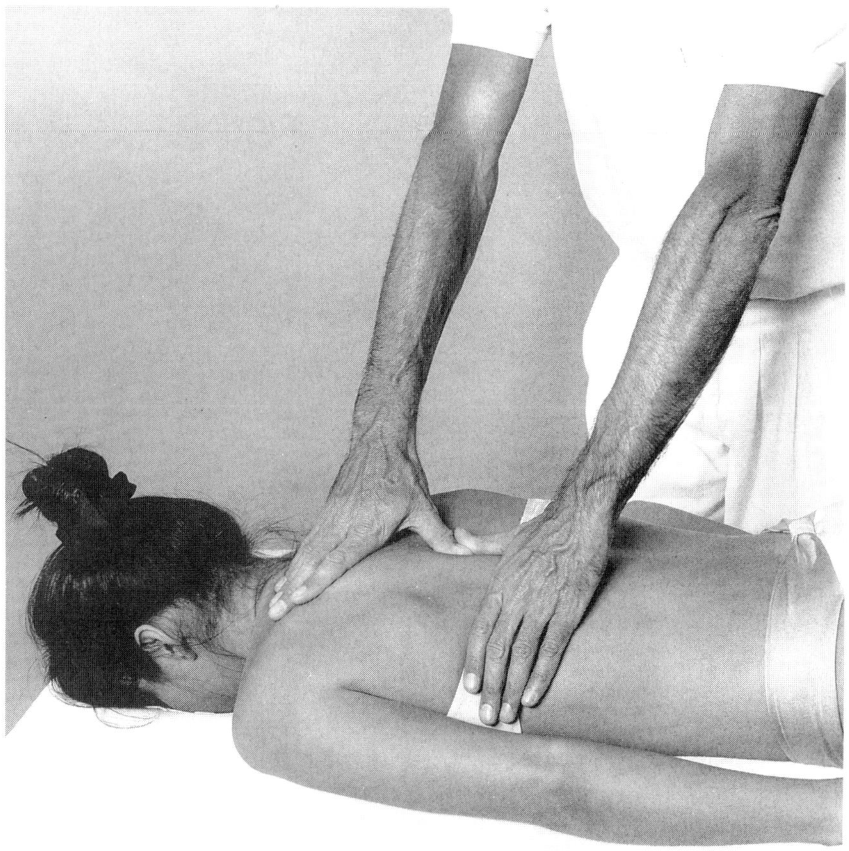

AUSGANGSHALTUNG DES PATIENTEN

Bauchlage, die Arme neben dem Körper liegend, Kopf in Neutralstellung. Nötigenfalls wird der Rumpf mit einem Kissen unterstützt, insbesondere wenn sich in dieser Haltung eine ausgeprägte zervikale Lordose bildet.

AUSGANGSHALTUNG DES THERAPEUTEN

Neben dem Patienten, in Höhe der BWS stehend.

AUSFÜHRUNG

Die Friktion wird am besten mit den Daumen ausgeführt. Sie erfolgt quer zum Faserverlauf, also von kaudomedial nach kraniolateral.

Querdehnung des M. erector spinae

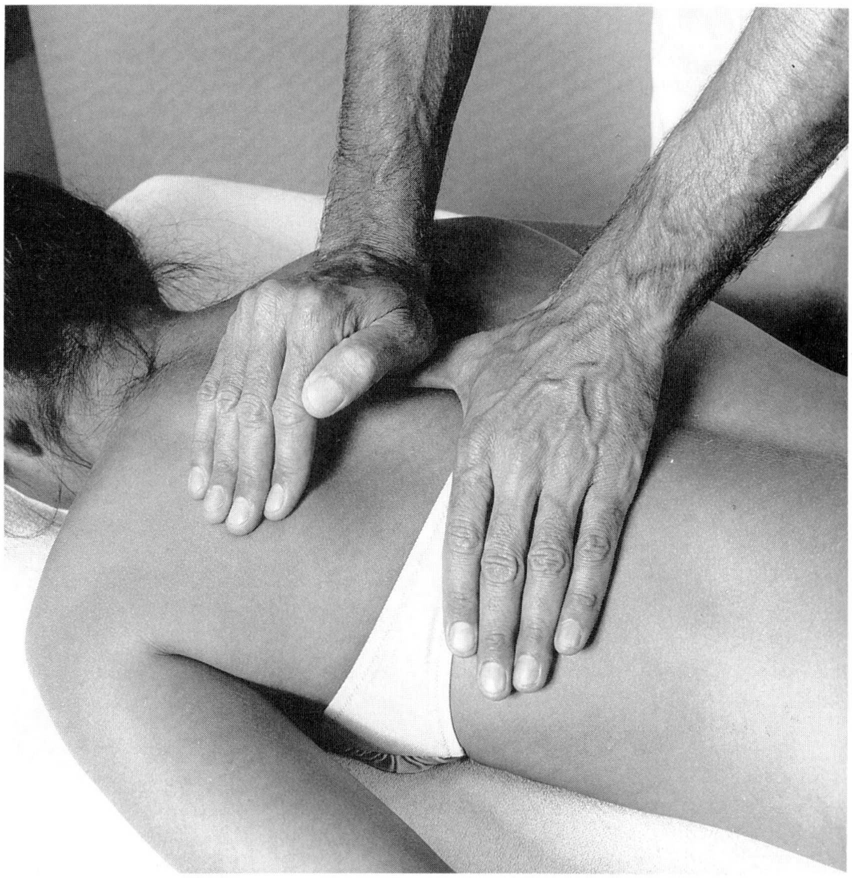

Ausgangshaltung des Patienten

Vgl. Querfriktion der Mm. rotatores.

Ausgangshaltung des Therapeuten

Vgl. Querfriktion der Mm. rotatores.

Ausführung

Der M. erector spinae wird mit Daumen, Handwurzel und Thenar oder mit dem durch den Thenar der anderen Hand unterstützten Daumen Segment für Segment quer zur Wirbelsäule hin und her bewegt, ohne daß es dabei zu einer Bewegung gegenüber der Muskulatur kommt. Es findet also eine Querdehnung dieses Muskels statt.

Außer einer schmerzlindernden Wirkung dient diese Technik in erster Linie der Vorbereitung der nachstehend beschriebenen, bei der der M. erector trunci mit gleichzeitiger *Bewegung* behandelt wird.

Querdehnung des M. erector spinae mit gleichzeitiger Seitneigung der BWS

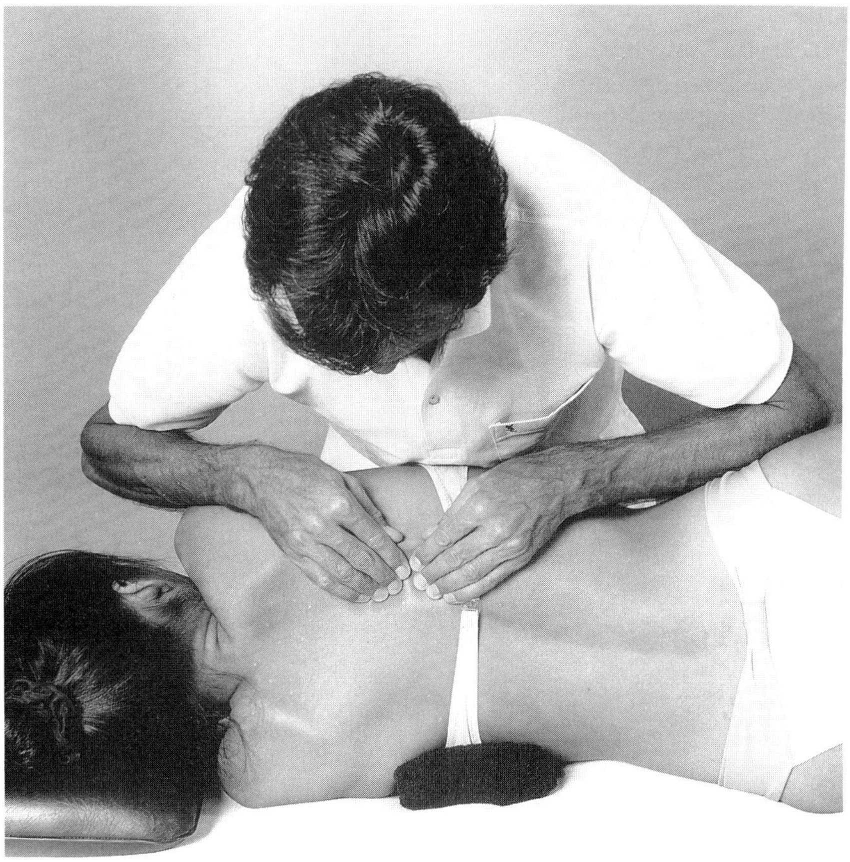

AUSGANGSHALTUNG DES PATIENTEN

Seitenlage am Rand der Untersuchungsliege, schmerzhafte Seite oben. Der Kopf liegt auf einem Kissen, beide Hände befinden sich zwischen Kissen und Kopf.
Zum Erreichen der BWS-Seitneigung wird auch der Thorax von einem Kissen unterstützt.

AUSGANGSHALTUNG DES THERAPEUTEN

Vor dem Patienten stehend, wobei die Behandlungsliege auf Trochanterhöhe eingestellt ist.

AUSFÜHRUNG

Der Therapeut legt die Finger beider Hände an die Medialseite des obenliegenden M. erector spinae.
Der kaudale Arm stützt dabei auf den seitlichen Thorax und das Bekken, während der kraniale Arm so weit wie möglich kranial auf der seitlichen Rippenpartie und dem Seitenrand der Skapula ruht. Der hervorstehende Humeruskopf dient dabei als Stützpunkt.
Nun zieht der Therapeut den M. erector spinae nach lateral und drückt mit den Armen gleichzeitig das Becken nach kaudal und den Schultergürtel nach kranial.

Man geht so segmentweise vor, wobei die Dehnung langsam ausgeführt und jeweils für einige Sekunden beibehalten wird.

Sollte der Patient auf der anderen Seite ebenfalls Beschwerden haben, so wird diese nach einer entsprechenden Umpositionierung entsprechend behandelt.

Diese Technik dient der Vorbereitung der nachstehend beschriebenen.

Querdehnung des M. erector spinae mit gleichzeitiger Extension, Seitneigung und gegensinniger Rotation der BWS

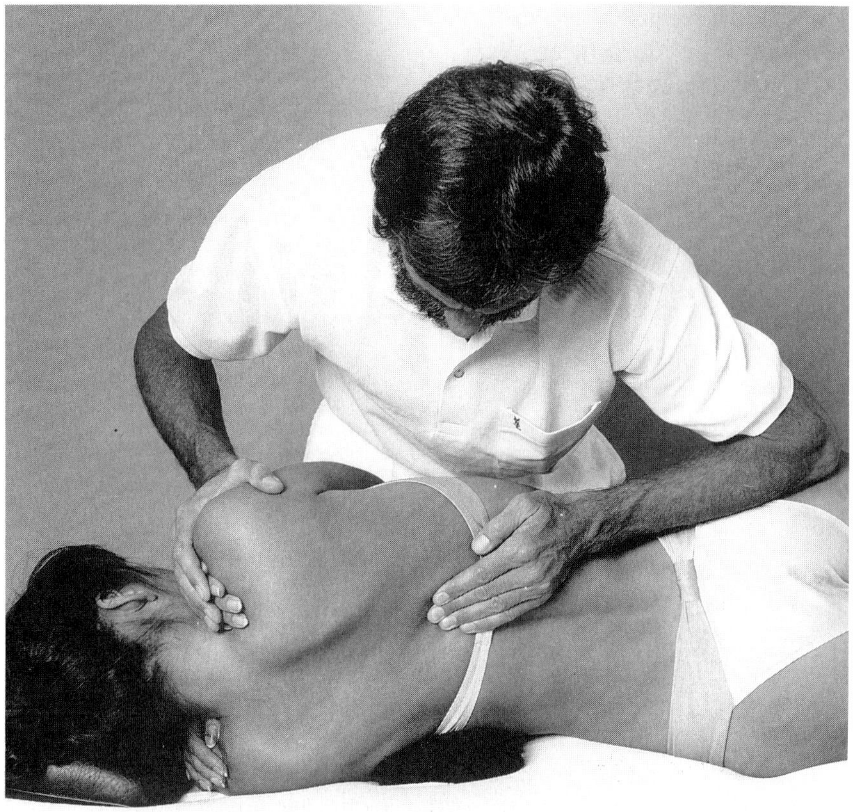

AUSGANGSHALTUNG DES PATIENTEN

Vgl. die vorbeschriebene Technik.

AUSGANGSHALTUNG DES THERAPEUTEN

Vgl. die vorbeschriebene Technik.

AUSFÜHRUNG

Mit den Fingern der kaudalen Hand hakt der Therapeut den Medialrand des obenliegenden M. erector spinae an, während die andere Hand auf der ventrokranialen Partie der obenliegenden Thoraxseite liegt.
Als gute Alternative hierzu kann der Patient die Arme vor der Brust kreuzen und die Hände auf die Schultern legen. Der Therapeut benutzt dann die obenliegende Hand des Patienten als Stützpunkt.

Nun wird die obenliegende Schulter nach dorsal gedrückt, während der M. erector spinae in die entgegegengesetzte Richtung bewegt wird, so daß ein diagonales Bewegungsmuster zustande kommt.
Die Technik wird langsam durchgeführt, wobei die Endstellung einige Sekunden beibehalten wird.
Die kaudale Hand wird Segment für Segment nach kaudal versetzt.

Querdehnung des M. erector spinae mit gleichzeitiger Flexion, Seitneigung und gleichsinniger Rotation der BWS

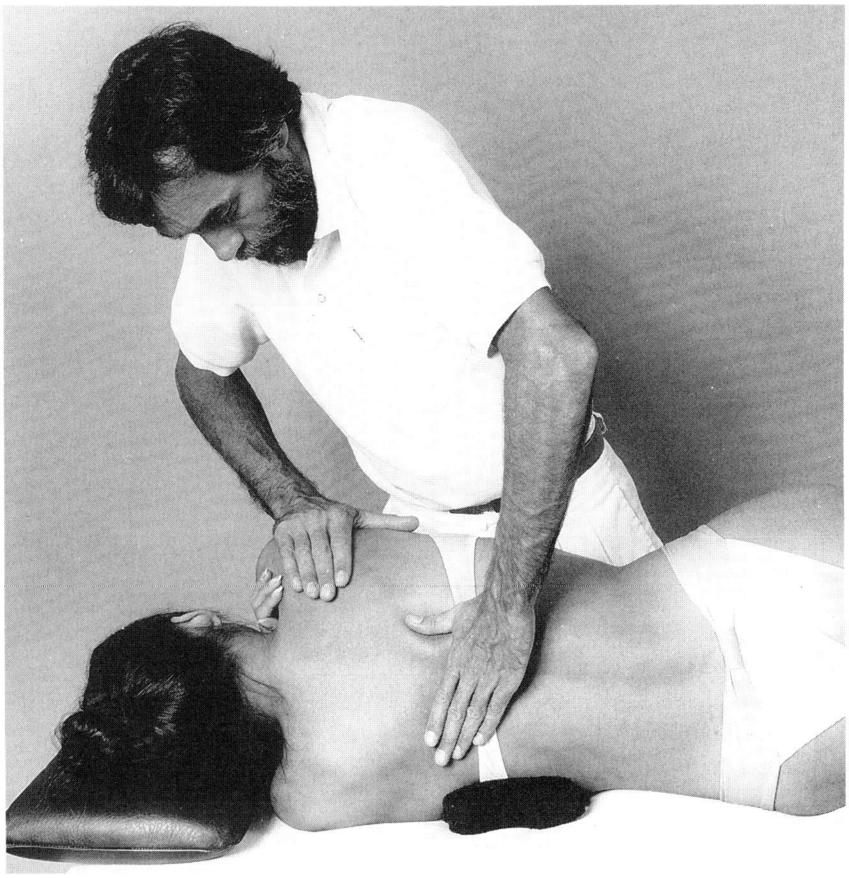

Auf dieselbe Weise wie bei der zuvor beschriebenen Technik kann auch in *Flexion* eine Bewegung zur Vorbereitung der spezifischen Gelenkmobilisierung durchgeführt werden.

AUSGANGSHALTUNG DES PATIENTEN

Vgl. vorbeschriebene Technik.

AUSGANGSHALTUNG DES THERAPEUTEN

Vgl. vorbeschriebene Technik.

AUSFÜHRUNG

Der Therapeut drückt mit seiner kaudalen Hand gegen den Lateralrand des obenliegenden M. erector spinae, während die andere Hand auf der kraniodorsalen Partie der obenliegenden Thoraxhälfte ruht. Die kraniale Hand drückt den Rumpf des Patienten nach ventral, wodurch eine Flexion mit (bereits vorpositionierter) Seitneigung und gleichsinniger Rotation zustande kommt. Die andere Hand drückt den Muskel in die entgegengesetzte Richtung, so daß wiederum ein diagonales Bewegungsmuster entsteht. Vgl. weiter die vorbeschriebene Technik.

Die kaudale Hand wird segmentweise nach kaudal vorgeschoben.

Vibration und rhythmische Bewegungen in ventraler Richtung

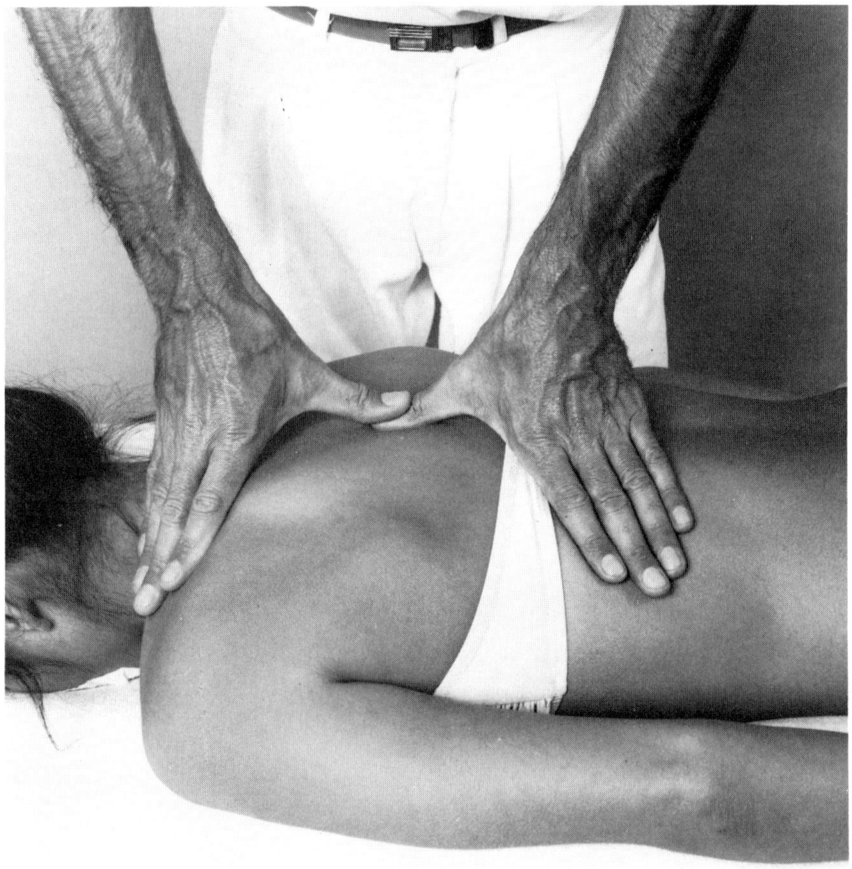

Ausgangshaltung des Patienten

Bauchlage, die Hände dem Körper anliegend. Der Kopf befindet sich in Neutralstellung.
Bei zu stark lordosierter HWS wird der Thorax mit einem Kissen unterstützt.

Ausgangshaltung des Therapeuten

Neben dem Patienten, in Höhe dessen BWS stehend.

Ausführung

Der Therapeut setzt beide Daumen übereinander auf einen Dornfortsatz der schmerzhaften Region. Durch lokale manuelle ventralgerichtete Vibration kommt es zu einer Schmerzlinderung. Die Vibration kann man in eine rhythmische Bewegung übergehen lassen, wodurch neben der Schmerzlinderung auch bereits eine leichte Mobilisierung erreicht wird.

Auf analoge Weise kann man bei bestehender Dysfunktion der Kostovertebralgelenke über die Querfortsätze auf die Rippen einwirken.

Vibration und rhythmische Bewegungen in Rotationsrichtung

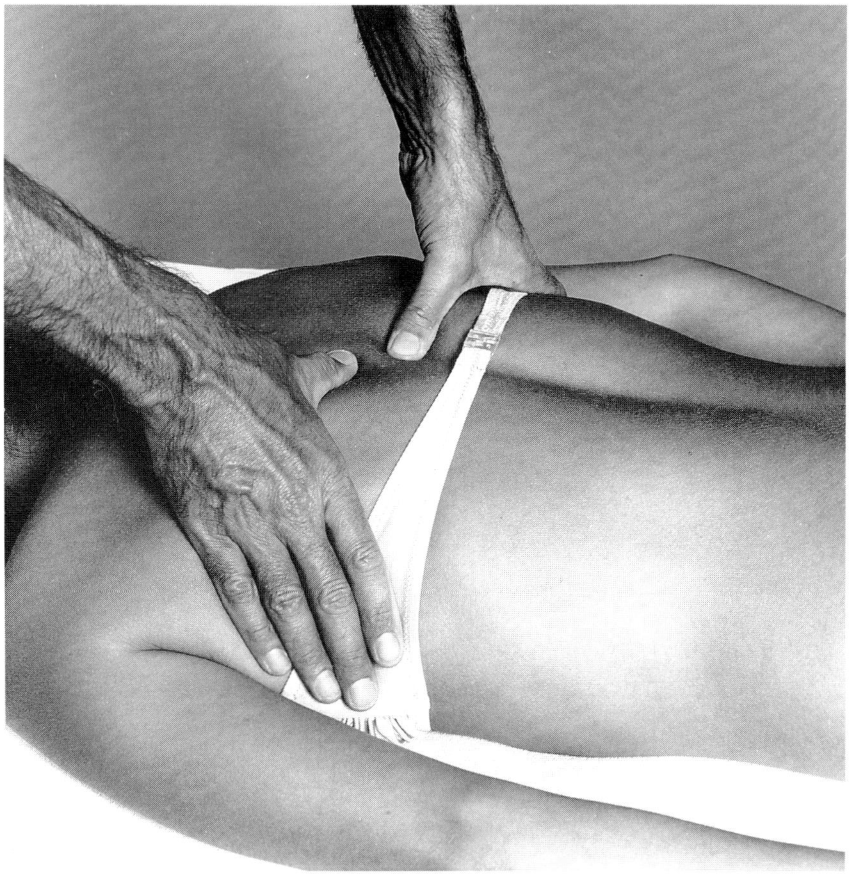

Ausgangshaltung des Patienten

Vgl. Ausgangshaltung bei der vorbeschriebenen Technik.

Ausgangshaltung des Therapeuten

Der Therapeut steht am Kopfende der Behandlungsliege.

Ausführung

Die Ausführung erfolgt auf die gleiche Weise wie beim „Rosette"-Test (*vgl. Test 48*).
Der Therapeut setzt einen Daumen auf die laterale Partie des kaudalen Processus spinosus des zu behandelnden Segments, den anderen Daumen auf die heterolaterale Seite des kranialen Processus spinosus. Der kraniale Daumen bewegt, der kaudale fixiert.

Im Gegensatz zur Vorgehensweise bei der rotatorischen Mobilisierung wird bei dieser Technik die schmerzhafte Bewegungsrichtung zuerst behandelt.

In erster Linie handelt es sich um eine manuelle Vibration, erst dann geht man zur rhythmischen Bewegung, der Oszillation, über. Bei beiden Techniken darf die Schmerzgrenze nicht überschritten werden. Später können Vibration und Oszillation abwechselnd angewendet werden.

Mobilisierung der BWS

Allgemeine segmentale Separation im Sitzen

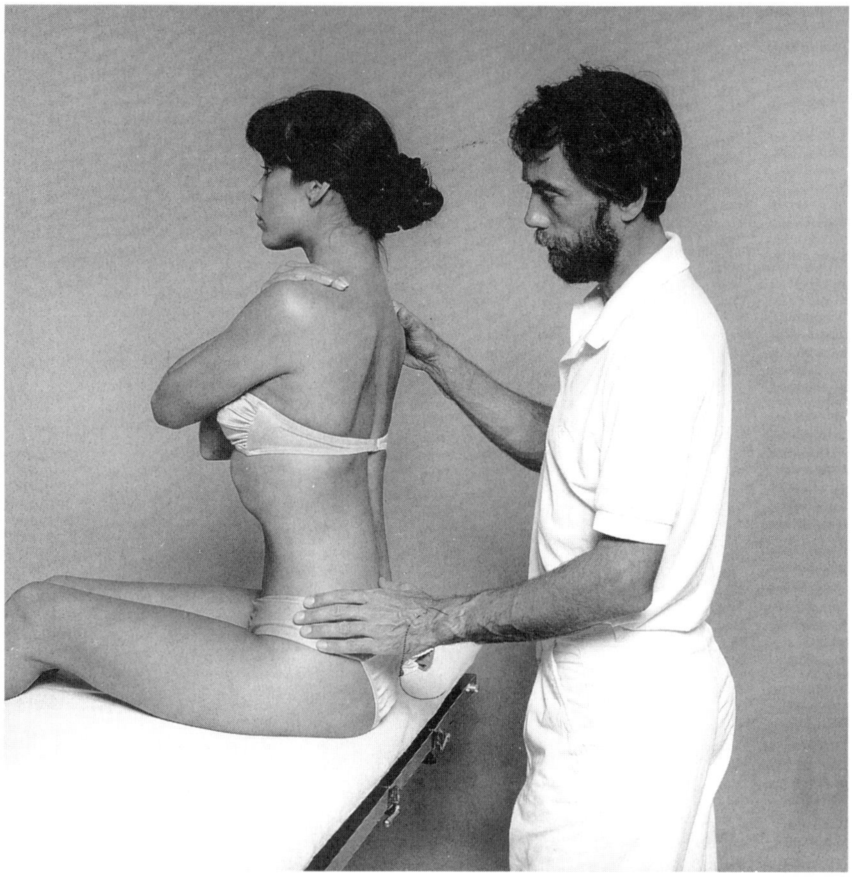

AUSGANGSHALTUNG DES PATIENTEN

Auf der Untersuchungsliege, quer zur Längsrichtung sitzend, dabei das Gesäß dicht am Rand der Liege. Die Arme sind vor der Brust verschränkt, die Hände liegen auf den Schultern. Ist der Therapeut Rechtshänder, so wird der Patient aufgefordert, zunächst die rechte Hand auf die linke Schulter, dann die linke Hand auf die rechte Schulter zu legen.

AUSGANGSHALTUNG DES THERAPEUTEN

In leichter Schrittstellung hinter dem Patienten; ein rechtshändiger Therapeut setzt das linke Bein vor das rechte.
Die Höhe der Liege wird so eingestellt, daß sich das zu behandelnde Segment in Höhe der Sternummitte des Therapeuten befindet.
Es ist, insbesondere für weibliche Therapeuten, empfehlenswert, ein zusammengefaltetes Handtuch zwischen Sternum und Patient zu legen.

AUSFÜHRUNG

Phase a
Der Therapeut umfaßt mit der linken Hand den rechten und mit der rechten Hand den linken Ellenbogen des Patienten. Nun lehnt sich der Patient entspannt hintenüber, bis die BWS - nun in vollständiger Kyphosehaltung - am Sternum des Therapeuten anliegt.

Phase b (ohne Abbildung)
Der Therapeut drückt nun beide Ellenbogen des Patienten weiter auseinander (wobei in den Schultergelenken des Patienten Adduktion erfolgt) und drückt sie gegen dessen Thorax. Der Patient soll jetzt tief einatmen.

Phase a.

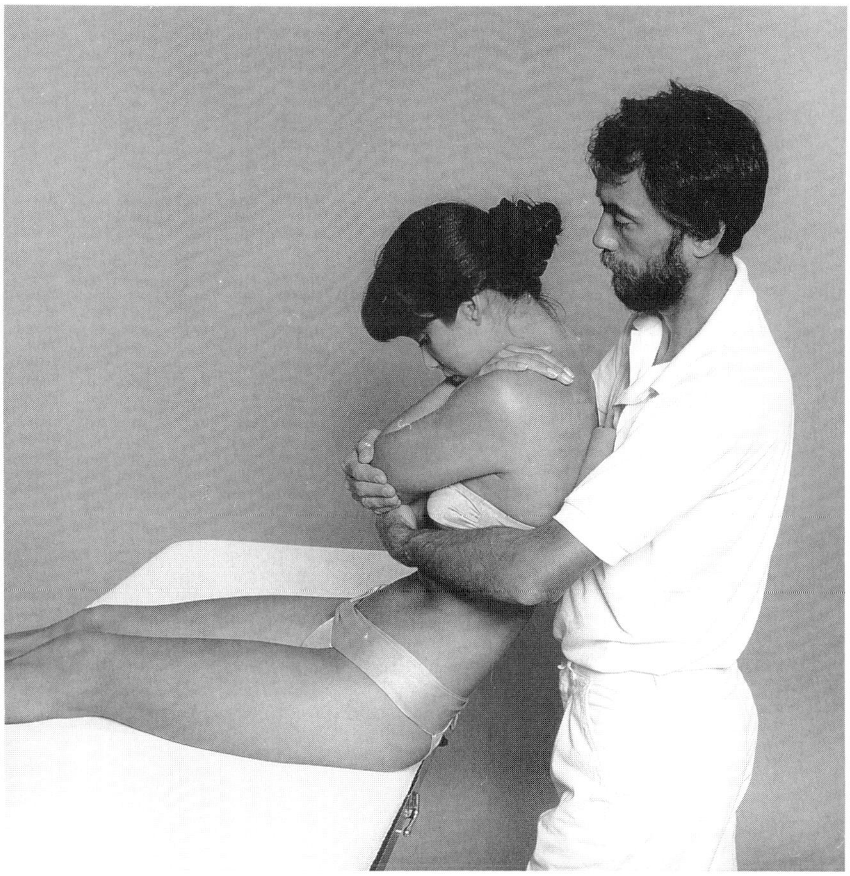

Phase c.

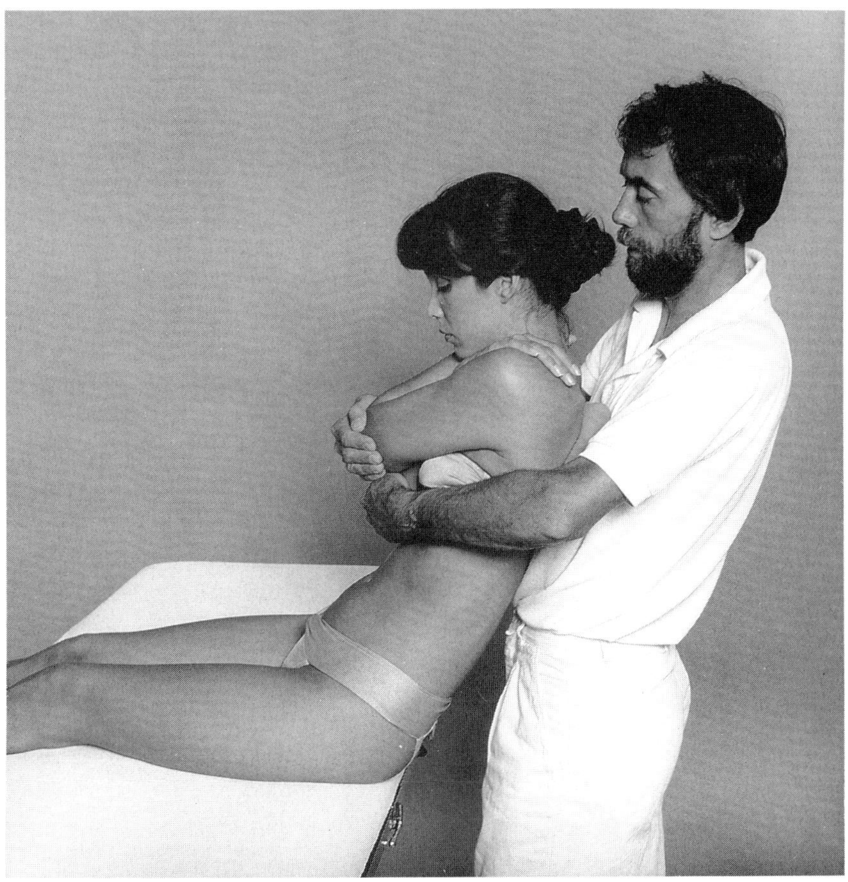

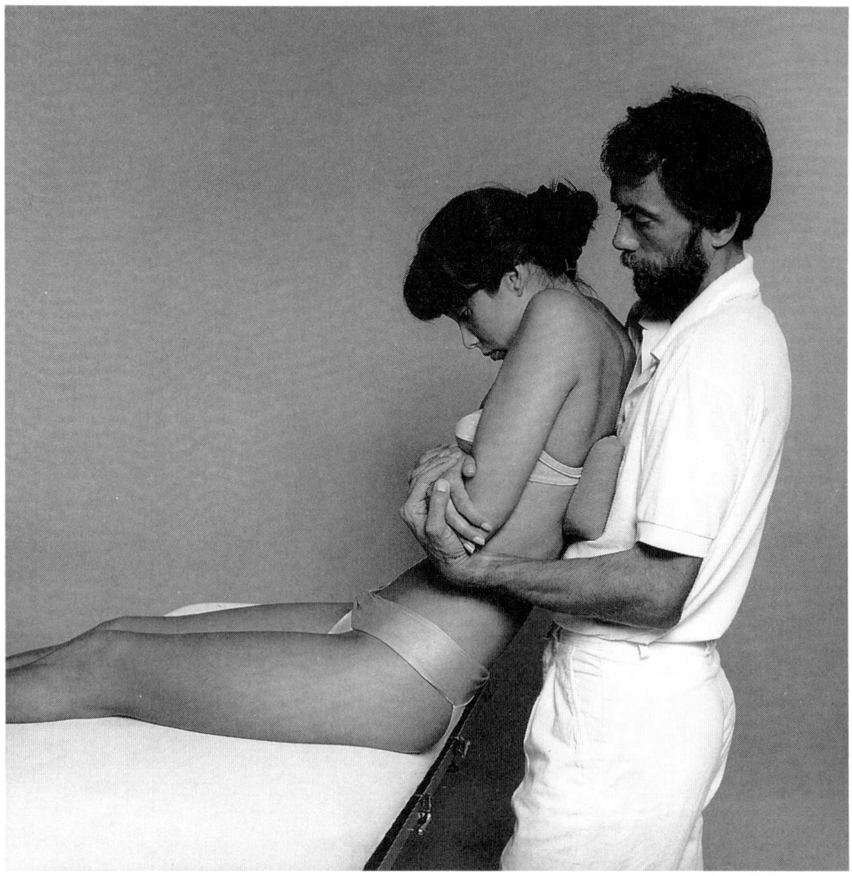

Segmentale Separation des unteren BWS-Bereichs.

Zu Beginn der Ausatemphase vergewissert sich der Therapeut zunächst davon, daß der Patient völlig entspannt ist. Dazu rotiert er den Thorax des Patienten abwechselnd nach links und nach rechts. Ist der Patient nicht völlig entspannt, so wird dies kaum gelingen.

Phase c
Während der Ausatemphase baut der Therapeut eine optimale Vorspannung auf, indem er die Ellenbogen des Patienten noch weiter auseinanderzieht und gegen dessen Thorax drückt. Gleichzeitig streckt er seine Knie etwas und bringt sein Sternum weiter nach ventral und kranial.

Es stehen nun verschiedene Vorgehensweisen zur Auswahl. Man kann über einen Zeitraum von einigen Sekunden bis einigen Minuten in dieser Position verharren und so eine axiale Traktion ausüben.
Außerdem kann die Separation weiter akzentuiert werden, indem der Therapeut die kraniale Bewegungskomponente seines Sternums betont.

Auch als Manipulation mit Impuls ist diese Technik auszuführen. Dazu betont der Therapeut unmittelbar vor Beginn der Inspiration für einen sehr kurzen Moment seine kranioventrale Sternalbewegung, ohne die Vorspannung im geringsten zu lockern.

Zur Behandlung weiter kaudal liegender Segmente kann der Patient seinen Oberarm oder seine Ellenbogen umfassen (*Abb. oben*).

Allgemeine segmentale Separation im Stehen

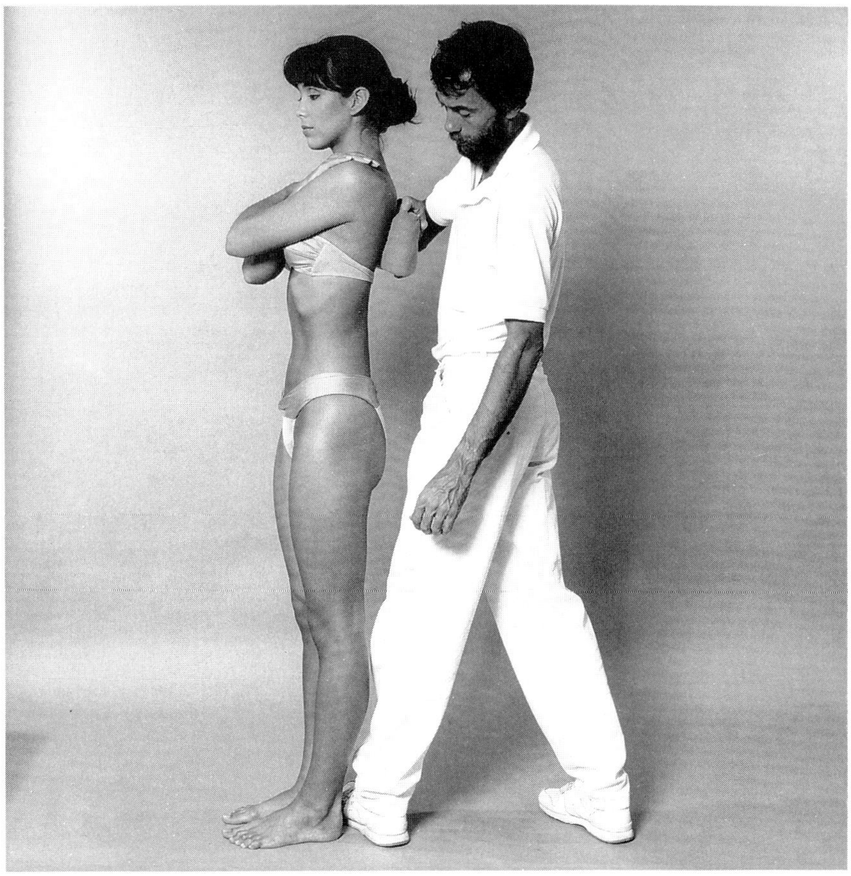

AUSGANGSHALTUNG DES PATIENTEN

Stehend, die Arme vor der Brust verschränkt, wobei die Hände auf den Schultern ruhen; vgl. vorbeschriebene Technik.

AUSGANGSHALTUNG DES THERAPEUTEN

In leichter Schrittstellung hinter dem Patienten stehend. Ein Rechtshänder setzt den linken Fuß vor. Vgl. ferner vorbeschriebene Technik.

AUSFÜHRUNG

Vgl. vorbeschriebene Technik.

Der Vorteil dieser im Stehen durchgeführten Anwendung ist die größere Traktionskomponente, ein Nachteil besteht darin, daß sie nicht angewendet werden kann, wenn der Therapeut viel kleiner als der Patient ist.

Phase a.

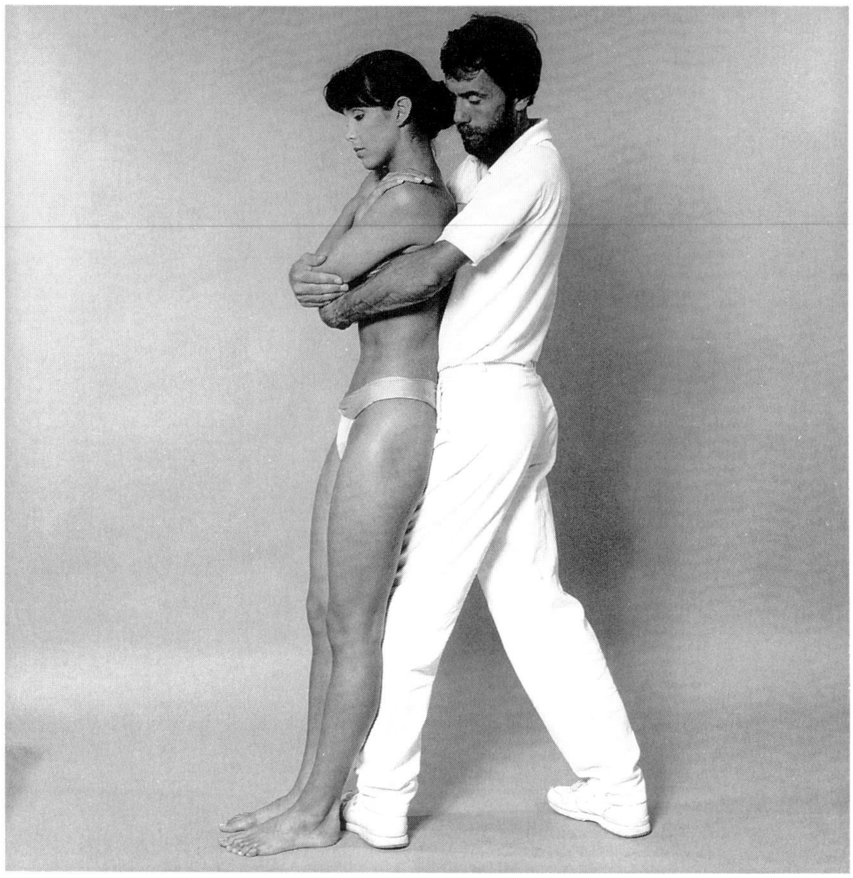

Phase b.

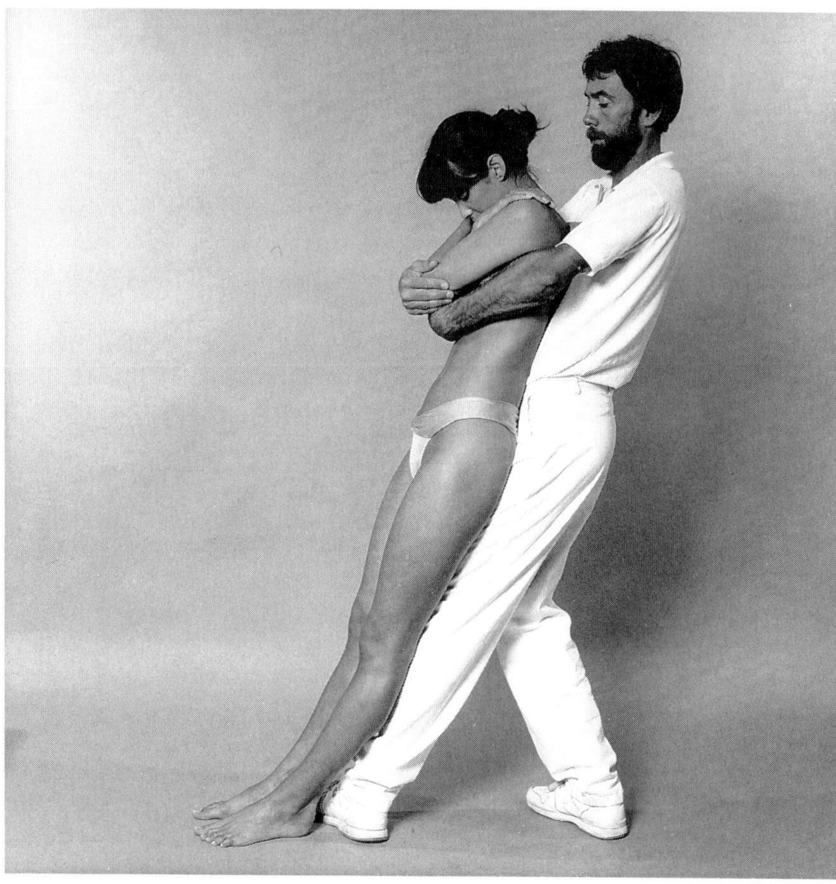

Phase c.

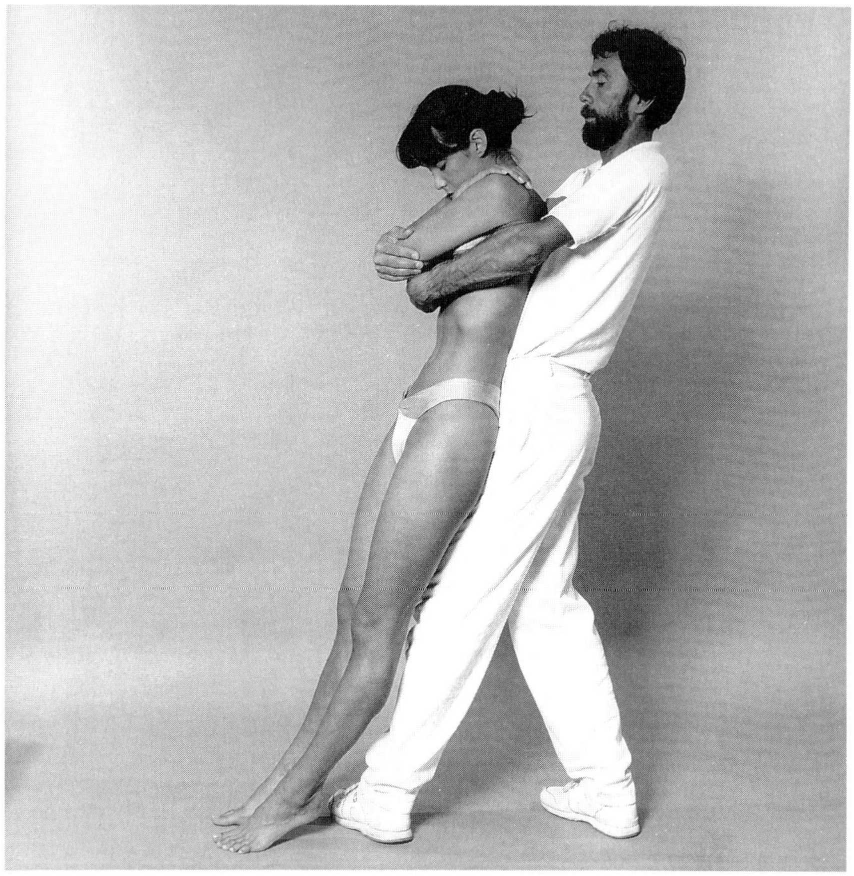

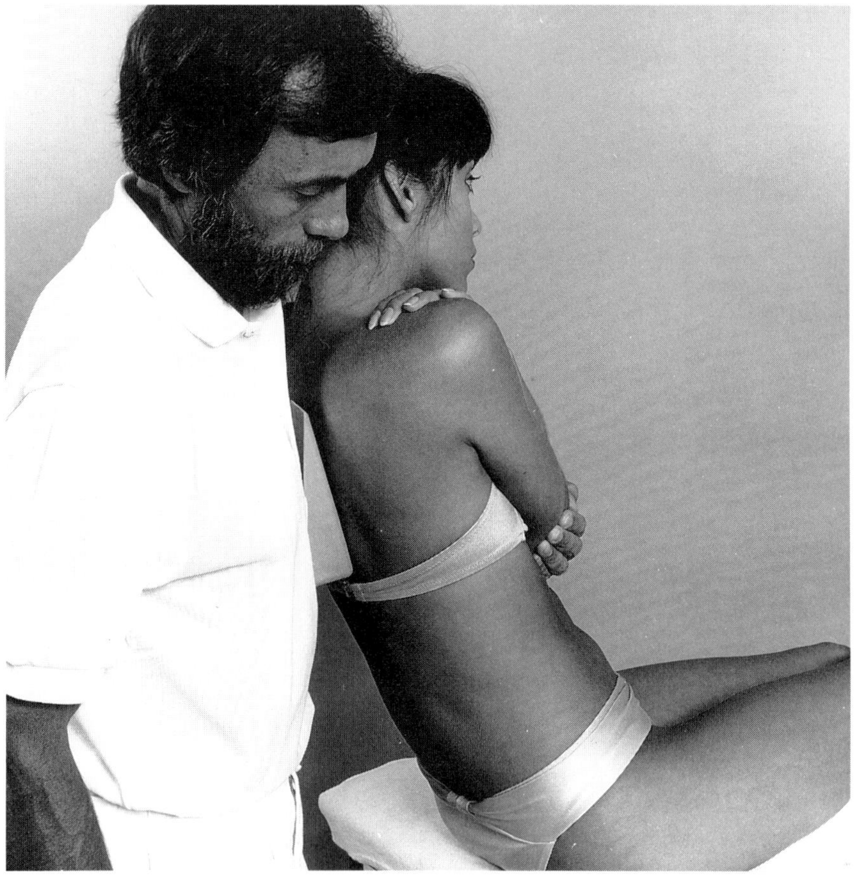

AUSGANGSHALTUNG DES PATIENTEN

Vgl. die beiden vorbeschriebenen Techniken.

AUSGANGSHALTUNG DES THERAPEUTEN

Vgl. die beiden vorbeschriebenen Techniken.

AUSFÜHRUNG

Bei dieser Technik wird ein Mobilisierungskeil verwendet. Zwei Möglichkeiten stehen zur Verfügung: Das breite Ende des Keils wird mit der Kante unter die Processus transversi *kranial* des zu behandelnden Segments gelegt, wobei sich die Dornfortsätze in der Aussparung des Keils befinden, so daß keinerlei Druck auf sie ausgeübt wird. Die weitere Ausführung erfolgt wie bei den vorbeschriebenen Techniken. Man bezeichnet die geschilderte Vorgehensweise als Mitnahmetechnik, da der kraniale Wirbel durch den Keil in kraniale Richtung „mitgenommen" wird.

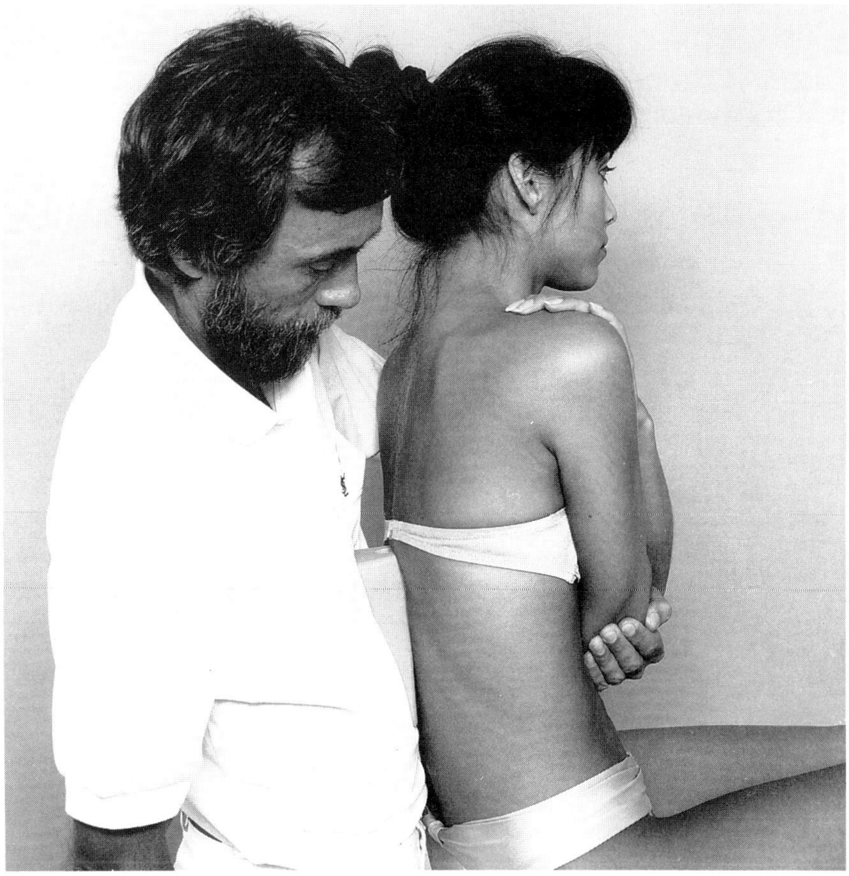

Die zweite Möglichkeit besteht darin, daß die Kante des Keils nun auf die Querfortsätze des *kaudal* begrenzenden Wirbels gesetzt wird. Nachfolgend wird wiederum die beschriebene Technik angewandt, wobei nun ein Gegenhalte-Effekt resultiert. Der Keil hält den kaudalen gegenüber dem kranialen Wirbel zurück.

Anmerkung: Alle beschriebenen Separationstechniken, die allgemeinen wie die lokalen, lassen sich zur Schmerzlinderung auch vibrierend oder rhythmisch durchführen.

Allgemeine Mobilisierung in Traktionsrichtung durch Extension, Seitneigung und gegensinnige Rotation

Dabei handelt es sich um eine allgemeine Mobilisierungstechnik für die BWS, die sich so weit wie möglich nach den „coupling patterns", also den gekoppelten Bewegungen, richtet.

Anmerkung: Bei der Schilderung der folgenden Techniken gehen wir jeweils von der unteren BWS aus, wobei die Regeln für die kinematische Kopplung der LWS zur Anwendung kommen.
Im Text gehen wir auf die ausgesprochen selten vorkommenden Pathologien der oberen BWS nicht näher ein.
Vor einer Mobilisierung der mittleren BWS ist zunächst zu prüfen, ob die Kopplung gleich- oder gegensinnig ist. Dies läßt sich einfach ermitteln, indem man den Patienten in Extension und Seitneigung zunächst in gleichsinnige, dann in gegengsinnige Rotation bringt. Diejenige Rotation, die sich so am leichtesten ausführen läßt, ist die gekoppelte. Liegt eine gleichsinnige Kopplung vor, so ist bei dieser und den folgenden Mobilisierungstechniken die Rotationsrichtung umzukehren.

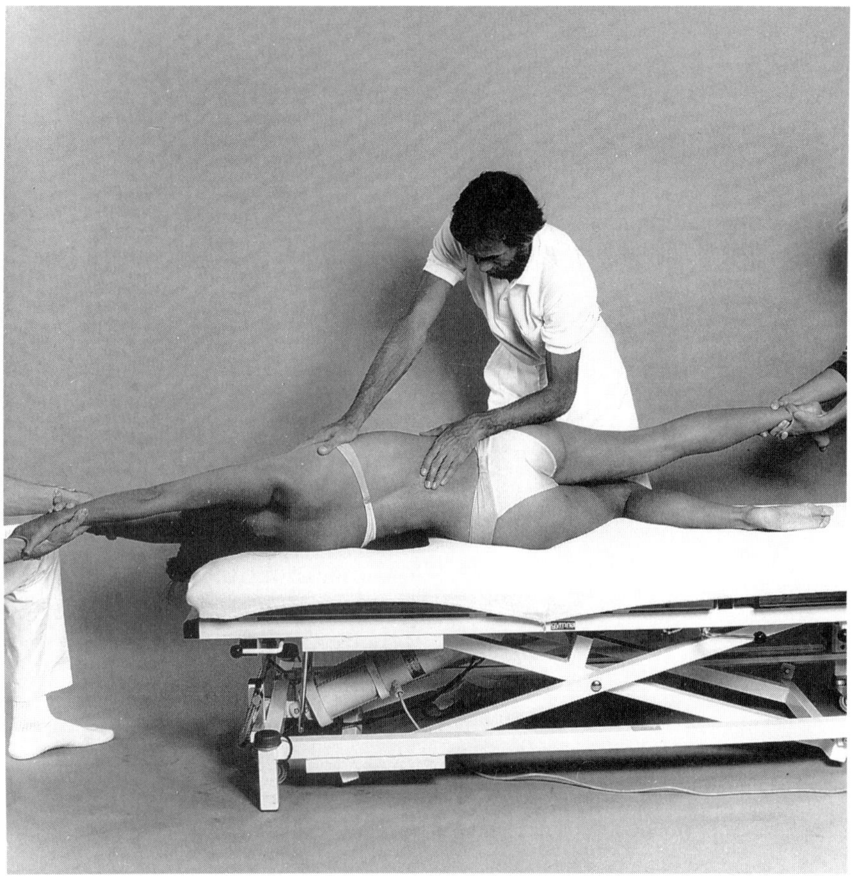

Ausgangshaltung des Patienten

Seitenlage, die schmerzhafte Seite dabei nach oben gerichtet. Der Thorax kann durch ein Kissen unterstützt werden, so daß eine homolaterale Seitneigung der BWS entsteht.
Bei Mobilisierung der Rotation wird *stets zuerst die nichtschmerzhafte Rotation* ausgeführt.

Ausgangshaltung des Therapeuten

Ventral zum Patienten stehend; die Untersuchungsliege ist auf Patellahöhe eingestellt.

Ausgangshaltung des Assistenten

Einer der Assistenten sitzt am Kopfende auf dem Boden und umfaßt beide Handgelenke des Patienten. Eine zweite Hilfsperson steht oder sitzt am Fußende und umfaßt mit beiden Händen das obenliegende Bein des Patienten direkt oberhalb der Malleoli.

Die Hilfspersonen sitzen einander gegenüber in einer Linie, die zur Längsachse der Untersuchungsliege einen Winkel von 30° bildet. Diese Diagonale verläuft in bezug auf den Patienten von dorsokranial nach ventrokaudal.
Früher verwendete man für diese Technik anstelle von Hilfspersonen auch schon einmal Pferde.

AUSFÜHRUNG

Der Therapeut beugt das untenliegende Bein des Patienten um etwa 45°. Nun legt er seine kraniale Hand auf die obenliegende Pektoralisregion. Die kaudale Hand liegt so an der LWS an, daß sich die radiale Seite des Mittelfingers an der untenliegenden Seite des Processus spinosus von L1 befindet und diesen fixiert. Der kaudale Unterarm stützt dabei die obenliegende Seite, wobei der Ellenbogen das Becken stabilisiert.

Nun fordert der Therapeut die Assistenten auf, an den Armen bzw. dem obenliegenden Bein Traktion zu geben, die allerdings niemals schmerzhaft sein darf, da die auftretende Abwehrspannung eine Mobilisierung vereiteln würde.

Die Mobiliserung erfolgt durch dorsal und kranial gerichtete Bewegung der obenliegenden Schulter und des oberen Thoraxanteils.

Nach einmaliger Anwendung dieser Technik wird der Patient erneut untersucht. Ist eine Besserung eingetreten, so wird die Anwendung wiederholt. Kommt es schließlich zu keiner weiteren Besserung, so wird die schmerzhafte Rotationsrichtung mobilisiert. Dazu wird der Patient auf die andere Seite gelagert.

Es erfolgt also eine gekoppelte Bewegung der unteren BWS.

Die Technik kann auch manipulativ ausgeführt werden. Der Patient wird aufgefordert, tief einzuatmen; in der folgenden Ausatemphase werden Traktion und Rotation angesetzt. Der Rotationsimpuls erfolgt unmittelbar vor dem Ende der Exspiration.

Lokale Mobilisierung in Traktionsrichtung durch Extension, Seitneigung und gegensinnige Rotation

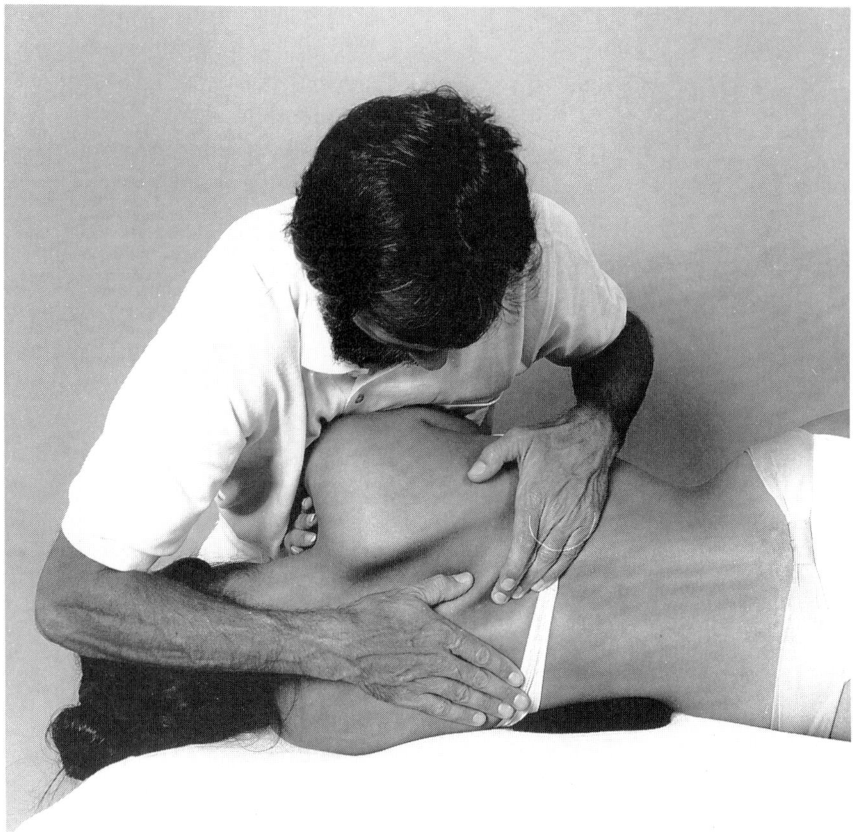

Mit Hilfe der Bewegungen der eben beschriebenen Technik, jedoch *ohne Traktion*, aber mit Fixierung des Processus spinosus des Wirbels, der das zu behandelnde Segment kaudal begrenzt, erfolgt nun eine segmentale Mobilisierung.

Bei Patienten mit bandscheibenbedingten Erkrankungen kann eine ohne Traktion ausgeführte Rotation schwerwiegende Komplikationen nach sich ziehen. Daher kommt diese Technik ausschließlich bei Patienten mit Fazettengelenksyndrom zur Anwendung.

Bei Dysfunktionen der Fazettengelenke beginnt die Behandlung in der Regel mit Traktionstechniken. Bei unzureichendem Therapieerfolg geht man zur Mobilisierung ohne Traktion über. Gewöhnlich besteht die erste Anwendung aus einer Mobilisierung unter Traktion (*vgl. unten*). Auch eine segmentale Mobilisierung durch Extension, Seitneigung und gegensinnige Rotation *beim sitzenden Patienten* ist möglich.

Allgemeine Mobilisierung in Traktionsrichtung durch Flexion, Seitneigung und gleichsinnige Rotation

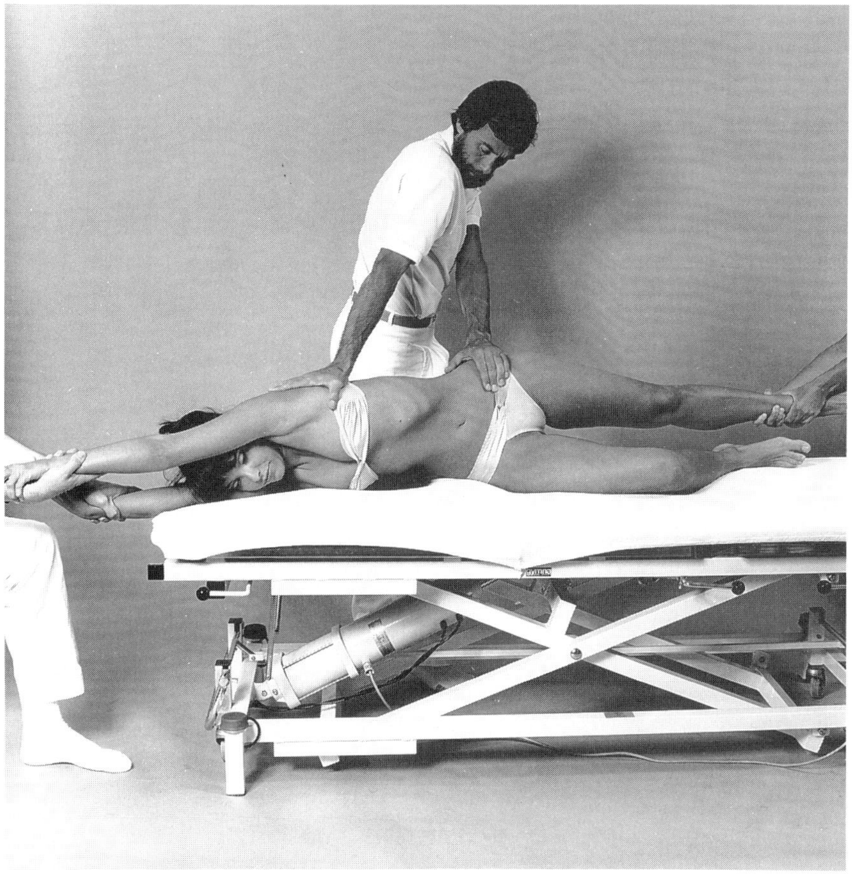

AUSGANGSHALTUNG DES PATIENTEN

Vgl. vorbeschriebene allgemeine Mobilisierungstechnik. Auch hier wird ein Kissen unter den Thorax gelegt.

AUSGANGSHALTUNG DES THERAPEUTEN

Vgl. vorbeschriebene allgemeine Mobilisierungstechnik. Die Untersuchungsliege ist auf Patellahöhe eingestellt.

AUSGANGSHALTUNG DES ASSISTENTEN

Vgl. vorbeschriebene allgemeine Mobilisierungstechnik.

AUSFÜHRUNG

Der Therapeut bringt das obenliegende Bein des Patienten in Hüftextension, die untenliegende Hüfte wird etwa 45° gebeugt. Die kraniale Hand wird auf die obenliegende Skapula und auf die dorsale Rippenpartie gelegt, während die andere Hand auf der obenliegenden Spina iliaca anterior superior liegt.

Die Hilfpersonen umfassen die Handgelenke bzw. den obenliegenden Unterschenkel des Patienten und legen in Richtung einer Diagonalen mit einem Winkel von etwa 30° zur Längsachse der Liege Traktion an. Diese verläuft in bezug auf den Patienten nun jedoch von ventrokranial nach dorsokaudal.

Die Traktion hat schmerzfrei zu erfolgen; gleichzeitig bewegt der Therapeut seine kraniale Hand nach ventral, während die andere Hand das Becken stabilisiert.

Wie bei der vorigen Technik erfolgt auch hier eine gekoppelte Bewegung der unteren BWS.

Lokale Mobilsierung in Translationsrichtung durch Flexion, Seitneigung und gleichsinnige Rotation

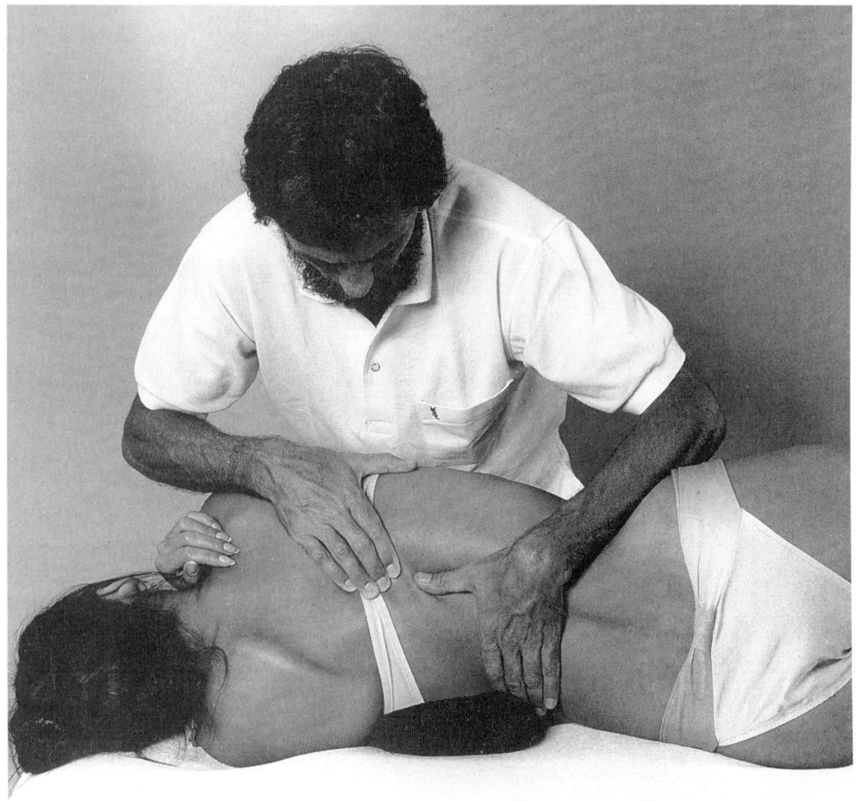

Bei Patienten mit Dysfunktion der Fazettengelenke wird die obenbeschriebene Technik ohne Traktion angewandt.
Dabei steht der Therapeut vor dem Patienten und fixiert mit der kaudalen Hand den Processus spinosus des das Segment nach kaudal begrenzenden Wirbels.

Auch hier erfolgt zunächst immer die nichtschmerzhafte Rotation und anschließend, falls erforderlich, die schmerzhafte.

Anmerkung: Vor Anwendung der segmentalen Rotationstechniken sollte zunächst die Mobilisierung der Fazettengelenke unter Traktion versucht werden.

Traktion der Fazettengelenke in Rückenlage

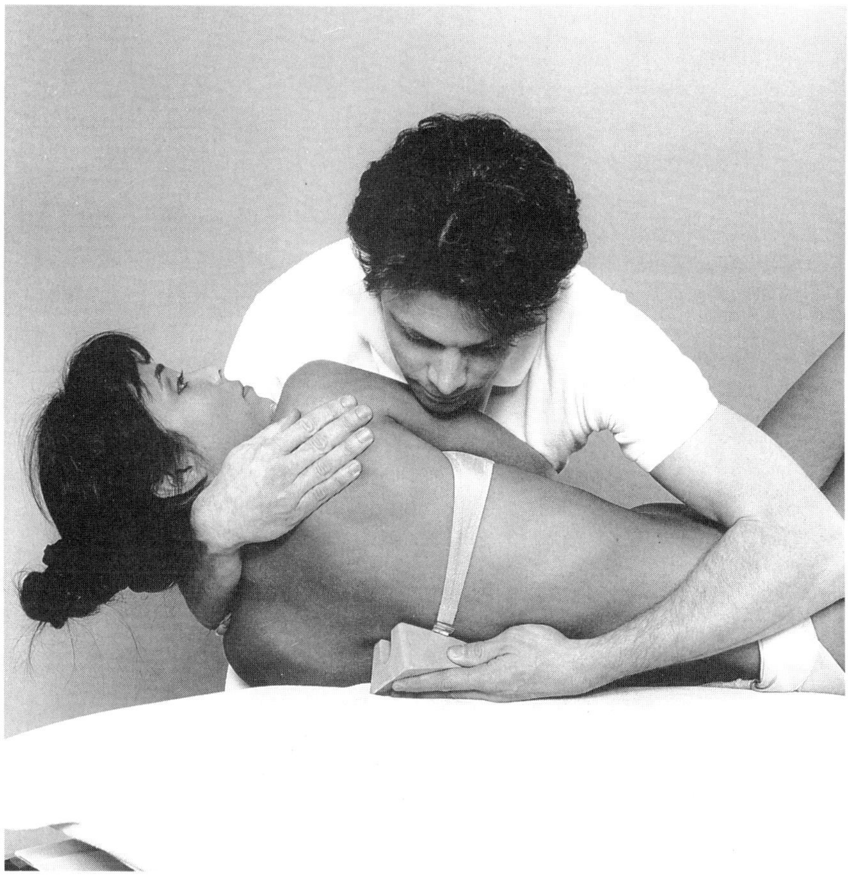

Ausgangshaltung des Patienten

Rückenlage auf der Behandlungsliege, die Arme vor der Brust gekreuzt, wobei die Hände auf den Schultern liegen. Hüften und Knie sind flektiert.

Ausgangshaltung des Therapeuten

Neben dem Patienten, in Höhe dessen Thorax stehend.

Ausführung

Unmittelbar kaudal der zu mobilisierenden Fazettengelenke legt der Therapeut zunächst einen Mobilisierungskeil unter die Querfortsätze. Die kraniale Hand unterstützt Kopf, Nacken und den kranial des betroffenen Segments liegenden BWS-Bereich.

Der Zeigefinger der kranialen Hand tastet nun beide zum Segment gehörende Dornfortsätze (diese liegen je nach Segment 2 bis 4 cm kaudal der Fazettengelenke). Die Palpation wird durch die Aussparung im Keil möglich.

Die Kreuzung der Patientenarme sollte sich in Höhe des Sternalansatzes derjenigen Rippe befinden, die unmittelbar kranial des zu mobilisierenden Segments entspringt.

Anschließend bringt der Therapeut den Rumpf des Patienten in Flexion, bis sich das nächstkraniale Segment zu beugen beginnt. Die Mobilisierung wird nun über die Unterarme des Therapeuten durch Druck in dorsokranialer Richtung erreicht. Dabei ist zunächst der Bewegungsspielraum des Thorax, insbesondere der der Rippen zu überwinden, bevor es zu einer spürbaren Traktion in den Fazettengelenken kommt.

Ausführung am Patienten.

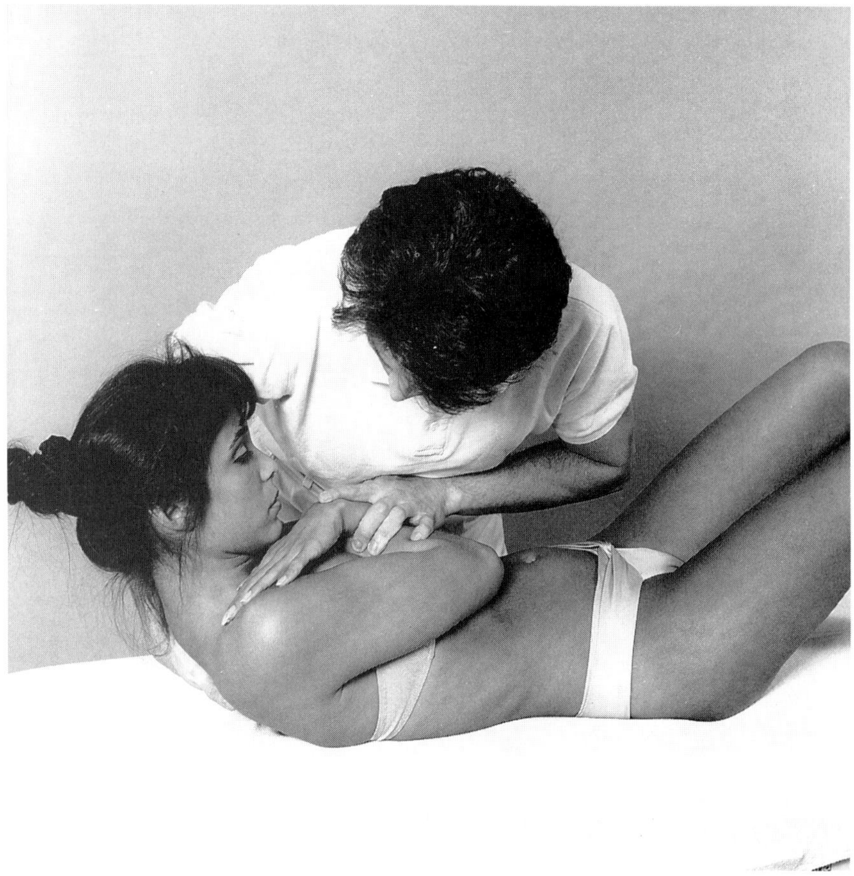

Veranschaulichung am Skelettmodell.

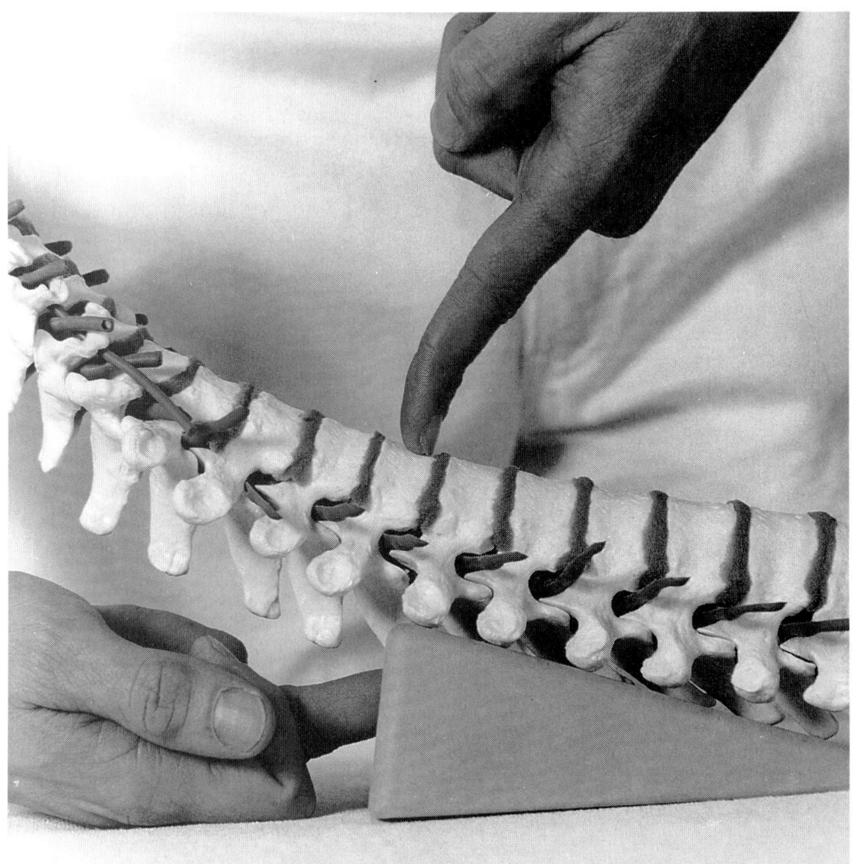

Zur Behandlung der unteren Thorakalsegmente kann das Kopfende der Untersuchungsliege schräg gestellt werden (Präpositionierung).

Die beschriebene Technik läßt sich auch manipulativ ausführen. Dazu muß die Vorspannung optimal sein und der Manipulationsimpuls am Ende der Exspirationsphase erfolgen.

Traktion der Fazettengelenke im Sitzen

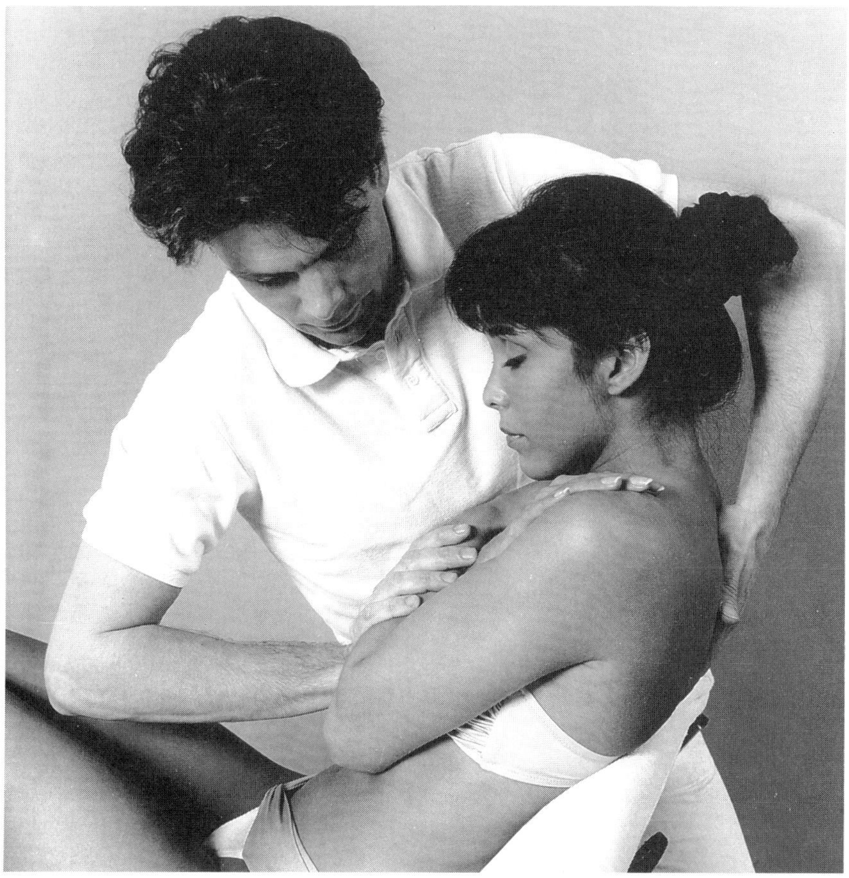

Analog zur gerade beschriebenen Technik kann anstelle eines Mobilisierungskeils auch der Rand der Behandlungsliege oder eines Stuhls gebraucht werden.
Dabei muß der das zu behandelnde Segment nach kranial begrenzende Dornfortsatz oberhalb dieses Randes liegen.

Die Ausführung erfolgt wie beschrieben, wobei diese Vorgehensweise jedoch den Nachteil einer recht hohen Druckbelastung des kaudalen Processus spinosus hat.

Anmerkung: Im Anschluß an diese Technik erfolgen in der Regel die weiter oben beschriebenen Rotationstechniken (in Extension wie in Flexion mit gegensinniger bzw. gleichsinniger Rotation) zunächst mit, anschließend ohne Traktion.
Daran kann sich bei Fortbestehen der Beschwerden eine lokale Rotationsmanipulation anschließen (Beschreibung weiter unten).

Segmentale Separations-Rotations-Mobilisierung im Sitzen

Phase a.

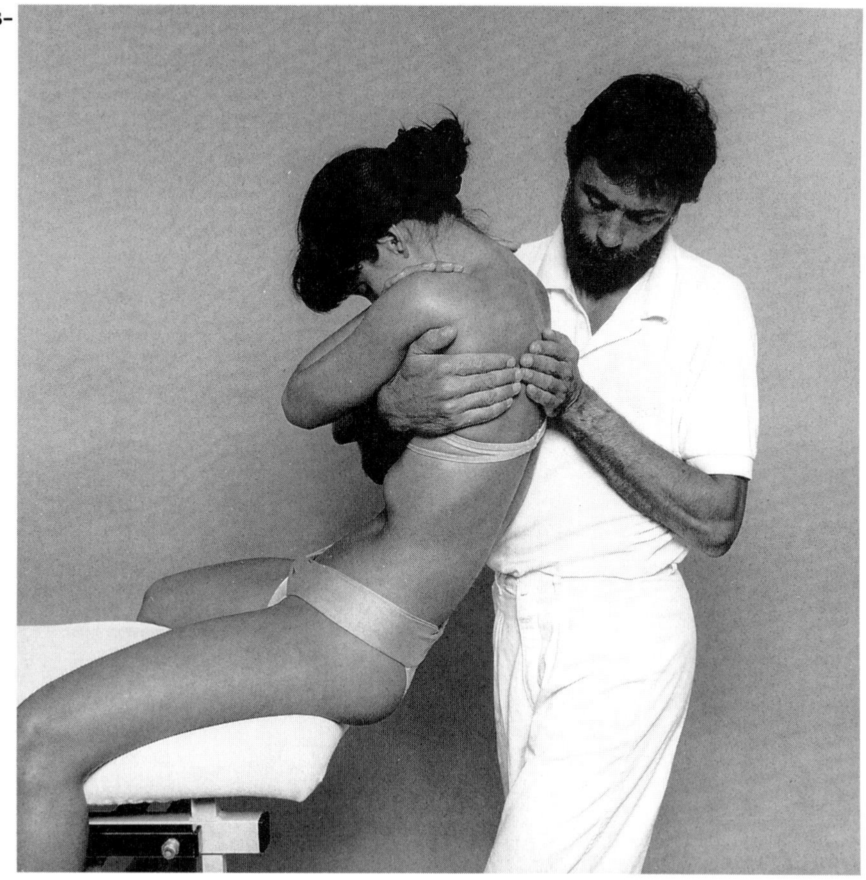

AUSGANGSHALTUNG DES PATIENTEN

Am kurzen Ende der Liege rittlings sitzend, jeweils ein Bein neben der Liege herabhängend. Dabei sind die Arme vor der Brust gekreuzt, die Hände liegen auf den Schultern.

AUSGANGSHALTUNG DES THERAPEUTEN

In leichter Schrittstellung hinter dem Patienten stehend, etwas mehr zu der Seite hin, nach der die Rotation erfolgen soll.

AUSFÜHRUNG

Phase a
Der Therapeut umfaßt von ventral her den Thorax des Patienten; die ulnare Handseite liegt dabei an der zum kranialen Wirbel des betreffenden Segments gehörenden Rippe. Die andere Hand liegt mit der Hypothenarbasis (insbesondere dem Os pisiforme) an der lateralen Partie (auf der Seite des Therapeuten) des Dornfortsatzes des kaudalen Grenzwirbels des betroffenen Segments.

Detailansicht der Handstellung des Therapeuten.

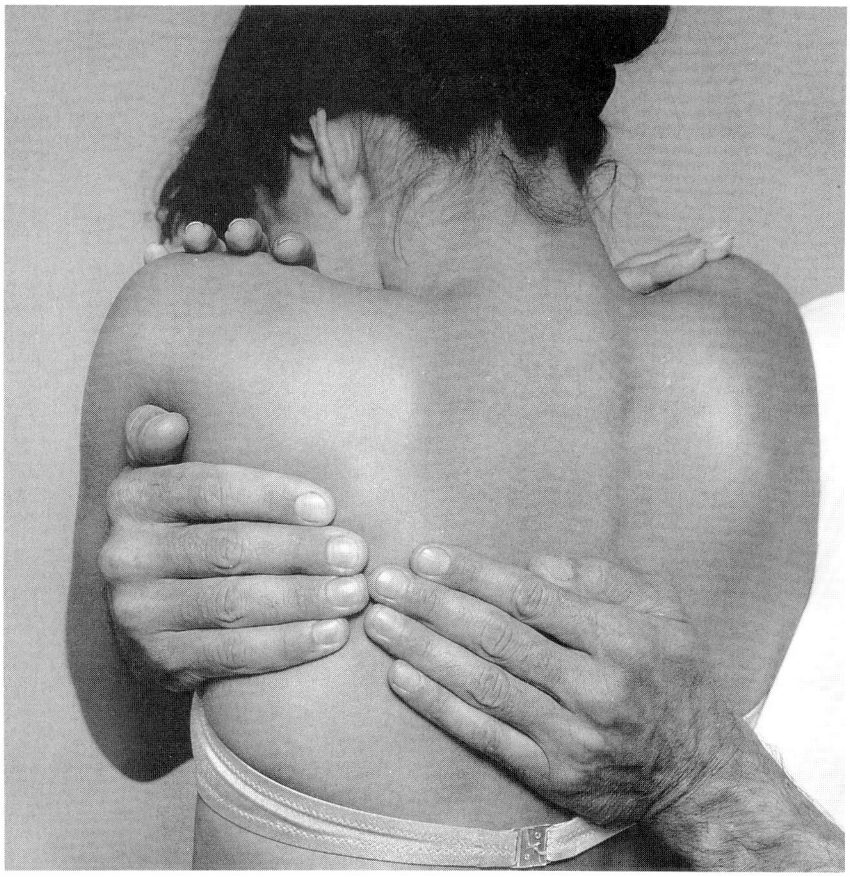

Der Unterarm des Therapeuten zeigt nach kranial, ventral und heterolateral.

Phase b
Nun legt sich der Patient völlig entspannt hintenüber (wobei sich die LWS in Kyphose befindet), und der Therapeut rotiert den Rumpf des Patienten, der nun gegen den Thorax des Therapeuten lehnt, zu sich hin.
Zur exakteren Lokalisierung der Mobilisierung bringt der Therapeut den Rumpf des Patienten kaudal des betroffenen Segments in leichte, der zu mobilisierenden Rotation entgegengesetzte Seitneigung. Hierdurch wird eine Verriegelung der LWS und der BWS bis in die zu behandelnde Ebene erreicht. Im zu behandelnden Segment selbst hat die BWS ihre normale kyphotische Krümmung.

Phase b.

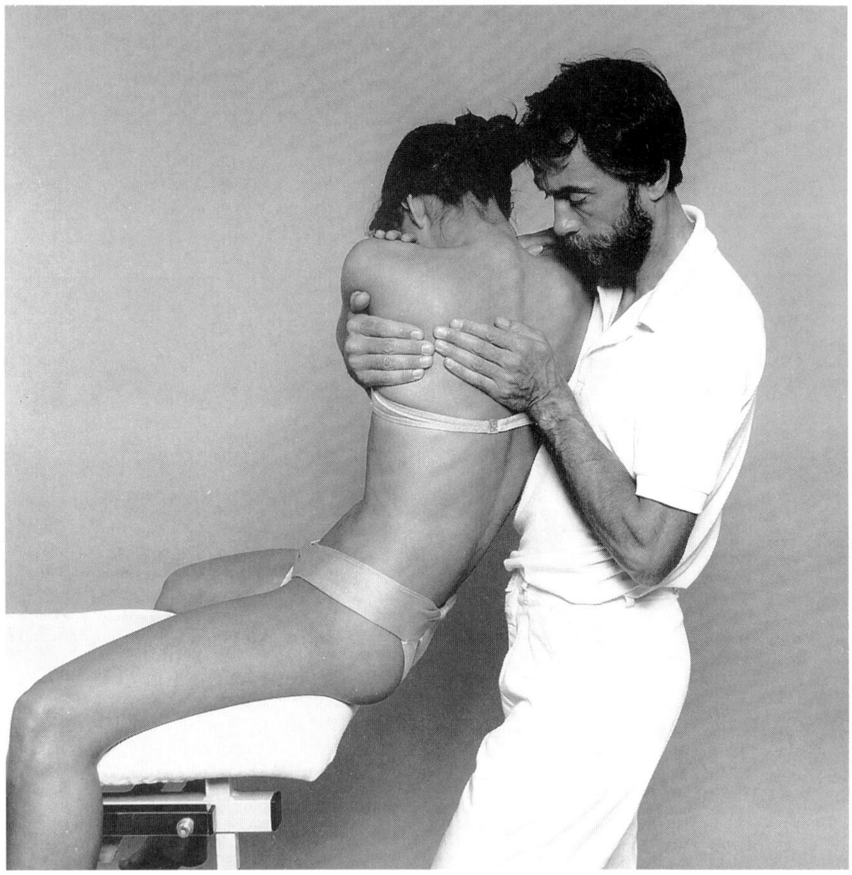

Phase c

Die eigentliche Mobilisierung erfolgt nun durch eine Rumpfrotation sowie eine Extension der Wirbelsäule des Therapeuten selbst.

Phase c.

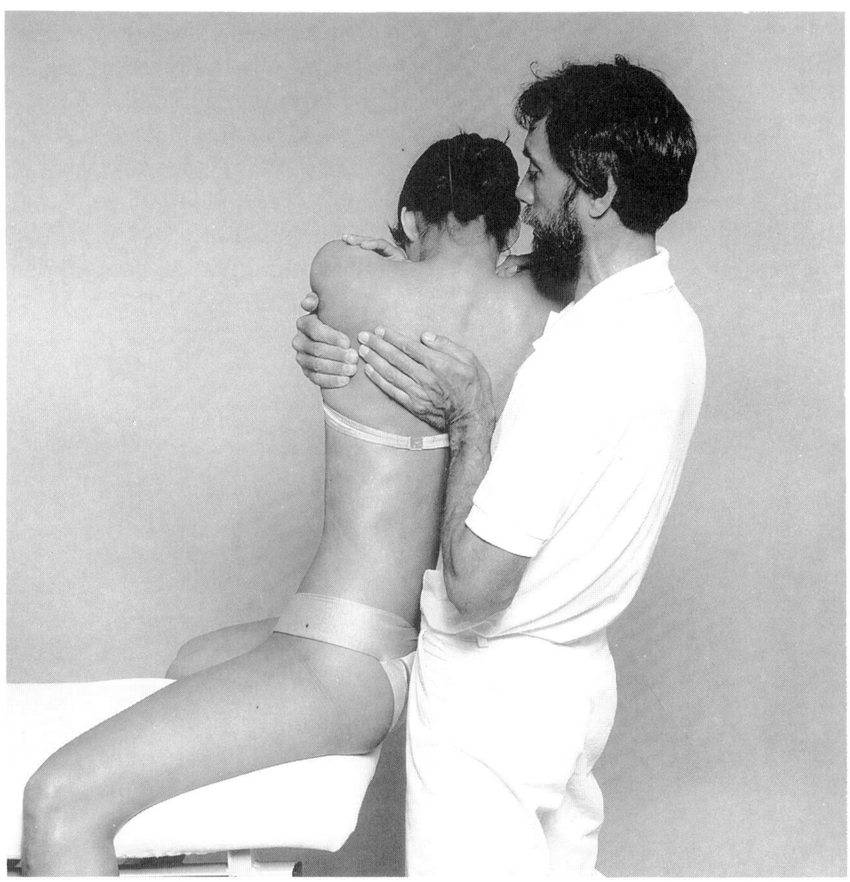

Diese Technik kann wie folgt auch manipulativ angewendet werden: Der Patient atmet zunächst tief ein. Während der Ausatmungsphase wird eine maximale Vorspannung aufgebaut und - kurz vor der erneuten Einatmung - zusätzlich ein Rotations-Extensions-Impuls gegeben.

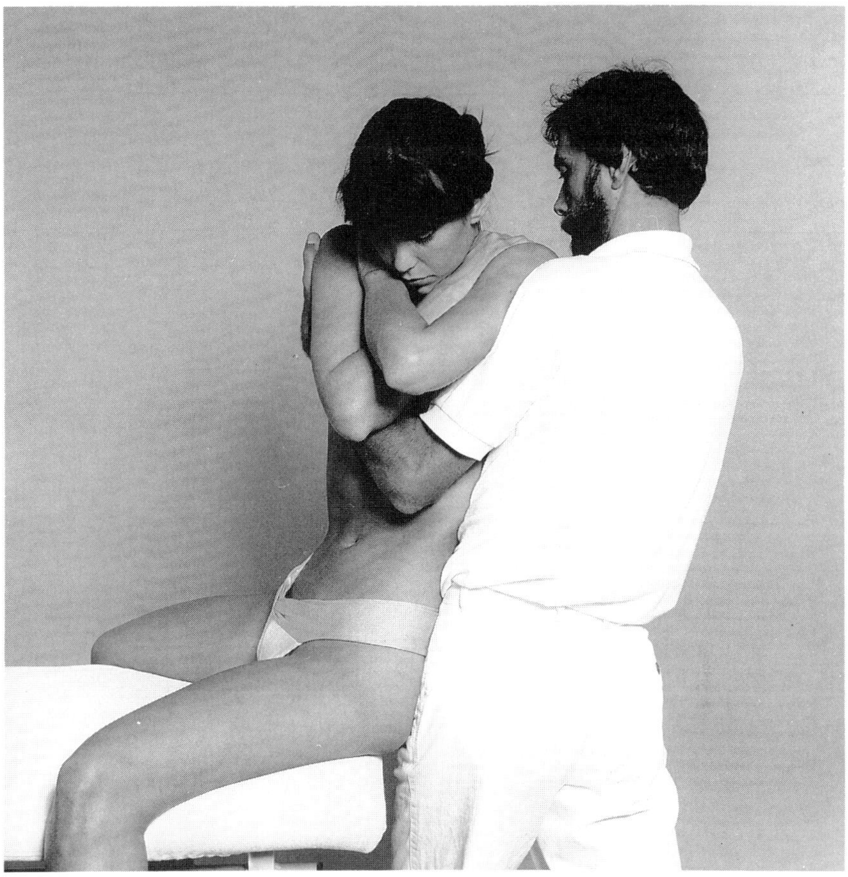

Lokale Rotations-Manipulation der BWS nach links.

Segmentale Rotations-Mobilisierung in Bauchlage

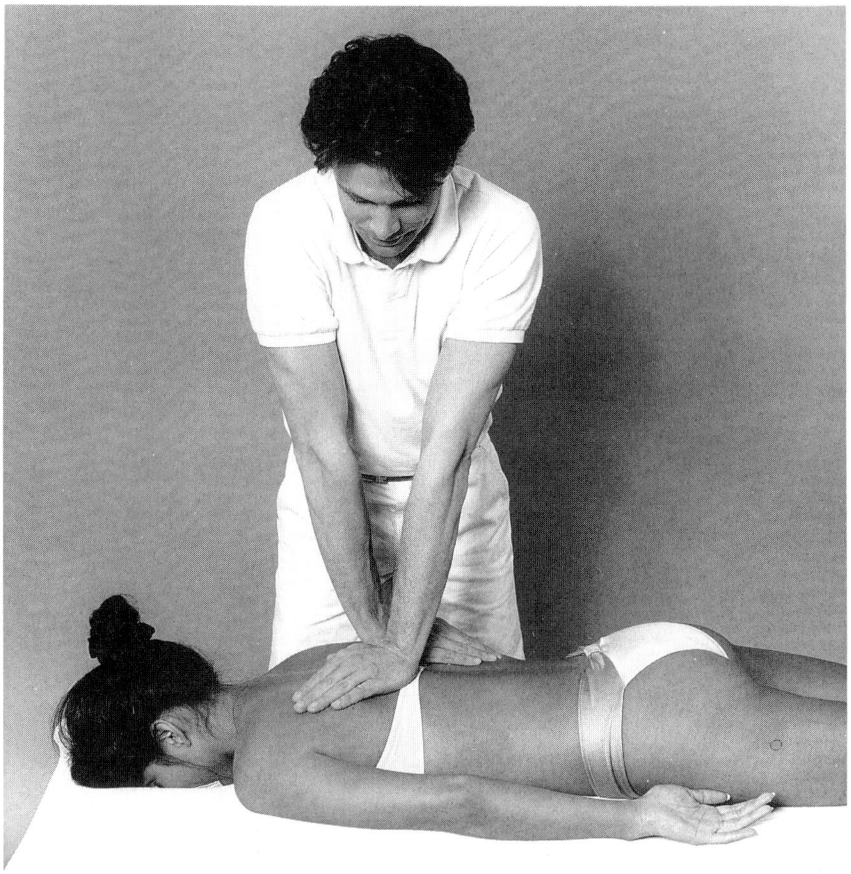

Ausgangshaltung des Patienten

Bauchlage, den Kopf dabei in neutraler Haltung, die Arme entspannt neben dem Körper.

Ausgangshaltung des Therapeuten

Auf Höhe des zu behandelnden Segments auf der Seite, zu der hin die Rotation erfolgen soll (bei rechtsseitiger Rotations-Mobilisierung also rechts), neben dem Patienten stehend.
Die Höhe der Behandlungsliege ist so gewählt, daß der Therapeut seine Arme strecken kann, während sich seine Schultern senkrecht über den Händen befinden.

Ausführung

Das Os scaphoideum der kaudalen Therapeutenhand wird dem (vom Therapeuten aus gesehen) entfernten Querfortsatz des Wirbels angelegt, der das zu mobilisierende Segment kranial begrenzt. Das Os pisiforme der kranialen Therapeutenhand wird dem nahe gelegenen Querfortsatz des Wirbels angelegt, der das zu mobilisierende Segment kaudal begrenzt.
Die Arme des Therapeuten sind gestreckt; die Schultern befinden sich lotrecht über den Händen.

Die nunmehr kranial gelegene Hand übt nach kranioventral Druck aus, während die kaudale Hand zur Stabilisierung nach kaudoventral einwirkt.

Veranschaulichung am Skelettmodell.

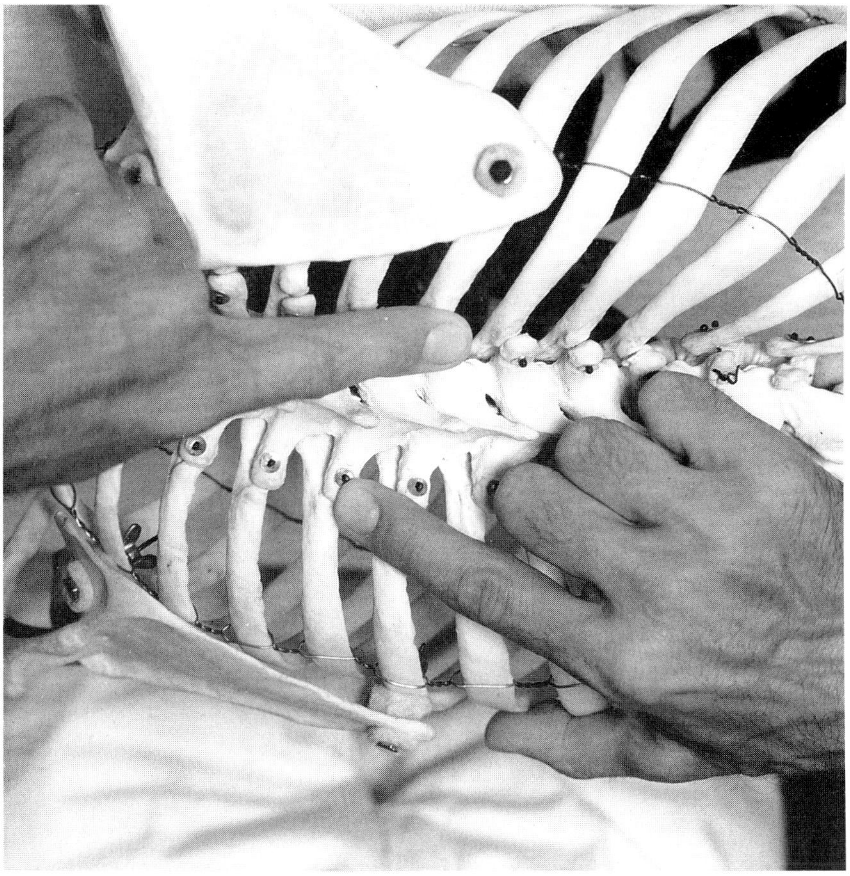

Im Ergebnis erfolgt eine segmentale Rotation des kranialen Wirbels gegenüber dem kaudalen Wirbel zum Therapeuten hin.

Als Manipulation kann diese Technik wie folgt eingesetzt werden. Man läßt den Patienten nach einer tiefen Inspiration ausatmen, baut gleichzeitig eine maximale Vorspannung auf und läßt kurz vor Ende der Exspirationsphase einen sehr kurzzeitigen Überdruck einwirken.

Segmentale Rotations-Mobilisierung in Rückenlage

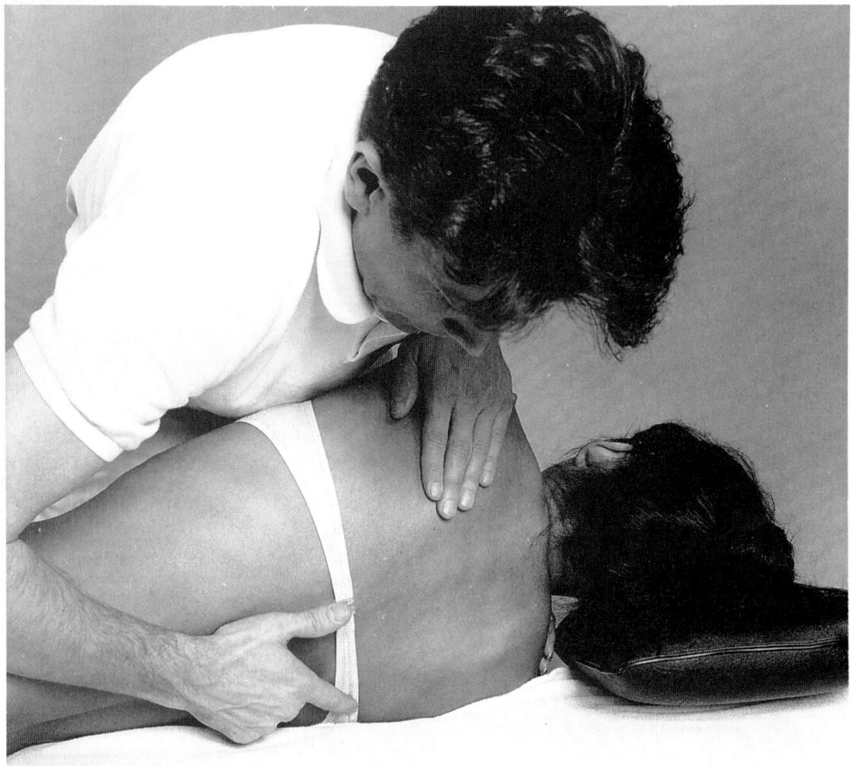

Diese Technik stellt eine Alternative zu den vorbeschriebenen Rotationstechniken dar.

AUSGANGSHALTUNG DES PATIENTEN

Auf der Liege in Rückenlage, die Arme dabei vor der Brust gekreuzt, während die Hände auf den Schultern liegen.
Der dem Therapeuten abgewandte Oberarm liegt dabei oben.
Der Kopf ist durch ein Kissen gepolstert.

AUSGANGSHALTUNG DES THERAPEUTEN

Auf der der beabsichtigten Rotationsrichtung gegenüberliegenden Seite stehend (bei Linksrotation also auf der rechten Seite des Patienten).

AUSFÜHRUNG

Mit der kranialen Hand und dem Arm rollt der Therapeut den Patienten nun so zu sich hin, daß die BWS von der Liege freikommt. Die kaudale Hand liegt der BWS in Höhe des zu behandelnden Segments an. Die Thenarbasis (Tuberositas ossis scaphoidei) liegt am obenliegenden Querfortsatz des kaudalen Segmentpartners. Dabei befindet sich der Daumen in vollständiger Reposition, der Zeigefinger in maximaler Extension, während die übrigen Finger vollständig gebeugt sind (Pistolengriff).

Die Dorsalseite des Mittelfingermittelglieds wird nun an den untengelegenen Querfortsatz des kranialen Segmentpartners gelegt.

Veranschaulichung am Skelett-modell.

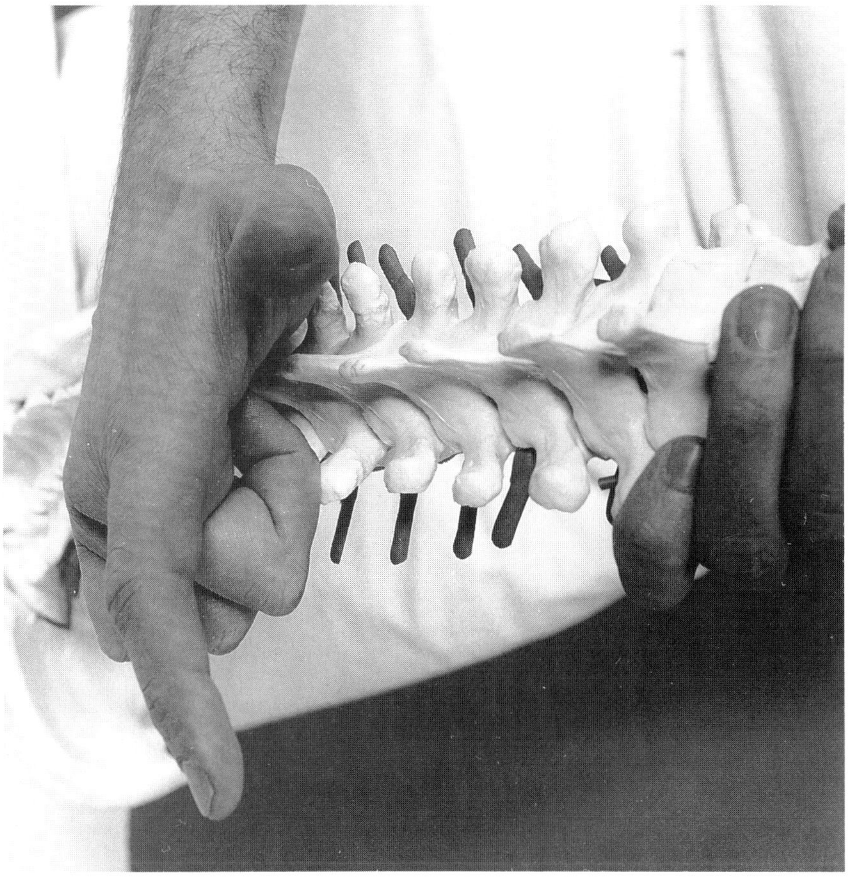

Jetzt wird der Patient in die Rückenlage zurückgerollt, wobei die Hand des Therapeuten wie eben beschrieben positioniert bleibt.

Der kraniale Therapeutenarm umfaßt nun den Kopf des Patienten, seine HWS sowie den kranial des betroffenen Segments gelegenen Teil der BWS und beugt diesen, während das zu mobilisierende Segment in Ruheposition verbleibt.
Anschließend nimmt der Therapeut mit seinem Sternum an der Kreuzungsstelle der Arme Kontakt mit dem Unterarm des Patienten auf.
Die Mobilisierung erfolgt schließlich durch kraniodorsal auf das zu mobilisierende Segment gerichteten Druck durch den Rumpf des Behandelnden und des Patienten. Die resultierende Rotation ist vom Therapeuten weg gerichtet.

Detailansicht des Manipulationsvorgangs.

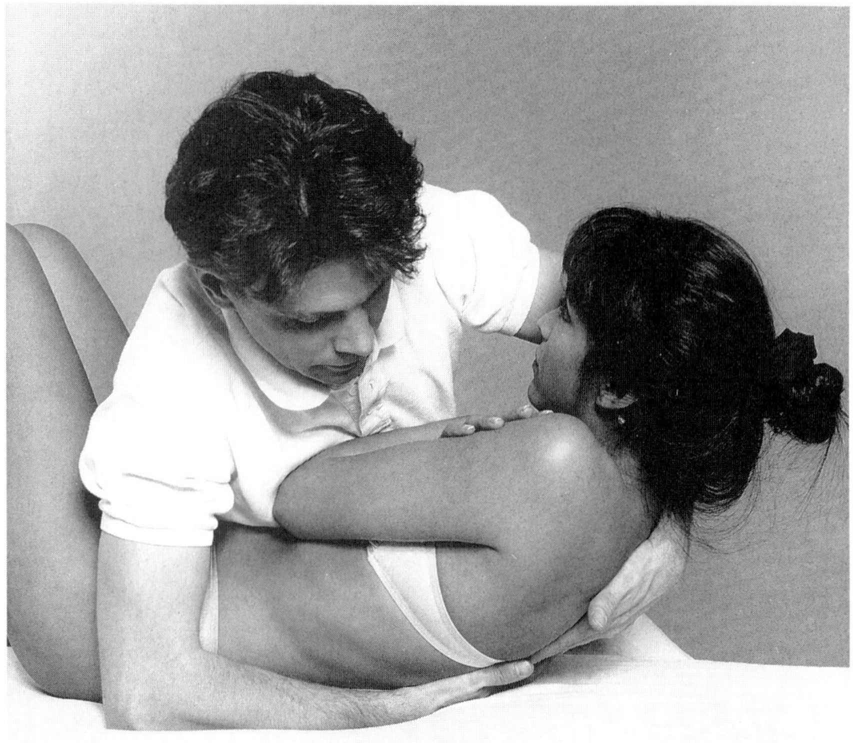

Wie bei den vorangegangenen Techniken kann auch hier am Ende der Exspirationsphase manipulativ vorgegangen werden.

Segmentale Extensions-Mobilisierung in Rückenlage

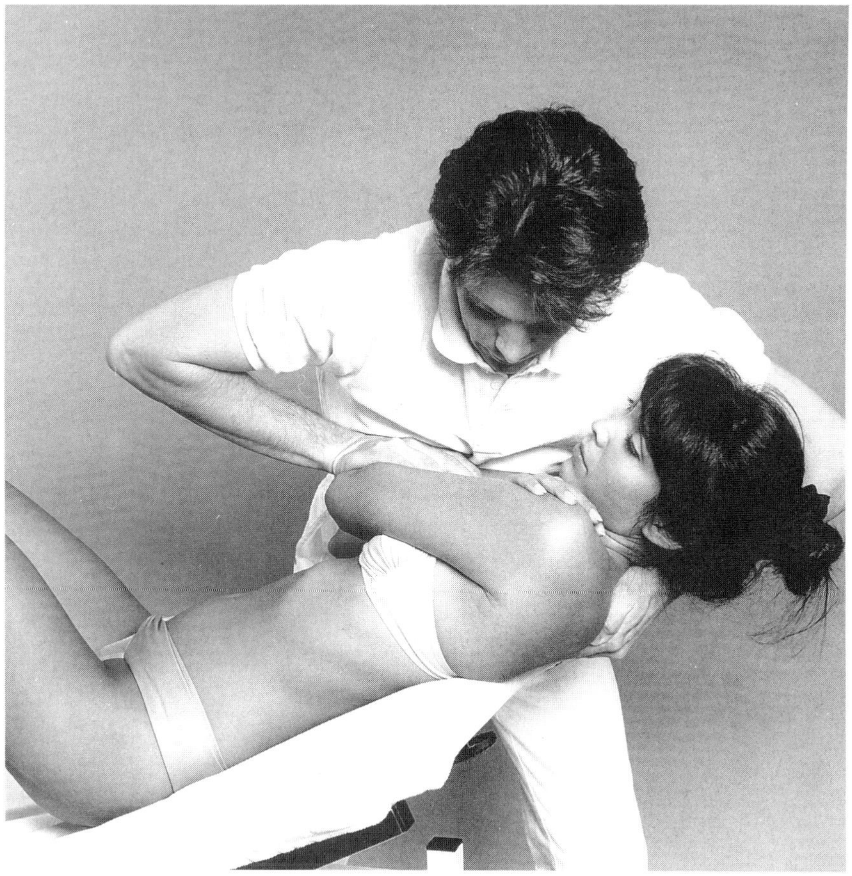

AUSGANGSHALTUNG DES PATIENTEN

Halb sitzend auf der Behandlungsliege. Dabei ragt die BWS-Partie oberhalb des zu mobilisierenden Segments über den Rand der Liege hinaus. Der Patient hat die Arme vor der Brust gekreuzt, die Hände ruhen dabei auf den Schultern.

AUSGANGSHALTUNG DES THERAPEUTEN

Neben dem Patienten stehend, in Höhe dessen Thorax.

AUSFÜHRUNG

Mit der kranialen Hand und dem Arm stützt der Therapeut Kopf, Nakken und den freiliegenden Teil der BWS. Dabei berührt die Zeigefingerspitze den Dornfortsatz des unmittelbar kranial des zu behandelnden Segments gelegenen Wirbels. Die andere Hand stützt sich am Kreuzungspunkt der Arme ab. Dieser wird so gewählt, daß er in Höhe derjenigen Rippe liegt, die zum kranialen Segmentpartner gehört.

Über die Arme und den Thorax des Patienten übt der Therapeut nun leichten kraniodorsal gerichteten Druck aus. Hierdurch kommt es zu einer Traktion der Fazettengelenke.

Anschließend wird die oberhalb des auf der Liege fixierten Processus spinosus liegende Rumpfpartie gestreckt, indem man die auf dem Rükken liegende Hand in dorsokaudale Richtung drückt, während die ventral gelegene Hand die dorsokranial gerichtete Traktion unterhält.
Der Therapeut hat über sein Sternum Kontakt mit der Schulter des Patienten und unterstützt die Extension durch eine Seitneigung seines Rumpfs.

Unilaterale segmentale Extensions-Mobilisierung in Rückenlage

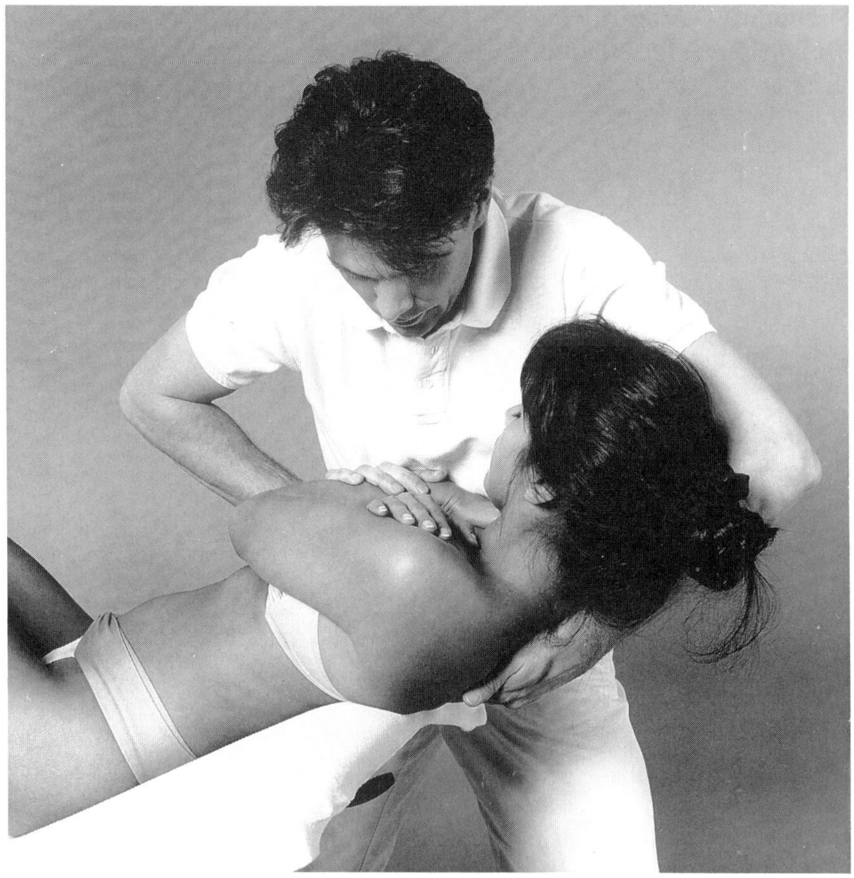

Aus der Ausgangslage der vorbeschriebenen Technik (Segmentale Exentsions-Mobilisierung in Rückenlage) kann eine vom Therapeuten hinweg gerichtete Seitneigung und gegensinnige Rotation erfolgen, die durch eine entsprechende Rumpfbewegung des Therapeuten gewährleistet wird. Hierdurch wird die Extension im Fazettengelenk der dem Therapeuten abgewandten Seite betont. Zur Verbesserung der Extension im gesamten Segment erfolgt anschließend die Seitneigung und Rotation mit entgegengesetztem Vorzeichen.

Die hiernach beschriebene Technik stellt eine Alternative zur weiter oben ausgeführten segmentalen Mobilisierung von Extension, Seitneigung und gegensinniger Rotation in Seitlagerung auf der nichtschmerzhaften Seite dar.
In manchen Fällen ist diese Vorgehensweise bei Funktionsstörungen der weiter kaudal gelegenen BWS-Segmente effektiver.

Segmentale Mobilisierung durch Extension, Seitneigung und gegensinnige Rotation im Sitzen

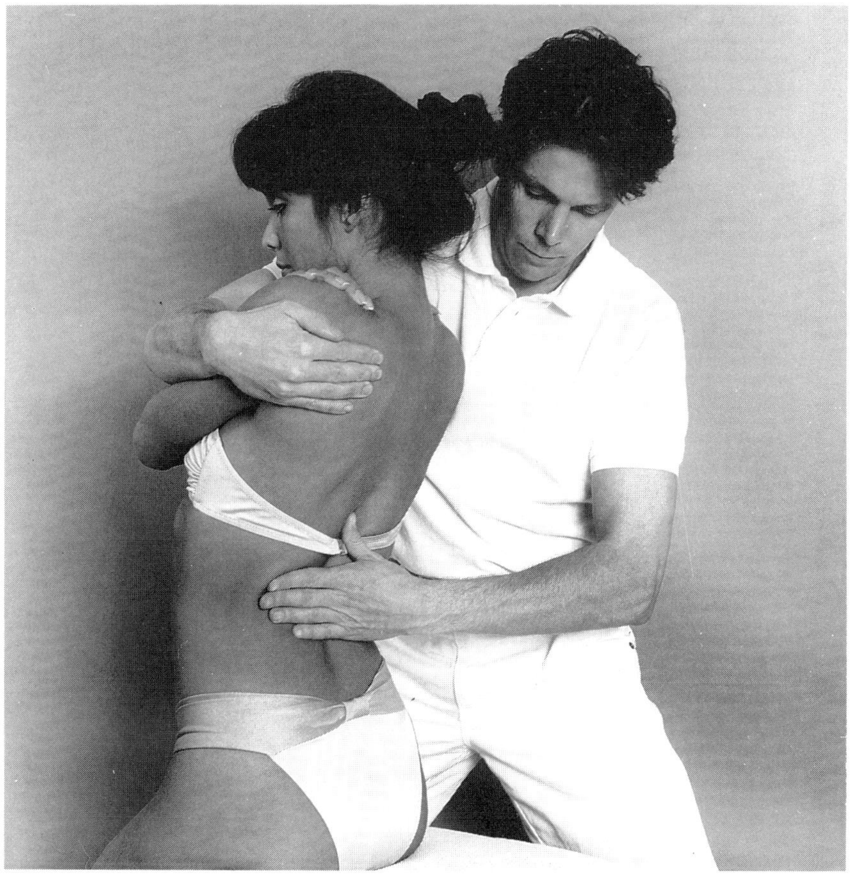

AUSGANGSHALTUNG DES PATIENTEN

Sitzend, dabei die Tubera ossis ischii am Rand der kurzen Seite der Liege. Die Füße berühren den Boden, die Hüften sind etwa 70° gebeugt. Der Patient hat die Arme vor der Brust gekreuzt, die Hände ruhen auf den Schultern.

Unter den vom Therapeuten abgekehrten Teil der Sitzfläche kann eventuell ein Keil gelegt werden, um eine homolaterale Seitneigung und gegensinnige Rotation der LWS zu erreichen. Die LWS soll sich ansonsten in Lordosehaltung befinden.

AUSGANGSHALTUNG DES THERAPEUTEN

Neben dem Patienten, der Seite gegenüberstehend, zu der hin die Rotation erfolgen soll (bei Linksrotation also an der rechten Seite des Patienten).

AUSFÜHRUNG

Von ventral her umfaßt der Therapeut nun die ihm abgewandte Schulter des Patienten oder legt seine Hand auf die des Patienten (die ja auf der Schulter liegt).
Die andere Schulter des Patienten wird durch Sternum oder Schulter des Therapeuten gestützt.

Der Daumen der anderen Therapeutenhand liegt zwecks Fixierung auf der ihm zugewandten kaudolateralen Partie des Dornfortsatzes. Die übrigen Finger dieser Hand sind gestreckt aneinandergelegt; der Zeigefinger liegt dabei am Angulus costae der Rippe der anderen Seite, die zu demjenigen Wirbel gehört, der das zu mobilisierende Segment kaudal begrenzt.

Nun bringt der Therapeut die oberhalb des betroffenen Segments gelegene BWS-Partie in Extension, Seitneigung und gegensinnige Rotation.

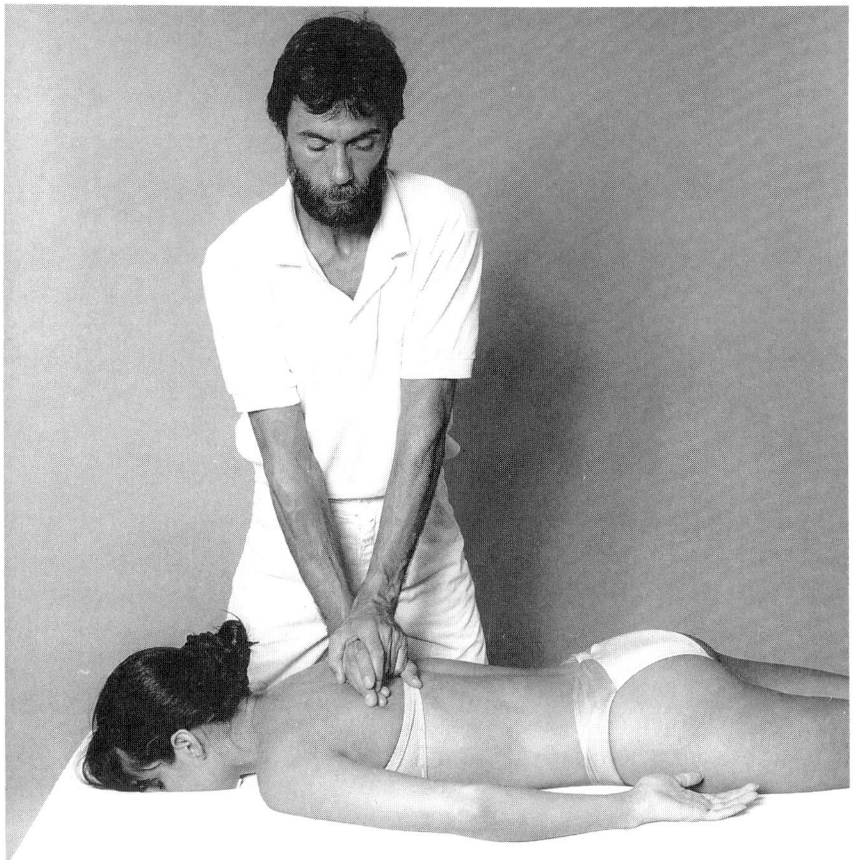

Dorsoventrale Manipulation ohne Traktion.

Dorsoventrale Manipulation kann *mit oder ohne Traktion* erfolgen. Traktion wird bei bestehenden artikulären und Durazeichen eingesetzt, bei Funktionsstörung der Fazettengelenke unterbleibt sie.

AUSGANGSHALTUNG DES PATIENTEN

Bauchlage, Kopf in Neutralstellung, die Arme entspannt am Körper liegend.

AUSGANGSHALTUNG DES THERAPEUTEN

In Höhe des zu behandelnden Segments neben dem Patienten stehend. Die Höhe der Liege ist so eingestellt, daß der Therapeut mit gestreckten Armen arbeiten kann, während sich seine Schultern senkrecht über den Händen befinden.

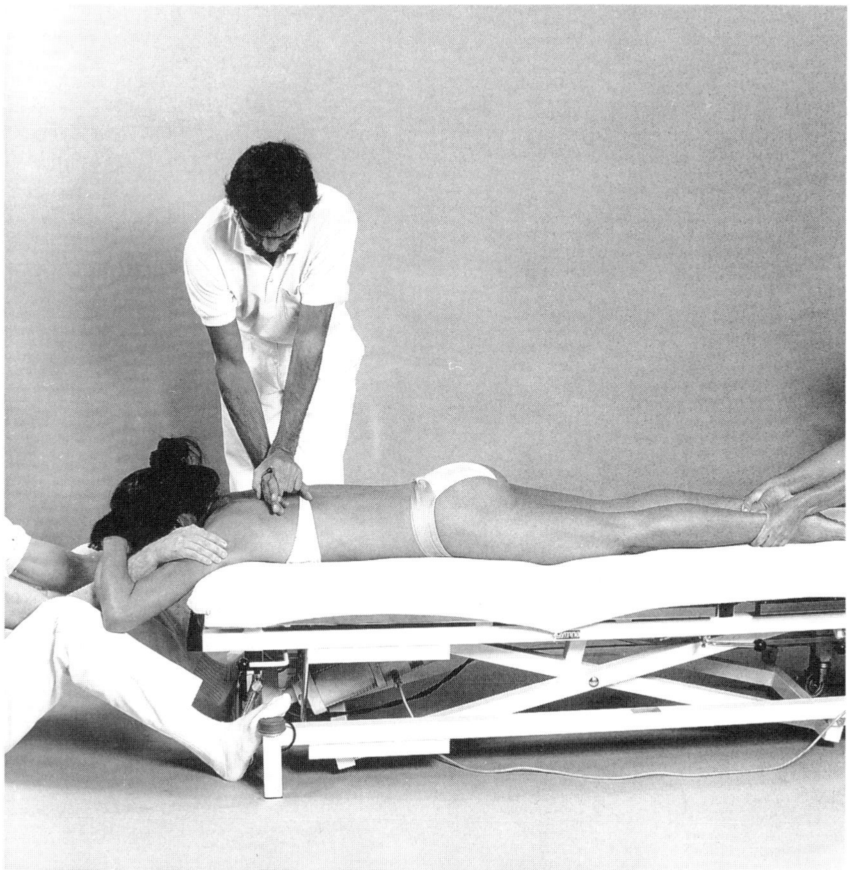

Dorsoventrale Manipulation mit Traktion.

AUSGANGSHALTUNG DES ASSISTENTEN

Eine Hilfsperson umfaßt beide Handgelenke, die andere beide Unterschenkel eben proximal der Knöchel.

AUSFÜHRUNG

Zunächst setzt der Therapeut seine Hände in Höhe des betroffenen Segments auf; der Hypothenar der kranialen Hand ruht dabei auf dem Dornfortsatz, während die andere Hand die kraniale so umfaßt, daß der Daumen auf ihrem Rücken, die Finger aber zwischen Daumen und Langfinger der kranialen Hand liegen.
Nun wird der Patient aufgefordert, tief einzuatmen. Vom Beginn der Exspiration an legen beide Hilfspersonen eine Traktion an, während der Therapeut aus dem Segmentspielraum eine optimale Vorspannung aufbaut. Kurz vor dem Ende der Exspiration erfolgt ein rascher, sehr kurzer Überdruck, der durch ein kurzes Kopfnicken des Therapeuten hervorgerufen wird.

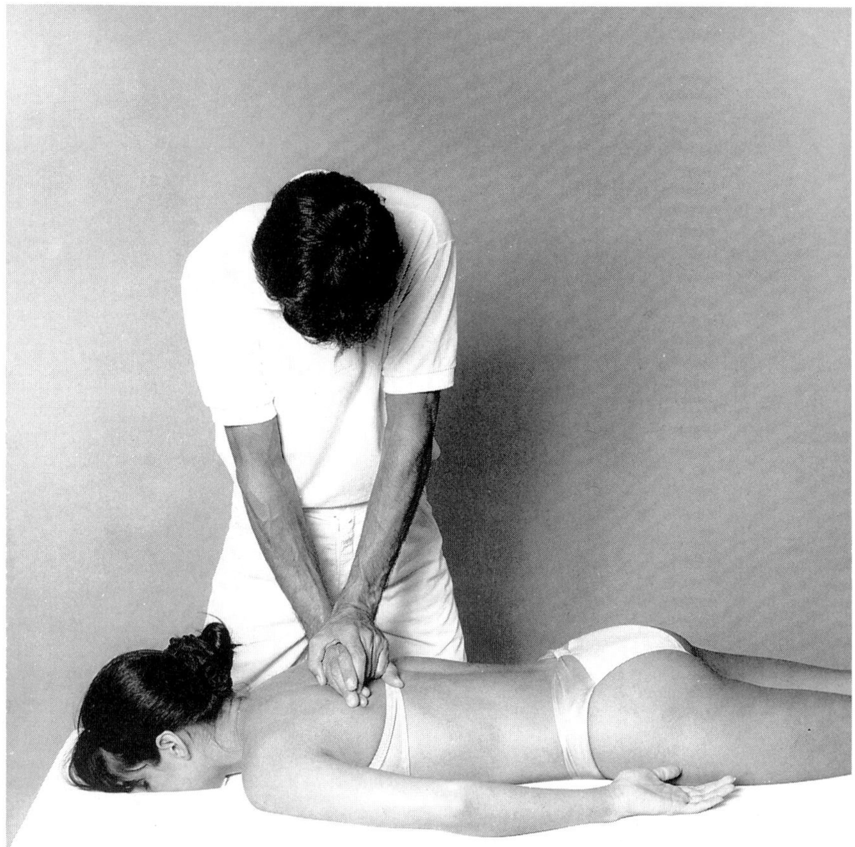

Selbstverständlich kann diese Technik nur dann angewendet werden, wenn der Patient keine lumbalen Beschwerden hat.

Zwar ist diese Technik nicht auf ein Segment beschränkt, da die kranial und kaudal gelegenen Nachbarsegmente sicher mitbewegen, im allgemeinen jedoch erweist die Methode sich als sehr effektiv.

Ohne Traktion wird diese Anwendung oft im Anschluß an die segmentalen Separationstechniken im Sitzen bzw. im Stehen herangezogen, wenn sich die Beschwerden durch diese nicht vollständig beseitigen lassen.

Querfriktion der Interkostalmuskulatur

Läsionen der Interkostalmuskulatur kommen häufig als Traumafolge, insbesondere nach Rippenfrakturen vor.

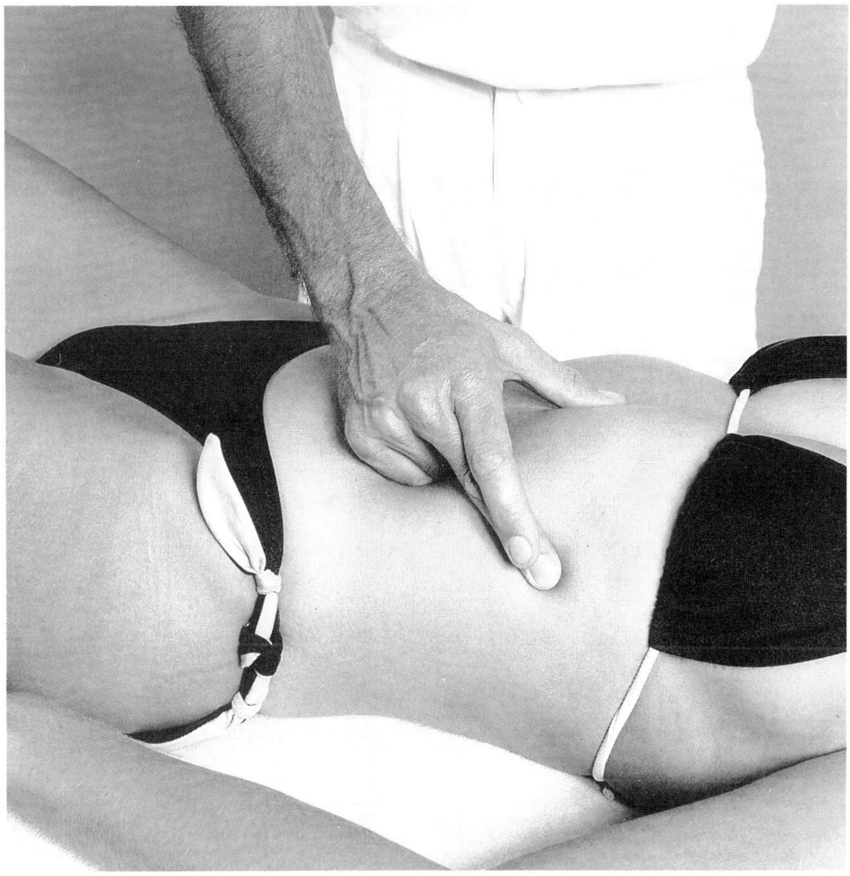

AUSGANGSHALTUNG DES PATIENTEN

Rückenlage auf der Behandlungsliege, die Arme entspannt am Körper liegend.

AUSGANGSHALTUNG DES THERAPEUTEN

In Höhe der Läsion neben dem Patienten stehend oder sitzend.

AUSFÜHRUNG

Die Friktion wird am besten mit dem Mittelfinger, unterstützt durch den Zeigefinger ausgeführt.
Dabei erfolgt die Bewegung parallel zum Verlauf der Rippen.

Häufig sind zwei oder mehr Muskelgruppen in aufeinanderfolgenden Zwischenrippenräumen betroffen, die jeweils mindestens 10 Minuten behandelt werden müssen.

Unabhängig von der Erkrankungsdauer führt die Behandlung in ein bis drei Sitzungen zur Genesung.

Querfriktion des M. pectoralis major

Bei Affektionen des M. pectoralis major sind Adduktion und Innenrotation der Schulter gegen Widerstand schmerzhaft.

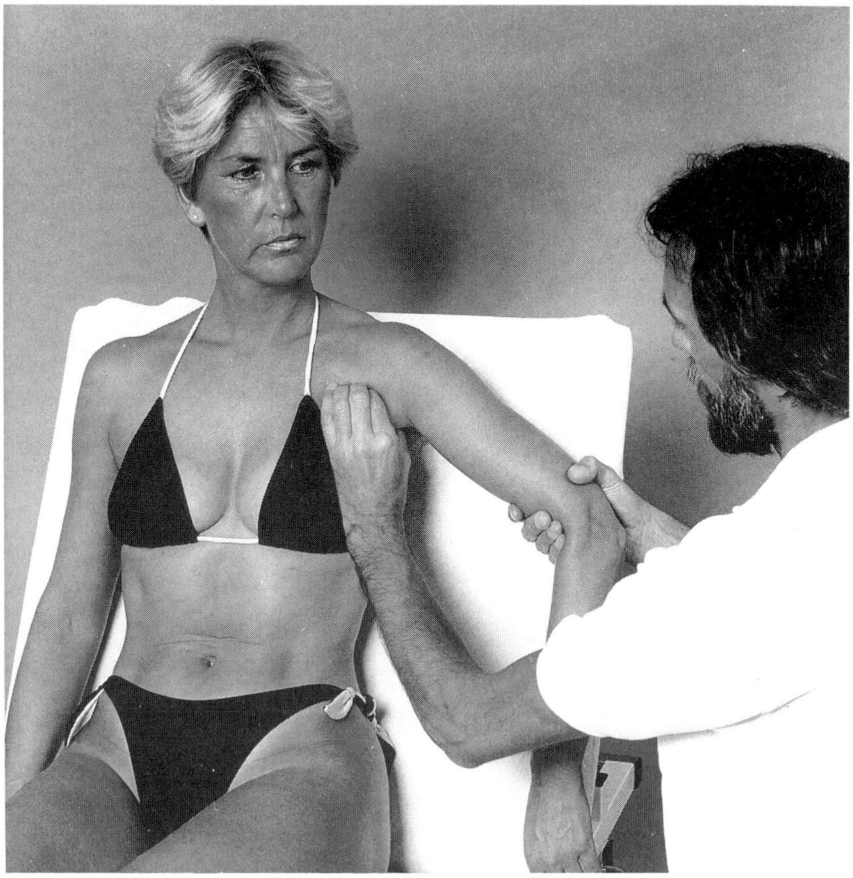

AUSGANGSHALTUNG DES PATIENTEN

Auf der Behandlungsliege an das hochgestellte Kopfende angelehnt sitzend.

AUSGANGSHALTUNG DES THERAPEUTEN

Auf einem Stuhl neben dem Patienten sitzend, diesem zugewandt.

AUSFÜHRUNG

Der Therapeut umfaßt mit der homolateralen Hand das affektierte Muskelgebiet zwischen dem gekrümmten Daumen und dem Zeigefinger („O-Griff").
Hierdurch wird nun gerade so viel Druck ausgeübt, daß der Patient noch keinen Schmerz empfindet. Während der Anspannungsphase wird die Hand nach ventral und kaudal bewegt, während der Entspannungsphase in entgegengesetzter Richtung.

Meist reichen drei bis sechs Sitzungen völlig aus.

Im Anschluß an die Querfriktion wird eine behutsame Dehnung durchgeführt.

In akuten Fällen ist die Infiltration mit einem Lokalanästhetikum sehr wirkungsvoll.

Partielle oder komplette Sehnenrisse werden mit drei- bis sechswöchiger Ruhigstellung behandelt.

Dehnung des M. pectoralis major

Die Funktion des M. pectoralis major besteht aus der Adduktion und Innenrotation des Humerus. Bei in Elevation und Abduktion fixiertem Arm fungiert er als Atemhilfsmuskel (Elevation des Thorax). Daneben ist der Muskel aktiv bei forcierter Inspiration wie beispielsweise im Spitzensport oder etwa bei chronischen obstruktiven Bronchialleiden.

Die Funktionen der einzelnen Muskelpartien sind:
- *Pars abdominalis*: Depression des Schultergürtels und Adduktion des Humerus in Richtung der gegenüberliegenden Hüfte;
- *Pars sternocostalis*: Adduktion des Humerus in Richtung der gegenüberliegenden Brustwarze;
- *Pars clavicularis*: Horizontale Adduktion des Humerus.

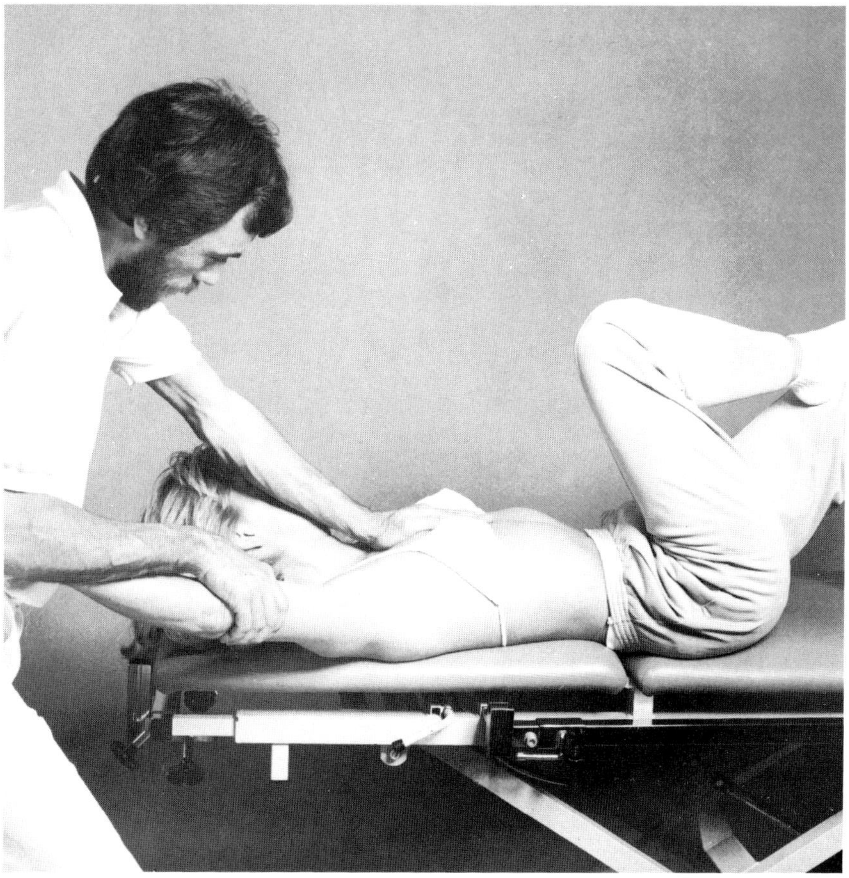

Ausgangshaltung.

AUSGANGSHALTUNG DES PATIENTEN

Rückenlage, so weit wie möglich am Rand der Behandlungliege, Hüfte und Knie einer Seite leicht gebeugt, an der anderen Seite stärker gebeugt; der Fuß dieser Seite liegt auf dem Oberschenkel der anderen. Diese Ausgangshaltung verhindert eine lumbale Lordosierung während der Dehnung.

Der Arm des Patienten befindet sich in Elevation, Abduktion und Außenrotation. Der Grad der Abduktion ist davon abhängig, welcher Teil des Muskels gedehnt wird.

AUSGANGSHALTUNG DES THERAPEUTEN

Am Kopfende der betroffenen Seite stehend.
Soll beispielsweise die rechte Seite fixiert werden, so hält die linke Hand die rechte Thoraxpartie des Patienten (Pars abdominalis) oder das Sternum (Pars sternocostalis und Pars clavicularis). Die rechte Hand umfaßt den Oberarm des Patienten knapp oberhalb des Ellenbogens, während der Unterarm des Therapeuten auf dem Unterarm des Patienten ruht.

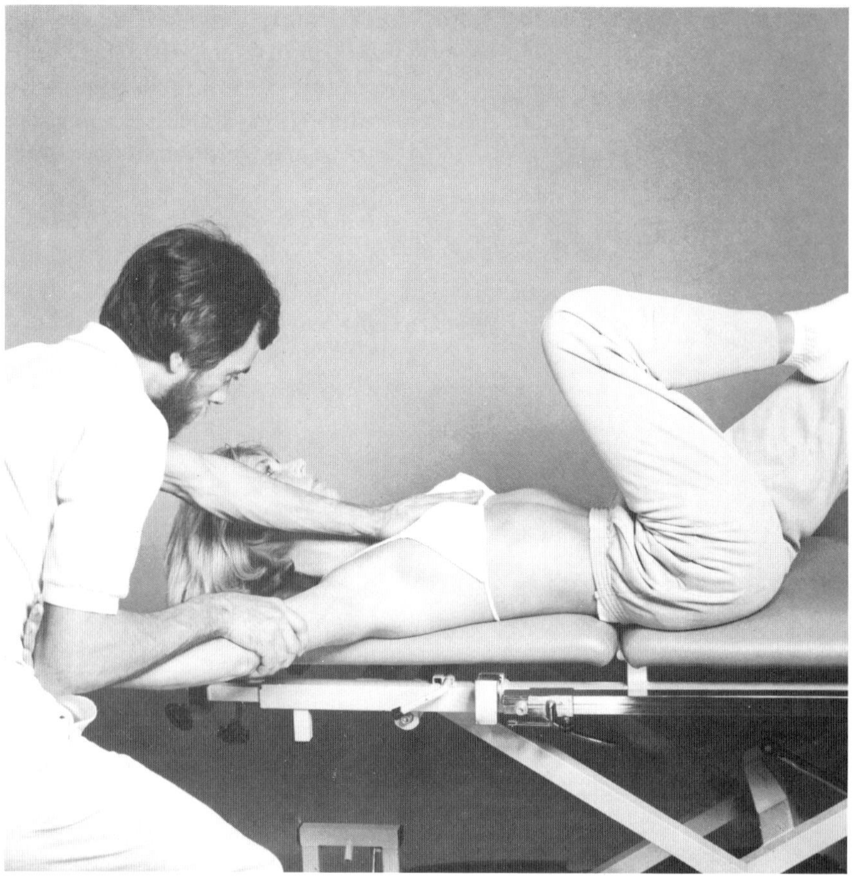

Endstellung.

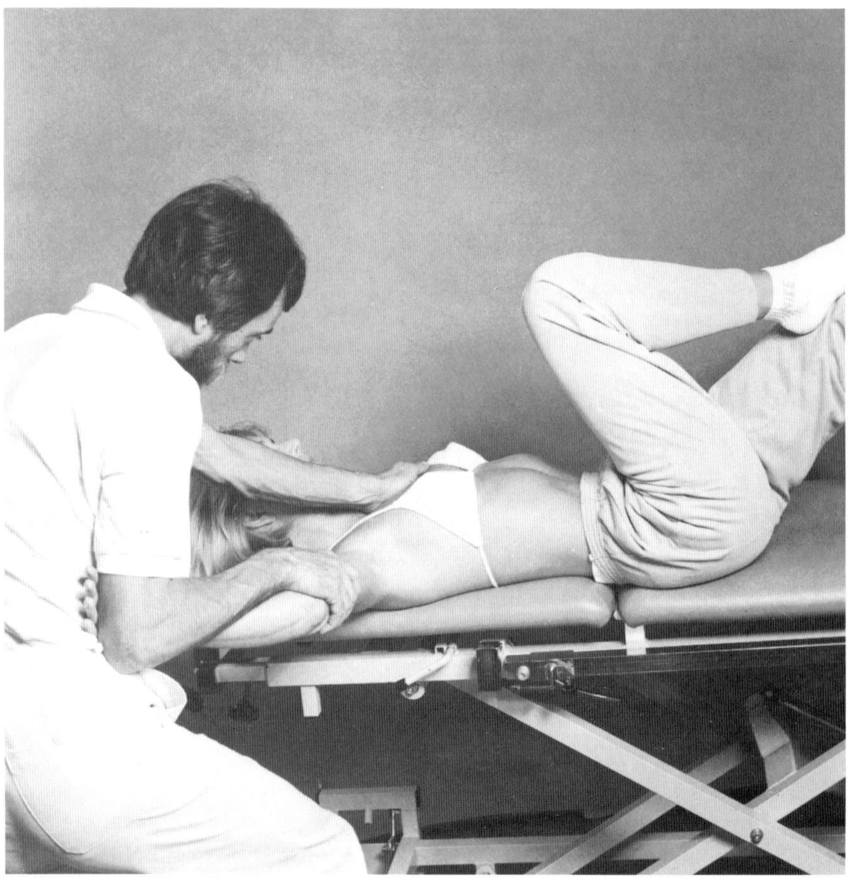

Dehnung der Pars clavicularis.

AUSFÜHRUNG

Sehr behutsam wird nun der Arm des Patienten je nach Schmerz und Abwehrspannung in weitere Elevation und Außenrotation gebracht:
- vollständige Elevation: *Pars abdominalis*
- etwa 125° Elevation: *Pars sternocostalis*
- etwa 90° Elevation: *Pars clavicularis*

Bei einigen Patienten treten während der Dehnung Parästhesien in (Teilen) der Hand bzw. den Fingern auf. Dies ist vermutlich die Folge einer Kompression des Plexus brachialis am Processus coracoideus.

Gegebenenfalls können auch beide Seiten gleichzeitig gedehnt werden. Dabei steht der Therapeut hinter dem Patienten; der Thorax wird dann mit einem Gürtel fixiert. Der Patient kann selbständig einige Male am Tag seine Pektoralmuskulatur dehnen, wofür verschiedene Techniken denkbar sind.

Querfriktion des M. pectoralis minor

Bei der seltenen Insertionstendopathie des M. pectoralis minor ist die Funktionsuntersuchung negativ. Nach Provokation kann gelegentlich eine Protraktion der Schulter gegen Widerstand Beschwerden verursachen.
Betroffen ist in der Regel der Ansatz am Processus coracoideus.

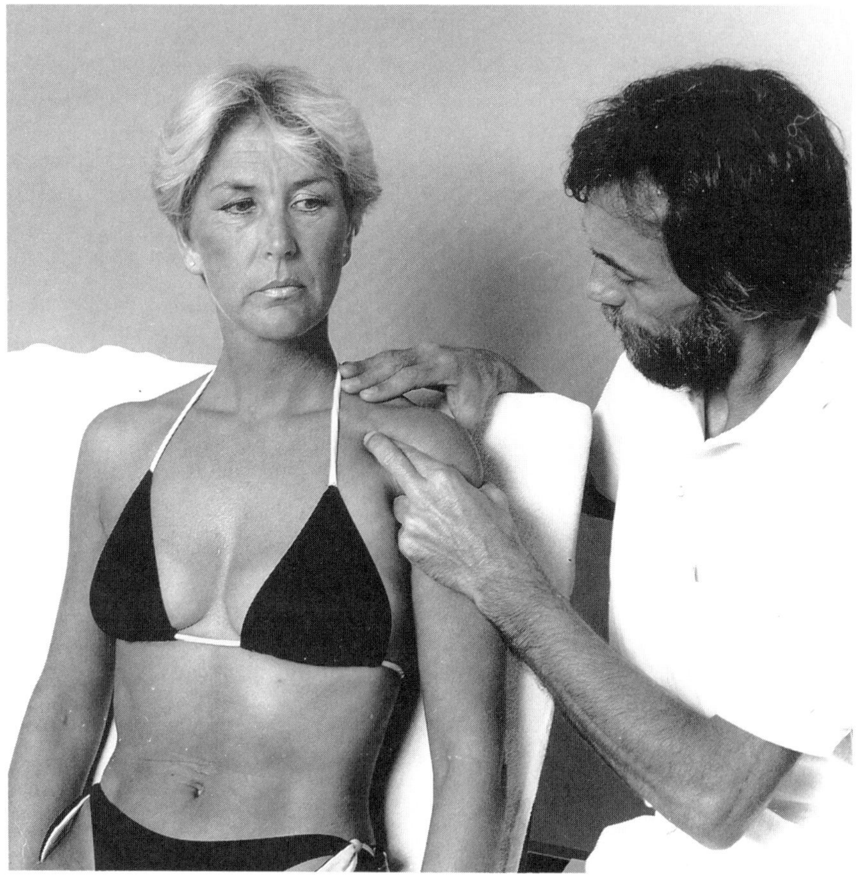

AUSGANGSHALTUNG DES PATIENTEN

Auf der Liege sitzend, den Rücken an das hochgestellte Kopfende gelehnt.

AUSGANGSHALTUNG DES THERAPEUTEN

Neben oder etwas hinter dem Patienten auf einem Stuhl sitzend.

AUSFÜHRUNG

Die Querfriktion erfolgt mit dem Zeigefinger, und wird unterstützt vom Mittelfinger der homolateralen Hand. Die Zeigefingerspitze wird auf die mediale Seite des Processus coracoideus gesetzt und während der Anspannungsphase so von medial nach lateral bewegt, daß der Finger in Kontakt mit dem Korakoid bleibt.
Nach der Querfriktion sollte der Muskel behutsam gedehnt werden.
Nach zwei- bis dreiwöchiger Behandlung ist der Patient beschwerdefrei.

Dehnung des M. pectoralis minor

Bei fixiertem Thorax bewirkt der M. pectoralis minor ein Nachvornekippen der Skapula. Ist der Oberarm fixiert, so wirkt der M. pectoralis minor als Atemhilfsmuskel.

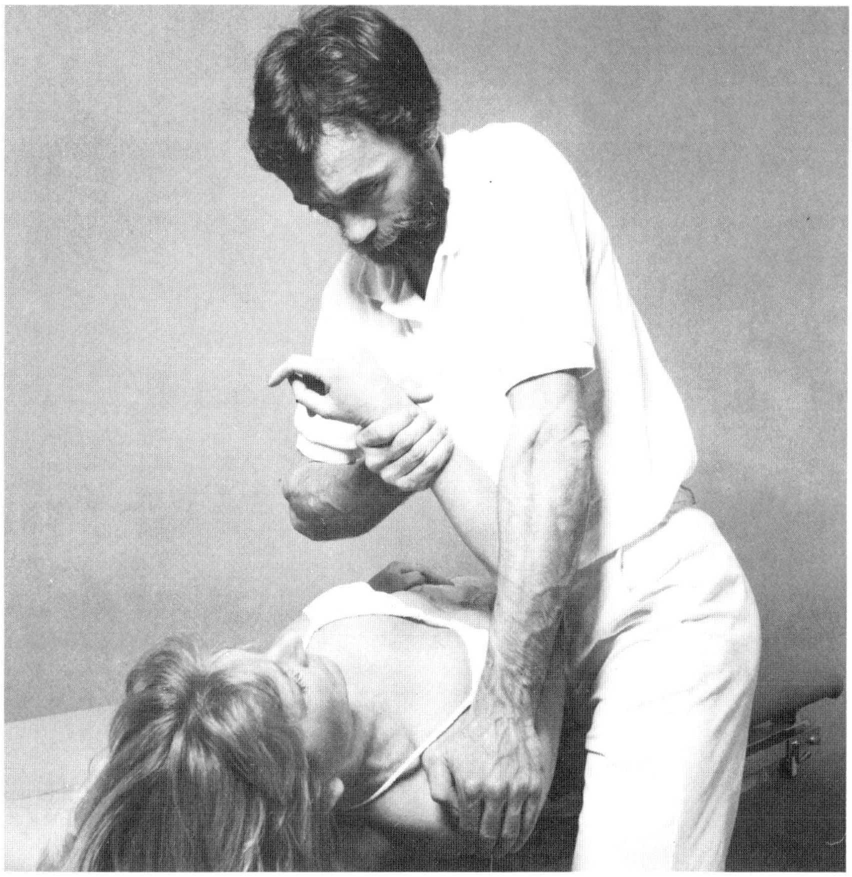

AUSGANGSHALTUNG DES PATIENTEN

Rückenlage, die Schulter (Skapula) ragt dabei über den Rand der Liege hinaus.

AUSGANGSHALTUNG DES THERAPEUTEN

An der betroffenen Seite stehend.
Er umfaßt den Unterarm des Patienten knapp oberhalb des Handgelenks. Soll die rechte Seite gedehnt werden, so wird der Oberarm des Patienten mit der rechten Hand in Innenrotation, leichter Adduktion und etwa 70° Anteflexion gehalten.
Die linke Hand liegt auf der Vorderseite der zu behandelnden Schulter.

AUSFÜHRUNG

Die Schulter wird nun langsam in dorsokraniale Richtung gedrückt; falls notwendig, wird der Therapeut mit Bauch und Thorax der Bewegung nachhelfen. Zusätzliche Dehnung läßt sich durch tiefes Ausatmen nach Erreichen der Endstellung erzielen.

Auch bei dieser Anwendung sollten beide Seiten behandelt werden. Auch sollte der Patient mehrmals täglich selbständig Dehnungsübungen durchführen.

Querfriktion des M. latissimus dorsi

Die seltene Überdehnung des M. latissimus dorsi kommt praktisch ausschließlich nach Sportunfällen vor.
Der Läsionsort befindet sich meist unmittelbar ventrolateral der Skapula.
Adduktion und Innenrotation der Schulter gegen Widerstand sind schmerzhaft.

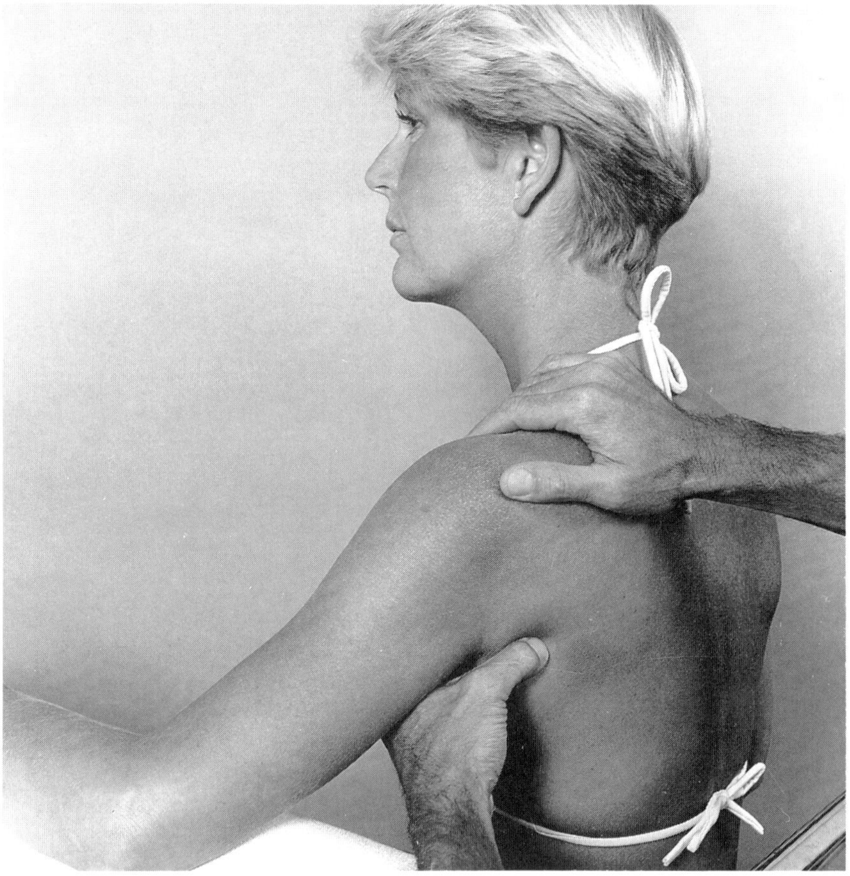

AUSGANGSHALTUNG DES PATIENTEN

An der kurzen Seite der Behandlungsliege sitzend, den Arm dabei etwa 45° abduziert, Unterarm und Hand ruhen auf der Liege.

AUSGANGSHALTUNG DES THERAPEUTEN

Schräg hinter dem Patienten, an der Ecke der Liege sitzend.

AUSFÜHRUNG

Mit Daumen und Zeigefinger umfaßt der Therapeut die betroffene Partie.

Die Querfriktion erfolgt durch Aufeinanderzubewegen von Daumen und Zeigefinger und eine anschließende ventrolaterale Bewegung der gleichen Hand.

In der Regel reichen einige wenige Sitzungen aus.

Das Risiko eines Rezidivs ist recht hoch; daher sind muskelkräftigende Übungen indiziert. Auf Dehnungsübungen sollte verzichtet werden.

Querfriktion des M. rectus abdominis

In den seltensten Fällen handelt es sich bei einer Zerrung des M. rectus abdominis um eine eigenständige Pathologie; meist stellen sich die Patienten im Rahmen einer Pubalgie mit Leistenbeschwerden vor (*vgl. Nichtoperative Orthopädie, Teil 2, Diagnostik der Extremitäten*).

Rumpfbeugung gegen Widerstand, insbesondere das Heben der gestreckten Beine im Liegen gegen Widerstand ist schmerzhaft.

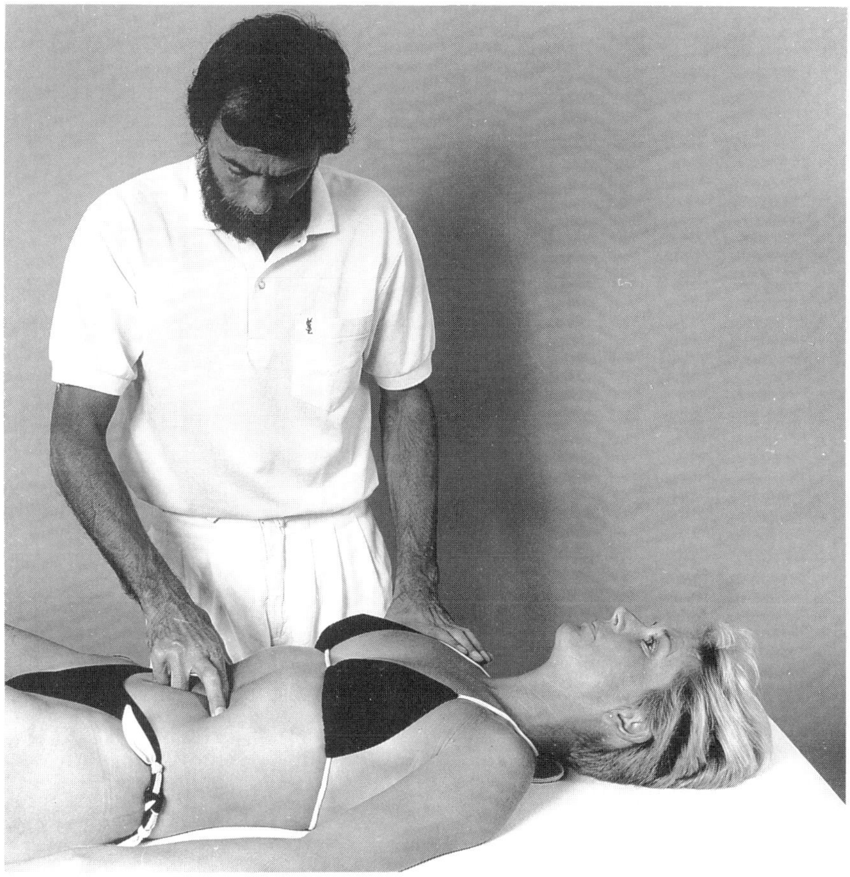

Ausgangshaltung des Patienten

Rückenlage auf der Liege mit Knierolle, die Arme entspannt neben dem Körper.

Ausgangshaltung des Therapeuten

In Höhe der Läsion neben dem Patienten stehend oder sitzend.

Ausführung

Zunächst wird der Läsionsort sorgfältig lokalisiert; meist liegt er unmittelbar kranial des Nabels oder der Symphyse.

Je nach Größe der Läsion wird die Querfriktion mit einer oder mehreren Fingerspitzen ausgeführt. Sie erfolgt quer zum Muskelfaserverlauf von medial nach lateral.

Die Abheilung erfolgt meist nach zwei bis drei Wochen.

Flankierend sind sowohl Dehnungsübungen (Rumpfextension) als auch muskelkräftigende Maßnahmen angezeigt.
Letztere setzen allerdings eine negative Funktionsuntersuchung voraus.

Mobilisierung der Wirbel-Rippen-Verbindungen

Mobilisierung der ersten Rippe

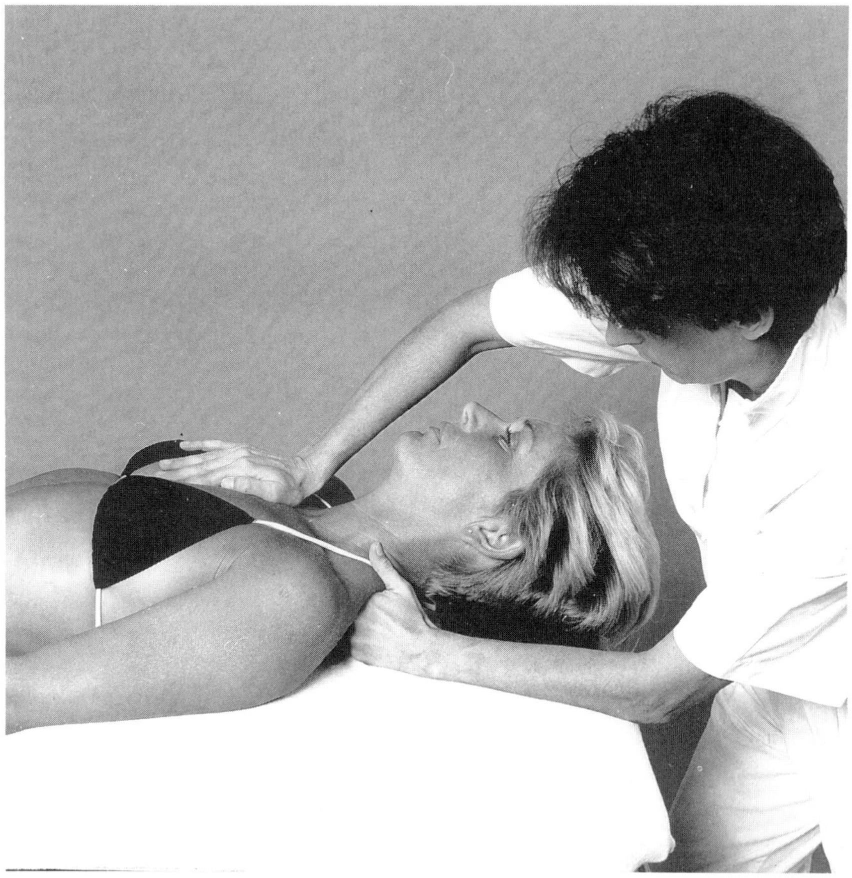

AUSGANGSHALTUNG DES PATIENTEN

Rückenlage, die Arme am Körper. Wie bei der Prüfung der Mobilität und des Endgefühls der ersten Rippe beschrieben, befindet sich der Kopf, auf einem Kissen gelagert, in Neutralstellung.

Mobilisierung des Kostotransversalgelenks

AUSGANGSHALTUNG DES THERAPEUTEN

Am Kopfende der Behandlungsliege sitzend oder stehend. Der Therapeut setzt die Radialseite des Zeigefingermittelglieds der homolateralen Hand auf die Dorsalpartie des Angulus costae der ersten Rippe. Das Handgelenk befindet sich dabei in leichter Extension (Dorsalflexion). Die Ulnarkante der mobilisierenden Hand ruht auf der Liege, der Ellenbogen ist dabei etwa 45° gebeugt.
Die Handwurzel der heterolateralen Hand fixiert das Sternum.

AUSFÜHRUNG

Zum Ende der Exspiration (der Patient ist dann am entspanntesten) wird durch eine leichte radiale Abduktion des homolateralen Handgelenks die Rippe nach ventral und homolateral bewegt.

Mobilisierung des Kostovertebralgelenks

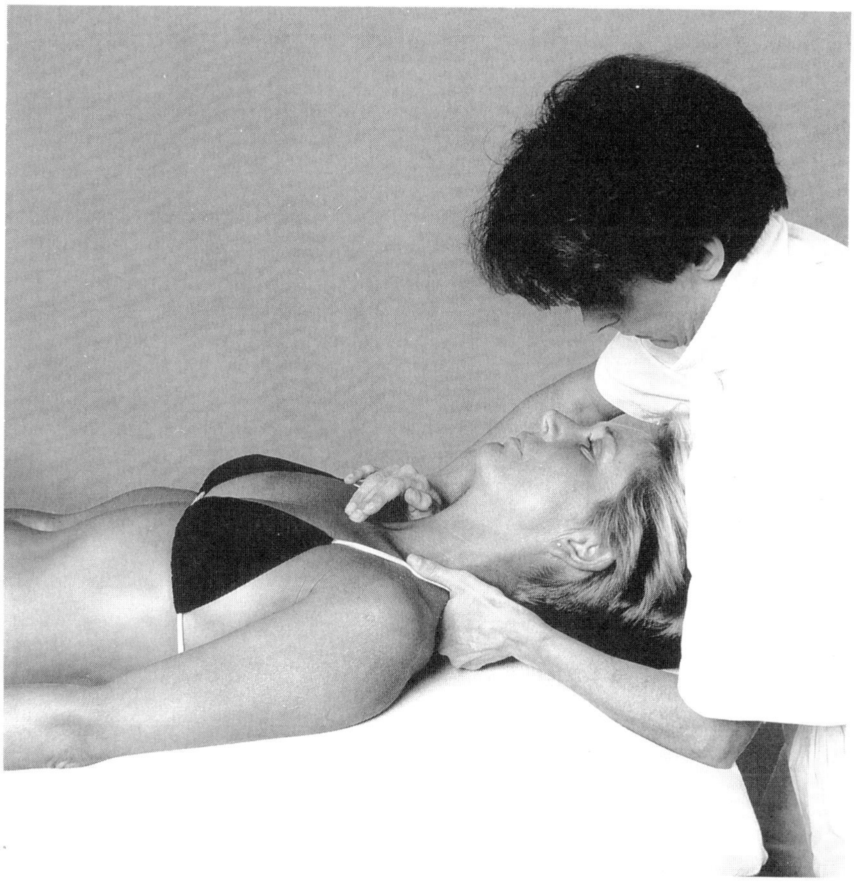

AUSGANGSHALTUNG DES THERAPEUTEN

Der Therapeut setzt die Radialseite des Zeigefingergrundgelenks der homolateralen Hand auf die kraniale Partie des Angulus costae der ersten Rippe. Das Handgelenk befindet sich dabei in leichter ulnarer Abduktion, der Unterarm in leichter Supination. Der Ellenbogen ist etwa 90° gebeugt.

AUSFÜHRUNG

Während der Patient so tief wie möglich ausatmet, wird die erste Rippe nach kaudoventral und zur Gegenseite hin bewegt.
Nun wird der Patient aufgefordert, eine ruhige Bauchatmung einzuhalten; dabei bewegt sich die Rippe kaum, so daß die Mobilisierung lange genug durchgehalten werden kann.

Der Zeigefinger der heterolateralen Hand liegt zwischen der Extremitas sternalis der Clavicula und der ersten Rippe.

Mobilisierung der ersten Rippe Kostovertebrale mit gleichzeitiger Dehnung der Mm. scaleni

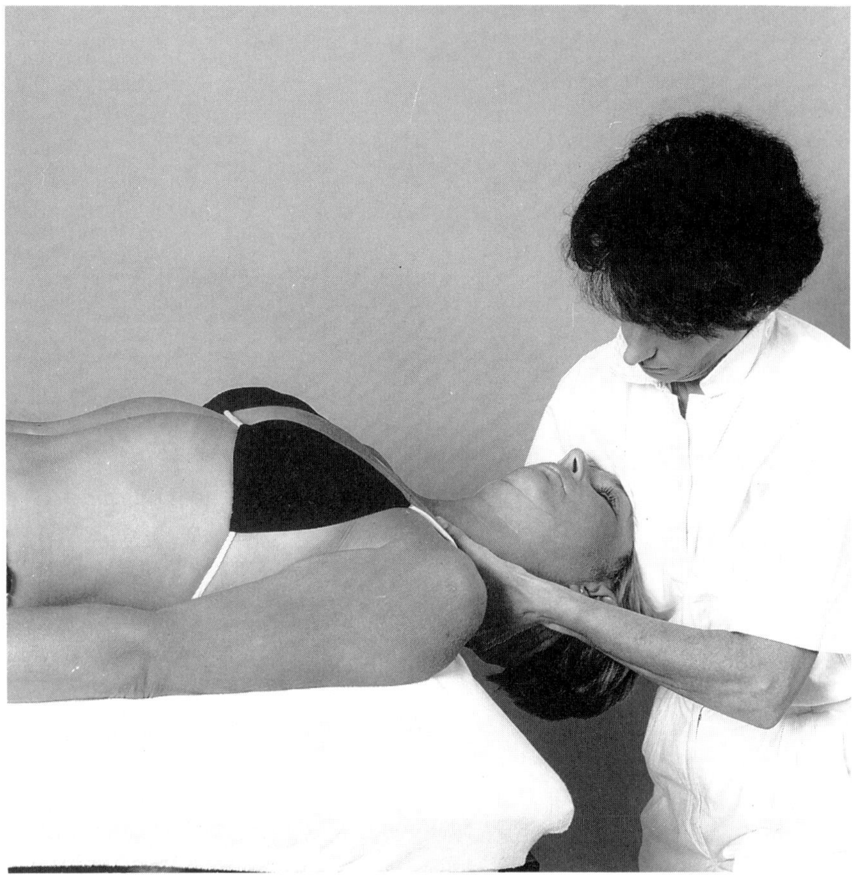

AUSGANGSHALTUNG DES PATIENTEN

Rückenlage, Arme entspannt am Körper, der Kopf ragt über den Rand der Liege hinaus.

AUSGANGSHALTUNG DES THERAPEUTEN

Am Kopfende der Liege stehend oder sitzend.
Der Kopf des Patienten wird umfaßt und die obere HWS in Flexion gebracht, da dieser Abschnitt sonst zu stark belastet würde. Dies erfolgt durch Traktion am Hinterkopf bei gleichzeitigem Druck auf Stirn und Kinn.
Die Radialseite des Zeigefingergrundgliedes der homolateralen Hand wird kranial auf den Angulus costae der ersten Rippe gesetzt.
Die heterolaterale Hand umfaßt von dorsal her den Hinterkopf des Patienten. Der Kopf des Patienten ruht dabei auf dem Unterarm des Therapeuten und liegt fixiert zwischen Unterarm und Rumpf.

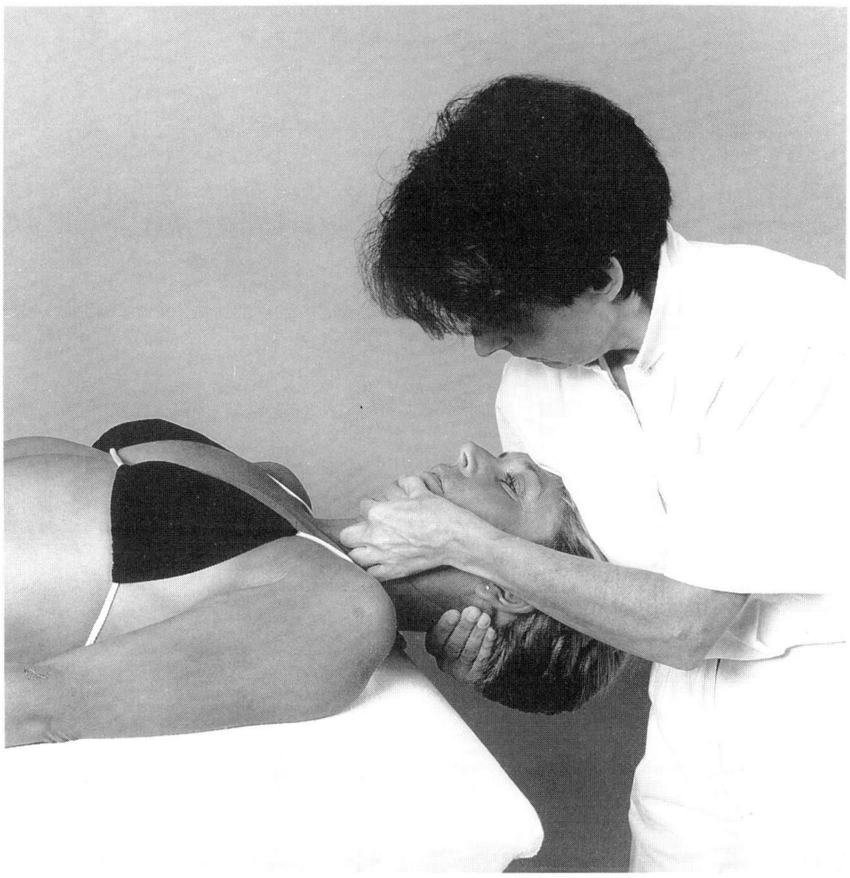

Ausführung

Der Kopf wird nun sehr behutsam und abhängig von Schmerz und Abwehrspannung in Extension, heterolaterale Seitneigung und homolaterale Rotation gebracht. Anschließend wird die erste Rippe nach kaudal, ventral und zur Gegenseite mobilisiert.

Die HWS befindet sich während der Mobilisierung in ständiger leichter (schützender) Traktion.

Selbständige Dehnung der Mm. scaleni

AUSGANGSHALTUNG DES PATIENTEN

Auf einer Bank oder einem Stuhl sitzend mit einem gefalteten Handtuch oder Laken über der Schulter der zu behandelnden Seite. Auf dem einen Ende des Lakens sitzt der Patient, während er das andere mit beiden Händen hält.

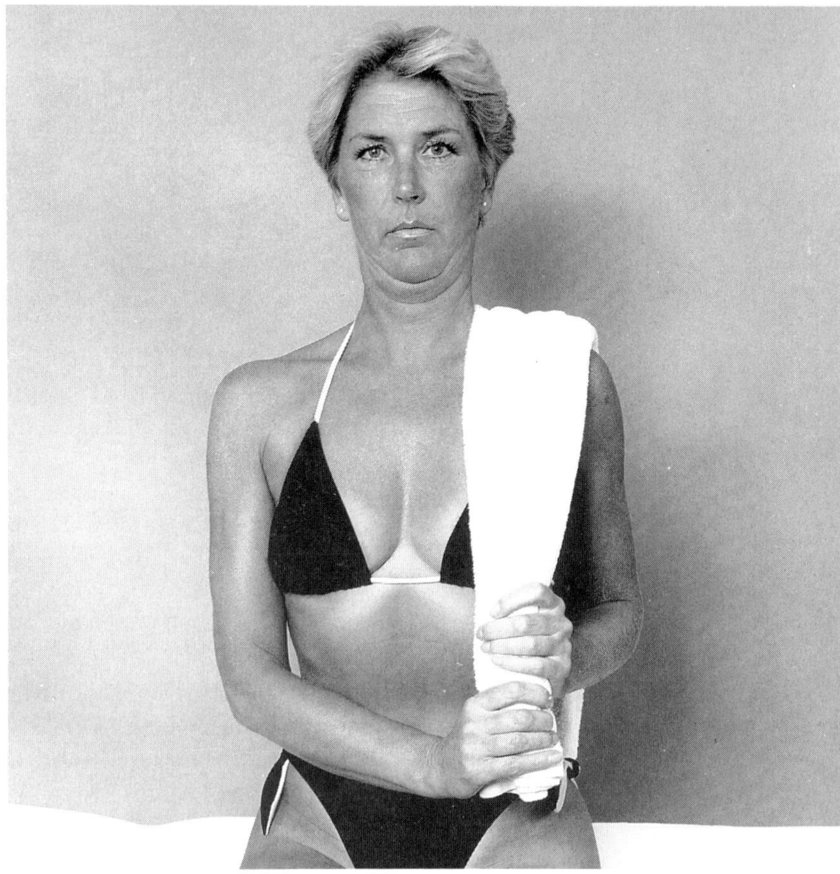

AUSFÜHRUNG

Phase 1 Der Patient zieht sein Kinn so weit wie möglich ein.

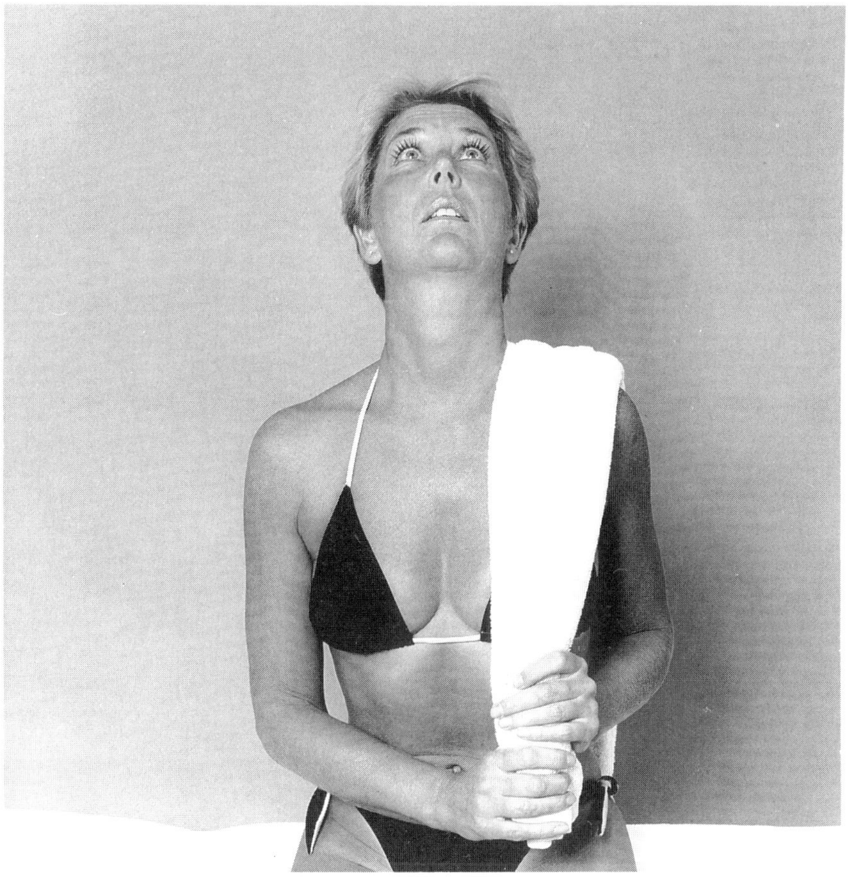

Phase 2 Bei eingezogenem Kinn bringt der Patient den Kopf so weit wie möglich in Extension.

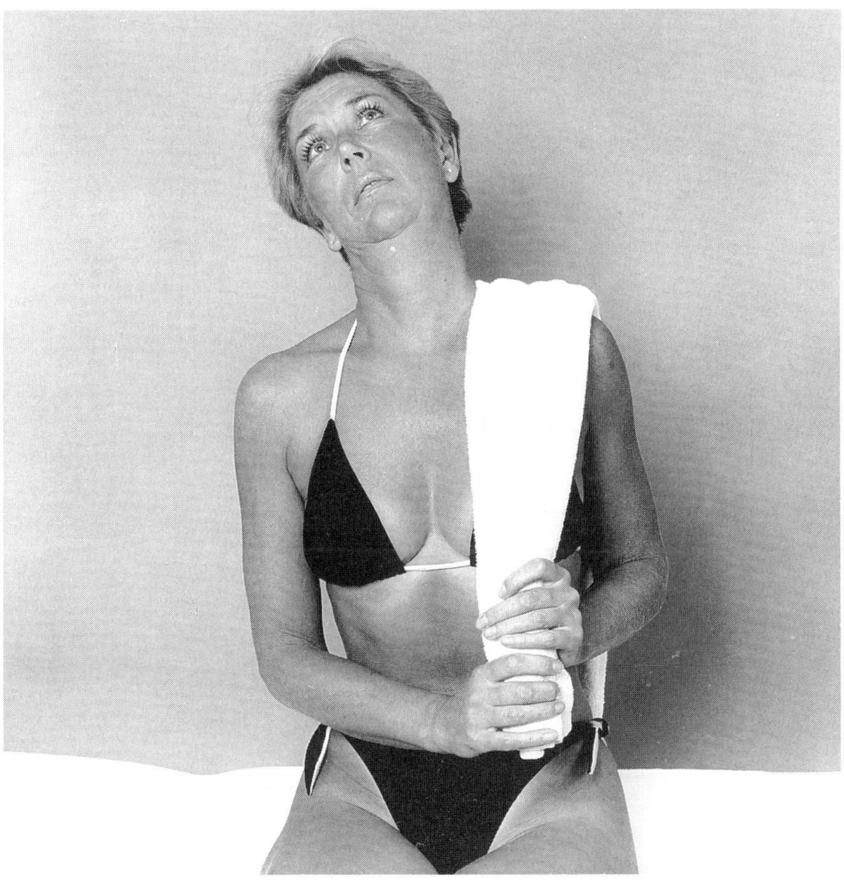

Phase 3 Anschließend wird unter Beibehaltung der in Phase 1 und 2 eingenommenen Haltung eine heterolaterale Seitneigung ausgeführt.

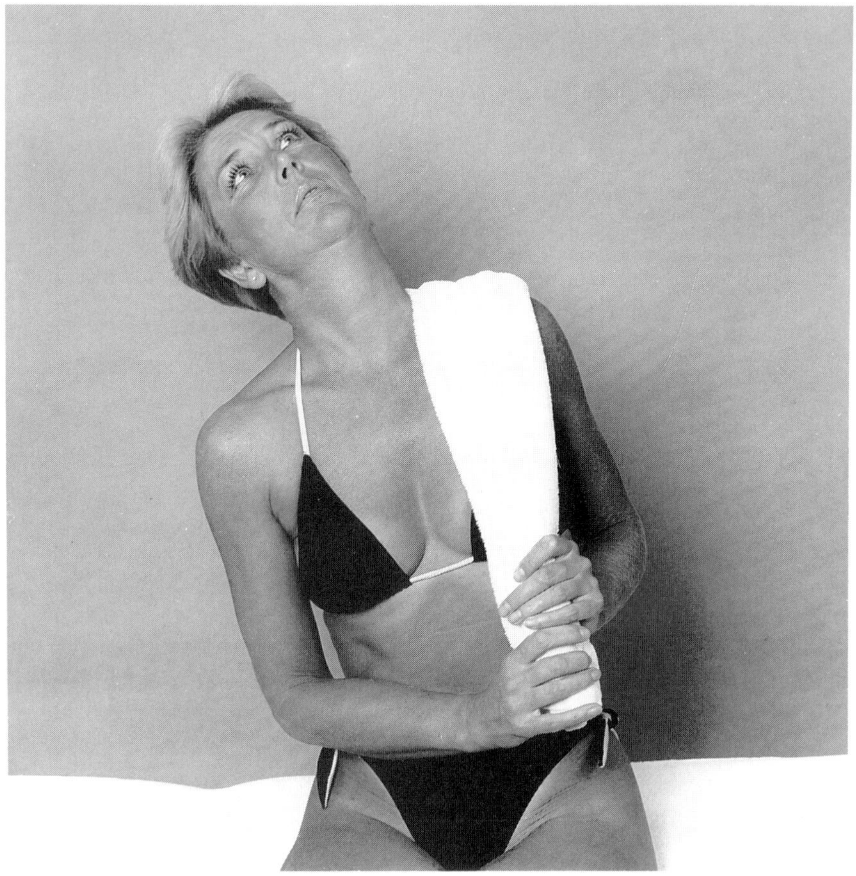

Phase 4 Aus der eingenommenen Haltung erfolgt nun noch eine homolaterale Rotation.

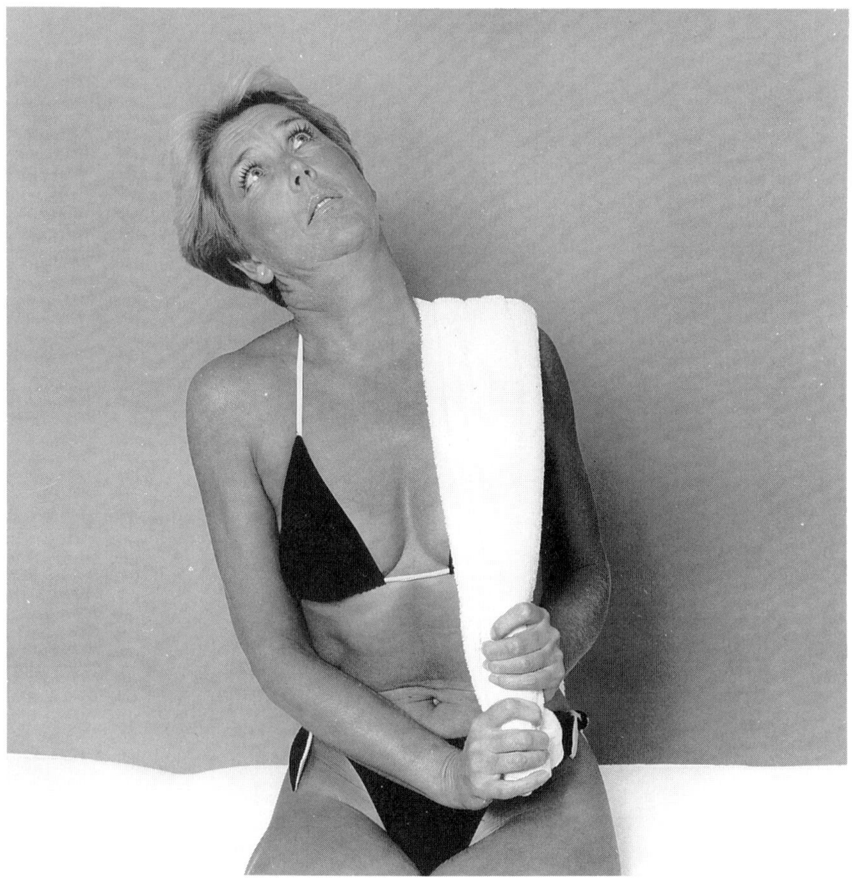

Phase 5 Mit Hilfe des Handtuchs wird die Schulter so weit nach unten gezogen, wie dies schmerzlos möglich ist.

Phase 6 Nun atmet der Patient so tief wie möglich aus und versucht während 20 bis 60 Sekunden eine möglichst konsequente Bauchatmung durchzuführen.

Sobald Parästhesien oder stärkere Schmerzen verspürt werden, wird die Übung beendet.

Mobilisierung der Rippen zweiten bis sechsten

Mobilisierung des Kostotransversalgelenks

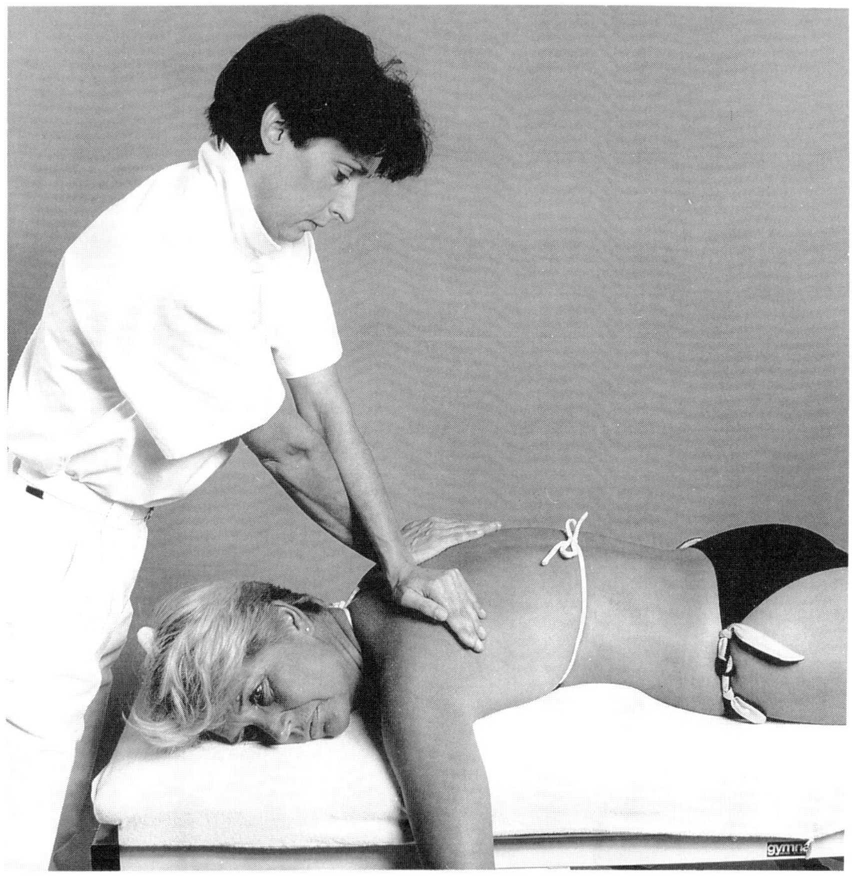

AUSGANGSHALTUNG DES PATIENTEN

Bauchlage mit einem Kissen unter dem Rumpf, so daß die BWS in leichter Flexion liegt, Arme am Körper.
Der Kopf ist zu der Seite gedreht, die mobilisiert werden soll.

AUSGANGSHALTUNG DES THERAPEUTEN

Am Kopfende der Liege stehend.

AUSFÜHRUNG

Der Therapeut lagert den Patienten in homolateraler Seitneigung; der Arm hängt an dieser Seite über dem Rand der Liege. Die homolaterale Hand liegt mit dem Hypothenar auf dem Angulus costae der zu mobilisierenden Rippe.
Der Hypothenar der anderen Hand fixiert an der heterolateralen Seite den Querfortsatz des zugehörigen Wirbels. Die Mobilisierung ist rechtwinklig zum Kyphoseverlauf und etwas nach lateral gerichtet.

Mobilisierung in Inspirationsrichtung

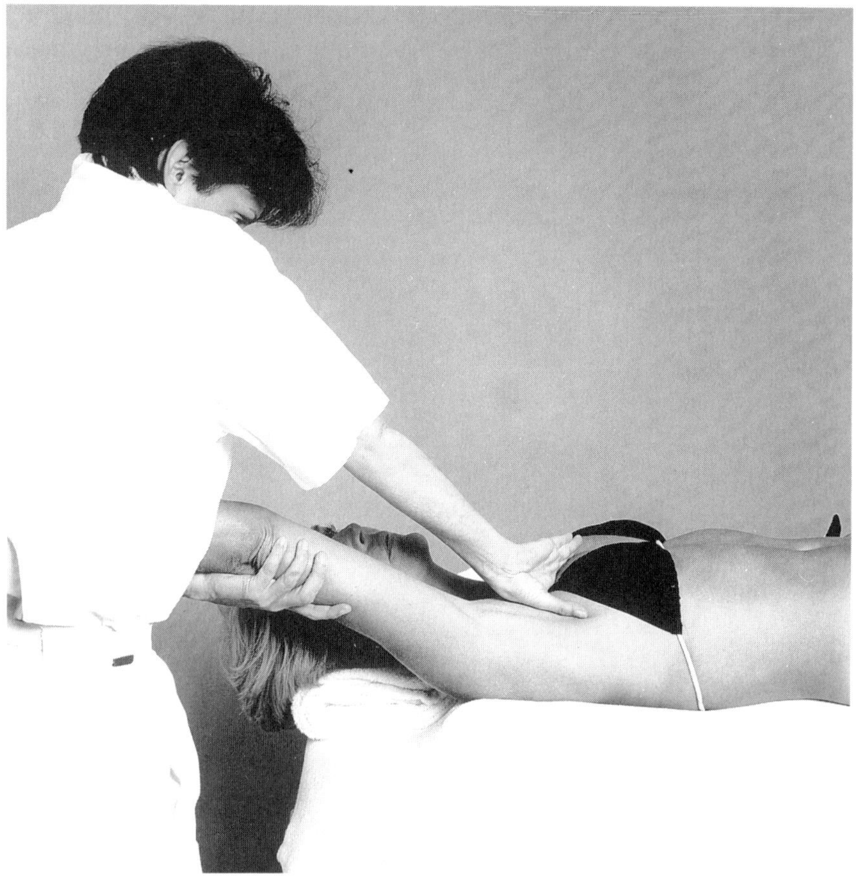

Ausgangshaltung.

AUSGANGSHALTUNG DES PATIENTEN

Rückenlage, Arme am Körper anliegend, Kopf in Neutralstellung.

AUSGANGSHALTUNG DES THERAPEUTEN

Am Kopfende der homolateralen Seite stehend.

AUSFÜHRUNG

Die Radialseite des zweiten Mittelhandknochens und des Zeigefingers (oder aber der Daumenballen) der homolateralen Hand hakt die der zu mobilisierenden Rippe kaudal befindliche Rippe lateral des Knorpels von kranial her an.
Der homolaterale Arm des Patienten wird so weit wie möglich eleviert und vom Therapeuten zwischen dessen Oberarm und Thorax fixiert.
Nach vollständiger Exspiration fixiert der Therapeut die Rippe.

Anschließend atmet der Patient tief ein, wobei auf Brustatmung zu achten ist, während der Therapeut die Rippe in Exspirationsstellung fixiert hält. Gleichzeitig unterstützt er die Elevation der zu mobilisierenden Rippe durch weitere Elevation des Patientenarms (Hebelwirkung).

Während der Mobilisierungsphase wechselt der Patient auf Bauchatmung über.

Die Mobilisierung kann durch Unterlegen eines Kissens unter das Schulterblatt verstärkt werden.

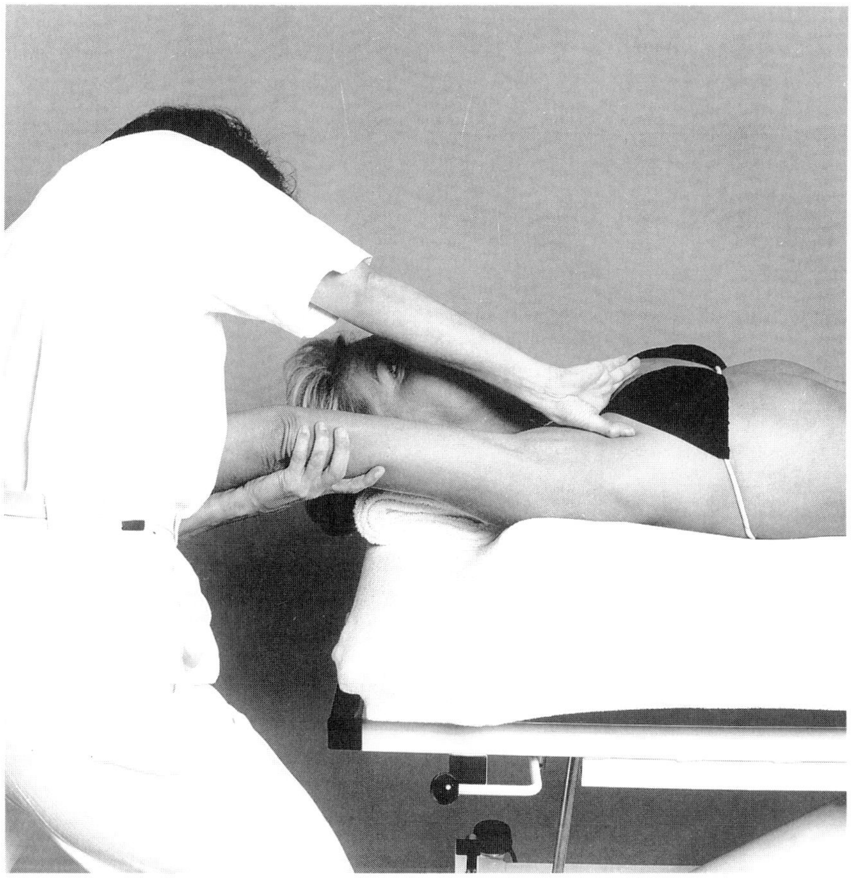

Endstellung.

Mobilisierung in Exspirationsrichtung

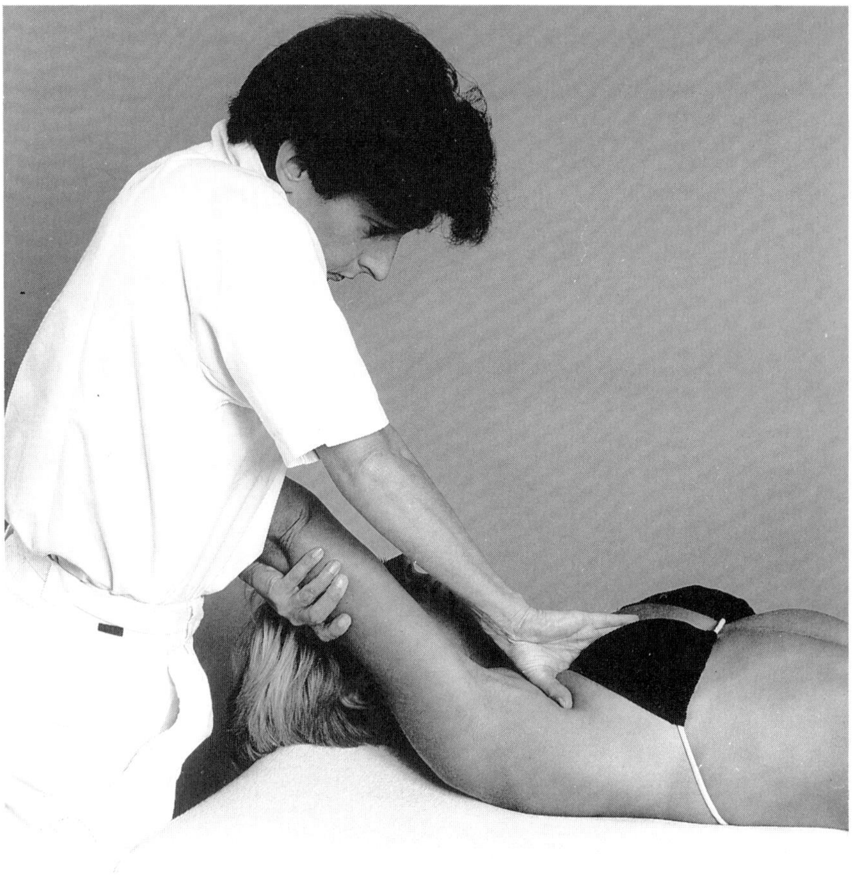

Ausgangshaltung des Patienten

Rückenlage, Arme am Körper, Kopf in Neutralstellung.

Ausgangshaltung des Therapeuten

An der homolateralen Seite des Kopfendes der Liege stehend.

Ausführung

Die homolaterale Hand hakt mit der Radialseite des zweiten Mittelhandknochens und des Zeigefingers (oder aber mit dem Daumenballen) die zu mobilisierende Rippe lateral des Rippenknorpels von kranial her an.

Der Patient wird aufgefordert, durch Anteversion seinen Arm in weitestgehende Elevation zu bringen, wonach der Therapeut diesen zwischen Oberarm und Thorax fixiert. Die Elevation dient bei dieser Anwendung *nicht als Hebelarm*, sondern soll eine Kyphosierung verhindern.
Nun atmet der Patient tief aus, während der Therapeut die Rippe in Exspirationsrichtung sozusagen „begleitet". Unter ruhiger Bauchatmung wird die Rippe weiter in Exspirationsrichtung mobilisiert.

Je weiter kaudal man mobilisiert, um so weiter lateral muß die mobilisierende Hand positioniert werden.

Mobilisierung der siebten bis zehnten Rippe

Mobilisierung in Inspirationsrichtung

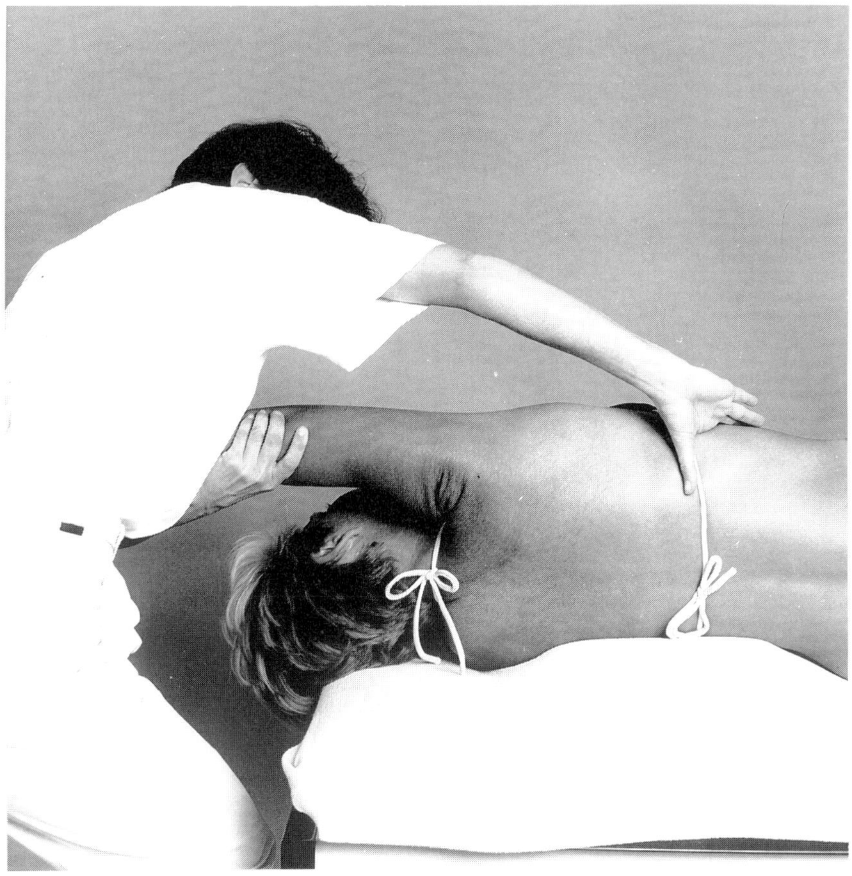

AUSGANGSHALTUNG DES PATIENTEN

Seitenlage, die Arme am Körper, den Kopf auf einem Kissen ruhend in Neutralstellung (stabile Seitenlage).

AUSGANGSHALTUNG DES THERAPEUTEN

Vgl. *Mobilisierung in Inspirationsrichtung der zweiten bis sechsten Rippe.*

AUSFÜHRUNG

Vgl. *Mobilisierung in Inspirationsrichtung,* jedoch mit dem Unterschied, daß der Patient während maximaler Inspiration auf betonte Flankenatmung achtet.

Mobilisierung des Kostotransversalgelenks

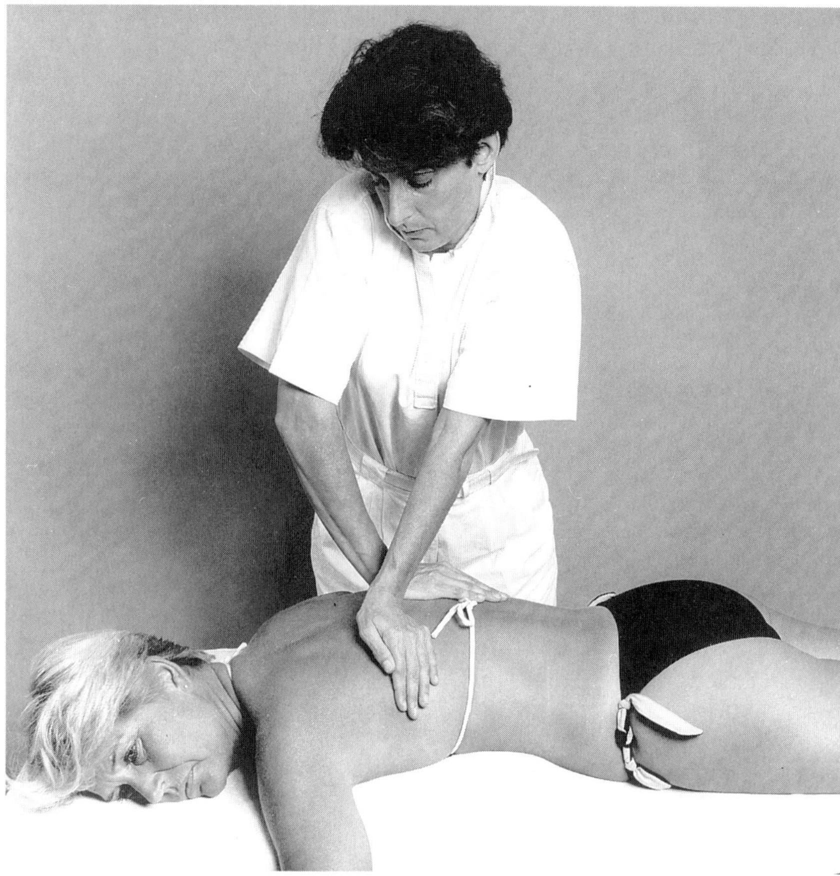

AUSGANGSHALTUNG DES PATIENTEN

Vgl. *kostotransversale Mobilisierung der zweiten bis sechsten Rippe.*

AUSGANGSHALTUNG DES THERAPEUTEN

An der heterolateralen Seite des Patienten stehend.

AUSFÜHRUNG

Vgl. *kostotransversale Mobilisierung der zweiten bis sechsten Rippe.* Die Richtung der Mobilisierung ist nur allerdings nach ventral, lateral und kranial.

Mobilisierung in Exspirationsrichtung

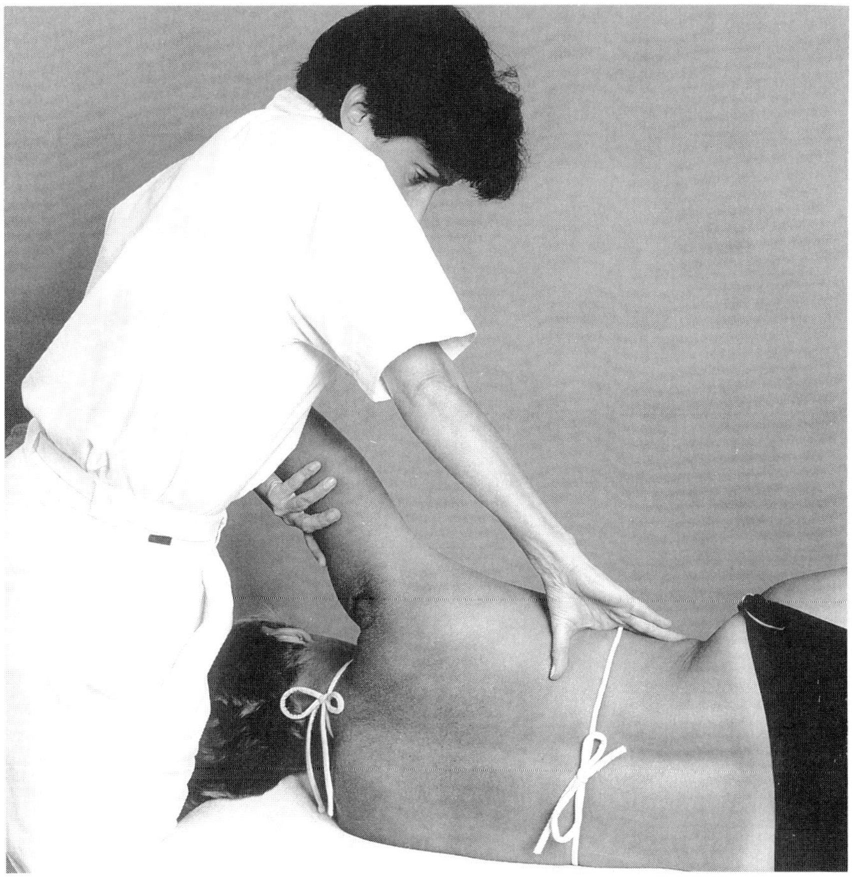

AUSGANGSHALTUNG DES PATIENTEN

Seitenlage, die zu mobilisierende Seite zeigt dabei nach oben, der Kopf befindet sich in Neutralstellung und ruht auf einem Kissen.
Das obenliegende Bein ist in der Hüfte gestreckt und leicht adduziert.

AUSGANGSHALTUNG DES THERAPEUTEN

Vgl. *Mobilisierung in Exspirationsrichtung der zweiten bis sechsten Rippe.*

AUSFÜHRUNG

Vgl. *Mobilisierung in Exspirationsrichtung der zweiten bis sechsten Rippe.*

Literatur

Andrew, T., Piggott, H. (1985). Growth arrest for progressive scoliosis. Combined anterior and posterior fusion of the convexity. *The Journal of Bone and Joint Surgery, 67B,* 193-197.

Andriachi, T., Schultz, A., Belytschko, T., Galante J. (1974). A model for studies of mechanical interactions between the human spine and rtib cage. *Journal of Biomechanics, 7,* 497-507.

Archer, I.A., Dickson, R.A. (1985). Stature and idiopathic scoliosis. A prospective study. *The Journal of Bone and Joint Surgery, 67B,* 185-188.

Aufdemkampe, G. (1990). Opvattingen over skoliose in 100 jaar „Tijdschrift". *Nederlands Tijdschrift voor Fysiotherapie, 100,* 226-242.

Barker, M.E. (1983). Manipulation in general medical practice for thoracic pain syndromes. *British Osteopathic Journal, 15,* 95-97.

Bergsmann, O., Eder, M. (1982). *Funktionelle Pathologie und Klinik der Wirbelsäule, Band 2: Funktionelle Pathologie und Klinik der Wirbelsäule.* Stuttgart: Gustav Fischer Verlag.

Berg, J. van den, (1984). Is er een relatie tusse de hernia nucleus pulposis en het optreden van een reflex sympatische dystrofie.

Bohlman, H.H., Zdeblick, T.A. (1988). Anterior excision of herniated thoracic discs. *The Journal of Bone and Joint Surgery, 70A,* 1038-1047.

Bolender, N.F., Schönström, N.S.R., Spengler, D.M. (1985). Role of computed tomography and myelography in the diagnosis of central spinal stenosis. *The Journal of Bone and Joint Surgery, 67A,* 240-246.

Bradford, D.S., Brown, D.M., Moe, J.H., Winter, R.B., Jowsey, J. (1976). Scheuermann's kyphosis: A form of osteoporosis? *Clinical Orthopedics, 118,* 10-15.

Carson, J., Gumpert, J., Jefferson, A. (1971). Diagnosis and treatment of thoracic intervertebral disc protrusions. *Journal of Neurology, Neurosurgery and Psychiatry, 34,* 68-77.

Cats, A. (1984). De aandoeningen van de rug (1). Juveniele kyfose (morbus Scheuermann). *Reuma Wereldwijd, 8,* 2: 1-4.

Cats, A. (1984). De aandoeningen van de rug (2). Osteoporose. *Reuma Wereldwijd, 8,* 3: 1-4.

Cats, A. (1984). De aandoeningen van de rug (3). Spondylosis hyperostotica. *Reuma Wereldwijd, 8,* 4: 1-5.

Citron, N., Edgar, M.A., Sheehy, J., Thomas, D.G.T. (1984). Intramedullary spinal cord tumours presenting as scoliosis. *The Journal of Bone and Joint Surgery, 66B,* 513-517.

Cyriax, J. (1967). *Diagnosis of somatic thoracic disorders.* Vortrag anläßlich eines Symposiums der British Association of Manipulative Medicine, Royal Army Medical College, Westminster, London, 12.3.67.

Daruwalla, J.S., Balasubramaniam, P. (1985). Moiré topography in scoliosis: Its accuracy in detecting the site and size of the curve. *The Journal of Bone and Joint Surgery, 67B,* 211-213.

Daruwalla, J.S., Balasubramaniam, P., Chay, S.O., Rajan, U., Lee, H.P. (1985). Idiopathic scoliosis: Prevalence and ethnic distribution in singapore schoolchildren. *The Journal of Bone and Joint Surgery, 67B,* 182-184.

Deacon, P., Berkin, C.R., Dickson, R.A. (1985). Combined idiopathic kyphosis and scoliosis. An analysis of the lateral spinal curvatures associated with Scheuermann's disease. *The Journal of Bone and Joint Surgery, 67B,* 189-192.

Deacon, P., Flood, B.M., Dickson, R.A. (1984). Idiopathic scoliosis in three dimensions: A radiographic and morphometric analysis. *The Journal of Bone and Joint Surgery, 66B,* 509-512.

Defesche, H.F.H.G., Broere, G. (1980). Het spinale hematoom. *Nederlands Tijdschrift voor Geneeskunde, 124,* 157-160.

Dickson, R.A. (1985). Conservative treatment for idiopathic scoliosis. *The Journal of Bone and Joint Surgery, 67B,* 176-181.

Ditton, J.N. (1980). Intralesional triamcinolone - bupivacaine in the treatment of post-herpetic neuralgia. *Problems in pain* 262-266. Pergamon Press.

Dommisse, G.F. (1974). The blood supply of the spinal cord. *The Journal of Bone and Joint Surgery, 56B,* 225ff.

Edgar, M.A. (1985). To brace or not to brace? *The Journal of Bone and Joint Surgery, 67B,* 173-174.

Ernst, W.K. (1988). Angeborene und konstitutionelle Fehlformierungen im Thoraxbereich im Kindesalter. *Krankengymnastik, 40,* 379-382.

Fidler, M.W., Goedhart, Z.D. (1984). Excision of prolapse of thoracic intervertebral disc. *The Journal of Bone and Joint Surgery, 66B,* 518-522.

Fisk, J.W., Baigent, M.L., Hill, P.D. (1982). Incidence of Scheuermann's disease: Preliminary report. *American Journal of Physical Medicine, 61,* 32-35.

Flatley, T.J., Anderson, M.H., Anast, G.T. (1984). Spinal instability due to malignant disease: Treatment by segmental spinal stabilization. *The Journal of Bone and Joint Surgery, 66A,* 47-52.

Fredrickson, B.E., Baker, D., McHolick, W.J., Yuan, H.A., Lubicky, J.P. (1984). The natural history of spondylolysis and spondylolisthesis. *The Journal of Bone and Joint Surgery, 66A,* 699-707.

Henke, G. (1982). *Rückenverkrümmungen bei Jugendlichen.* Bern: Verlag Hans Huber.

Hsu, L.C.S., Lee, P.C., Leong, J.C.Y. (1984). Dystrophic spinal deformities in neurofibromatosis: Treatment by anterior and posterior fusion. *The Journal of Bone and Joint Surgery, 66B,* 495-499.

Jansen, B.R.H. (1977). *Spondylodiscitis: Een onderzoek naar de mogelijkheden van haematogene ontsteking van de tussenwervelschijf.* Dissertation, Delft: W.D. Meinema.

Ker, N.B., Jones, C.B. (1985). Tumours of the cauda equina. The problem of differential diagnosis. *The Journal of Bone and Joint Surgery, 67B,* 358-362.

Korst, J.K. van der (1984). *Gewrichtsziekten.* Utrecht: Bohn, Scheltema & Holkema.

Krämer, J. (1978). *Bandscheibenbedingte Erkrankungen.* Stuttgart: Georg Thieme Verlag.

Lewith, G.T., Field, J., Machin, D. (1983). Acupuncture compared with placebo in postherpetic pain. *Pain, 17,* 361-368.

Maigne, R. (1980). Low back pain of thoracolumbar origin. *Archives of Physical Medicine and Rehabilitation, 61,* 389-394.

Morages, J.M. de, Kierland, R.R. (1957). The outcome of patients with herpes zoster. *Arch Derm Syph, 75,* 193.

Muller, J.W.Th. (1980). Rugpijn. *Nederlands Tijdschrift voor Geneeskunde, 124,* 1857-1860.

Nötges, A. (1988). Differentialdiagnose und Therapie des Thoraxschmerzes aus kardiologischer Sicht. *Krankengymnastik, 40,* 377-378.

Panjabi, M.M., Brand, R.A., White, A.A. (1976). Mechanical properties of the human thoracic spine. *The Journal of Bone and Joint Surgery, 58A,* 642-652.

Papaioannou, T. (1982). Scoliosis associated with limb-length inequality. *The Journal of Bone and Joint Surgery, 64A,* 59-62.

Pincott, J.R., Davies, J.S., Taffs, L.F. (1984). Scoliosis caused by section of dorsal spinal nerve roots. *The Journal of Bone and Joint Surgery, 66B*, 27-29.

Roberts, A.P., Conner, A.N., Tolmie, J.L., Connor, J.M. (1988). Spondylothoracic and spondylocostal dysostosis. *The Journal of Bone and Joint Surgery, 70B*, 123-126.

Sachs, B., Bradford, D., Winter, R., Lonstein, J., Moe, J., Willson, S. (1987). Scheuermann kyphosis: Follow-up of Milwaukee-brace treatment. *The Journal of Bone and Joint Surgery, 69A*, 50-57.

Savini, R., Gherlinzoni, F., Morandi, M., Neff, J.R., Picci, P. (1983). Surgical treament of giant-cell tumor of the spine: The experience at the Istituto Ortopedico Rizzoli. *The Journal of Bone and Joint Surgery, 65A*, 1283-1330.

Siegal, T., Tiqva, P., Siegal, T. (1985). Vertebral body resection for epidural compression by malignant tumors: Results of forty-seven consecutive operative procedures. *The Journal of Bone and Joint Surgery, 67A*, 375-382.

Swärd, F., Hellstrom, M., Jacobson, B., Pëterson, L. (1990). Back pain and radiological changes in the thoraco-lumbar spine of athletes. *Spine, 15*, 124-128.

Vrettos, X.C., Wyke, B.D. (1974). Articular reflexogenic systems in the costovertebral joints. *The Journal of Bone and Joint Surgery, 56B*, 382ff.

Waddell, G., Reilly, S., Torsney, B., Allan, D.B., Morris, E.W., Di Paola, M.P., Bircher, M., Finlayson, D. (1988). Assessment of the outcome of low back surgery. *The Journal of Bone and Joint Surgery, 70B*, 5: 723-727.

Waddell, G. (1991). *Psychological Evaluation.* Vortrag anläßlich Lumbar Spine, Instructional Course (Veranstaltung der International Society for the Study of the Lumbar Spine), 11.5.91, in Zürich.

Welter, H.F., Thetter, O., Schweiberer, L. (1984). Kompresssionssyndrome der oberen Thoraxapertur. *Münchener Medizinische Wochenschrift, 126*, 1122-1125.

White, A.A. (1969). Analysis of the mechanics of the thoracic spine in man. *Acta Orthopaedica Scandinavica, Supplement 127.*

Wyke, B. (1970). The neurological basis of thoracic spinal pain. *Rheumatology and Physical Medicine, 10*, 356-367.

Wyke, B., (1975). Morphological and functional features of the innervation of the costovertebral joints. *Folia Morphologica, 23*, 296-305.

Yates, D., Jenner, J. (1980). Lage rugpijn - welke oorzaak? *Modern Medicine*, Januar 1980, 42-45.

B5

Die Halswirbelsäule

Kapselmuster

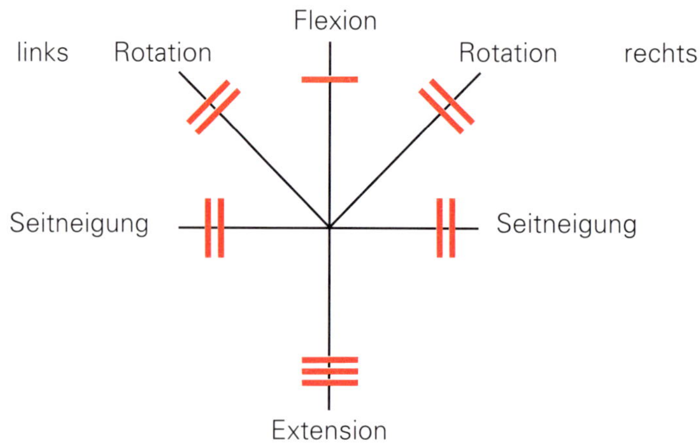

A

Gekoppelte Bewegungen

Kombinierte Bewegungen (den gekoppelten Bewegungen entgegengesetzt)

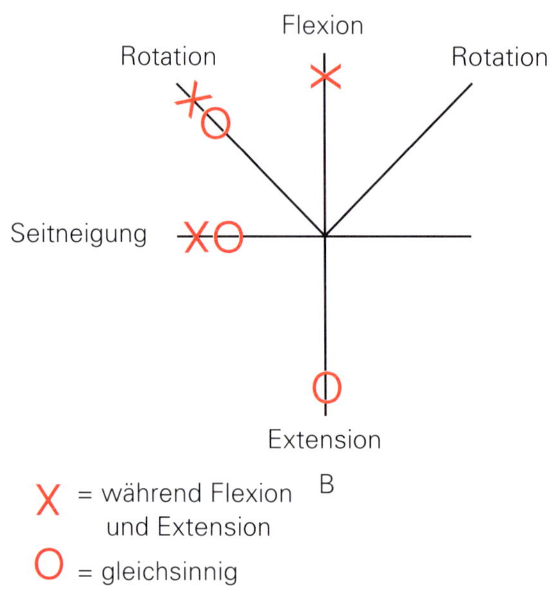

B

B5-1 Funktionelle Anatomie

Die Halswirbelsäule (HWS) ist der beweglichste Teil der gesamten Wirbelsäule. Dabei ist die Verbindung zum Hinterhaupt funktionell am wichtigsten. Der Teilschwerpunkt des Kopfes liegt relativ weit vorn. Dieser Umstand stellt in Verbindung mit der Notwendigkeit einer großen Kopfbeweglichkeit hohe funktionelle Anforderungen an Stabilität und Mobilität der HWS.
Im folgenden betrachten wir die funktionelle Anatomie der HWS in erster Linie unter kinematischen Gesichtspunkten. Daneben wird auch der mechanischen Belastung der HWS in Abhängigkeit von der Kopfstellung Rechnung getragen.

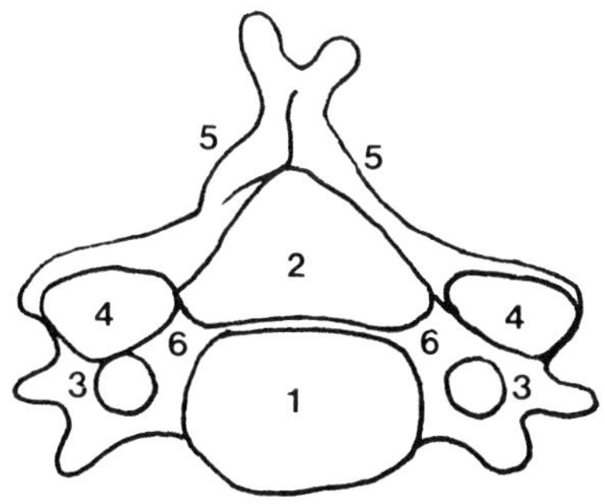

Abb. B5.1
Halswirbel (C5): Ansicht von kranial.

1 Corpus vertebrae
2 Foramen vertebrale
3 Foramen transversarium
4 Processus articularis superior
5 Lamina
6 Pediculus

Die HWS

Die Halswirbel sind von allen Wirbeln die zierlichsten.
Der Wirbelkörper ist klein, wobei die Breite die größte Abmessung darstellt (*Abb. B5.1*). Das relativ weite Foramen intervertebrale hat eine etwa dreieckige Form (dabei zeigen die Pediculi nach laterodorsal, während die Laminae vom Processus articularis nach dorsomedial verlaufen).
Typischerweise sind die Processus transversi perforiert; die Reihe dieser Foramina bildet beiderseits einen (unterbrochenen) Kanal, durch den die A. vertebralis zur Schädelbasis zieht.
An der Dorsalseite des Wirbels findet sich ein kurzer Processus spinosus, der mehr oder weniger tief gespalten ist. Ebenfalls dorsal finden sich die Processus articulares (superior und inferior). Diese bilden mit ihrem jeweiligen Pendant des Nachbarwirbels ein Fazettengelenk (Junctura zygoapophysealis) mit Ausnahme des Atlantookzipitalgelenks.
An der Vorderseite des dritten bis siebenten Wirbelkörpers bilden sich zwischen dem fünften und zehnten Lebensjahr kranial gerichtete sogenannte Processus uncinati (*Abb. B5.2*).

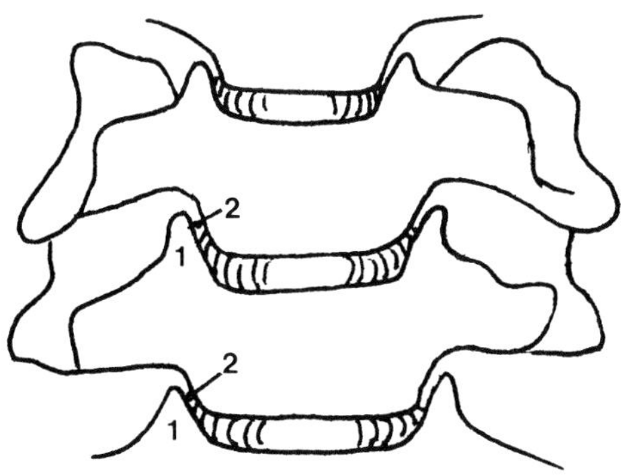

Abb. B5.2
Vorderansicht zweier Halswirbel (C3 und C4).

1 Processus uncinatus
2 Unkovertebralgelenk

Zwischen diesen Fortsätzen bildet sich um dieselbe Zeit ein Gelenkspalt, der anfänglich durch die Bandscheibe nach medial begrenzt wird. Diese Spalten vergrößern sich um das zehnte Lebensjahr, um sich in die Bandscheibe fortzusetzen. Töndury beschrieb 1981 regelrechte Risse in der Bandscheibe; durch Einwachsen einer synovialen Membran entsteht ein echtes Synovialgelenk. Darin kommen nach Töndury auch menisküsähnliche Einschlüsse vor. Der Terminus „Unkovertebralgelenk" ist bereits seit längerem eingebürgert (*Abb. B5.3*).

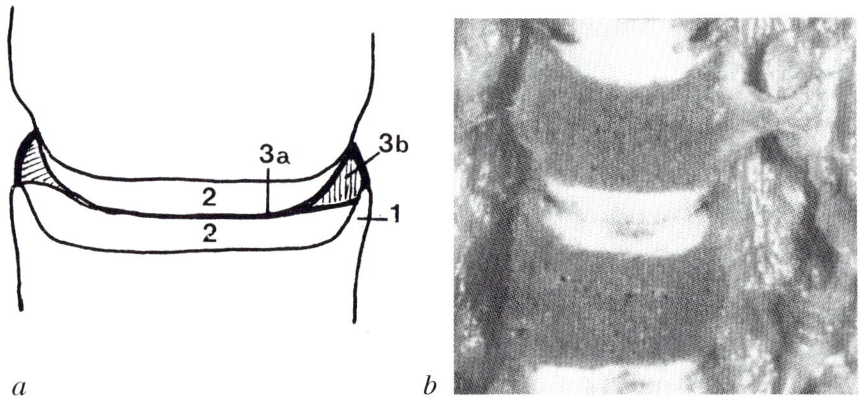

Abb. B5.3
Unkovertebralgelenk.

a Schematisches Schnittbild.
Die Synovialmembran wächst nach medial in die Bandscheibe, die oft aus zwei Teilen besteht.

1 Processus uncinatus
2 Bandscheibe
3a Kapsel des Unkovertebralgelenks
3b Höhle des Unkovertebralgelenks

b Frontalschnitt durch die mittlere HWS eines 27jährigen (nach Krämer 1978: Bandscheibenbedingte Erkrankungen; mit freundlicher Genehmigung).
Die Bandscheibe zwischen C5 und C6 ist völlig zweigeteilt.

Vorder- und Rückseite der Wirbel sind durch einige longitudinale Bändersysteme gesichert, die bis in die Lendenwirbelsäule (LWS) durchlaufen (*vgl. Teil 4/1, B3, Funktionelle Anatomie*). Auf Höhe des Atlas setzt sich das Lig. longitudinale posterius in die Membrana tectoria fort (*Abb. B5.4*).

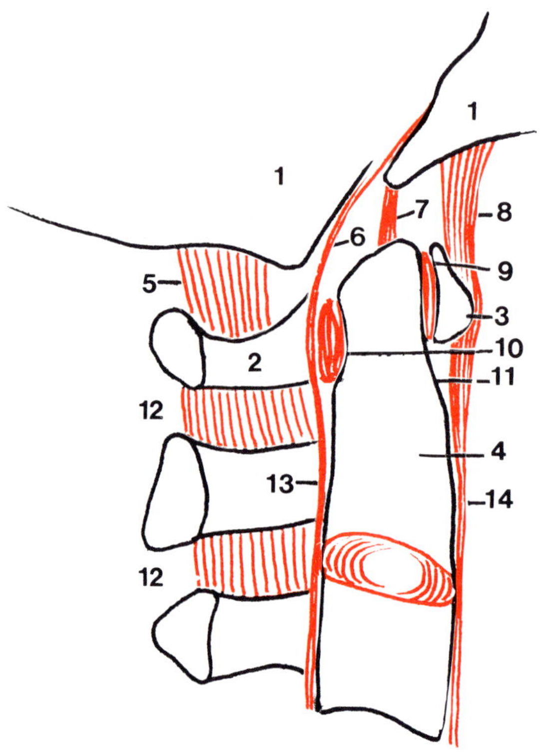

Abb. B5.4
Ligamentstrukturen im Zervikalbereich.

a Medianschnitt durch den Schädel und die ersten drei Halswirbel.

1 Schädel
2 Arcus posterior atlantis
3 Arcus anterior atlantis
4 Dens axis
5 Membrana atlantooccipitalis posterior
6 Membrana tectoria
7 Lig. apicis dentis
8 Membrana atlantooccipitalis anterior
9 Gelenkverbindung zwischen Dens axis und Arcus anterior atlantis
10 Gelenkverbindung zwischen Dens axis und Lig. transversum atlantis
11 Lig. transversum atlantis
12 Lig. flavum
13 Lig. longitudinale posterius
14 Lig. longitudinale anterius

Abb. B5.4
b Lig. cruciforme atlantis.

1 Schädel
2 Arcus posterior atlantis
3 Arcus posterior axis
4 Lig. cruciforme atlantis
5 Ligg. alaria

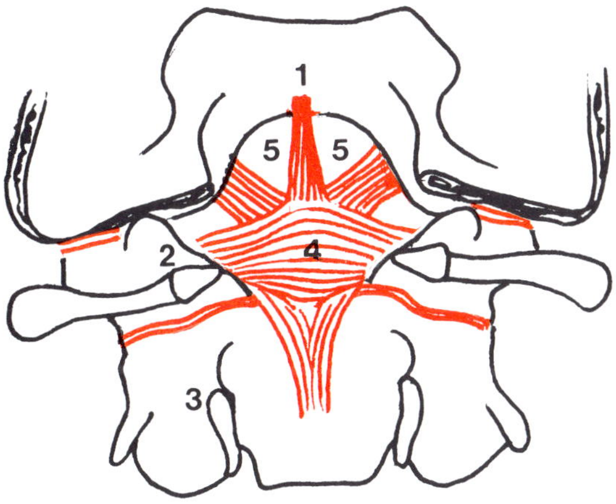

Schädel, Atlas und Axis

Der den Kopf tragende Atlas unterscheidet sich von anderen Wirbeln durch das Fehlen eines Wirbelkörpers. Auch fehlt ein eigentlicher Processus spinosus. Auf den seitlichen Teilen des Wirbels finden sich zwei ovale, mit Knorpel überzogene Gelenkflächen, die die Kondylen des Schädels tragen. In der Mitte sind diese Gelenkflächen relativ schmal, gelegentlich fehlt der Knorpel dort auch völlig, so daß dann die Gelenkfläche aus zwei Teilen besteht (*Abb. B5.5*).
Die Processus transversi sind recht lang und wie bei den übrigen Halswirbeln zum Durchlaß der A. vertebralis perforiert. Auf dem Arcus posterior befindet sich eine Rinne, die die Arterie bei ihrer (von kaudal gesehen) zweiten Schlinge aufnimmt. Die erste Schlinge befindet sich zwischen C1 und C2 und ist wesentlich enger.

Abb. B5.5
Atlas.

a Kraniale Röntgenaufnahme.

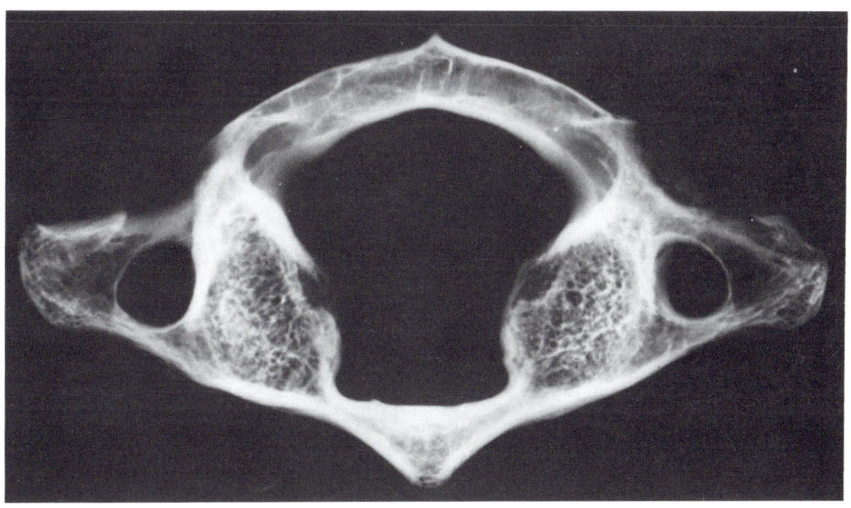

b Schema der kranialen Ansicht.

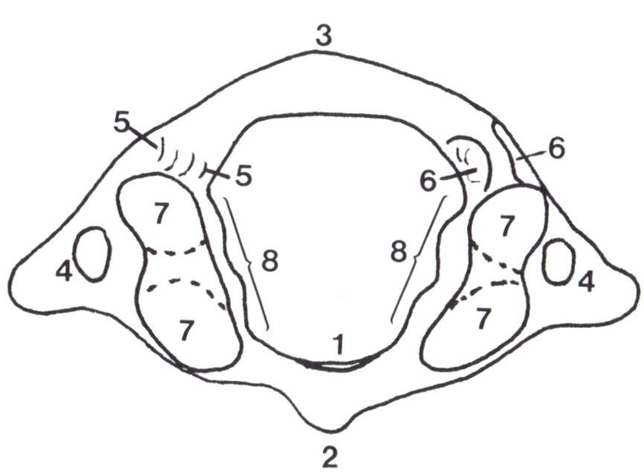

1 Fovea dentis (Gelenkfläche für die Dens axis)
2 Tuberculum anterius
3 Tuberculum posterius
4 Foramen transversarium
5 Sulcus arteriae vertebralis; falls geschlossen:
6 Canalis arteriae vertebralis
7 mit Knorpel überzogene Teile der Fovea articularis superior (Gelenkfläche für die Kondylen des Os occipitale)
8 Massa lateralis

Abb. B5.6
Axis.

a Ansicht von kranial.
b Ansicht von lateral.

1 Dens axis
2 Processus articularis superior (Gelenkfläche für den Atlas)
3 Processus spinosus
4 Facies articularis posterior (Gelenkfläche für das Lig. transversum atlantis)
5 Facies articularis anterior (Gelenkfläche für den Atlas)
6 Foramen transversarium

c Kraniale Röntgenaufnahme von Atlas und Axis.

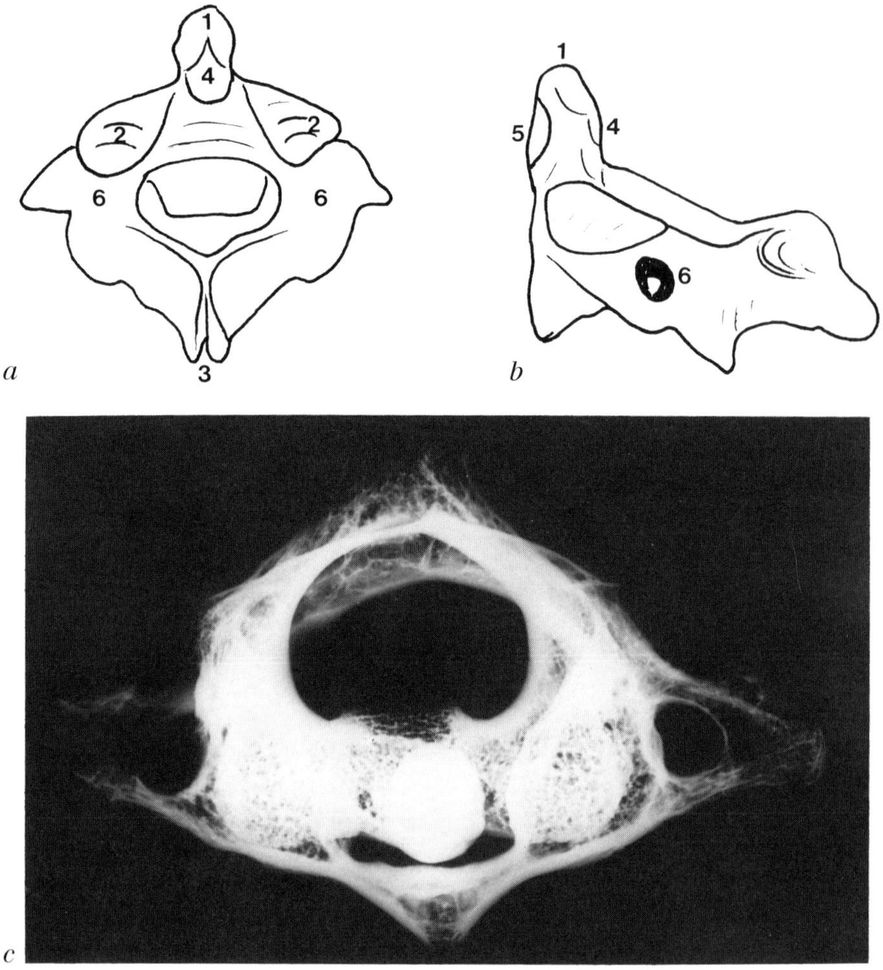

Die Axis, der zweite Halswirbel, bildet die Achse, um die der Atlas und der Kopf drehen (*Abb. B5.6*). Dazu besteht der Wirbel aus einem starken, zahnförmigen Fortsatz, der mit dem Pediculus einen Winkel von nahezu 90° bildet. Der Dens (auch Processus odontoideus genannt) bildet ventral mit dem Atlas ein Gelenk. Der entsprechende Teil des Fortsatzes ist dazu ebenso mit Knorpel überzogen, wie die mit dem Lig. transversum atlantis artikulierende Fläche. Die Gelenkflächen weisen eine nach kranial gerichtete Konvexität auf.

Gelenke

Zwischen Atlas und Schädel (C1-C0) befindet sich beidseits je ein zweiachsiges Gelenk (Art. ellipsoidea) das Flexion-Extension und Seitneigung zuläßt.
Neben den Gelenkkapseln verbinden die Membranae atlanto-occipitales anterior und posterior den Schädel mit dem Atlas.

Atlas und Axis wiederum sind zweifach miteinander verbunden: lateral und in der Medianebene. Man spricht von zwei lateralen Atlantookzipitalgelenken und von einem median gelegenen Atlantodentalgelenk. Dieses besteht aus einer vorderen und einer hinteren Komponente. An seiner Vorderseite artikuliert die Dens mit dem ventralen Atlasbogen durch ein Synovialgelenk, an der Rückseite ist sie mit dem Lig. transversum atlantis, einem Teil des Lig. cruciforme, verbunden. Die lateralen atlantoaxialen Verbindungen bestehen aus synovialen Gelenken, wobei Kopf und Pfanne jeweils lateral und medial konvex sind und in der Mitte jeweils konkav (*Abb. B5.7*).

Abb.B5.7
Atlantoaxiale Gelenke.

a Schema der Vorderansicht.
b Röntgenaufnahme der Vorderansicht.
c Schema der Lateralansicht.
d Röntgenaufnahme der Lateralansicht.

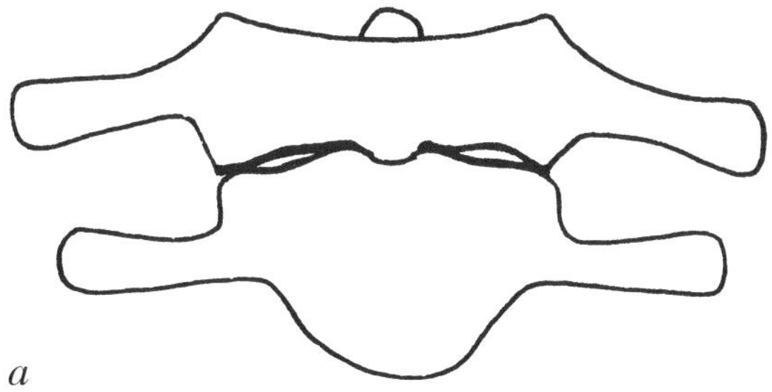

a

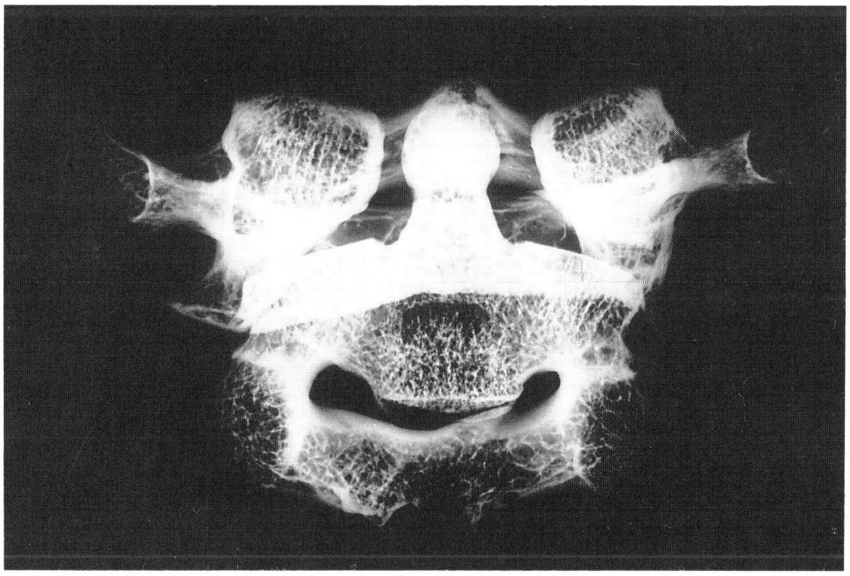

b

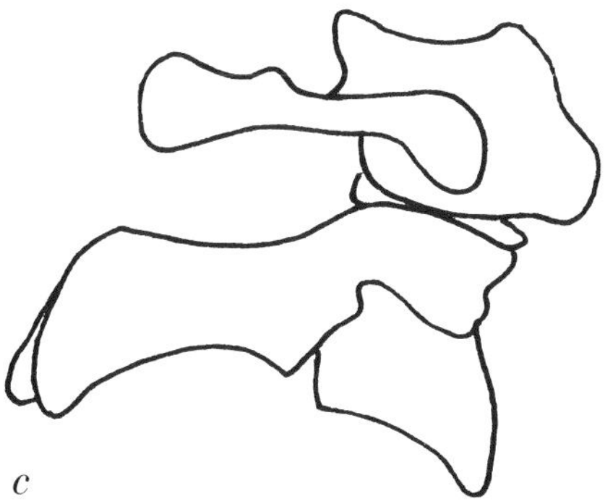

c

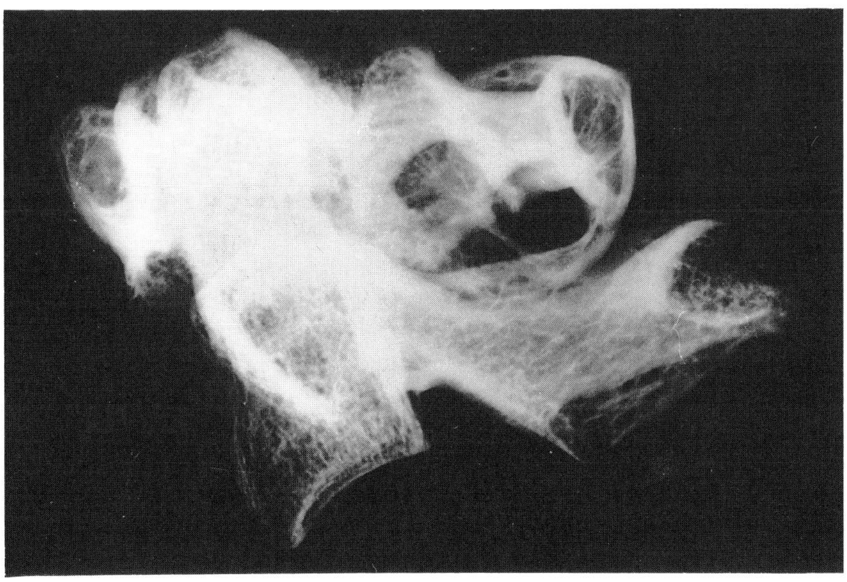

d

Genau genommen besteht zwischen Schädel und Dens keine Gelenkverbindung. Dagegen sind zwischen beiden Knochenelementen starke Bänder gespannt: Lig. apicis dentis, Membrana tectoria und zwei Ligg. alaria (*Abb. B5.4b*).

Muskeln

Zwischen den ersten beiden Wirbeln und dem Kopf spannen sich Teile der großen longitudinalen Muskelsysteme (Mm. longissimus, semispinalis und splenius capitis) neben einer Anzahl kurzer Muskeln (Mm. rectus capitis posterior minor und major und M. obliquus capitis superior). Alle diese Muskeln sind an der Stabilisierung der aufrechten Kopfhaltung beteiligt (*Abb. B5.8*). Der Atlas und Axis verbindende M. obliquus capitis inferior übt ein ausgeprägtes homolateral rotierendes Moment aus.
Die Mm. rectus capitis posterior major und minor und die Mm. obliquus capitis superior und inferior werden vom Ramus dorsalis von C1 (N. suboccipitalis) innerviert.

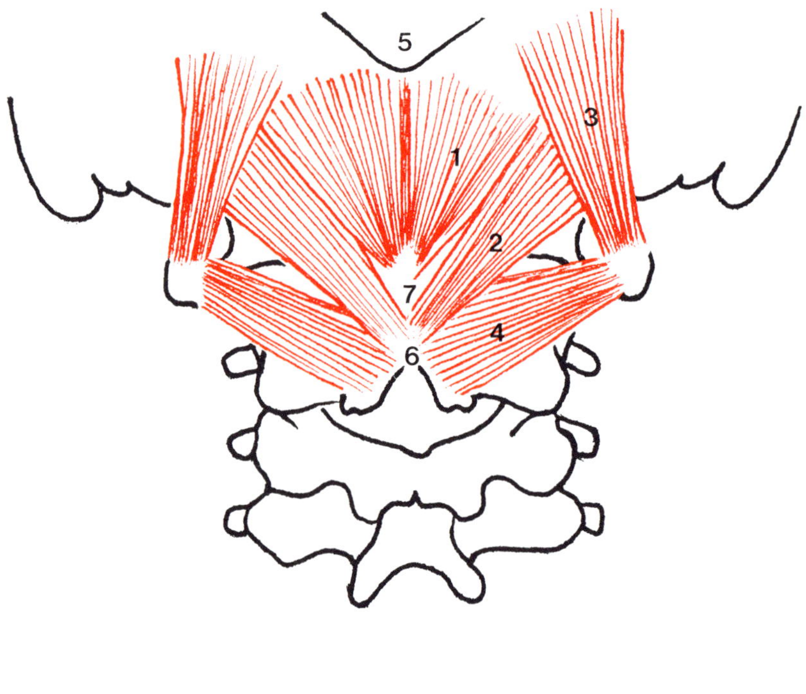

Abb. B5.8
Die kurze Nackenmuskulatur.

1 M. rectus capitis posterior minor
2 M. rectus capitis posterior major
3 M. obliquus capitis superior
4 M. obliquus capitis inferior
5 Schädel
6 Axis
7 Atlas

Kinematik

Betrachtet man die Bewegungen zwischen C0 und C2, so kann man aus didaktischen Gründen die beiden Segmente C0-C1 und C1-C2 unterscheiden. Obwohl diese Segmente keinerlei isolierte Bewegungen ausführen, ist ihr Beitrag zur Gesamtbewegung in diesem Abschnitt unterschiedlich. Im folgenden stützen wir uns auf radiologische Untersuchungen (Fielding 1954, Lewit und Krausova 1962, von Gutman 1982, Arlen 1977 und 1979).

C0-C1

Bei normalen Bewegungen sind im Abschnitt C0-C1 die Amplituden in der Sagittalebene am größten. Fielding (1954) nennt als Maximalwerte für die Flexion 10°, für die Extension 25°. Nach Schmorl und Junghanns (1971) ist das Atlantookzipitalgelenk zu etwa 50% an der Flexions-Extensionsbeweglichkeit der gesamten HWS beteiligt. Die übrigen 50% finden im Bereich C1-C7 statt, wobei wiederum der Abschnitt C5-C7 am geringsten beteiligt ist. Die Bewegungen zwischen Kopf und Atlas werden noch immer nicht vollkommen verstanden.

Abbildung B5.9
Paradoxe Kippbewegung des Atlas.

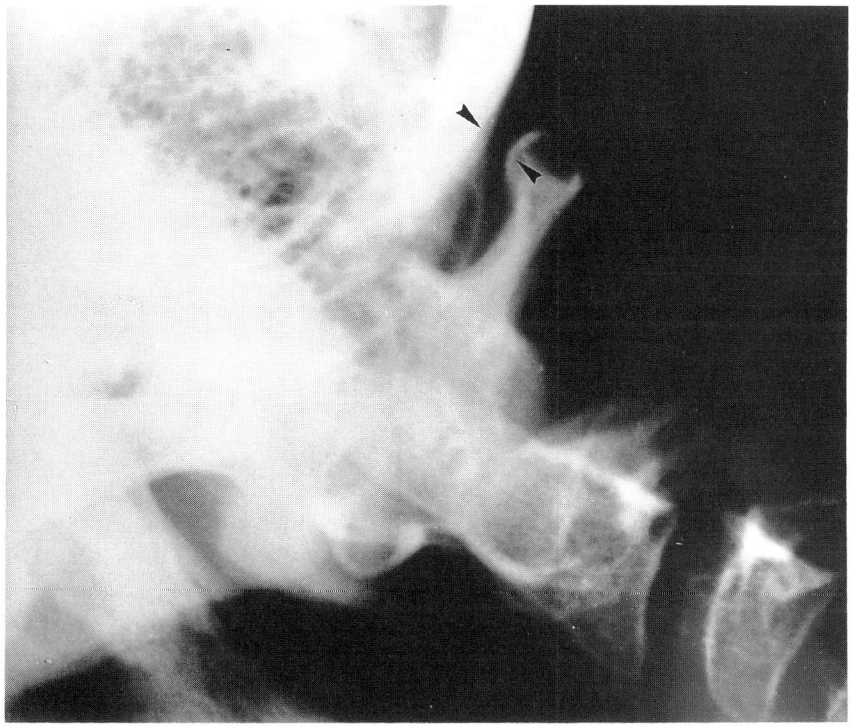

a Vollständige Flexion.
Der Abstand zwischen dem hinteren Atlasbogen und dem Schädel ist gering (Pfeile), während der Abstand zwischen Atlas und Processus spinosus der Axis (schlecht zu erkennen) zunimmt.

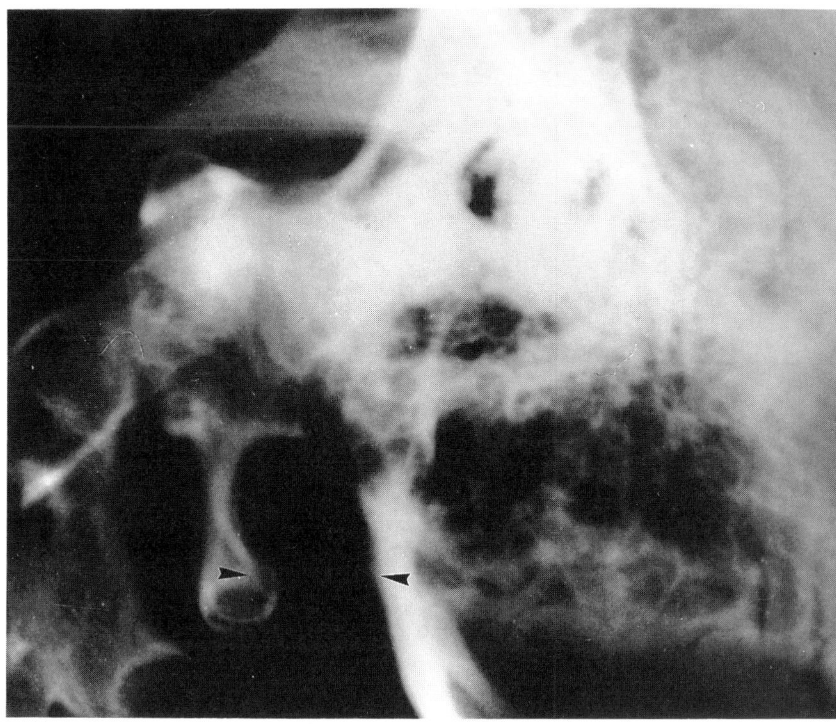

b Vollständige Extension.
Abstand zwischen hinterem Atlasbogen und Schädel groß (Pfeile), Abstand zwischen Atlas und Processus spinosus der Axis klein.

Bei Vornüberbeugen des Kopfes und der HWS kommt es zu einem merkwürdigen Phänomen (Arlen 1977). Man könnte nämlich erwarten, daß sich bei Beugung des Kopfes Okzipitalschuppe und Atlasbogen voneinander entfernen; in Wirklichkeit erfolgt genau das Gegenteil: *Schädel und Atlasbogen bewegen sich aufeinander zu.* Dieses Phänomen ist an jeder normalen Wirbelsäule zu beobachten. Arlen spricht in diesem Zusammenhang von einer „paradoxen Kippbewegung" des Atlas *(Abb. B5.9).*

C1-C2

Zwischen C1 und C2 findet ebenfalls eine geringe Flexionsbewegung von 15° statt. Nach Schmorl und Junghanns (1971) finden auch 50% des gesamten Rotationsvermögens der HWS in diesem Abschnitt statt (vgl. auch White und Panjabi 1978). Penning und Wilmink (1987) fanden an 26 normalen Versuchspersonen zwischen 21 und 26 Jahren im Bereich

C0 bis Th1 ein mittleres Rotationsvermögen von 72,2° (Variationsbereich 61°-84°), wobei auf den Abschnitt C1-C2 40,5° (Variationsbreite 29°-46°) entfielen, also 55% des gesamten Rotationsvermögens der HWS. Die Rotationsachse verläuft durch die Dens (Penning und Wilmink 1987).
Normalerweise hat die Vorderseite der Dens axis Kontakt mit der Rückseite des vorderen Atlasbogens. Während der Flexion wird dieser Kontakt unterbrochen, da sich Dens und Atlas voneinander entfernen. Bei Erwachsenen wird dieser Abstand nie größer als 3 mm, bei Kindern überschreitet er 4 bis 5 mm nicht. Bei größeren Abständen spricht man von einer kraniovertebralen Instabilität.

Kinematische Kopplungen im Bereich C0-C2

Im Bereich C0-C2 kommt keine isolierte Rotation vor. Rotation ist an Seitneigung gekoppelt. Wird der Kopf nach rechts geneigt, so erfolgt eine Drehung des Processus spinosus von C2 nach links, mit anderen Worten, es erfolgt eine gleichsinnige Rotation.
Bei Rechtsdrehung des Kopfes rotieren während der ersten 30° der Bewegung Kopf und Atlas zusammen gegenüber der stabilen Axis nach rechts (Fielding 1954). Nach Ablauf dieser 30° erfolgt auch eine Drehung der Axis nach rechts (der Processus spinosus bewegt sich also nach links). Die gesamte Rotationsbewegung geht mit einer Seitneigung nach rechts einher. Am Ende der Bewegung erfolgt noch eine geringfügige Drehung des Kopfes gegenüber dem Atlas nach rechts.
Das spezifische Bewegungsmuster des Schädels gegenüber dem Atlas beruht auf der Spannung der Ligg. alaria. Das bedeutet, daß die kinematische Kopplung C0-C1 nicht wie in den übrigen Abschnitten der HWS gleichsinnig, sondern gegensinnig erfolgt. Da jedoch der Bewegungsanteil des Abschnitts C0-C1 geringer ist als der der übrigen HWS-Segmente, bleibt die Kopplung der Gesamt-HWS gleichsinnig (*vgl. im folgenden Abschnitt: Kinematik im Bereich C2-C7*).

C2-C7

Bandscheiben

Vom Segment C2-C3 an abwärts hat die Wirbelsäule jeweils eine Bandscheibe. Dieses Element ist in erster Linie für die Beweglichkeit verantwortlich. Im Bereich der HWS machen die Bandscheiben etwa ein Viertel der Gesamtlänge aus.
Beim Erwachsenen ist die HWS-Bandscheibe nicht oder kaum durchblutet. Jedenfalls verfügt der Nukleus über keinerlei Gefäßversorgung. Lange hat man angenommen, daß die Bandscheibe auch nicht innerviert sei. Bogduk et al. fanden 1988 jedoch heraus, daß Äste des N. vertebralis und des N. sinuvertebralis (N. recurrens) von lateral bzw. dorsal den Nukleus der zervikalen Bandscheibe penetrieren (*vgl. Teil 4/1, A1, Innervation*). Die Nervenverzweigungen enden im äußeren Drittel des Anulus fibrosus. Nach Bogduk et al. kann eine Bandscheibenläsion eine primäre Schmerzursache sein.

Fazettengelenke (Juncturae zygapophyseales)

Im hinteren Wirbelbereich finden sich je zwei Processus articulares superiores und inferiores. Sie bilden die Bestandteile eines Fazettengelenks mit dem darüber- und dem darunterliegenden Wirbel (*Abb. B5.10*). Die Kapsel dieser Gelenke ist im HWS-Bereich noch recht weit, ihr Spielraum nimmt nach kaudal zu jedoch ab. Die Stellung der Gelenkflächen ist nicht horizontal; in anteroposteriorer Richtung sind die Gelenkflächen so angeordnet, daß zwei Linien entlang den Gelenkflächen nach kranial zu (etwa zu den Augen hin) konvergieren würden. Die oberen zervikalen Fazetten stehen in einem Winkel von etwa 40° zur Horizontalen, die unteren bilden entsprechend einen Winkel von 65°. Die Position dieser Gelenkflächen ist größtenteils ausschlaggebend für die Bewegungsmöglichkeiten der HWS im Bereich C2-C7.

Abbildung B5.10
Zervikales Fazettengelenk.

Das Gelenk ist rot eingerahmt.
1 Processus articularis superior
2 Processus articularis inferior

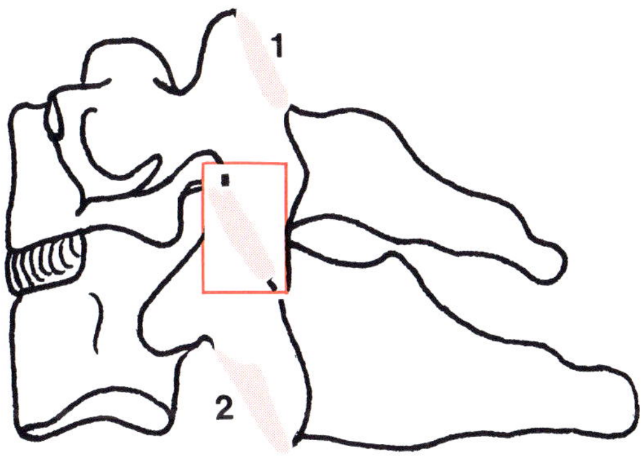

Die Fazettengelenke enthalten meniskoide Elemente, die von der Kapsel aus ins Gelenk eingewachsen sind, vergleichbar mit den Plicae alares des Kniegelenks. Noch ist nicht sicher, ob diese Strukturen innerviert sind und so eventuell zu Beschwerden führen können. Bogduk und Engel vertraten 1984 die Meinung, daß Beschwerden nicht auf die Beschädigung einer meniskoiden Struktur, sondern auf ihre Abtrennung von der Kapsel zurückzuführen sind.

Unkovertebralgelenke

Die Unkovertebralgelenke (Töndury 1958) entstehen erst nach der Geburt. Es handelt sich dabei um Fissuren, die sich während des ersten Lebensjahrzehnts in den Bandscheiben der HWS bilden. Die schon embryologisch angelegten Processus uncinati sind in den ersten Lebensjahren sehr flach. Etwa vom zehnten Lebensjahr an beginnen sie sich immer weiter aufzurichten, während die lateralen Anteile der Bandscheibe sich zwischen den Processus uncinati nach lateral falten, wo schließlich die Fissuren entstehen (*Abb. B5.3a,b*). Am besten sind die Gelenke im Bereich C2-C5 entwickelt, am wenigsten (oft auch gar nicht) sind sie es im Abschnitt C5-C7. In den Unkovertebralgelenken finden sich ebenso wie in den Fazettengelenken meniskoide Einschlüsse.

Kinematik der HWS

Penning und Mitarbeiter (Penning und Wilmink 1987, Penning 1988) untersuchten die Rotationsbewegungen bei 26 gesunden Freiwilligen im Alter zwischen 20 und 26 Jahren. Man fand die folgenden mittleren Rotationswerte pro Segment:

C0-C1:	1,0°
C1-C2:	40,5°
C2-C3:	3,0°
C3-C4:	6,5°
C4-C5:	6,8°
C5-C6:	6,9°
C6-C7:	5,4°
C7-Th:	2,1°

Die unilaterale Gesamtrotation betrug im Mittel 72,2°. Im mittleren zervikalen Abschnitt messen Penning und Wilmink den Unkovertebralgelenken eine große Bedeutung zu. Die momentanen Rotationsachsen der verschiedenen Bewegungssegmente liegen nach denselben Autoren in einer Ebene senkrecht zu den Fazettengelenkflächen. Obgleich die Kopplung zwischen Rotation und Seitneigung nach allgemeiner Ansicht durch den Winkel der Fazettengelenke bestimmt wird, sind sowohl Hall (1965) wie auch Penning und Wilmink (1987) der Ansicht, daß die Bandscheibe und die Unkovertebralgelenke ebenfalls eine große Rolle spielen (*Abb. B5.11*).

Abb. B5.11
Processus uncinati bei kinematischer Kopplung.

a An der Vorderseite der Halswirbel befinden sich nur sehr gering ausgeprägte Processus uncinati.
Bei Seitneigung tritt eine (geringe) Translation in Pfeilrichtung auf.

b An der Rückseite der Halswirbelkörper sind die Processus uncinati stärker entwickelt.
Bei Bewegungen kommt es zu einer Art Gelenkkopf-Pfanne-Mechanismus, wobei der obere Wirbel gegenüber dem unteren gegensinnig transliert, was eine gleichsinnige Rotation bedeutet.

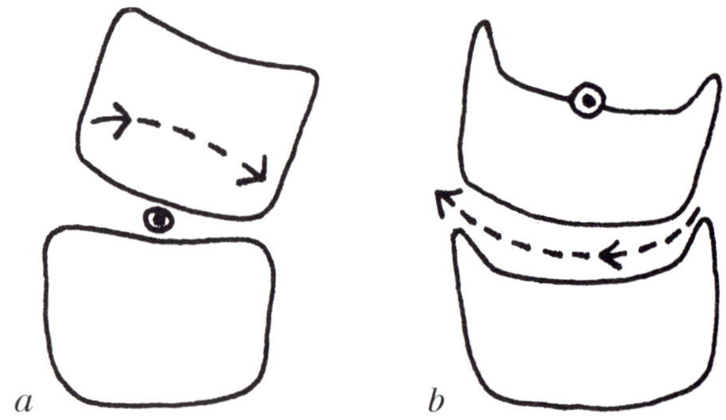

Dabei weisen diese Autoren darauf hin, daß sich die Processus uncinati an der Rückseite der Wirbelkörper befinden. Bei einer Seitneigungsbewegung sollte man also eine Translation in die ipsilaterale Richtung erwarten. An der Vorderseite erfolgt diese tatsächlich, an der Rückseite jedoch wird diese Bewegung durch die Processus uncinati verhindert. Da die Translation an der Vorderseite jedoch ungehindert stattfinden kann, unterliegt die Rückseite einer gegensinnigen Translation. Aus der Kombination dieser Translationsbewegungen resultiert eine zur Seitneigung gleichsinnige Rotation.

Die Processus uncinati spielen bei der Flexions-Extensions-Bewegung ebenfalls eine Rolle. Die entsprechenden Achsen verlaufen nach Penning (1960, zitiert in Penning, 1988) in den verschiedenen Segmenten jeweils an anderer Stelle. Die Flexions-Extensions-Achse verläuft im Segment C2-C3 im dorsokaudalen Anteil von C3, im Segment C6-C7 in der Mitte der kranialen Deckplatte von C7. Es handelt sich hierbei um mathematisch aus den sich verändernden momentanen Flexions-Extensions-Achsen konstruierte Bewegungszentren.

Die Werte für die Bewegungsamplituden unterscheiden sich je nach Alter. In Tab. B5.1 sind die Untersuchungsergebnisse von Markuske (1971) und Buetti-Bauml (1954) dargestellt.

Abb. B5.12
Die Bewegungsmittelpunkte von C2-C3 bis C6-C7.

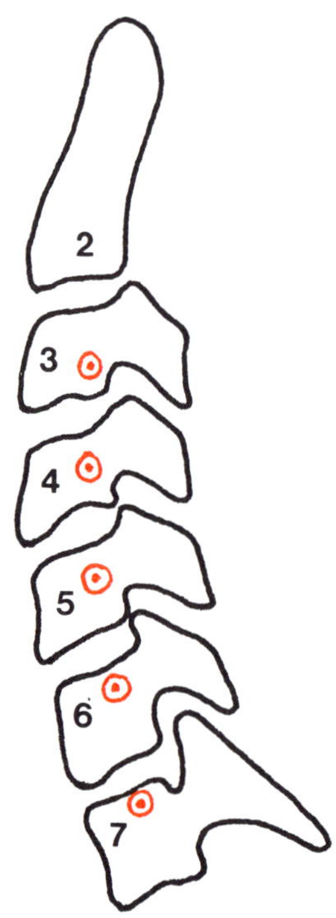

Tab. B3.1
Mittelwerte für die Bewegungsamplitude bei Flexions-Extensions-Bewegungen nach Altersstufen.

Flexion-Extension	*3 bis 6 Jahre*	*11 bis 14 Jahre*	*20 bis 38 Jahre*
C2-C3	17°	17°	10,5°
C3-C4	21°	22°	17°
C4-C5	22°	26°	21°
C5-C6	22°	26°	22,5°
C6-C7	21°	23°	18°

Die Werte für die Altersgruppen 3-6 und 11-14 Jahre stammen von Markuske (1971), die für die Gruppe 20-38 Jahre von Buetti-Bauml (1954).

Der Umstand, daß die Bewegungszentren der verschiedenen Segmente in verschiedenen Punkten liegen, hängt nach Penning (1988) mit unterschiedlichen Bewegungsmustern zusammen. Er konnte feststellen, daß im Segment C2-C3 eine Art Gleitbewegung und zwischen C6 und C7 eher eine Kippbewegung stattfindet.
Auch in diesem Zusammenhang sollen die Processus uncinati eine Rolle spielen, da sie die Gleitbewegung stabilisieren. Ein größerer Processus uncinatus (auf Höhe C2-C3 haben diese Processus tatsächlich die größten anteroposterioren Abmessungen) ergibt auch mehr Stabilität. Töndury (1958) vergleicht die Processus uncinati denn auch mit Schienen, die eine Gleitbewegung führen.

Gefäßversorgung

Die Aa. vertebrales entspringen aus der A. subclavia. Von hier aus verlaufen beide Gefäße durch die Foramina der Querfortsätze C6 bis C1 praktisch senkrecht nach oben. Dabei bilden sie in Höhe von C1-C2 und C0-C1 jeweils eine große Schlinge, um dann die Membrana atlantooccipitalis posterior zu durchdringen und durch das Foramen magnum in den Schädel zu gelangen. An der Vorderseite des Hirnstamms bilden beide Arterien dann die A. basilaris, aus der wiederum beide Aa. cerebri posteriores abgehen. Die A. basilaris mündet in eine arterielle Ringstruktur (Circulus Willisii), in die ebenfalls beide Aa. carotides internae münden.
Aus den Aa. vertebrales erfolgt die Perfusion der HWS mit den darin befindlichen Nervenstrukturen. Die A. basilaris ist verantwortlich für die Durchblutung des Hirnstamms, die Aa. cerebri posteriores insbesondere für die okzipitale Hirnrinde, den zentralen Projektionsschirm für das Sehvermögen.
Von der A. vertebralis ausgehend verlaufen direkte Äste nach dorsal zu den Fazettengelenken. Diese werden aus der A. vertebralis auch indirekt über die aus diesen Ästen entspringenden Aa. radiculares versorgt. Die Aa. radiculares sind segmental organisiert und übernehmen ebenfalls einen Teil der Irrigation des Rückenmarks. An der Vorder- und Rückseite des Rückenmarks bilden diese Gefäße Anastomosen mit den senkrecht verlaufenden Aa. spinales anterior und posterior. Eine Untersuchung von Dommisse (1974) weist nach, daß die Perfusionsverhältnisse sehr variabel sind.
Um die A. vertebralis herum befindet sich ein autonomes Nervengeflecht, das u.a. Fasern für die Blutgefäße und das vestibuläre System des Innenohrs führt.
Die venöse Drainage erfolgt über den Plexus venosus vertebralis internus und externus. Aus diesem Plexus bilden sich die Vv. vertebrales, die durch die Foramina transversaria C1-C6 verlaufen und über die Vv. subclaviae schließlich in die V. brachiocephalica münden.

Innervation

Die Nervenwurzeln der oberen beiden Segmente kommen dorsal zum Vorschein, bei den übrigen Abschnitten hinter den Fazettengelenken. Anders als im Lumbalbereich verlaufen die Wurzeln weiter von den Bandscheiben entfernt. Im Foramen intervertebrale liegen die Wurzeln dagegen posterolateral recht nahe an den Fazettengelenken und anteromedial an den Unkovertebralgelenken.

Die Innervation der Wirbelsäule selbst ist netzförmig organisiert (*vgl. Teil 4/1, A1, Innervation*); somatische wie auch autonome Fasern nehmen daran teil. Efferente autonome sowie afferente somatische Fasern bilden zusammen den N. sinuvertebralis (auch N. recurrens oder Ramus meningeus genannt), der in das Foramen zurückkehrt und Strukturen innerhalb des Wirbelkanals, wie Dura mater, Lig. longitudinale posterius und Fazettengelenkkapseln, innerviert. Jedes Bewegungssegment empfängt Fasern aus etwa drei angrenzenden Segmenten (Wyke 1979).

Die autonome Innervation der Halswirbelsäule erfolgt aus drei sympathischen zervikalen Ganglien sowie durch parasympathische Fasern aus verschiedenen Hirnnerven.

Mechanische Belastung der HWS bei verschiedenen Kopfhaltungen

In aufrechter Körperhaltung weist die Wirbelsäule eine S-förmige Krümmung auf. Im Bereich der HWS und LWS zeigt dabei die Konvexität nach vorn (Lordose), im Bereich der BWS dagegen nach hinten (Kyphose).

Aus mechanischen Gründen ist bei aufrechter Haltung die HWS-Lordose die günstigste Haltung. Der Teilschwerpunkt des Kopfes befindet sich vor seiner Extensions-Flexions-Achse. Der Kopf hat also die Neigung, nach vorn zu kippen. Um dies zu verhindern, müssen die Nackenmuskeln ein Moment im Sinne einer Extension liefern, das um so größer ist, je weiter der Kopf nach vorne geneigt wird. Dadurch kann es zu recht großen Kräften kommen (*vgl. Teil 4/1, A5, Prävention*). Bei einer HWS-Kyphose wären weitaus größere Kräfte erforderlich, wobei auch der intradiskale Druck höher wäre.

Eine zervikale Lordose erfordert bei aufrechter Kopfhaltung eine relativ geringe Belastung der Nackenmuskulatur und damit der Bandscheiben. In dieser Haltung ist der Blick geradeaus gerichtet, während man bei Tätigkeiten, die eine Auge-Hand-Koordination erfordern, nach unten schaut. Dabei kommt es bei den meisten Menschen zu einer HWS-Kyphose, die einen erhöhten Einsatz von Muskelkraft erfordert und zu einer Druckerhöhung in der Bandscheibe führt (Andersson et al. 1975). Es ist daher ergonomisch sinnvoll, Arbeitshaltungen, die ein Herabblicken erfordern, so weit wie möglich zu vermeiden (*vgl. Teil 4/1, A5, Prävention*).

B5-2 Untersuchung

Übersicht

Allgemeine Inspektion

Bei der allgemeinen Inspektion wird man vor allem auf die Kopfhaltung achten. Dabei lassen sich verschiedene Abweichungen beobachten: Zum Beispiel kann eine Deviation des Kopfes zur schmerzfreien Seite hin mit einer ipsilateralen Rotation einhergehen. Die Ursache hierfür wäre eine gänzlich andere, als wenn z.B. der Kopf zur schmerzhaften Seite hin abweicht, jedoch von ihr weg rotiert ist. Auf die Interpretation dieser verschiedenen Kopfstellungen wird im Abschnitt *Spezielle Inspektion* näher eingegangen.

Anamnese

Alter

Verschiedene HWS-Erkrankungen sind altersgebunden. So finden sich beispielsweise die typischen primär bandscheibenbedingten Erkrankungen zwischen dem 30. und 40. Lebensjahr. Zervikale Fehlhaltungen kommen überwiegend bei jungen Menschen vor. Bei Kindern wiederum kommt ein akuter Torticollis durch intradiskale Protrusion vor.

Beruf, Freizeit (Sport)

Bei Sportarten mit Körperkontakt kommen traumatische (Sub-)Luxationen vor, jedoch trifft man solche Verletzungen auch als Folge anderer Traumata an.
Bei bestimmten Berufen kommt es infolge einer unvorteilhaften Kopfhaltung zu HWS-Syndromen. Insbesondere sitzende oder stehende Berufe sind betroffen, da der Kopf über längere Zeit vornübergeneigt gehalten wird.

Gegenwärtige Beschwerden

Mögliche Beschwerden sind Schmerzen, Parästhesien, Kraftminderung, Gefühllosigkeit oder Schwindelzustände (evtl. mit Ohrensausen).

Verlauf der Beschwerden

Von entscheidender Wichtigkeit ist es, ob die Beschwerden akut oder allmählich aufgetreten sind. Des weiteren muß erfragt werden, ob die Beschwerden posttraumatisch oder aus unklarer Ursache entstanden sind. Auch die Tageszeit, zu der die Beschwerden auftreten, ist oft diagnostisch verwertbar. So sind beispielsweise morgens beim Aufstehen akut aufgetretene Beschwerden meist primär bandscheibenbedingt.

Dauer der Beschwerden

Allgemein gilt: Je kürzer die Beschwerden andauern, um so größer ist die Aussicht auf therapeutischen Erfolg. Auch bezüglich der Prognose ist die Beschwerdedauer von Belang, da bei zahlreichen Erkrankungen Spontanheilung zu erwarten ist. So halten die Beschwerden beim akuten Torticollis im Kindesalter gewöhnlich nicht länger als eine Woche, höchstens zehn Tage an, während ein Patient mit Wurzelkompressionssyndrom bei Spontanverlauf etwa ein Jahr lang Beschwerden hat.

Beschwerdelokalisation

Manche Patienten klagen lediglich über Kopfschmerz, andere wiederum über Nackenschmerz. Oftmals ziehen die Beschwerden bis in die obere BWS, häufig strahlen die Schmerzen in die Arme oder Hände aus. Man sollte den Patienten veranlassen, die Lokalisation seiner Beschwerden so genau wie möglich anzugeben. Das betroffene Dermatom gibt in den meisten Fällen Auskunft über die segmentale Zuordnung der Erkrankung.
Wichtig ist auch die Differenzierung des Beschwerdeursprungs nach zervikaler oder mehr distaler Lokalisation. So beginnen die Parästhesien

beim zervikalen Neurinom gewöhnlich distal und breiten sich nach proximal aus.

Die näheren Umstände der Beschwerden

Sind die Beschwerden deutlich haltungs- oder bewegungsabhängig? Sind die Kopfbewegungen oder die Armbewegungen beschwerdeauslösend? Im ersten Fall ist die Ursache sicher in der HWS zu suchen, während man im zweiten Fall nach einer Schulterpathologie suchen sollte.
Die obere Thoraxapertur bleibt dabei eine Problemzone. Sowohl Nakken- als Armbewegungen können Beschwerden hervorrufen. Im Zweifelsfall sollte immer der Roos-Test durchgeführt werden (*vgl. Nichtoperative Orthopädie, Teil 2, Diagnostik der Extremitäten*).

Frühere Episoden

Insbesondere bei primär bandscheibenbedingten Erkrankungen kommt es häufig zu Rezidiven, besonders bei ungenügend aufgeklärten und daher unzureichend präventiv behandelten Patienten. Patienten mit sekundär bandscheibenbedingten Erkrankungen haben oft schon eine längere Vorgeschichte von HWS-Beschwerden.

Medikation

Man sollte insbesondere nach folgenden Arzneimittelgruppen fragen:
- Analgetika
- Antiphlogistika
- Antihypertensiva
- Antikoagulanzien
- Zytostatika
- Antidepressiva

Wie geht der Patient mit seinen Beschwerden um?

Versucht er, trotz der Beschwerden, weiter seinen normalen Tätigkeiten nachzugehen, oder wird schon bald eine Krankschreibung verlangt?

Spezielle Inspektion

Man inspiziert den Patienten von dorsal, ventral und von beiden Seiten. Dabei ist nicht nur auf die Haltung des Kopfes und der Skapulae, sondern auch auf den Verlauf der gesamten Wirbelsäule zu achten. Weiter registriert man eventuelle Schwellungen und Verfärbungen der Hände (differentialdiagnostisch ist bei zervikobrachialen Beschwerden immer auch an ein Thoracic-Outlet-Kompressionssyndrom zu denken). Ferner achtet man auf das Vorliegen einer Atrophie der Schultergürtel-, Arm- oder Handmuskeln.

Auch aus der Kopfhaltung lassen sich manchmal Erkenntnisse gewinnen.

Sternokleidomastoideushaltung

Bei homolateraler Seitneigung (also zur schmerzhaften Seite hin), heterolateraler Rotation und gleichzeitiger leichter Beugung der HWS spricht man von einer Sternokleidomastoideushaltung. Sie ist in den meisten Fällen auf eine nichtbandscheibenbedingte Pathologie zurückzuführen. Dabei kann es sich um eine traumatische (Sub-)Luxation im oberen oder mittleren HWS-Bereich oder - vor allem bei Kindern - um die Folge einer Infektion im Halsbereich handeln.
Auch kann die Fehlhaltung von einem angeborenen, eventuell geburtstraumatischen Torticollis herrühren.

Bandscheibenhaltung

Die häufigste Fehlhaltung auf der Basis einer zervikalen Pathologie ist die heterolaterale Seitneigung (also von der schmerzhaften Seite weg) mit gleichzeitiger heterolateraler Rotation und leichter Flexion der HWS. Da diese Fehlhaltung meist mit einer Bandscheibenpathologie einhergeht, nennt man sie auch Diskushaltung.

Konversion

Findet sich bei einem Patienten eine homolaterale Seitneigung in Verbindung mit einer homolateralen Schulterelevation, so handelt es sich oft um einen Konversions-Torticollis. In der Literatur wird diese Fehlhaltung vielfach als hysterischer Torticollis bezeichnet. Eine solche Erkrankung wird nicht ausschließlich psychotherapeutisch, sondern auch somatisch behandelt (*vgl. Teil 4/1, A10, Eine integrierte Betrachtung*).

Skoliose

Bei bestehender zervikothorakaler Skoliose wird der Patient den Kopf kompensatorisch gegen die Richtung der Verbiegung halten.

Sprengel-Deformität

Bei der Sprengel-Deformität kommt es zu einem Schulterhochstand auf einer Seite aufgrund einer Störung in der embryonalen Entwicklung.

Klippel-Feil-Syndrom

Beim Klippel-Feil-Syndrom besteht eine angeborene Fusion im Bereich der HWS, welche sich über mehrere oder nur wenige Segmente erstrekken kann. Der Hals erscheint verkürzt.

Palpation

Eine allfällige Schwellung wird sorgfältig abgetastet, um Konsistenz und Beweglichkeit festzustellen.
Ein schmerzhaftes Gebiet wird vor den Funktionstests nicht palpiert, da die Schmerzlokalisation nur in den seltensten Fällen mit dem Sitz der Erkrankung übereinstimmt. Man sollte die Funktionstests also nicht mit irreführenden Informationen beginnen.

Funktionsprüfung

Wenn der Patient *zum Zeitpunkt der Untersuchung* Beschwerden hat, achtet man darauf, ob diese sich während der Funktionsuntersuchung verändern.

Man vergleiche stets beide Seiten miteinander!

Während der Funktionsuntersuchung achtet man insbesondere auf folgende Punkte:

- *Gelenkzeichen*; welche Bewegungen sind schmerzhaft bzw. eingeschränkt, welche hypermobil bzw. instabil?
- *Wurzelzeichen*; Beweglichkeitsprüfung im Bereich der zervikalen Wurzeln: Muskelkraft, Reflexe, Sensibilität.
- *Zentrale neurologische Zeichen*, z.B. spastisches Gangbild, Fußsohlenreflex nach Babinski.
- Hinweise auf *andere Beschwerdeursachen* wie Thoracic-Outlet-Kompressionssyndrom, Erkrankungen der Schulter, der Arme oder der Handgelenke.
- *Schmerzerleben* (Waddell 1991).

Die *allgemeine* Funktionsuntersuchung erfolgt im Stehen oder Sitzen, während die speziellen Gefäßtests im Liegen durchgeführt werden.
Die *lokalen* Funktionstests werden nur dann ausgeführt, wenn die allgemeinen Funktionstests unzureichende Befunde liefern oder wenn eine Kontrolluntersuchung Hinweise auf ein unzureichendes Ansprechen auf die eingeleitete Behandlung ergibt. Daher haben wir diese Tests unter *Ergänzende Untersuchungen* zusammengefaßt.

Allgemeine Funktionsprüfung der Nackenregion

Aktive Bewegungen

Achten Sie auf die Bewegungsamplitude (normal oder eingeschränkt) und auf Schmerzangaben (Lokalisation).

1 Flexion
2 Linksrotation
3 Rechtsrotation
(Tritt bei einer Rotationsbewegung Schmerz auf, so wird diese in Flexion und Extension wiederholt.)
4 Seitneigung links
5 Seitneigung rechts
6 Extension

Passive Bewegungen

Man achtet auch hier auf die Bewegungsamplitude (normal oder eingeschränkt; möglicherweise Kapselmuster) und Schmerzlokalisation.

7 Linksrotation
8 Rechtsrotation
9 Seitneigung links
10 Seitneigung rechts
11 Extension

Widerstandstests

Zu achten ist auf Muskeleinsatz (Paresen können Hinweis auf eine ernstere Pathologie sein) und Schmerzlokalisation. Findet sich bei den folgenden sechs Untersuchungsschritten lediglich eine Parese ohne Schmerzangabe, so handelt es sich immer um eine (äußerst seltene) Pathologie der Wurzeln C1 bzw. C2.

12 Flexion
13 Linksrotation
14 Rechtsrotation
15 Seitneigung links
16 Seitneigung rechts
17 Extension

Andere allgemeine Funktionsprüfungen

Diese umfassen die Prüfung der Muskelkraft, der Sensibilität und der Reflexe. Hauptziel dieser Untersuchungen ist es, andere, nicht in der Nackenregion lokalisierte Ursachen aufzudecken.

Elevation der Skapula und der Arme

18 Aktive Elevation der Skapula beidseits
19 Elevation der Skapula gegen Widerstand beidseits (C2-C4)
20 Aktive gleichzeitige Elevation beider Arme

Widerstandstests der Schulte

21 Abduktion gegen Widerstand links (C5)
22 Abduktion gegen Widerstand rechts (C5)
23 Adduktion gegen Widerstand links (C7)
24 Adduktion gegen Widerstand rechts (C7)
25 Außenrotation gegen Widerstand links (C5-C6)
26 Außenrotation gegen Widerstand rechts (C5-C6)
27 Innenrotation gegen Widerstand links (C5-C6)
28 Innenrotation gegen Widerstand rechts (C5-C6)

Widerstandstests des Ellenbogens

29 Flexion gegen Widerstand links (C5-C6)
30 Flexion gegen Widerstand rechts (C5-C6)
31 Extension gegen Widerstand links (C7)
32 Extension gegen Widerstand rechts (C7)

Widerstandstests des Handgelenks	*33* Extension gegen Widerstand links (C6) *34* Extension gegen Widerstand rechts (C6) *35* Flexion gegen Widerstand links (C7) *36* Flexion gegen Widerstand rechts (C7)
Widerstandstests des Daumens und des kleinen Fingers	*37* Daumenextension gegen Widerstand links (C8) *38* Daumenextension gegen Widerstand rechts (C8) *39* Kleinfingeradduktion gegen Widerstand links (Th1) *40* Kleinfingeradduktion gegen Widerstand rechts (Th1)
Sensibilitätsprüfung	*41* Sensibilität Daumen und Zeigefinger links (C6) *42* Sensibilität Daumen und Zeigefinger rechts (C6) *43* Sensibilität Zeige-, Mittel- und Ringfinger links (C7) *44* Sensibilität Zeige-, Mittel- und Ringfinger rechts (C7) *45* Sensibilität Ring- und Kleinfinger links (C8) *46* Sensibilität Ring- und Kleinfinger rechts (C8)
Zervikale Reflexe	*47* Brachioradialreflex links (C5) *48* Brachioradialreflex rechts (C5) *49* Bizepssehnenreflex links (C5-C6) *50* Bizepssehnenreflex rechts (C5-C6) *51* Trizepssehnenreflex links (C7) *52* Trizepssehnenreflex rechts (C7)
Andere neurologische Untersuchungen	*53* Quadrizepssehnenreflex links *54* Quadrizepssehnenreflex rechts *55* Triceps-surae-Reflex links *56* Triceps-surae-Reflex rechts *57* Fußsohlenreflex links *58* Fußsohlenreflex rechts
Abschluß der allgemeinen Funktionsprüfung	*59* Kompressionstest der Foramina links *60* Kompressionstest der Foramina rechts *61* Traktionstest des Kopfes in drei Positionen: *a* leichte Extension *b* Neutralstellung *c* leichte Flexion
Indikation zur Palpation	Stellt sich während der Funktionsprüfung die Affektion einer durch Palpation zugänglichen Struktur heraus, dann sollte diese nach den Funktionsprüfungen palpiert werden.
Ergänzende Funktionsprüfungen	Untersuchung der segmentalen Mobilität (Test *62* bis *71*) Untersuchung der HWS-Stabilität (Test *72* und *73*) Untersuchung der Blutgefäße (Test *74*) Gleichgewichtsprüfung Koordinationsprüfung Untersuchung von Gesichtsfeld, Gehör und Bulbusbeweglichkeit
Ergänzende Hilfsuntersuchungen	Gelegentlich ist weiterführende bildgebende Diagnostik wie Röntgenuntersuchungen (Funktionsaufnahmen) oder Computertomographie erforderlich. In Zweifelsfällen kann die Kernspin-Tomographie weiterhelfen. Ferner können folgende Untersuchungen indiziert sein: - Elektromyographie - Labordiagnostik - Lumbalpunktion mit Liquoruntersuchung - Psychologische Untersuchung

Allgemeine Funktionsprüfung

Aktive Bewegungen

Aktive Bewegungen werden zur Beurteilung der Bewegungsamplitude und des Bewegungsverlaufs durchgeführt. Bewegungseinschränkungen werden in kapsuläre und nichtkapsuläre unterschieden. Man achtet stets auf das Auftreten von Schmerzen, Parästhesien oder Schwindelgefühl.

Ausgangshaltung des Patienten
Die gesamte Wirbelsäule befindet sich in physiologischer Haltung. Die Stellung der HWS wird anhand der Gebißokklusion beurteilt; ist diese optimal, so befindet sich die HWS in Nullstellung.

Ausgangshaltung des Therapeuten
Der Untersucher beobachtet den Patienten von dorsal, am Bewegungsende von lateral.

Ausführung
Der Patient bringt das Kinn so weit wie möglich zum Manubrium sterni. Dabei soll die Kiefermuskulatur so entspannt wie möglich sein. Der Abstand zwischen Kinn und Incisura jugularis beträgt in der Regel etwa 2 cm, individuelle Unterschiede sind jedoch zu berücksichtigen.

Die Flexionsbewegung kann bei verschiedenen HWS-Erkrankungen eingeschränkt oder schmerzhaft sein, insbesondere bei einer Bandscheibenpathologie.

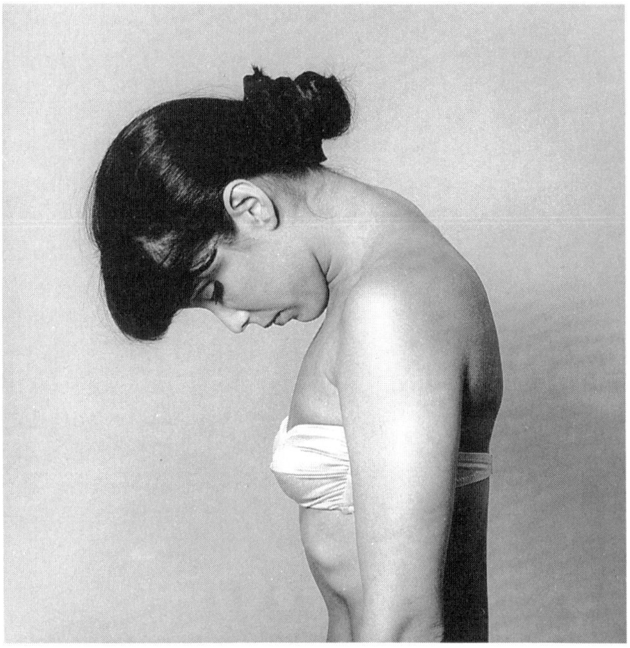

1 Flexion.

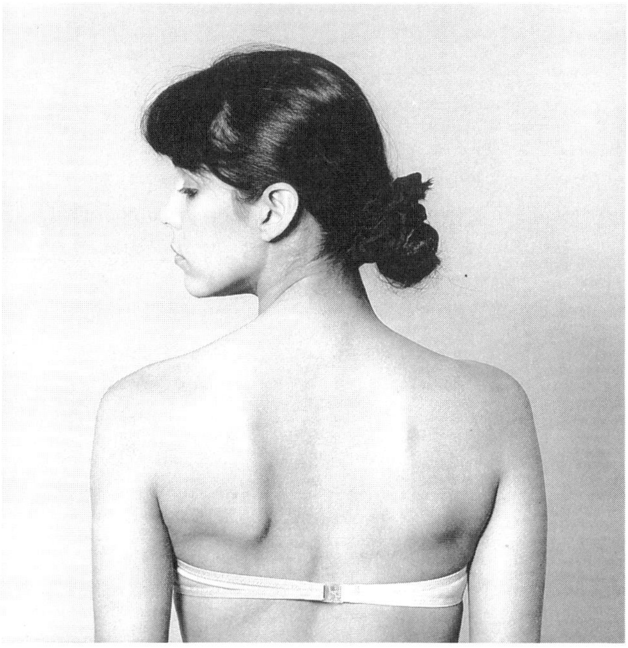

2 Linksrotation.

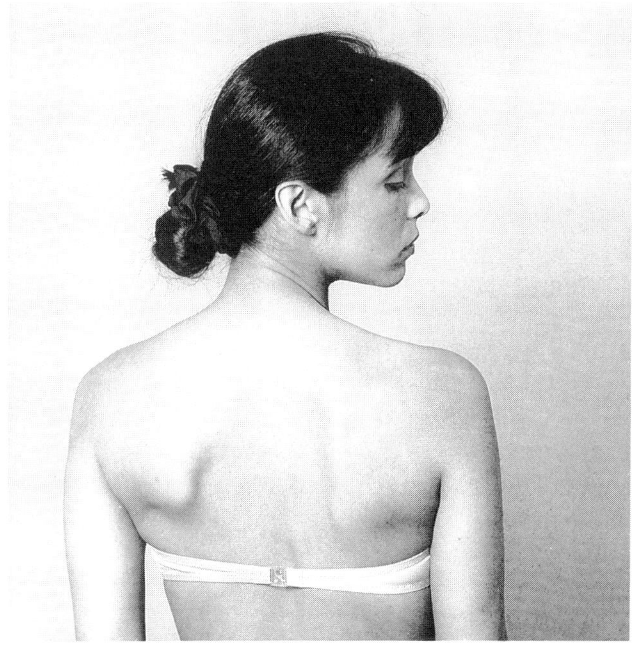

3a Rechtsrotation.

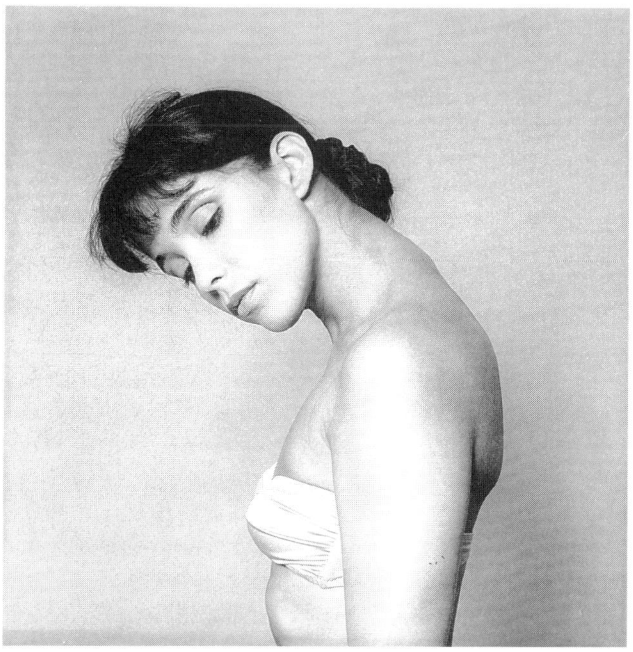

3b Linksrotation mit Flexion.

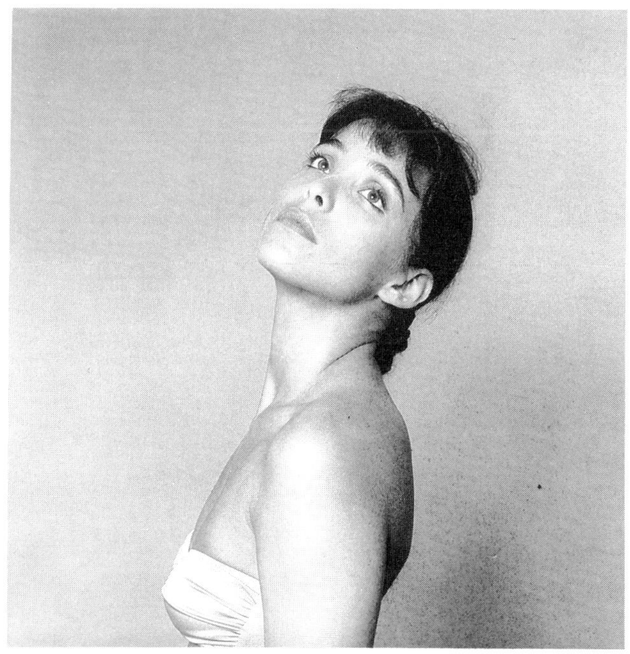

3c Linksrotation mit Extension.

Ausgangshaltung des Patienten
Vgl. Test 1.

Ausgangshaltung des Therapeuten
Hinter dem Patienten stehend.

Ausführung
Der Patient rotiert jeweils den Kopf so weit wie möglich nach links bzw. nach rechts, wobei der Therapeut die Bewegungsamplitude registriert. Dabei sind praktisch immer Asymmetrien festzustellen, die zunächst keine klinische Bedeutung haben. Erst wenn in einer oder beiden Rotationsrichtungen Schmerzen auftreten, muß man eine Pathologie vermuten.

Bei zahlreichen HWS-Erkrankungen können die Rotationsbewegungen schmerzhaft oder eingeschränkt sein. Hervorzuheben ist jedoch die Rotationseinschränkung bei den verschiedenen Formen des Torticollis.

Bei schmerzhafter oder eingeschränkter Rotation sollte man die Bewegung auch in Flexions- und Extensionsstellung wiederholen. In Flexion wird dadurch der obere, in Extension (vor allem bei eingezogenem Kinn) der untere HWS-Bereich erfaßt.

Ausgangshaltung des Patienten
Vgl. Test 1.

Ausgangshaltung des Therapeuten
Vgl. Test 2 und 3.

Ausführung
Der Patient bringt den Kopf ohne sichtbare Rotation so weit wie möglich in Seitneigung rechts bzw. links.

Ähnlich wie bei der Rotationsbewegung besteht auch bei der Seitneigung praktisch immer eine gewisse Asymmetrie.
Bewegungseinschränkung und Schmerz sind insbesondere bei den verschiedenen Typen des Torticollis zu beobachten.

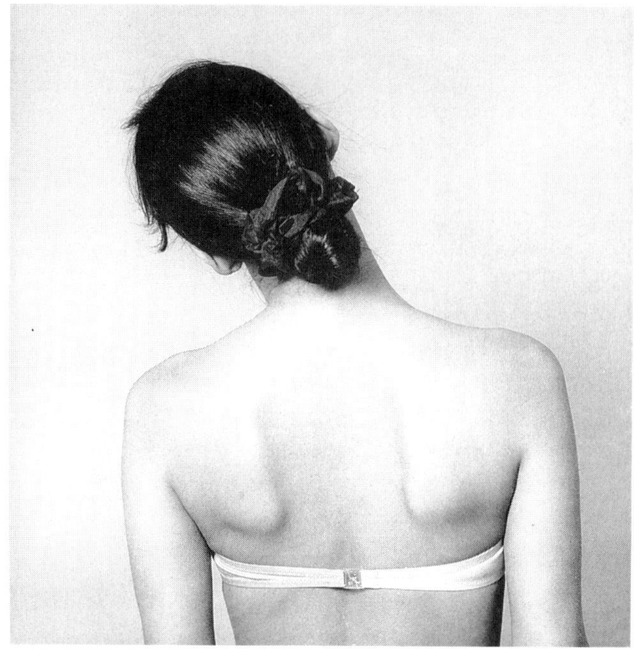

4 Seitneigung links.

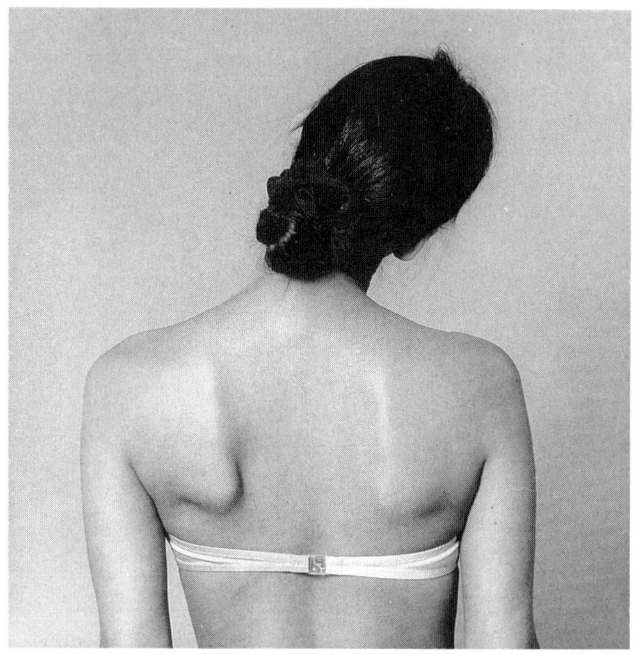

5 Seitneigung rechts.

Ausgangshaltung des Patienten
Vgl. Test 1.

Ausgangshaltung des Therapeuten
Neben dem Patienten stehend.

Ausführung
Unter Vermeidung gleichzeitiger LWS- und BWS-Bewegung soll der Patient den Kopf so weit wie möglich in Extension bringen. Dabei ist der Mund leicht geöffnet, um das Platysma entspannt zu halten (sonst würde eine vollständige Extensionsbewegung verhindert).
Bei normaler Beweglichkeit sollte die Nasen-Stirn-Linie jetzt etwa horizontal verlaufen. Auch hier gibt es individuelle Unterschiede.

Bei kapsulärer Bewegungseinschränkung ist die Extension die am meisten eingeschränkte Bewegung. Auch bei praktisch allen Bandscheibenläsionen ist diese schmerzhaft eingeschränkt.

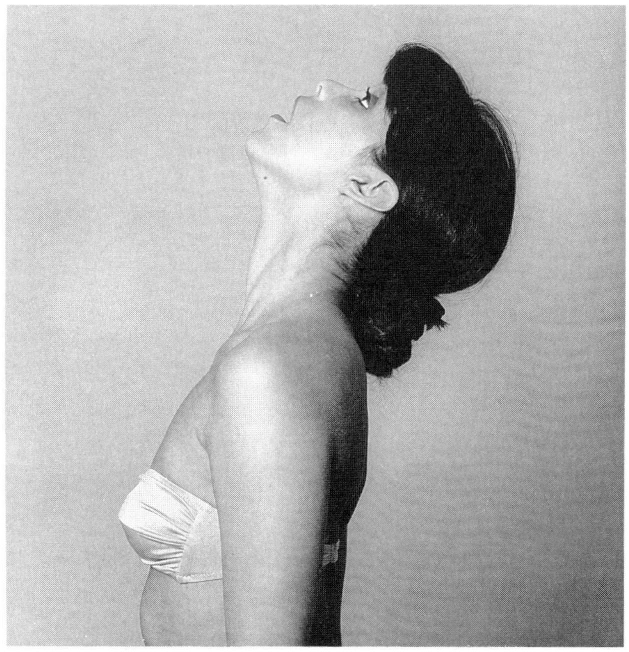

6 *Extension.*

Passive Bewegungen

Bei der Prüfung der passiven Bewegungen vergleicht man die Bewegungsamplituden mit denen der aktiven Tests. Oft ist die passive Beweglichkeit größer als die aktive. Die Beurteilung des Endgefühls ist dabei sehr wichtig. Wie bei den aktiven Bewegungen achtet man dabei auch auf eventuelle Schmerzprovokation.

AUSGANGSHALTUNG DES PATIENTEN
Vgl. Test 1.

AUSGANGSHALTUNG DES THERAPEUTEN
Hinter dem Patienten auf der heterolateralen Seite stehend.

AUSFÜHRUNG
Der Therapeut umfaßt die Stirn des Patienten mit der homolateralen Hand (bei Linksrotation ist es die linke), während die Vorderseite des Ellenbogens des homolateralen Arms der dorsalen Schulterpartie des Patienten anliegt. Die andere Hand wird auf der zu prüfenden Seite auf den Hinterkopf gelegt (bei Linksrotation ist es die rechte Hand, die auf der linken Seite des Hinterkopfs liegt). Die Vorderseite des Ellenbogens des heterolateralen Arms liegt der Vorderseite der heterolateralen Schulter an (bei Linksrotation liegt der rechte Ellenbogen der rechten Schultervorderseite an). Durch diese Ausgangshaltung wird ein Mitrotieren des Rumpfs verhindert.

Die Interpretation ist analog den Tests 2 und 3. Bei diesem Test kommt es insbesondere auf das Endgefühl an. Das normale Endgefühl ist fest-elastisch.

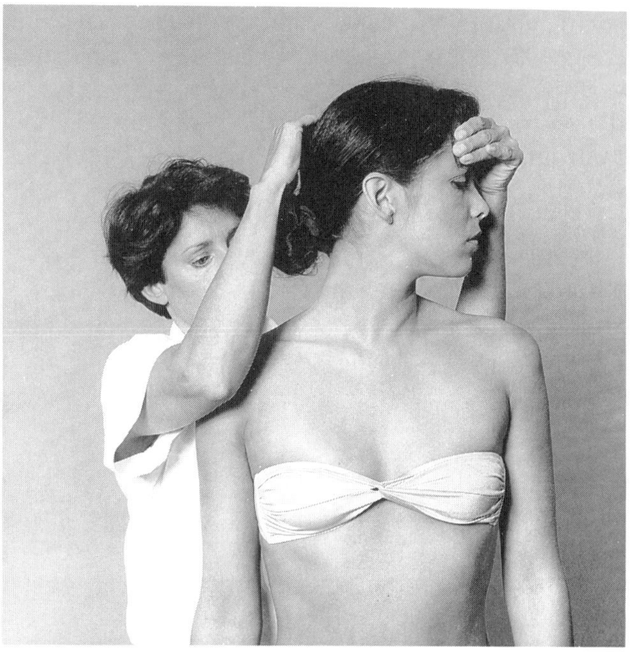

7 Linksrotation.

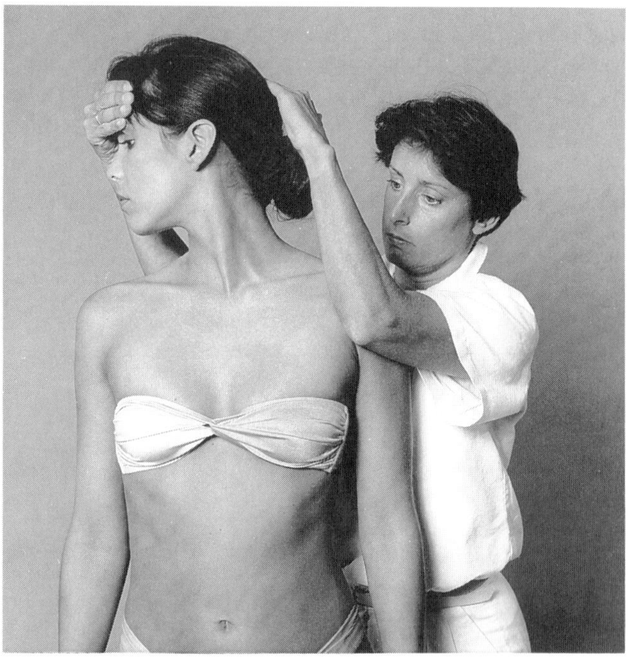

8 Rechtsrotation.

Ausgangshaltung des Patienten
Vgl. Test 1.

Ausgangshaltung des Therapeuten
Hinter dem Patienten stehend.

Ausführung
Der Therapeut legt seinen homolateralen Ellenbogen mit der Vorderseite an die posterolaterale Schulterpartie derselben Seite. Die homolaterale Hand liegt dabei so auf der Stirn, daß die Fingerspitzen eben die Gegenseite erreichen. Die andere Hand fixiert die heterolaterale Schulter des Patienten von lateral her. Nun wird der Kopf mit der homolateralen Hand in Seitneigung gebracht, wobei am Ende der Bewegung ein geringer Überdruck in Richtung der Clavicula erfolgt.
Tritt dabei lediglich ein Dehnungsschmerz der heterolateralen Seite auf, so eleviert der Therapeut die Schulter des Patienten an dieser Seite. Dadurch wird der M. trapezius entspannt, so daß der Schmerz in aller Regel verschwindet. Ist dies nicht der Fall, so liegt die Schmerzursache in der HWS selbst.

Das Endgefühl ist fest-elastisch, in der Regel etwas fester als bei der Rotation. Vgl. weiter Test 4 und 5.

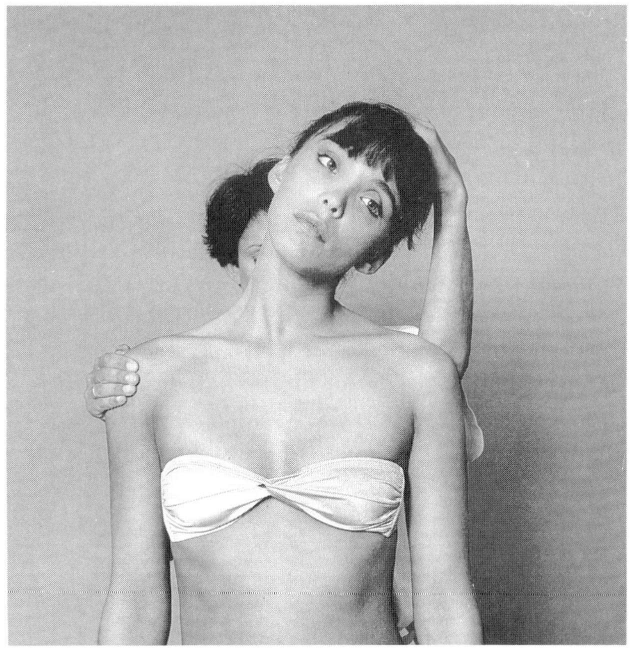

9 Seitneigung links.

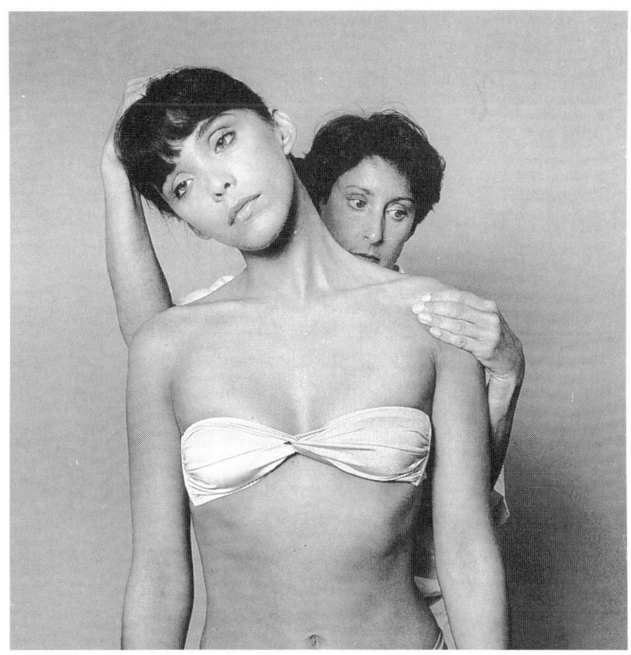

10 Seitneigung rechts.

Ausgangshaltung des Patienten
Vgl. Test 1.

Ausgangshaltung des Therapeuten
Neben dem Patienten stehend.

Ausführung
Der Therapeut legt seinen Unterarm mit der Volarseite auf das Sternum des Patienten. Die Hand dieses Arms umfaßt die Schulter (im Bereich der Pars descendens des M. trapezius) und fixiert diese. Die andere Hand liegt auf dem Kopf, so daß die Fingerspitzen eben die Stirn erreichen. Dabei ist der Mund leicht geöffnet. Durch passive Kopfbewegung wird nun die HWS extendiert.

Das Endgefühl ist fest. Vgl. weiter Test 6.

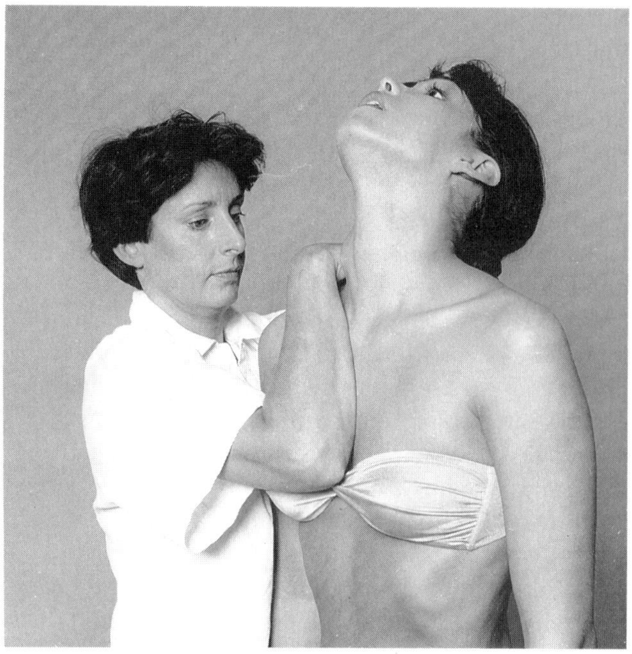

11 Extension.

Widerstandstests

Die nachfolgend dargestellten Widerstandstests zielen auf den Nachweis von Pathologien im Bereich C1-C2, die sich in erster Linie durch Paresen - gelegentlich in Kombination mit Schmerzen - manifestieren.

Ausgangshaltung des Patienten
Vgl. Test 1.

Ausgangshaltung des Therapeuten
Neben dem Patienten stehend.

Ausführung
Der Therapeut legt seine eine Hand mit Thenar und Hypothenar auf die Stirn des Patienten. Die andere Hand unterstützt die HWS-Lordose des Patienten. Nun zieht der Patient das Kinn etwas ein und preßt die Stirn gegen die Hand des Therapeuten, der isometrischen Widerstand ausübt.

Dabei wird die Kraftentfaltung der durch C1 und C2 innervierten Muskulatur beurteilt. Bestehen Schmerzen und Paresen zusammen, so handelt es sich meist um eine schwerwiegende Pathologie. Eine eingehende fachärztliche Untersuchung mit Kernspin-Tomographie, CT-Scan und Labordiagnostik ist dann unerläßlich.

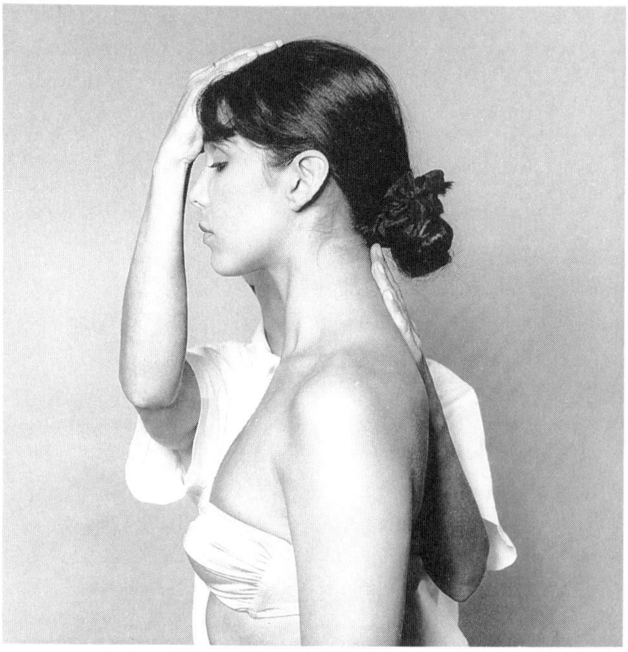

12 Flexion.

Ausgangshaltung des Patienten
Vgl. Test 1.

Ausgangshaltung des Therapeuten
Hinter dem Patienten stehend.

Ausführung
Der Therapeut legt beide Ellenbogen mit den Vorderflächen an die Schultern des Patienten. Der homolaterale Ellenbogen befindet sich dabei mehr anterolateral, der heterolaterale Ellenbogen mehr posterolateral (bei Linksrotation befindet sich der rechte Ellenbogen posterolateral an der rechten Schulter). Die Hand des homolateralen Arms befindet sich an der ventrolateralen Seite des Patientenkopfes, während Thenar und Hypothenar der anderen Hand dorsolateral am Kopf anliegen.

Nun wird der Patient aufgefordert, den Kopf nach links und nach rechts zu drehen, wobei der Therapeut bei Änderung der Drehrichtung zunächst seine Hände zu versetzen hat. Dabei gibt er jeweils isometrischen Widerstand.

Dieser Test dient wie die Flexion gegen Widerstand der Prüfung der Wurzeln C1 und C2.
Muskelschwäche zusammen mit Schmerzen weist auch hier auf eine schwerwiegende Pathologie hin.
Vgl. weiter Test 12.

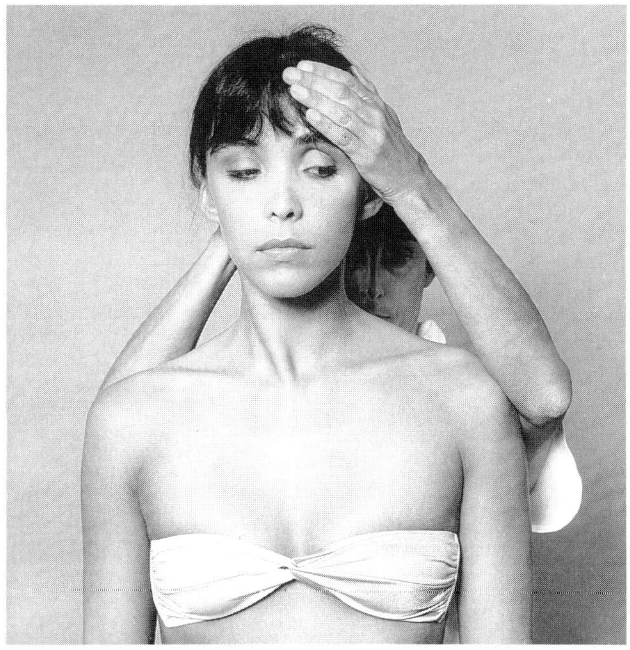

13 Linksrotation.

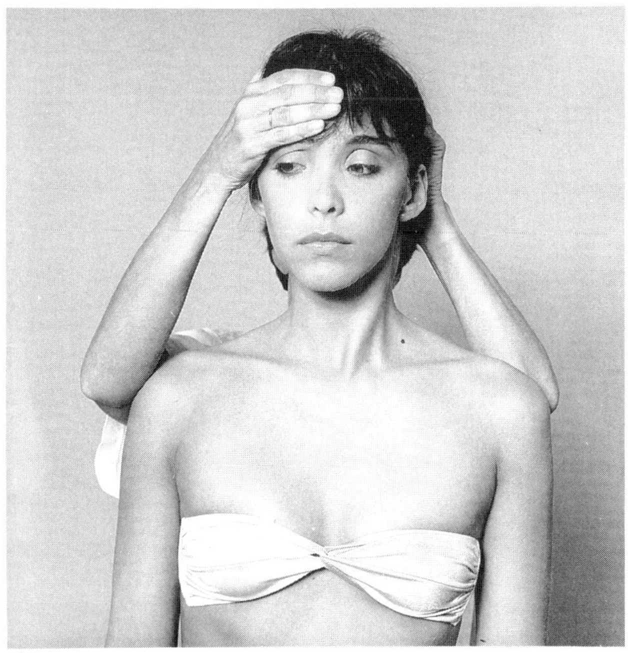

14 Rechtsrotation.

Ausgangshaltung des Patienten
Vgl. Test 1.

Ausgangshaltung des Therapeuten
Auf der zu prüfenden Seite schräg hinter dem Patienten stehend.

Ausführung
Der Therapeut legt seinen homolateralen Ellenbogen mit der Vorderfläche seitlich an die homolaterale Schulter des Patienten. Dabei liegt die Hand desselben Arms dem Kopf seitlich an. Die andere Hand stabilisiert die heterolaterale Schulter von lateral her.

Nun wird der Patient aufgefordert, den Kopf seitwärts zu bewegen, während der Therapeut isometrischen Widerstand ausübt. Auch hier werden insbesondere die Wurzeln C1 und C2 geprüft.
Vgl. weiter Test 12 bis 14.

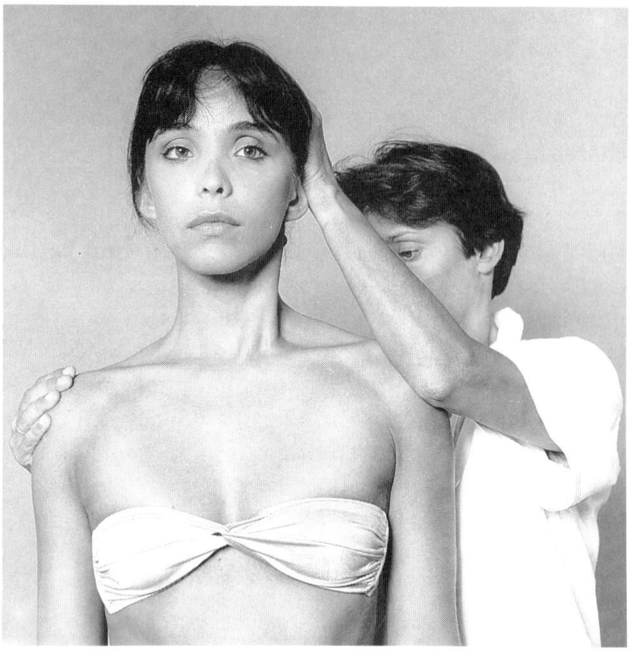

15 Seitneigung links.

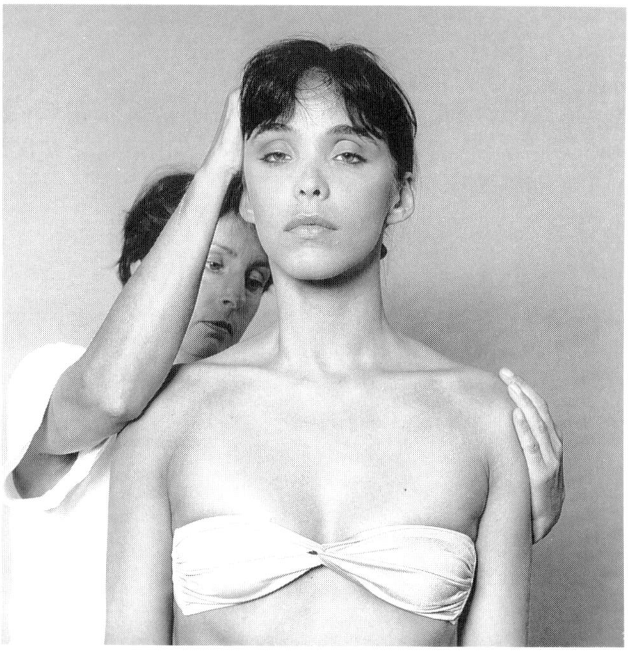

16 Seitneigung rechts.

Ausgangshaltung des Patienten
Vgl. Test 1.

Ausgangshaltung des Therapeuten
Neben dem Patienten stehend.

Ausführung
Der Therapeut legt den Ellenbogen mit der Vorderfläche an die obere BWS, während die Hand flach dem Hinterkopf des Patienten anliegt. Die andere Hand liegt am Sternum, wobei der Unterarm sich in der Horizontalen befindet.
Der Patient wird nun aufgefordert, den Kopf gegen die Hand des Therapeuten zu pressen, während dieser isometrischen Widerstand gibt.
Vgl. weiter Tests 12 bis 16.

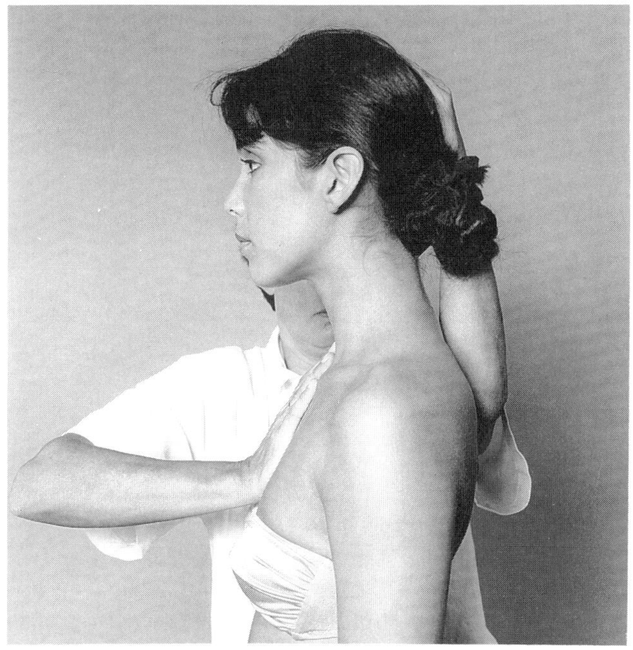

17 Extension.

Andere allgemeine Funktionsprüfungen

Elevation der Skapula und der Arme

Die Tests 18 und 20 zielen auf Pathologien des Schultergürtels. Test 19 (ein Widerstandstest) ist für die Wurzeln C2-C4 spezifisch.

AUSGANGSHALTUNG DES PATIENTEN
Vgl. Test 1.

AUSGANGSHALTUNG DES THERAPEUTEN
Hinter dem Patienten stehend.

AUSFÜHRUNG
Der Patient wird aufgefordert, beide Schultern so weit wie möglich hochzuziehen.

Ist die Skapulaelevation vollständig und schmerzfrei, so ist auch die skapulothorakale Bewegung frei, und es besteht meist keine Erkrankung des Akromio- und/oder Sternoklavikulargelenks. Der Test wird insbesondere zum Ausschluß einer Schulterpathologie herangezogen. Besteht diesbezüglich auch nur der geringste Zweifel, so muß die gesamte Schulteruntersuchung zwischengeschaltet werden.

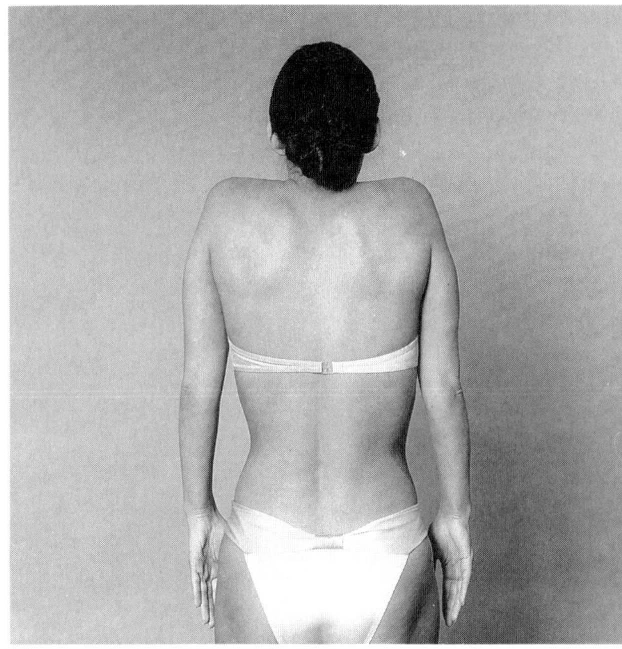

18 Aktive Elevation der Skapula beidseits.

AUSGANGSHALTUNG DES PATIENTEN
Vgl. Test 1.

AUSGANGSHALTUNG DES THERAPEUTEN
Hinter dem Patienten stehend.

AUSFÜHRUNG
Der Therapeut legt von hinten beide Hände auf die Schultern des Patienten und fordert diesen auf, sie hochzuheben. Dann versucht der Therapeut, die Schultern nach unten zu drücken, was im Normalfall nicht möglich ist.

Der Test prüft die Wurzeln C2-C4.
Paresen deuten praktisch immer auf eine ernstere Pathologie hin.

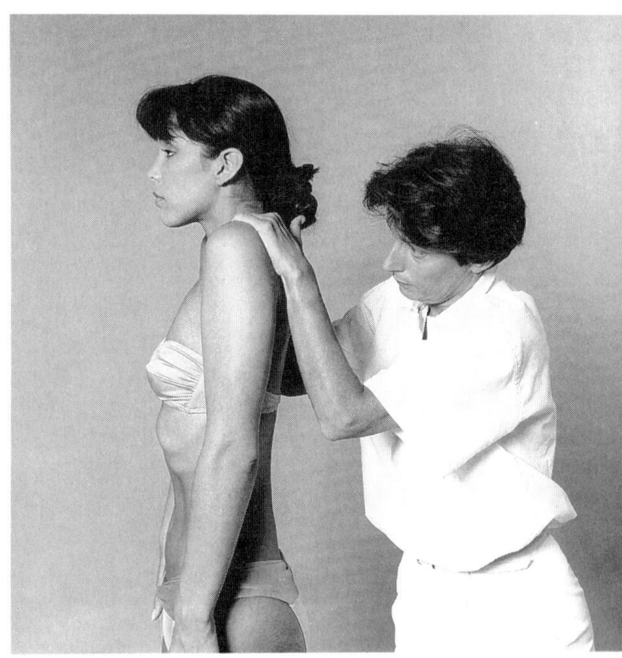

19 Elevation der Skapula gegen Widerstand beidseits (C2-C4).

Ausgangshaltung des Patienten
Vgl. Test 1.

Ausgangshaltung des Therapeuten
Der Therapeut beobachtet den Patienten von dorsal.

Ausführung
Der Patient wird aufgefordert, beide Arme langsam zu elevieren.

Dieser Test wird vornehmlich zum Ausschluß einer Schulterpathologie herangezogen. In seltenen Fällen kann die Armelevation als Folge einer HWS-Erkrankung schmerzhaft eingeschränkt sein. Meist handelt es sich dann um eine Fraktur eines Processus transversus oder spinosus. Auch bei einer (Streß-)Fraktur der ersten Rippe kann die aktive Armelevation schmerzhaft eingeschränkt sein.

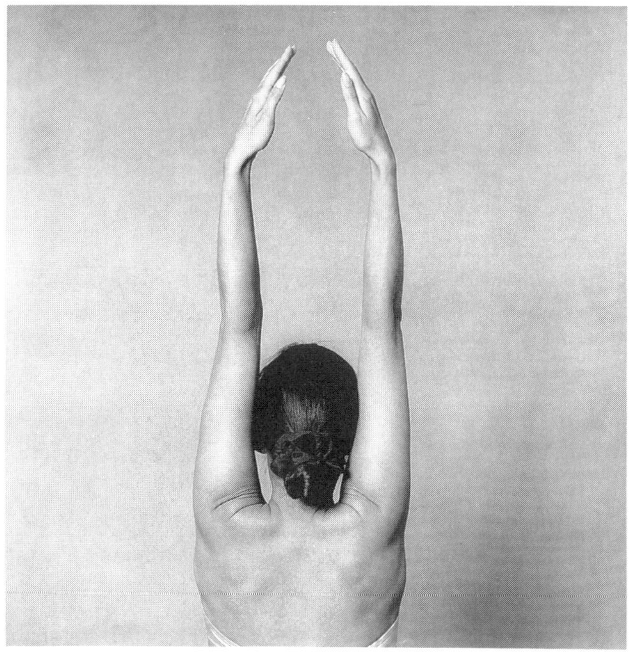

20 Aktive gleichzeitige Elevation beider Arme.

Widerstandstests der Schulter

Mit Hilfe dieser Funktionsprüfungen werden die Wurzeln C5-C7 untersucht. Wird dabei über Schmerzen geklagt, so handelt es sich praktisch immer um eine Schulterpathologie. Die Beschwerden werden dann im Arm und nicht in der HWS-Gegend angegeben.

Ausgangshaltung des Patienten
Stehend oder sitzend, dabei den Arm entspannt neben dem Körper.

Ausgangshaltung des Therapeuten
An der zu untersuchenden Seite neben dem Patienten stehend.

Ausführung
Der Therapeut umfaßt mit seiner homolateralen Hand den Oberarm des Patienten distal von der Seite her. Die andere Hand stabilisiert den Patienten an Becken oder Schulter der heterolateralen Seite.

Nun wird der Patient aufgefordert, den Arm vom Körper weg zu bewegen (Abduktion). Dabei übt der Therapeut isometrischen Widerstand aus. Der Test bezieht sich auf die Wurzel C5, bei bestehender Schulterpathologie auch auf den M. supraspinatus oder - wenn der Test schmerzhaft verläuft - die Bursa subacromiodeltoidea.

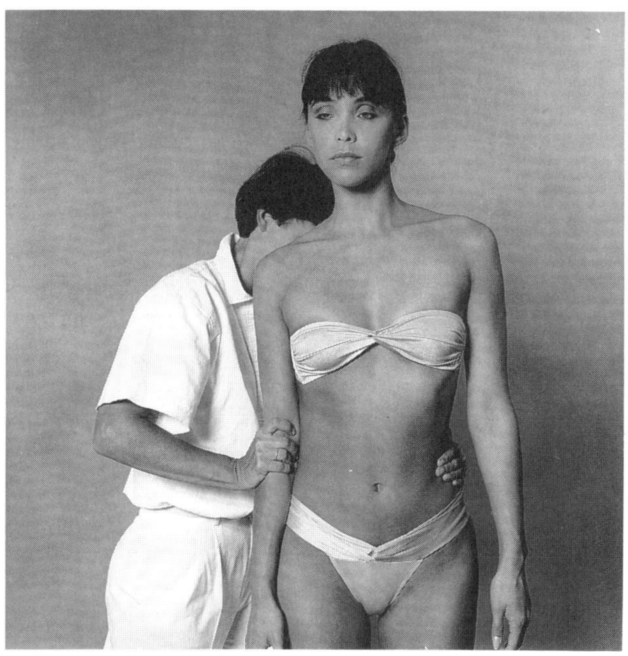

21/22 Abduktion gegen Widerstand (C5).

Ausgangshaltung des Patienten
Vgl. Test 21/22.

Ausgangshaltung des Therapeuten
Auf der zu prüfenden Seite neben dem Patienten stehend.

Ausführung
Der Therapeut umfaßt den Oberarm des Patienten von medial-palmar her so weit wie möglich distal. Die andere Hand stabilisiert den Patienten homolateral am Becken.

Nun wird der Patient aufgefordert, den Arm an den Körper heranzubringen (Adduktion). Dabei übt der Therapeut isometrischen Widerstand aus. Der Test dient zur Prüfung der Wurzel C7 und - im Fall einer Schulterpathologie - der verschiedenen Adduktoren.

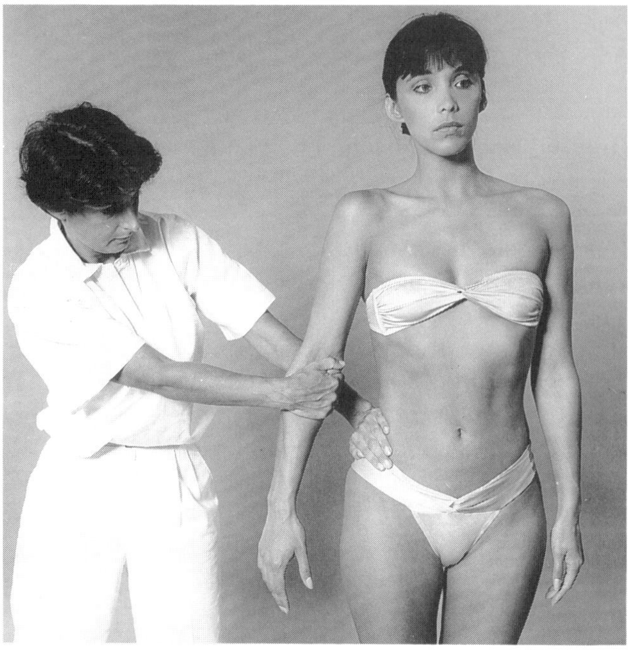

23/24 Adduktion gegen Widerstand (C7).

Ausgangshaltung des Patienten
Vgl. Test 21/22, wobei der Ellenbogen nun 90° flektiert ist. Die Schulter des Patienten befindet sich in Nullstellung (scheinbare Innenrotation).

Ausgangshaltung des Therapeuten
Auf der zu prüfenden Seite neben dem Patienten stehend.

Ausführung
Der Therapeut legt seine homolaterale Hand an die Dorsalseite des distalen Unterarms des Patienten. Die andere Hand stabilisiert den Patienten an der heterolateralen Schulter von der Seite her. Der Patient wird nun aufgefordert, den Unterarm vom Körper wegzubewegen (Außenrotation). Dabei übt der Therapeut isometrischen Widerstand aus.

Der Test prüft die Wurzeln C5-C6. Bei einer Pathologie des M. infraspinatus können Beschwerden auftreten.

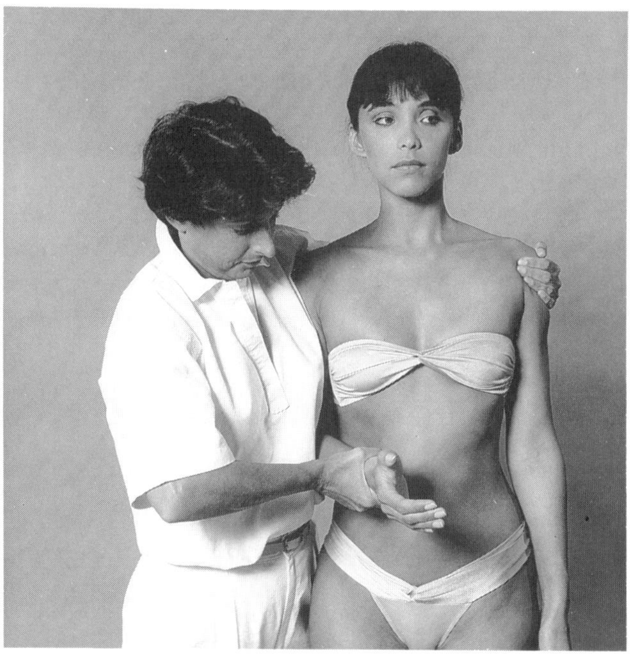

25/26 Außenrotation gegen Widerstand (C5-C6).

Ausgangshaltung des Patienten
Vgl. Test 25/26.

Ausgangshaltung des Therapeuten
An der zu prüfenden Seite stehend neben dem Patienten.

Ausführung
Der Therapeut legt die Finger seiner homolateralen Hand knapp oberhalb des Handgelenks auf die Vorderseite des Unterarms des Patienten. Die andere Hand stabilisiert den Patienten an der Schulter von lateral her. Nun wird der Patient aufgefordert, den Unterarm zum Bauch hin zu rotieren (Innenrotation). Dabei übt der Untersucher isometrischen Widerstand aus.

Dieser Test prüft die Wurzeln C5-C6. Bei bestehender Schulterpathologie weist ein schmerzhafter Test auf eine Beteiligung des M. subscapularis hin.

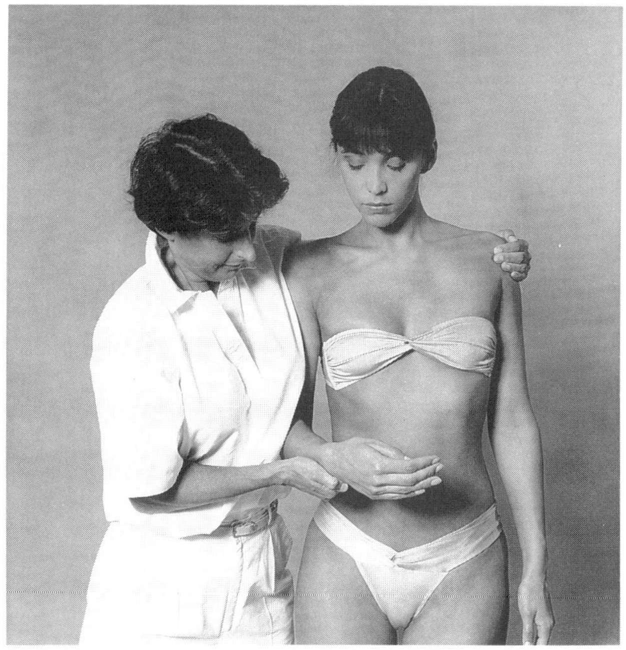

27/28 Innenrotation gegen Widerstand (C5-C6).

Widerstandstests des Ellenbogens

Hierbei werden die Wurzeln C5-C7 geprüft. Treten während der Prüfung Beschwerden auf, so handelt es sich je nach Beschwerdelokalisation um eine Läsion der Muskulatur im Bereich der Schulter oder des Ellenbogens.

Ausgangshaltung des Patienten
Vgl. Test 25/26.

Ausgangshaltung des Therapeuten
Auf der zu prüfenden Seite neben dem Patienten stehend.

Ausführung
Der Therapeut legt seine homolaterale Hand direkt oberhalb des Handgelenks auf die Vorderseite des Patientenellenbogens. Dabei bildet der Unterarm des Untersuchers einen rechten Winkel mit dem des Probanden. Die andere Hand umfaßt den Ellenbogen des Patienten. Während der Untersucher isometrischen Widerstand ausübt, versucht der Patient, den Unterarm zu beugen.

Der Test prüft die Wurzeln C5-C6; etwa auftretende Beschwerden weisen auf eine Affektion des M. biceps brachii hin.

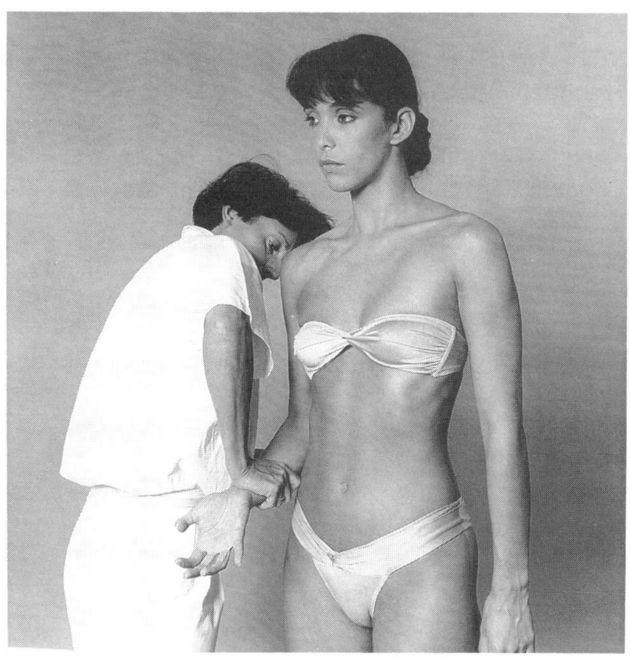

29/30 Flexion gegen Widerstand (C5-C6).

Ausgangshaltung des Patienten
Vgl. Test 25/26.

Ausgangshaltung des Therapeuten
An der zu untersuchenden Seite neben dem Patienten stehend.

Ausführung
Die Ausführung erfolgt wie unter Test 29/30 beschrieben, wobei nun aber der Unterarm des Patienten von dorsal her umfaßt wird. Ist der Patient größer als der Therapeut, so kann sein Unterarm auch auf der Crista iliaca des Untersuchers ruhen. Gegen isometrischen Widerstand soll der Patient nun den Ellenbogen strecken.

Der Test prüft die Funktion der Wurzel C7; bei auftretenden Schmerzen ist in erster Linie an eine subakromiale Pathologie zu denken.

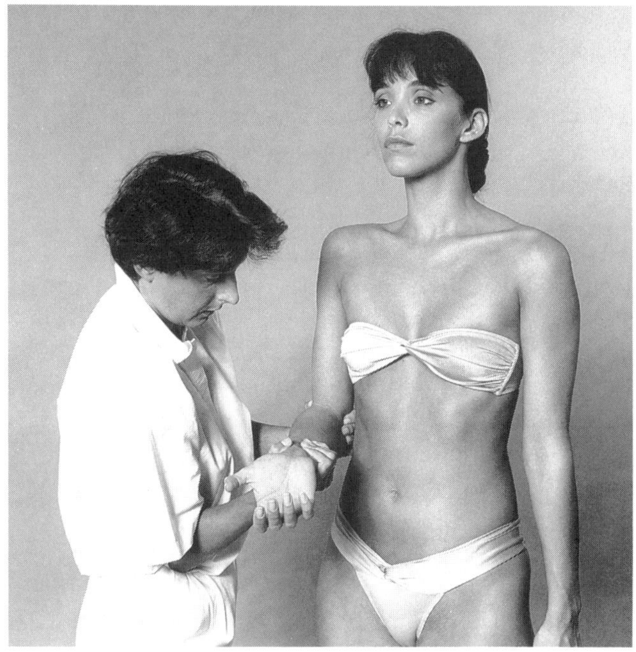

31/32 Extension gegen Widerstand (C7).

Widerstandstests des Handgelenks

Dabei wird die Funktion der Wurzeln C6-C7 geprüft. Ein schmerzhafter Test weist auf eine Pathologie der Muskulatur im Bereich des Handgelenks und des Ellenbogens hin.

Ausgangshaltung des Patienten
Mit entspannten Armen stehend oder sitzend.

Ausgangshaltung des Therapeuten
Auf der zu prüfenden Seite neben dem Patienten stehend.

Ausführung
Der Therapeut legt seine homolaterale Hand auf den Handrücken des Patienten, während er mit der anderen Hand den Unterarm des Patienten von radial her umfaßt. Der Patient läßt seinen gestreckten Ellenbogen auf der distalen heterolateralen Oberarmpartie des Untersuchers ruhen. Gegen isometrischen Widerstand soll der Patient nun das Handgelenk strecken.

Der Test dient der Prüfung der Wurzel C6. Bei Schmerzen muß an die Diagnose Tennisellenbogen gedacht werden.

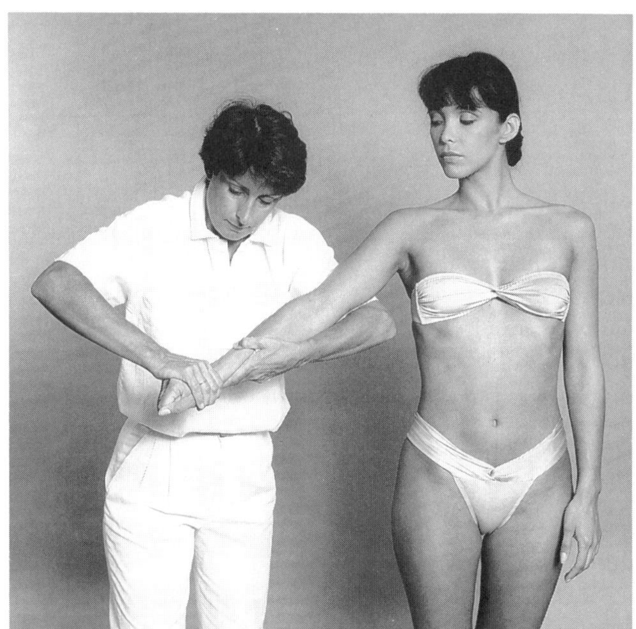

33/34 Handgelenksextension gegen Widerstand (C6).

Ausgangshaltung des Patienten
Vgl. Test 33/34.

Ausgangshaltung des Therapeuten
An der zu prüfenden Seite neben dem Patienten stehend.

Ausführung
Der Therapeut legt seine homolaterale Hand auf die volare Mittelhand des Patienten. Die andere Hand stabilisiert den Unterarm des Probanden von dorsal her, knapp proximal des Handgelenks. Der gestreckte Patientenellenbogen wird eben proximal durch den heterolateralen Oberarm des Untersuchers unterstützt. Nun wird der Patient aufgefordert, das Handgelenk zu beugen, während der Untersucher passiven Widerstand leistet.

Der Test dient der Funktionsprüfung der Wurzel C7. Bei Auftreten von Schmerzen sollte man die Diagnose Golferellenbogen erwägen.

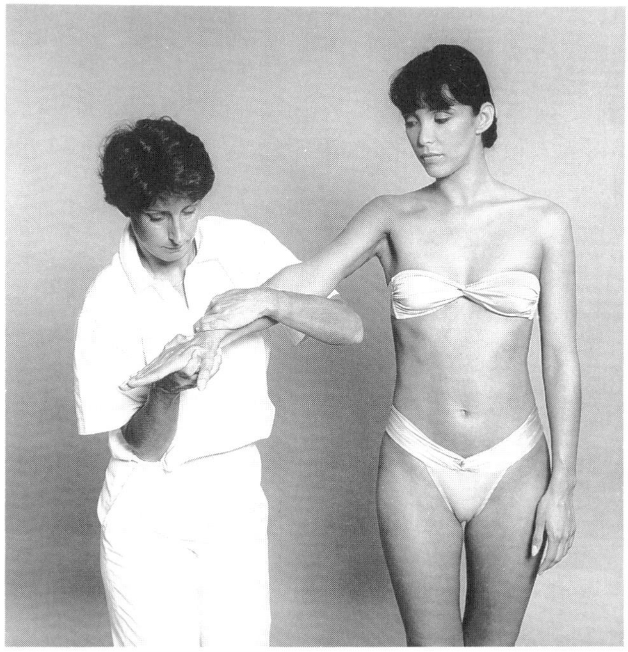

35/36 Flexion des Handgelenks gegen Widerstand (C7).

Widerstandstests des Daumens und des kleinen Fingers

Hierbei werden die Wurzeln C8-Th1 geprüft. Bei Beschwerden ist je nach Schmerzlokalisation an eine Affektion der Daumenmuskulatur oder des M. interosseus palmaris III zu denken.

Ausgangshaltung des Patienten
Vgl. Test 33/34.

Ausgangshaltung des Therapeuten
An der zu prüfenden Seite neben dem Patienten stehend.

Ausführung
Mit der homolateralen Hand umfaßt der Therapeut die Finger des Patienten, während der Daumen der anderen Hand am interphalangealen Daumengelenk liegt. Nun soll der Patient den Daumen strecken.

Der Test dient der Prüfung der Wurzel C8. Treten dabei Schmerzen auf, so handelt es sich um eine Affektion der Daumenstreckersehnen.

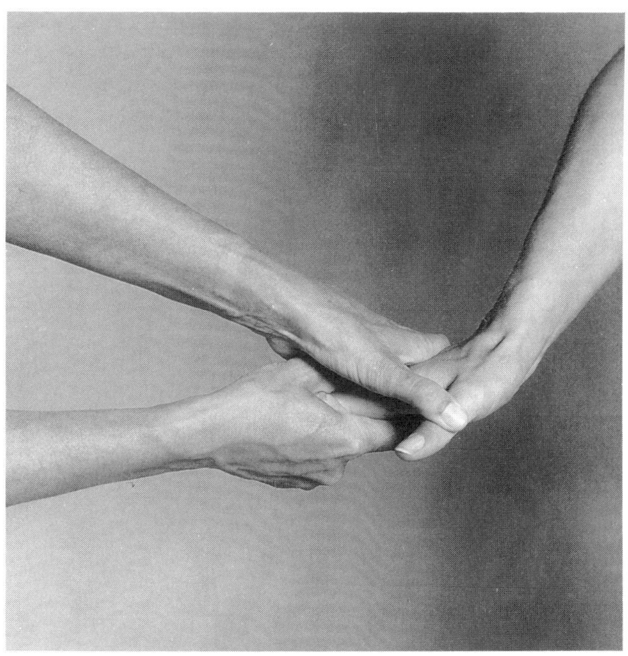

37/38 Daumenextension gegen Widerstand (C8).

Ausgangshaltung des Patienten
Vgl. Test 33/34.

Ausgangshaltung des Therapeuten
Auf der zu prüfenden Seite neben dem Patienten stehend.

Ausführung
Der Patient abduziert den Kleinfinger. Der Untersucher legt seine homolaterale Zeigefingerspitze an die Radialseite des distalen interphalangealen Kleinfingergelenks. Die andere Hand stabilisiert das Handgelenk von dorsal her. Der Patient wird nun aufgefordert, seinen Kleinfinger gestreckt zum Ringfinger hin zu bewegen, während der Untersucher isometrischen Widerstand leistet.

Der Test dient in erster Linie der Prüfung der Wurzel Th1. Treten während der Prüfung Schmerzen auf, so handelt es sich um eine Affektion des M. interosseus palmaris III.

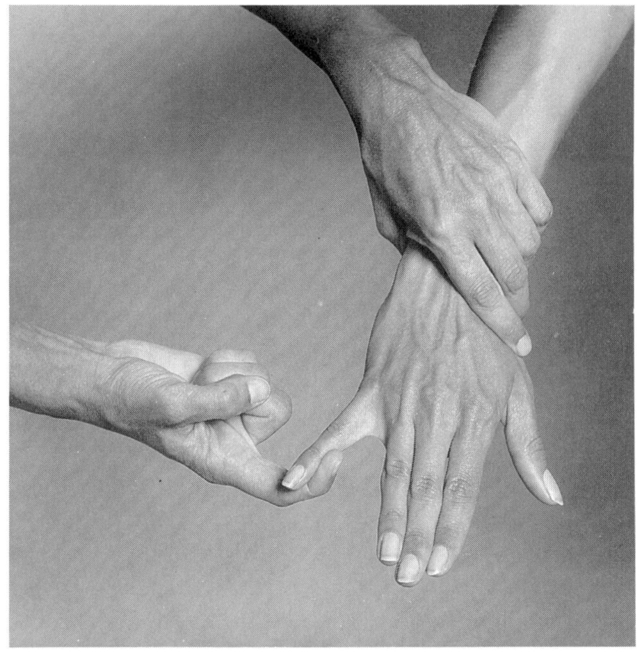

39/40 Adduktion des Kleinfingers gegen Widerstand (Th1).

Sensibilitätsprüfung

Wir beschränken uns hier auf die Prüfung der Sensibilität der Dermatome C6-C8, da in den höherliegenden Dermatomen die Überschneidungen zu groß sind, um Segmente noch sinnvoll auseinanderzuhalten.

41/42 43/44 45/46 Sensibilitätsprüfung, nicht abgebildet.

Ausgangshaltung des Patienten
Der Patient hält im Stehen oder im Sitzen beide Arme gestreckt vor.

Ausgangshaltung des Therapeuten
Vor dem Patienten stehend.

Ausführung
Die Sensibilität wird beidseits gleichzeitig geprüft. Dazu streicht der Untersucher mit den Fingern leicht über die jeweiligen Hautpartien des Patienten.

Gegebenenfalls erweitert man die Untersuchung auf die angrenzenden Dermatome.

Zervikale Reflexe

Gegenstand der Untersuchung sind in erster Linie die Dermatome C5-C7. Eine allgemeine Hyperreflexie kann auf vegetative Übererregbarkeit oder auf eine zentralnervöse Ursache hinweisen. Eine isolierte Reflexabschwächung ist meist Hinweis auf eine lokale Wurzelschädigung.

AUSGANGSHALTUNG DES PATIENTEN
Vgl. Test 33/34, wobei der Ellenbogen 90° gebeugt ist und sich der Unterarm in Nullstellung befindet.

AUSGANGSHALTUNG DES THERAPEUTEN
Auf der zu prüfenden Seite schräg vor dem Patienten stehend.

AUSFÜHRUNG
Von ulnar her umfaßt der Untersucher mit seiner homolateralen Hand den distalen Unterarm und die Hand des Patienten.
Man löst den Reflex des M. brachioradialis direkt proximal seiner Insertion am Radius (etwa 3 cm proximal des Processus styloideus radii) aus.

Bei Reflexstörungen (Hyper-, Hypo- oder Areflexie) handelt es sich in der Regel um eine Irritation der Wurzel C5.

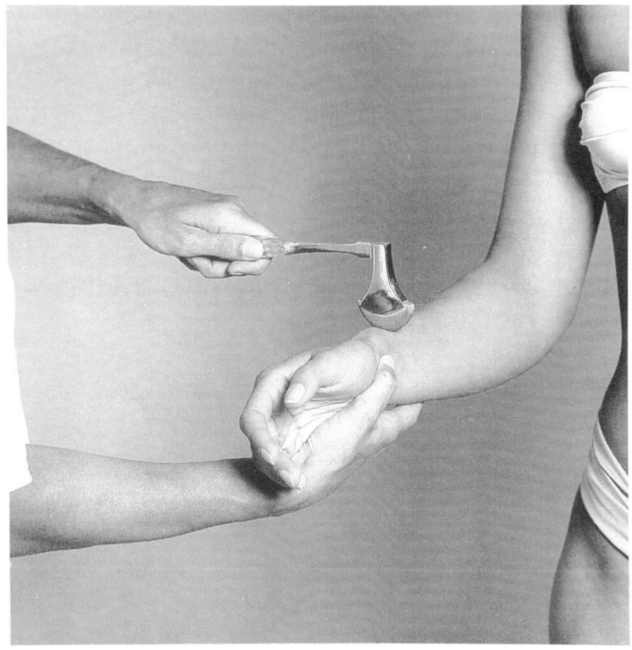

47/48 Brachioradialreflex (C5).

AUSGANGSHALTUNG DES PATIENTEN
Vgl. Test 34/35.

AUSGANGSHALTUNG DES THERAPEUTEN
An der zu prüfenden Seite schräg vor dem Patienten stehend.

AUSFÜHRUNG
Die homolaterale Hand des Therapeuten umfaßt den in 90° Flexion befindlichen Ellenbogen des Patienten so, daß sich der Daumen auf der Insertionssehne des M. biceps brachii befindet. Dabei ruht der Unterarm des Patienten auf dem des Therapeuten. Man löst den Eigenreflex des Muskels durch einen leichten Schlag mit dem Reflexhammer auf den eigenen, auf der Sehne ruhenden Daumen aus.

Der Bizepssehnenreflex läuft über die Dermatome C5-C6.

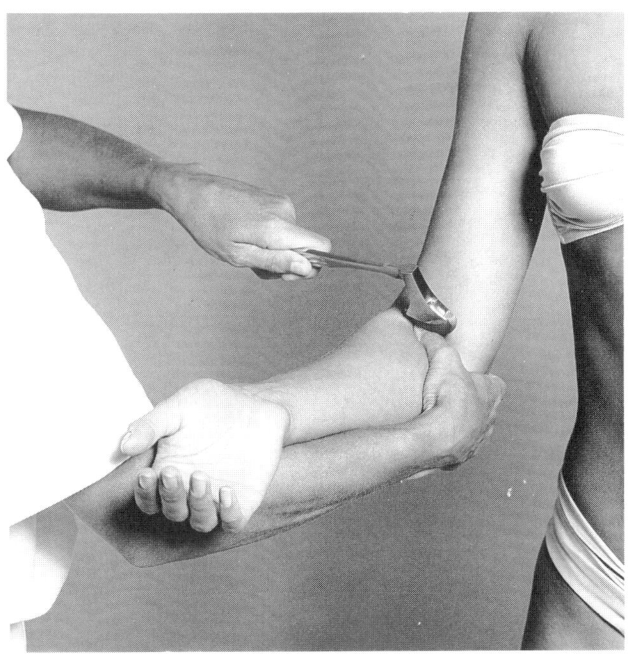

49/50 Bizepssehnenreflex (C5-C6).

Ausgangshaltung des Patienten
Vgl. Test 34/35.

Ausgangshaltung des Therapeuten
An der zu prüfenden Seite neben dem Patienten stehend.

Ausführung
Mit einer Hand umfaßt der Untersucher den Unterarm des Patienten knapp distal des Ellenbogens und hält diesen in 90°-Beugung. Alternativ kann man auch den Oberarm umfassen und den Unterarm schlaff herabhängen lassen.
Der Reflex wird ausgelöst, indem knapp oberhalb des Olekranons mit dem Reflexhammer auf die Trizepssehne geklopft wird.

Eine pathologische Reflexantwort weist auf eine Affektion der Wurzel C7 hin.

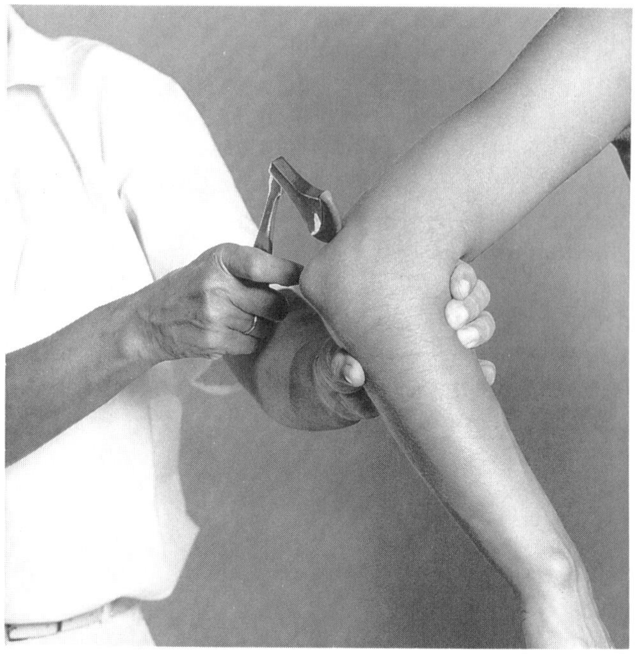

51/52 Trizepssehnenreflex (C7).

Andere neurologische Untersuchungen

Die übrigen Bestandteile der neurologischen Untersuchung dienen dem Ausschluß einer zentralnervösen Erkrankung.

Ausgangshaltung des Patienten
Mit herabhängenden Unterschenkeln auf der Untersuchungsliege sitzend.

Ausgangshaltung des Therapeuten
An der zu prüfenden Seite schräg vor dem Patienten stehend oder sitzend.

Ausführung
Der Quadrizepssehnenreflex wird durch Beklopfen des Lig. patellae zwischen Tuberositas tibiae und Apex patellae ausgelöst.

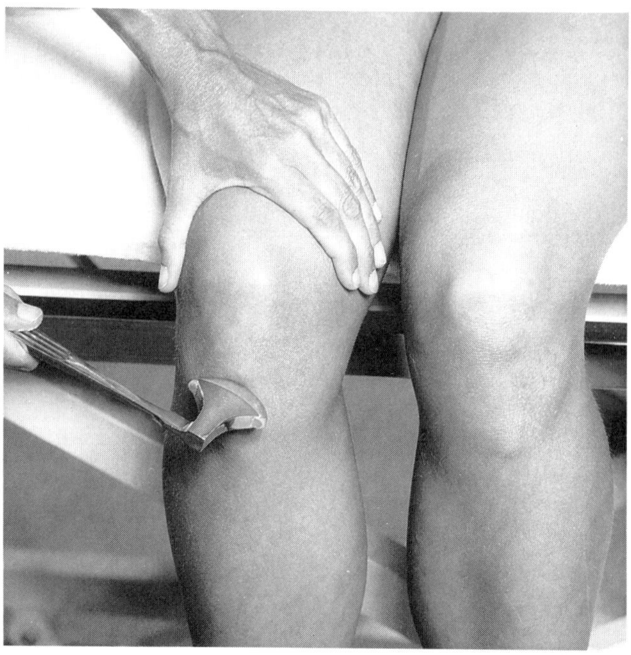

53/54 Quadrizepssehnenreflex.

Ausgangshaltung des Patienten
Vgl. Test 53/54.

Ausgangshaltung des Therapeuten
In Hockstellung vor dem Patienten.

Ausführung
Mit einer Hand wird der Fuß des Patienten in Extensionsstellung gehalten, während die andere durch Beklopfen der Achillessehne den Reflex auslöst.

Vgl. Anmerkung bei Test 53/54, Quadrizepssehnenreflex.

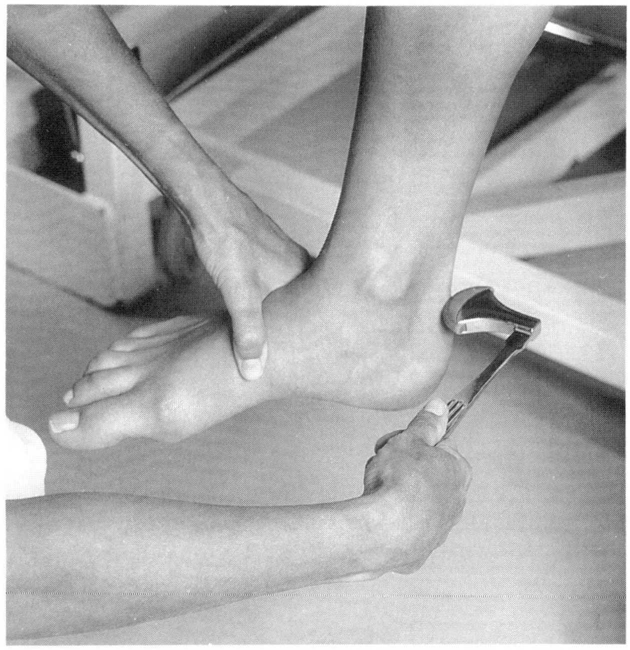

55/56 Triceps-surae-Reflex.

Ausgangshaltung des Patienten
Vgl. Test 53/54.

Ausgangshaltung des Therapeuten
In Hockstellung vor dem Patienten.

Ausführung
Mit dem spitzen Ende des Reflexhammers fährt man ausgehend von der lateralen Fersenpartie über den Fußaußenrand, das Os metatarsale V bis zur Großzehenbasis.

Normalerweise zieht der Patient - wie durch Strümpell beschrieben - den Fuß zurück und flektiert die Zehen; es können allerdings auch andere Reaktionen erfolgen. Bei einer Pyramidenbahnschädigung verläuft der Reflex nach Babinski, d.h., es tritt eine Extension der Großzehe und eine Plantarflexion der Kleinzehen mit gleichzeitiger Flexion des Knies und der Hüfte auf.

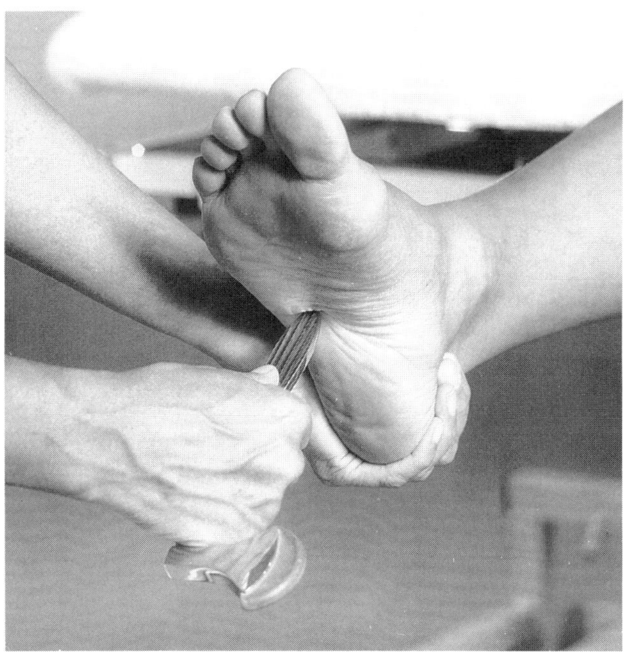

57/58 Fußsohlenreflex.

Abschluß der allgemeinen Funktionsprüfung

Ausgangshaltung des Patienten
Auf einem Stuhl oder der niedrig eingestellten Untersuchungsliege sitzend, die Wirbelsäule dabei in Neutralstellung.

Ausgangshaltung des Therapeuten
Hinter dem Patienten stehend.

Ausführung
Der Therapeut legt eine Hand seitlich auf den Kopf des Patienten und bringt diesen so in leichte homolaterale Rotation und Seitneigung. Danach wird der Kopf in Extension gebracht. Die andere Hand stabilisiert den Patienten beispielsweise über die Schulter. Schließlich wird ein leichter, kurzer axialer Druck ausgeübt.

Bei Einengung einer Wurzel im Foramen intervertebrale kann so eine Wurzelkompression provoziert werden. Bei bereits bestehender erheblicher Schädigung der sensiblen Funktionen kann diese Prüfung allerdings auch negativ ausfallen.

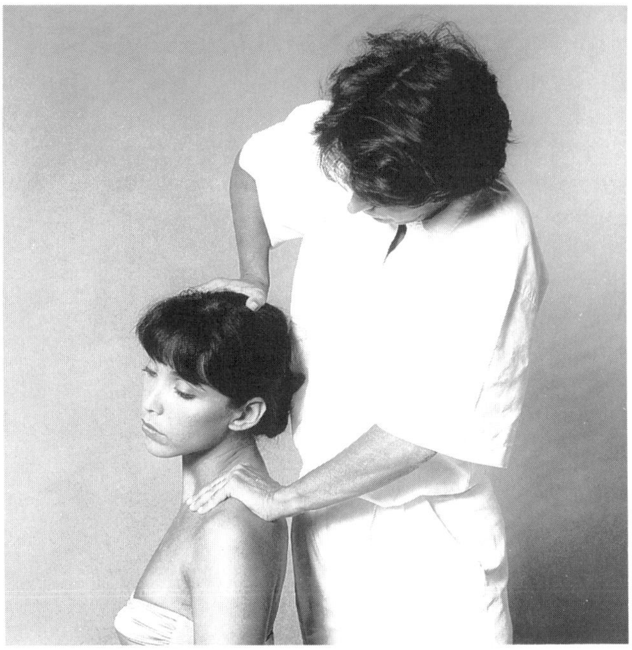

59 Kompressionstest der Foramina links.

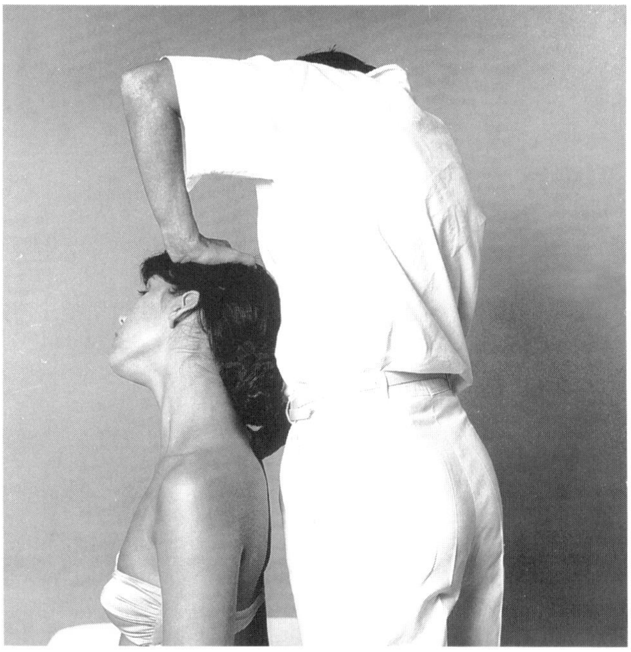

60 Kompressionstest der Foramina rechts.

Ausgangshaltung des Patienten
Vgl. Tests 59 und 60.

Ausgangshaltung des Therapeuten
Hinter dem Patienten stehend.

Ausführung
Der Untersucher hält den Kopf des Patienten mit beiden Händen, wobei darauf zu achten ist, daß kein Druck auf die Ohren ausgeübt wird.
In verschiedenen Stellungen, nämlich Extension, Neutralstellung und leichter Flexion wird nun jeweils einige Sekunden lang Traktion ausgeübt.

Der Test zielt auf die anschließend anzuwendende Behandlung, wenn Traktion indiziert ist. Diejenige Haltung, unter der Traktion beschwerdelindernd wirkt, wird später in der Therapie eingenommen. Dabei ist allerdings zu beachten, daß in Flexionsstellung niemals zu lange oder zu kräftig gezogen werden darf.

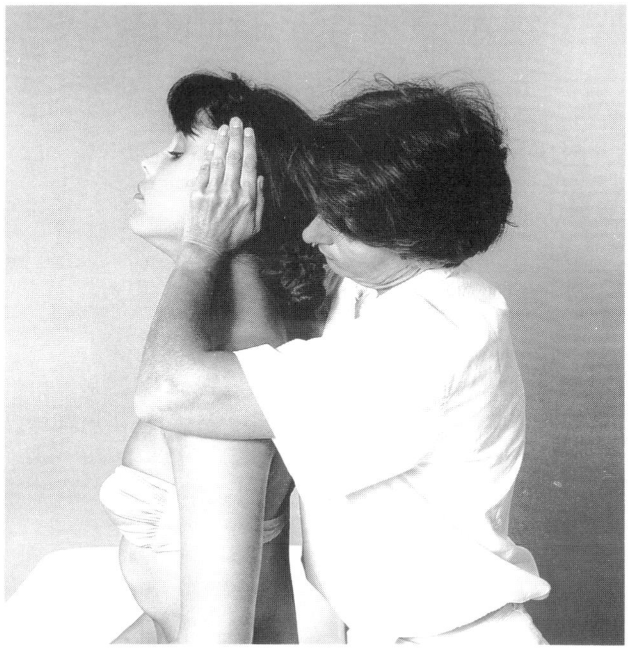

61a Traktionstest des Kopfes mit leichter Extension.

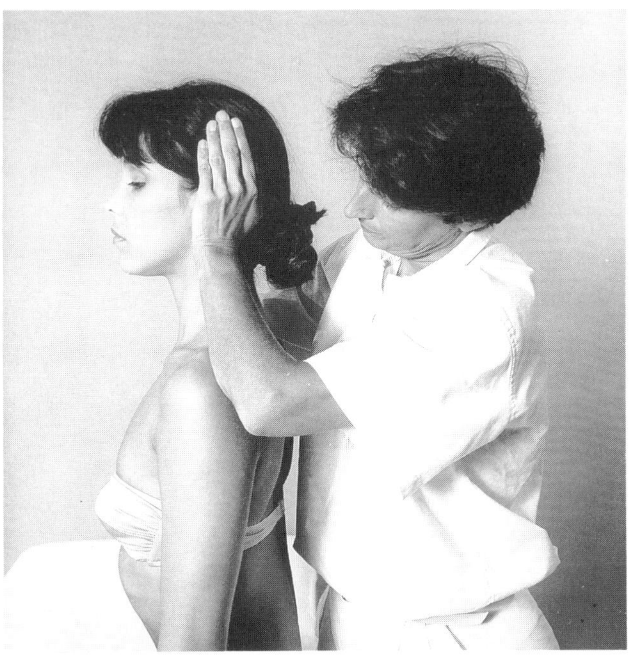

61b Traktionstest des Kopfes in Neutralstellung

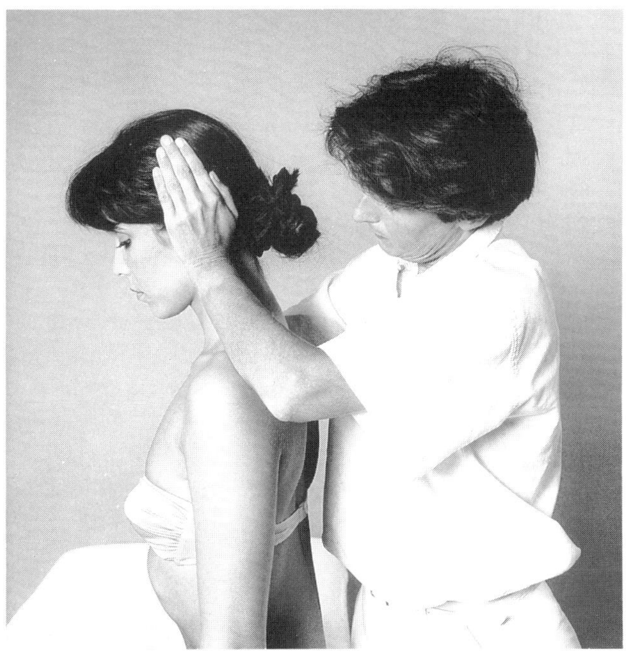

61c Traktionstest des Kopfes mit leichter Flexion.

Ergänzende Funktionsprüfungen

Weitere Funktionstests sind dann erforderlich, wenn bei der allgemeinen Funktionsprüfung keine Klärung der Verhältnisse gelingt.

Untersuchung der segmentalen Mobilität

Die nachfolgend aufgeführten Tests dienen der Prüfung der segmentalen Mobilität. Hypomobilität kann bei Fehlen neurologischer Ausfallserscheinungen eine Indikation für manuelle Mobilisierung sein. Hypermobilität oder Instabilität kann je nach Schwere des Krankheitsbildes eine Indikation zur stabilisierenden Übungsbehandlung, zur Verordnung einer Halskrause oder zur operativen Intervention darstellen. Die Durchführung einer aussagekräftigen Untersuchung und die richtige Einordnung der Untersuchungsergebnisse erfordern viel Übung.

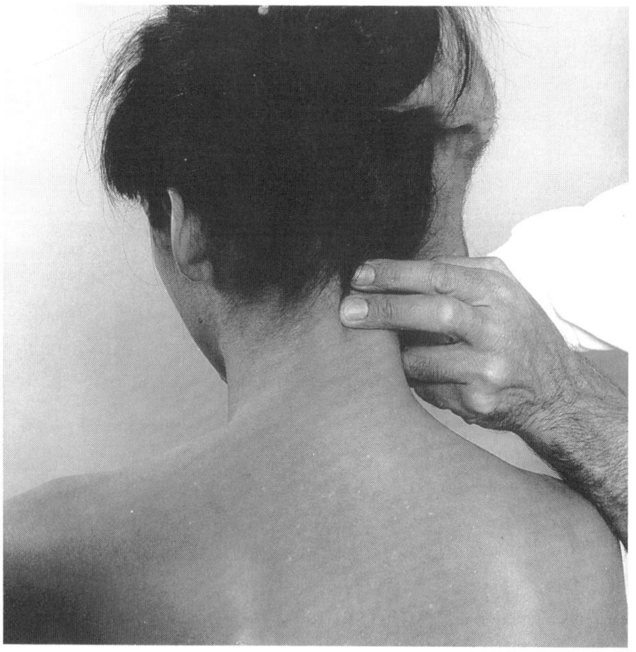

62a Flexionstest in vivo.

Oberer Zervikalbereich (C0-C2)

AUSGANGSHALTUNG DES PATIENTEN
Aktive Sitzhaltung oder mit dem Rücken an der Stuhllehne anliegend, die Wirbelsäule dabei in Neutralstellung.

AUSGANGSHALTUNG DES THERAPEUTEN
Neben dem Patienten stehend.

AUSFÜHRUNG
Der Untersucher lokalisiert den Processus spinosus von C2 zwischen Zeige- und Mittelfingerspitze. Die andere, auf dem Kopf des Patienten liegende Hand führt eine hochzervikale Flexion (Nickbewegung) aus. Die Finger der anderen Hand palpieren die Bewegung des Processus spinosus der Axis.

Mit Beginn der Flexion sollte die Axis eine Extensionsbewegung ausführen, die als tastbare Bewegung ihres Dornfortsatzes nach kaudal und dorsal imponiert.
Bei einer atlantookzipitalen Bewegungseinschränkung oder einer solchen zwischen Axis und C3 oder auch Hypermobilität oder Instabilität in den genannten Segmenten kann diese dorsokaudale Bewegung fehlen. Bei vorliegender Instabilität ist in erster Linie an eine Affektion des Lig. apicis dentis zu denken.

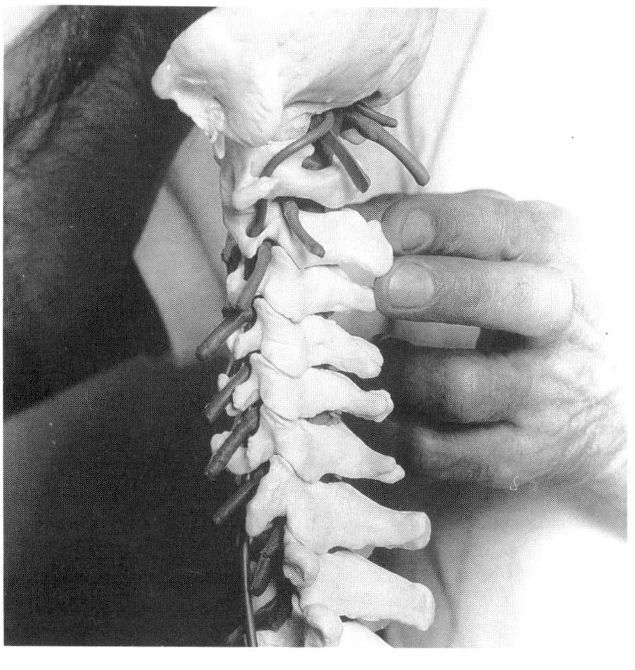

62b Flexionstest am Wirbelsäulenmodell.

Ausgangshaltung des Patienten
Aktive Sitzhaltung mit in Neutralstellung befindlicher Wirbelsäule.

Ausgangshaltung des Therapeuten
Neben dem Patienten stehend.

Ausführung
Der Untersucher tastet den Processus spinosus von C2 mit Daumen und Zeigefinger. Die andere Hand liegt auf dem Kopf des Patienten. Über eine entsprechende passive Kopfbewegung wird nun eine Seitneigung im oberen Zervikalbereich ausgeführt.

Unmittelbar mit Beginn dieser Bewegung sollte die Axis in homolaterale Richtung rotieren, d.h., der Dornfortsatz rotiert entsprechend nach heterolateral.
Bei quantitativer Rechts-Links-Differenz oder bei Fehlen jeglicher Bewegung ist entweder an eine Hypomobilität oder an eine Hypermobilität bzw. Instabilität eines der oberen zervikalen Segmente oder im Abschnitt C2-C3 zu denken. Instabilität deutet meist auf eine Läsion der Ligg. alaria.

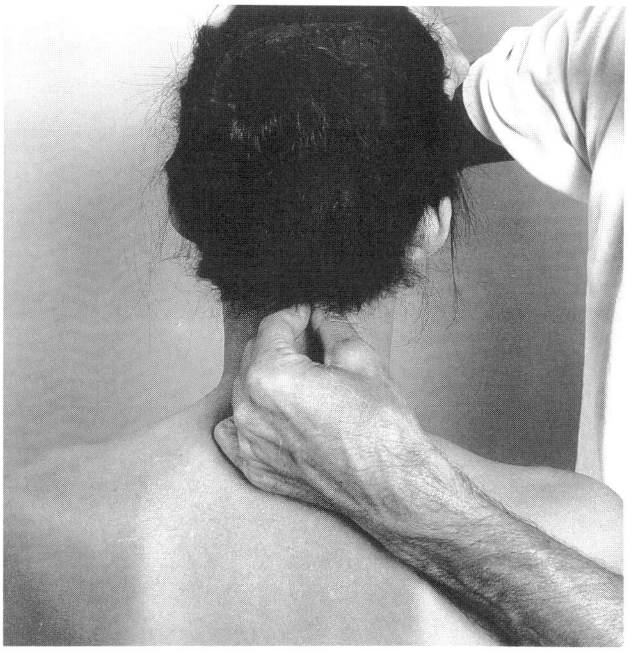

63a Rotationstest, Ausgangsstellung.

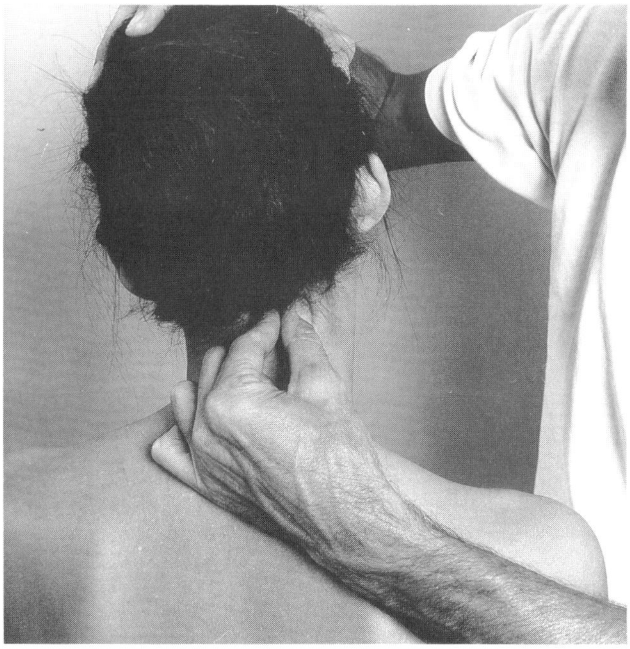

63b Rotationstest, Endstellung.

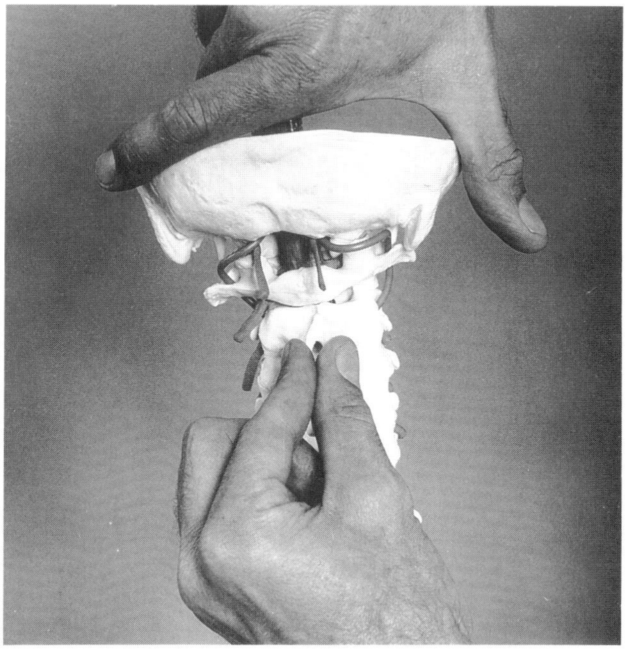

63c Rotationstest am Wirbelsäulenmodell.

Ausgangshaltung des Patienten
Sitzend, den Rücken eventuell angelehnt, den Kopf in Neutralstellung, die Hände auf den Oberschenkeln ruhend.

Ausgangshaltung des Therapeuten
Neben dem Patienten stehend, auf der zum betroffenen Gelenk heterolateralen Seite. Dabei hat der Therapeut die Knie leicht gebeugt.

Ausführung
Der Therapeut umfaßt den Kopf des Patienten mit der heterolateralen Hand und stabilisiert ihn am eigenen Sternum. Dabei berührt der Kleinfinger den Processus mastoideus. Mit der Zeigefingerspitze der anderen Hand wird nun - zwischen Ramus mandibulae und Mastoid hindurch - die kraniale Partie des Processus transversus des Atlas getastet. Der Kopf des Patienten wird nun passiv in eine leichte gekoppelte homolaterale Seitneigung und heterolaterale Rotationsstellung gebracht. Durch Strecken der eigenen Knie erreicht der Untersucher eine Diastase im Atlantookzipitalgelenk.
Der Test wird einige Male wiederholt. Dabei wird der Kopf jeweils in eine leicht veränderte Flexions- oder Extensionsstellung der oberen HWS gebracht.

Der palpierende Finger beurteilt das Gelenkspiel, das mit der anderen Seite verglichen wird.

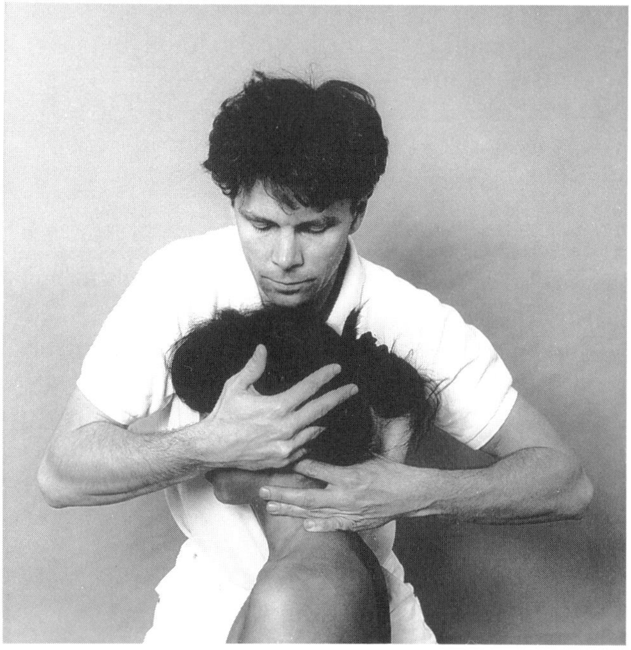

64a Traktionstest des Atlantookzipitalgelenks in vivo.

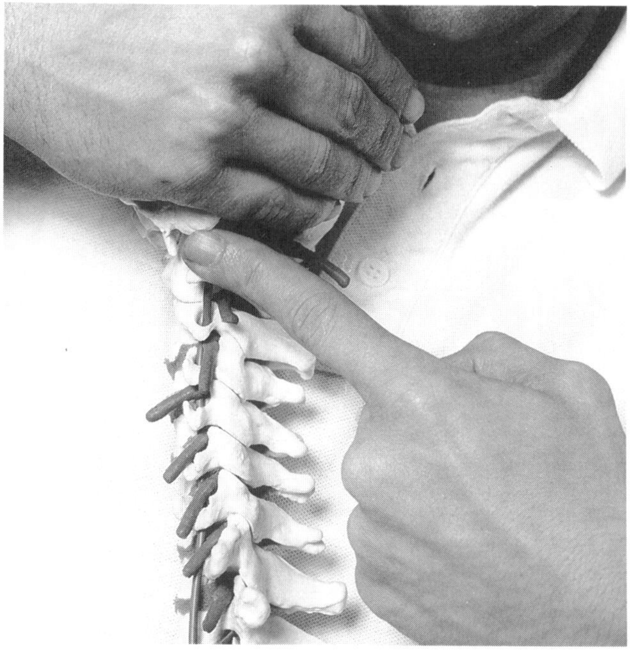

64b Traktionstest des Atlantookzipitalgelenks am Wirbelsäulenmodell.

Ausgangshaltung des Patienten
Sitzend, eventuell mit dem Rücken an der Stuhllehne anliegend.

Ausgangshaltung des Therapeuten
Neben dem Patienten stehend.

Ausführung
Sieht man diejenige Seite, an der der Untersucher steht, als die homolaterale an, so umfaßt dieser mit seiner heterolateralen Hand den Kopf des Patienten so, daß der Kleinfinger auf der dorsolateralen Partie des Arcus posterior des Atlas zu liegen kommt. Daumen und Zeigefinger der anderen Hand umfassen nun die dorsale Partie der Axis.
Anschließend werden vier Bewegungen ausgeführt, deren Art und Ausmaß beurteilt werden:
- zweimal hochzervikale Flexion mit homolateraler Seitneigung und heterolateraler Rotation;
- zweimal hochzervikale Extension mit heterolateraler Seitneigung und homolateraler Rotation.

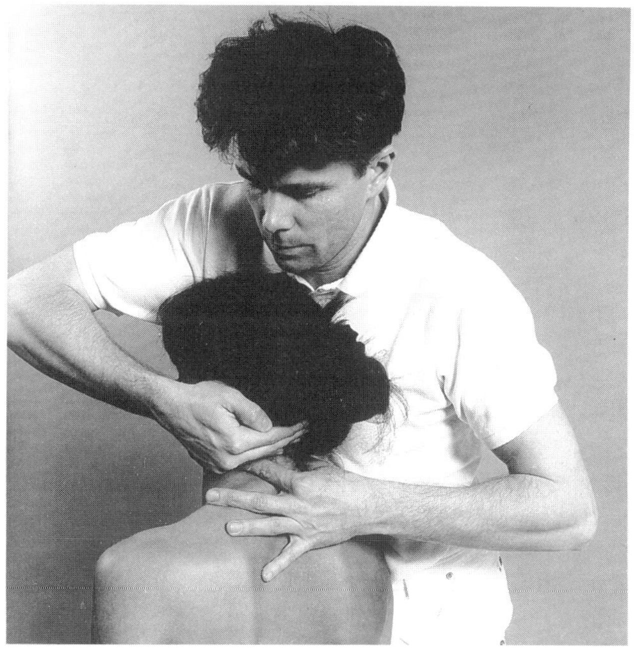

65 Atlantoaxialer Rotationstest.

Mittlerer und unterer Zervikalbereich (C2-C7)

AUSGANGSHALTUNG DES PATIENTEN
Rückenlage, der Kopf dabei in Neutralstellung.

AUSGANGSHALTUNG DES THERAPEUTEN
Hinter dem Kopf des Patienten.

AUSFÜHRUNG
Eine Hand liegt lateral dem Kopf an, während die Lateralseite der Mittelphalanx des Zeigefingers der Seitenpartie des kaudalen Wirbels des zu prüfenden Segments anliegt.
Zunächst nimmt der Unterarm dabei in der Frontalebene einen Winkel von ungefähr 45° zur Längsachse der Wirbelsäule ein. Danach wird der Arm adduziert, bis der Unterarm senkrecht zu einer Ebene durch die Mitte der Augenhöhlen und das zu untersuchende Segment steht. In dieser Fläche liegen die Fazettengelenke. Durch den Zeigefinger wird nun Druck in Verlängerung des Unterarms ausgeübt, der zu einer gekoppelten homolateralen Seitneigung und Rotation führt.
Die Bewegung wird auf beiden Seiten Segment für Segment durchgeführt, wobei auf Bewegungsumfang, insbesondere aber auf Bewegungsqualität (Elastizität, Krepitationen usw.) geachtet wird.

Diese Untersuchung ermöglicht eine rasche und einfache Überprüfung der segmentalen Beweglichkeit.

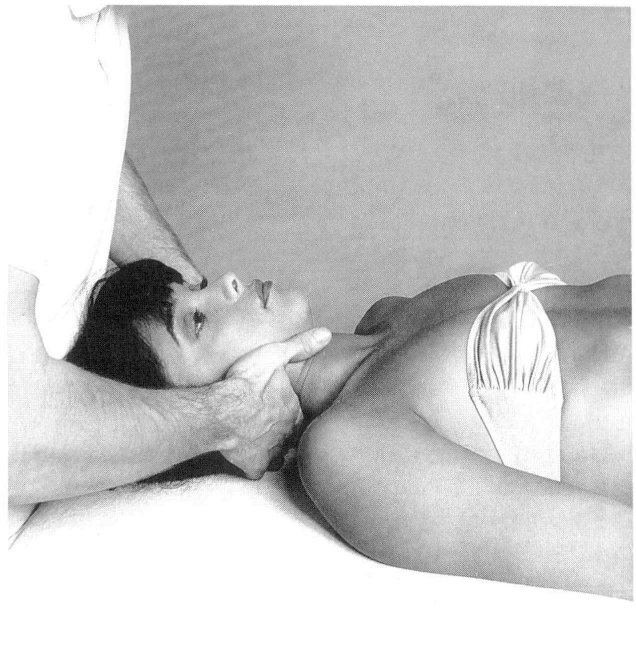

66a Gekoppelte Bewegung C2-C3.

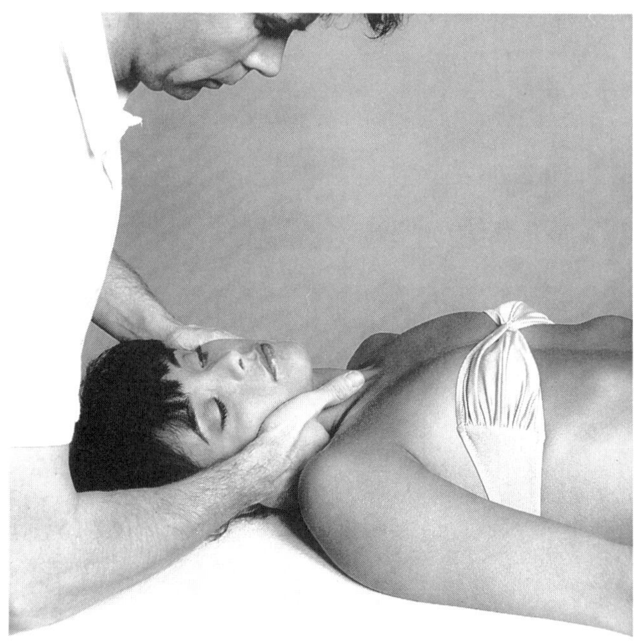

66b Gekoppelte Bewegung C6-C7.

Ausgangshaltung des Patienten

Sitzend, den Rücken eventuell der Stuhllehne anliegend.

Ausgangshaltung des Therapeuten

An der heterolateralen, also der nicht zu prüfenden Seite des Patienten stehend.

Ausführung

Der Therapeut umfaßt den Kopf des Patienten mit seiner heterolateralen Hand. Der Zeigefinger der anderen Hand tastet das zu untersuchende Segment zwischen der dorsalen Partie beider benachbarter Processus transversi. Daumen sowie Zeige- oder Mittelfinger umfassen den das Segment kaudal begrenzenden Wirbel.

Nun führt der Untersucher über die passive Kopfbewegung eine gekoppelte (gleichsinnige) Seitneigungs-Rotationsbewegung, kombiniert mit Flexion aus. Zugleich stabilisieren die genannten Finger der homolateralen Hand die kaudalen Wirbel, so daß der Beginn einer Mitbewegung dieser Wirbel unmittelbar getastet werden kann. Umfaßt man das Segment mit Daumen und Mittelfinger, läßt sich das Fazettengelenk mit dem freien Zeigefinger tasten (vgl. Abb. im folgenden Test 68).

Alle Segmente von C2-C3 bis C6-C7 werden auf diese Weise untersucht. Daraufhin begibt sich der Therapeut auf die andere Seite des Patienten und prüft die gekoppelte Bewegung in der Gegenrichtung.

Bei normaler Wirbelsäule wird die Gesamt-Bewegungsamplitude bei kaudalwärts erfolgender Untersuchung immer weiter zunehmen.

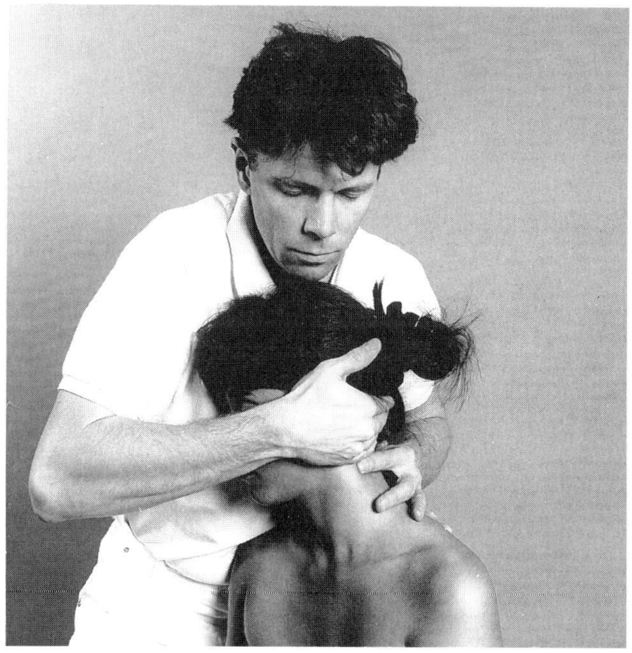

67 Gekoppelte Bewegung in Flexionsrichtung (C2-C3, linkes Fazettengelenk).

AUSGANGSHALTUNG DES PATIENTEN
Sitzend, den Rücken eventuell der Stuhllehne angelegt.

AUSGANGSHALTUNG DES THERAPEUTEN
An der heterolateralen, also der nicht zu prüfenden Seite des Patienten stehend.

AUSFÜHRUNG
Der Therapeut umfaßt den Kopf des Patienten mit der heterolateralen Hand. Der Zeigefinger der anderen Hand palpiert das zu prüfende Segment zwischen der dorsalen Partie zweier benachbarter Processus transversi. Daumen sowie Zeige- oder Mittelfinger umfassen den das Segment kaudal begrenzenden Wirbel.
Durch passive Kopfbewegung führt der Therapeut nun eine gekoppelte, gleichsinnige Seitneigungs-Rotationsbewegung mit Extension aus. Die Bewegung erfolgt zur betroffenen Seite hin. Gleichzeitig stabilisieren die Finger der homolateralen Hand die weiter kaudal gelegenen Wirbel und erfassen den Beginn einer Mitbewegung dieser Wirbel. Umfaßt man den kaudalen Wirbel mit Daumen und Mittelfinger, so kann der freie Zeigefinger das Fazettengelenk des jeweiligen Segments tasten (hier abgebildet). Nach diesem Schema werden nacheinander alle Segmente von C2-C3 bis C6-C7 geprüft. Danach begibt sich der Therapeut zur anderen Seite und prüft die gekoppelte Bewegung in Gegenrichtung. Bei normaler Wirbelsäule werden die Bewegungsamplituden desto größer, je weiter man sich nach kaudal vorarbeitet.

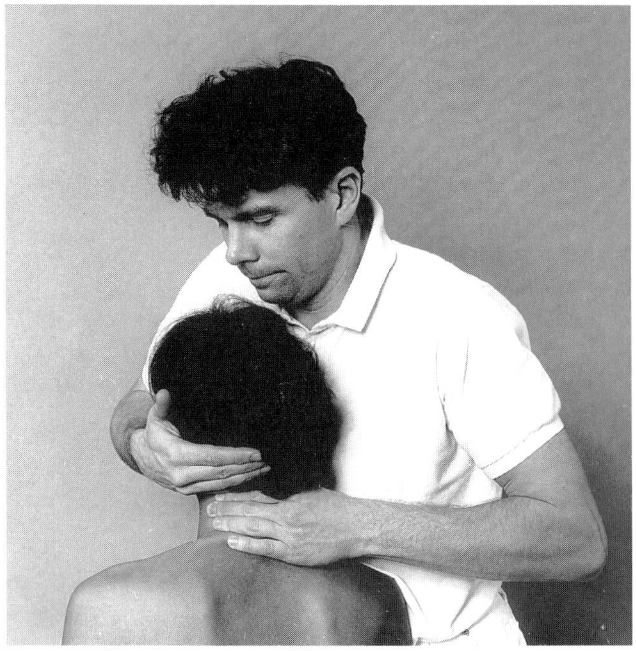

68 Gekoppelte Bewegung in Extensionsrichtung (C3-C4, linkes Fazettengelenk).

Ausgangshaltung des Patienten

Seitenlage, so nah wie möglich am Rand der Liege, beide Hüften und Knie in ca. 90° Beugung (Wirbelsäule dabei in Neutralstellung).

Ausgangshaltung des Therapeuten

Dem Patienten gegenüber, in Höhe dessen Sternums stehend. Der Kopf ruht auf der Unterarmvorderseite des Therapeuten. Die Stirn liegt dabei dem distalen, ventralen Oberarm an. Die Hand umfaßt den Kopf so, daß ihre Ulnarseite der dorsalen Partie des kranialen Anteils des zu untersuchenden Bewegungssegments anliegt. Die andere Hand stabilisiert den Rumpf in Neutralstellung; dabei umfassen Daumen und Zeigefinger den kaudalen Anteil des betroffenen Bewegungssegments.

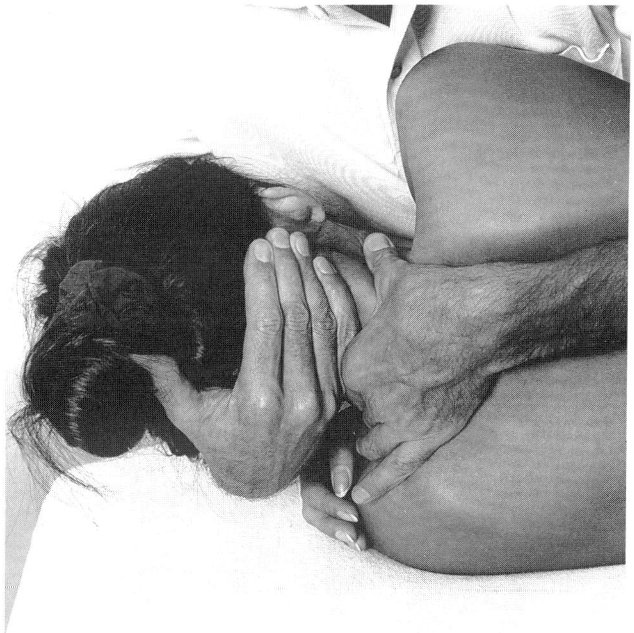

69 Ventrodorsales und dorsoventrales Segmentspiel.

Ausführung

Während die kaudale Hand fixiert, wird der Kopf über die kraniale Hand zunächst in eine kurzdauernde Flexions-(Nick-)Stellung der oberen HWS gebracht. Dabei werden Kopf und kranialer Anteil des zu untersuchenden Bewegungssegments als ein Ganzes von dorsokaudal nach ventrokranial und zurück bewegt. Die Bewegungsrichtung wird durch die Stellung der Fazettengelenke bestimmt.
Im allgemeinen kann gelten, daß die Ausrichtung der Fazettengelenke bei Bewegung in Richtung der Augenhöhlen bewegungsbestimmend ist. Dabei ist jedoch zu bedenken, daß der Winkel, den die Fazettengelenke mit der Horizontalen bilden, im unteren Zervikalbereich größer ist als im mittleren. Die große Variabilität der Fazettenausrichtung sowie die jeweilige Stellung der HWS (flache Lordose oder Hyperlordose) können jedoch zu Variationen der Bewegungsrichtung führen.
Nach diesem Schema werden sämtliche Bewegungssegmente von C2-C3 bis C7-Th1 geprüft.

Hypomobilität, Bewegungseinschränkungen, Hypermobilität bzw. Instabilität fallen dem geübten Untersucher dabei ohne weiteres auf.
Sowohl Hyper- als auch Hypomobilität können völlig beschwerdefrei bleiben.
Bei Instabilität oder Bewegungseinschränkung können die Beschwerden des Patienten in vielen Fällen provoziert werden.

Oberer Thorakalbereich (C7-Th4)

AUSGANGSHALTUNG DES PATIENTEN
Sitzend, den Rücken eventuell angelehnt.

AUSGANGSHALTUNG DES THERAPEUTEN
Neben dem Patienten stehend.

AUSFÜHRUNG
Der Therapeut umfaßt Kopf und HWS des Patienten bis einschließlich C7. Der Kopf wird zwischen Unterarm und Vorderseite des Thorax des Therapeuten stabilisiert.
Dann legt der Untersucher die drei mittleren Finger knapp lateral zwischen die Processus spinosi von C7 und Th3 (an der ihm abgewandten Seite). Anschließend erfolgt eine gleichzeitige Flexion, Seitneigung und Rotation zum Therapeuten hin. Über die tastenden Finger erhält man Auskunft über Qualität und Umfang der Bewegung im oberen BWS-Bereich. Nach diesem Schema verfährt man mit den übrigen Segmenten bis einschließlich Th3-Th4. Anschließend begibt sich der Untersucher zur anderen Seite und prüft entsprechend die Gegenrichtung.

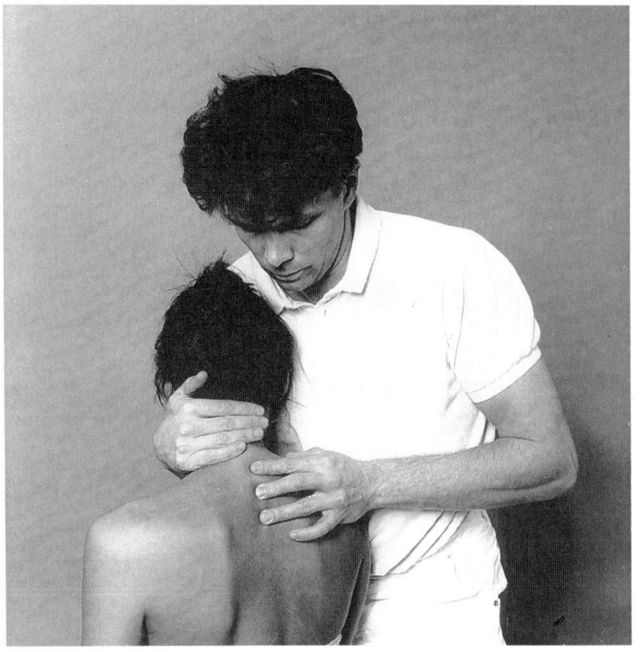

70 Gekoppelte Bewegung in Flexionsrichtung.

AUSGANGSHALTUNG DES PATIENTEN
Sitzend, den Rücken eventuell angelehnt.

AUSGANGSHALTUNG DES THERAPEUTEN
Neben dem Patienten stehend.

AUSFÜHRUNG
Der Untersucher umfaßt den Kopf des Patienten so, daß sich der Kleinfinger direkt unter dem Schädel befindet. Dabei liegt der Kopf dem Oberarm des Therapeuten an. Arm und Thoraxvorderseite des Therapeuten stabilisieren den Kopf des Patienten. Die Finger der anderen Hand liegen zwischen den bzw. knapp lateral der Processus spinosi C7 bis Th3 (gemeint ist die vom Therapeuten abgewandte Seite). Zunächst wird der Kopf durch eine Beugung der oberen HWS in Flexion gebracht, anschließend erfolgt eine gekoppelte Bewegung aus Extension, Seitneigung und gleichsinniger Rotation. Mit den Fingern ertastet man dabei Qualität und Umfang der Bewegung.
Auf dieselbe Weise prüft man bis zum Segment Th3-Th4. Nach Seitenwechsel kann der Untersucher analog auch die Gegenseite prüfen.

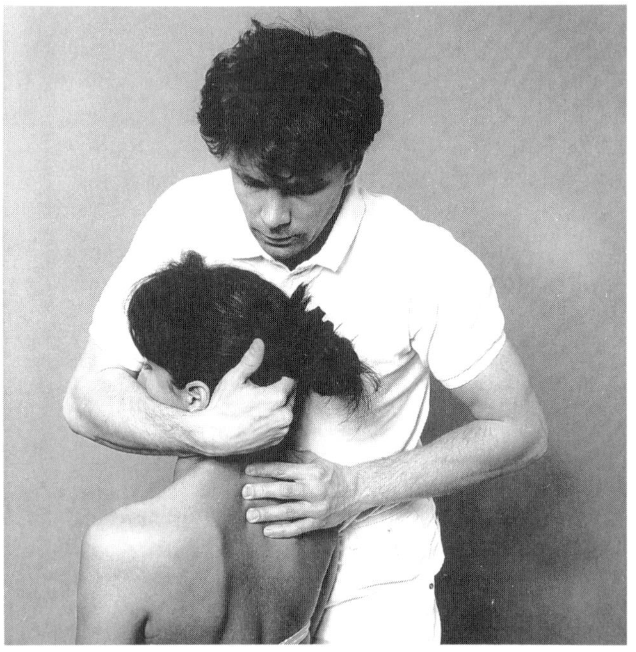

71 Gekoppelte Bewegung in Extensionsrichtung.

Untersuchung der Stabilität der HWS

Bei der segmentalen Bewegungsprüfung wurden bereits einige Tests beschrieben, die sich zur Bestimmung der Stabilität eignen. Die nachfolgend aufgeführten Tests zur Bestimmung der Stabilität im oberen Zervikalbereich beinhalten spezifische Bewegungen, die aktiv nicht ausgeführt werden können. Diese sind vergleichbar etwa mit Varus- und Valgustests an Knie- und Ellenbogen.

Anmerkung

Möglicherweise wird eine Instabilität dadurch maskiert, daß auf demselben Niveau infolge Abwehrspannung oder Gelenkerkrankungen gleichzeitig eine Bewegungseinschränkung besteht. Besonders im Bereich der HWS ist die Kenntnis dieser Zusammenhänge entscheidend, da eine Mobilisierung (z.B. Manipulation) dann zu schwerwiegenden neurologischen Komplikationen führen kann!

Durch eine sorgfältig ausgeführte Basisuntersuchung, zu der auch eine ausführliche Anamnese gehört, erhält man meist ein einzuordnendes Muster von Beschwerden und Befunden. Jegliche Abweichung hiervon sollte zu weiterer Abklärung durch den Facharzt Anlaß geben.

Ausgangshaltung des Patienten
Rückenlage, Kopf in Neutralstellung, Arme entspannt neben dem Körper.

Ausgangshaltung des Therapeuten
Sitzend oder stehend am Kopfende der Untersuchungsliege.

Ausführung
Die Beweglichkeit des Atlas wird in beide Richtungen geprüft. Nachfolgend beschreiben wir die Prüfung der Beweglichkeit nach links.
Die linke Hand des Untersuchers fixiert C2 und den Schädel; dabei tastet die Zeigefingerspitze den Processus spinosus C2. Dann legt der Untersucher die radiale Seite der Zeigefingergrundphalanx an den linken Arcus axis. Durch eine Extensionsbewegung im Handgelenk liegt der Daumenballen nun am Mastoid. Die Ulnarseite des Unterarms ruht auf der Untersuchungsliege. Die Daumenspitze der rechten Hand liegt auf der Radialseite des proximalen Interphalangealgelenks des rechten, vollständig gebeugten Zeigefingers. Die Daumenspitze wird nun flach zwischen Processus mastoideus und Ramus mandi-

72 Laterale Verschiebbarkeit des Atlas gegenüber Os occipitale und Axis.

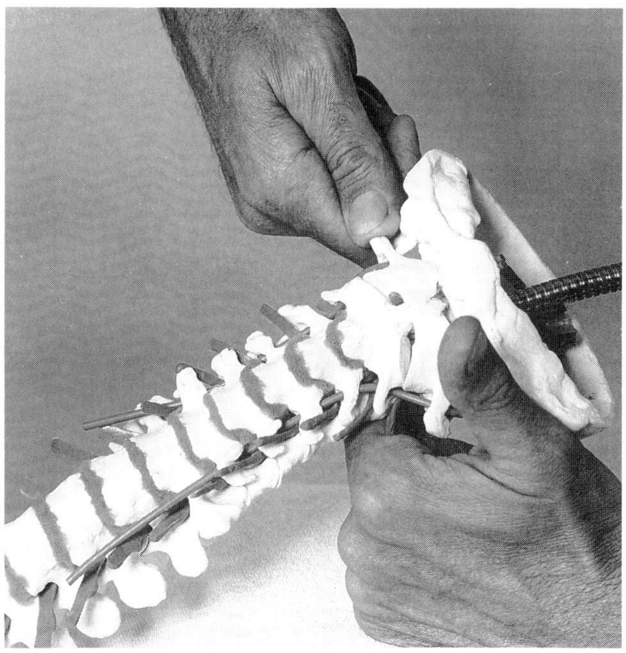

a am Wirbelsäulenmodell.

bulae gegen den Querfortsatz des Atlas gedrückt. Auf diese Weise wird auf den Processus transversus des Atlas behutsam Druck nach links wirksam.

Normalerweise ist die Mobilität verschwindend gering. Bei pathologischer Hypermobilität treten in der Regel die dem Patienten bekannten Beschwerden auf. Eine quantitative Bewertung der Atlasbewegungen ist allerdings nicht möglich.

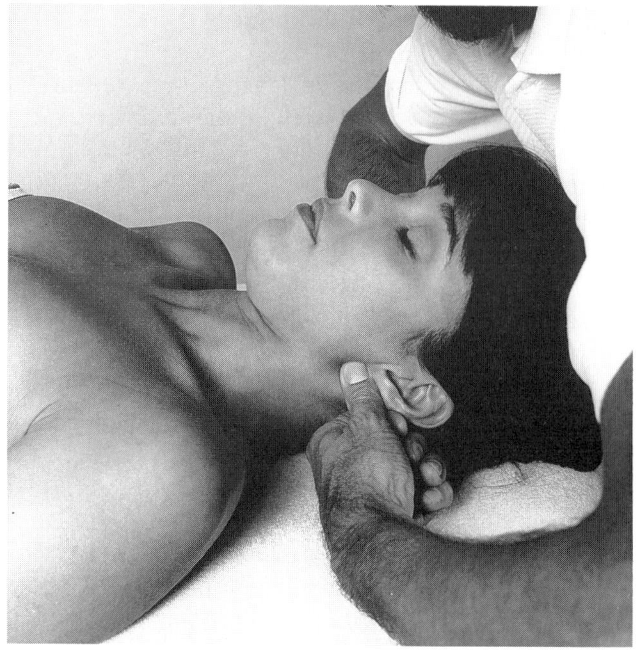

b in vivo (nach rechts).

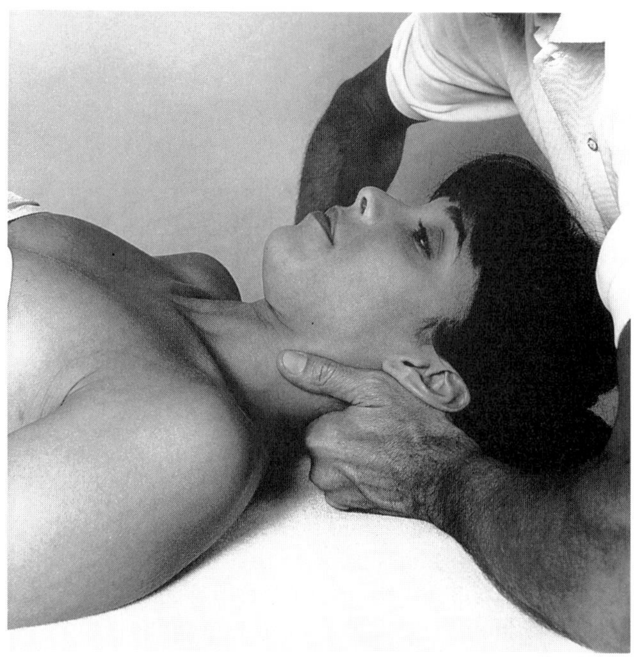

c in vivo (nach links).

AUSGANGSHALTUNG DES PATIENTEN
Rückenlage, die Arme dabei an den Körper angelegt. Der Kopf befindet sich in Neutralstellung.

AUSGANGSHALTUNG DES THERAPEUTEN
Am Kopfende der Untersuchungsliege stehend oder sitzend.

AUSFÜHRUNG
Der Untersucher lokalisiert den Dornfortsatz von C2 mit den Zeigefingerspitzen und verschiebt diese darauf etwas kranialwärts (in den Raum zwischen Os occipitale und Processus spinosus C2) und lateralwärts medial des Processus mastoideus. Bei unveränderter Lage der Zeigefinger umfaßt der Untersucher nun den Kopf des Patienten. Durch kurze ulnare Abduktion der Handgelenke erfolgt eine rasche Nickbewegung der oberen HWS. Durch Flexion beider Zeigefinger entsteht nun ein Druck auf den Atlas nach ventral.

Normalerweise ist die Beweglichkeit minimal. Eventuell bestehende Hypermobilität oder Instabilität ist in der Regel nicht palpabel, da meist die dem Patienten wohlbekannten Beschwerden auftreten.
Dieser Test zielt insbesondere auf das Lig. transversum des Atlas.

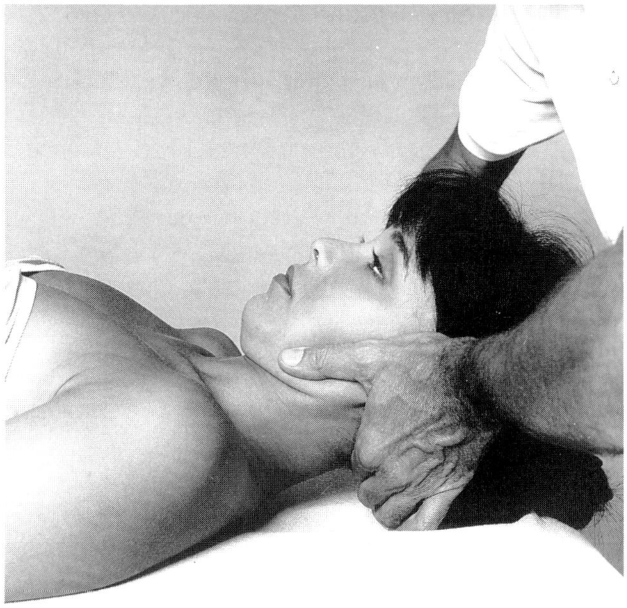

73 *Ventrale Verschiebbarkeit des Atlas gegenüber der Dens axis.*

Untersuchung der Blutgefäße

Durch die Untersuchung der Blutgefäße soll eine Insuffizienz des Vertebrobasilarsystems ausgeschlossen werden. Es kann unseres Erachtens als Kunstfehler gelten, bei einem Patienten, bei dem eine Manualtherapie mit Rotation angewandt werden soll, auf den folgenden Test zu verzichten. *Der Test muß sofort unterbrochen werden, wenn Beschwerden auftreten, die nicht innerhalb kürzester Zeit verschwinden.*

Sind einer oder mehrere Tests positiv, so ist weitere fachärztliche Abklärung erforderlich.

AUSGANGSHALTUNG DES PATIENTEN
Rückenlage, dabei den Kopf frei über dem Rand der Liege hängend. Die Augen sind geöffnet.

AUSGANGSHALTUNG DES THERAPEUTEN
Am Kopfende der Untersuchungsliege. Der Kopf des Patienten wird mit beiden Händen umfaßt. Der Therapeut achtet auf die Augenbewegungen des Patienten. Besteht ein Nystagmus?

AUSFÜHRUNG
Es werden folgende passive Bewegungen der HWS ausgeführt:
- Extension
- Links- und Rechtsrotation
- Extension mit Rotation links/rechts (gegebenenfalls zusätzlich kombiniert mit Seitneigung nach links bzw. rechts).

In Zweifelsfällen können Seitneigung und Rotation auch in Flexionsstellung wiederholt werden. Jede der Haltungen wird höchstens zwei Minuten eingehalten, notfalls auch kürzer, wenn beim Patienten Beschwerden auftreten.
Nach jedem Test soll die HWS wieder eine Minute in Neutralstellung verbleiben. Obgleich in der Literatur betont wird, daß Extension keinerlei Einfluß auf die Vertebralisdurchströmung hat, fand Oostendorp 1988 in einer Patientengruppe mit Verdacht auf Vertebralisinsuffizienz während Extension in 35% die typischen Beschwerden.
Bei der Interpretation der Tests spielen die folgenden Faktoren eine Rolle:
- Art der Beschwerden
- Zeitpunkt der Beschwerdenentstehung bzw. deren Verschwindens
- Verlauf der Beschwerden während des Tests

Treten während der Untersuchung die vom Patienten beschriebenen Beschwerden auf, bleiben diese nach dem Test bestehen oder nehmen sie zu, so gilt der Test als positiv. Nehmen die Beschwerden während der Untersuchung ab, so kann angenommen

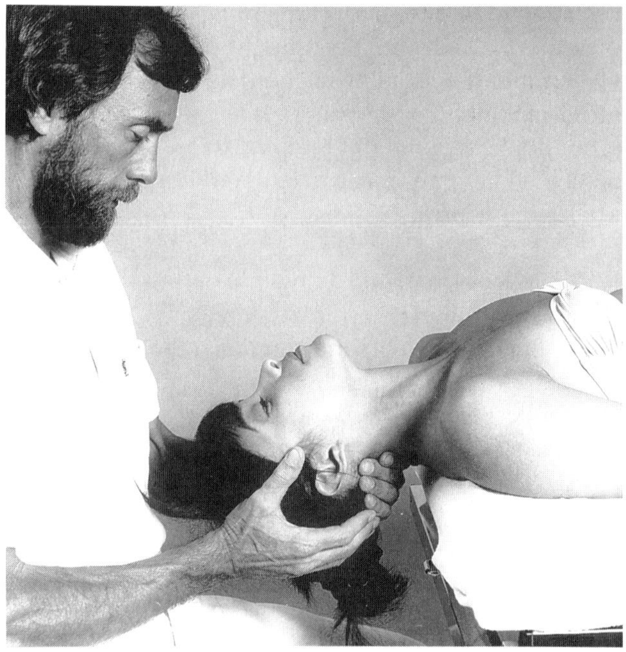

74 Modifizierter Test nach De Kleyn und Nieuwenhuyse. a Extension.

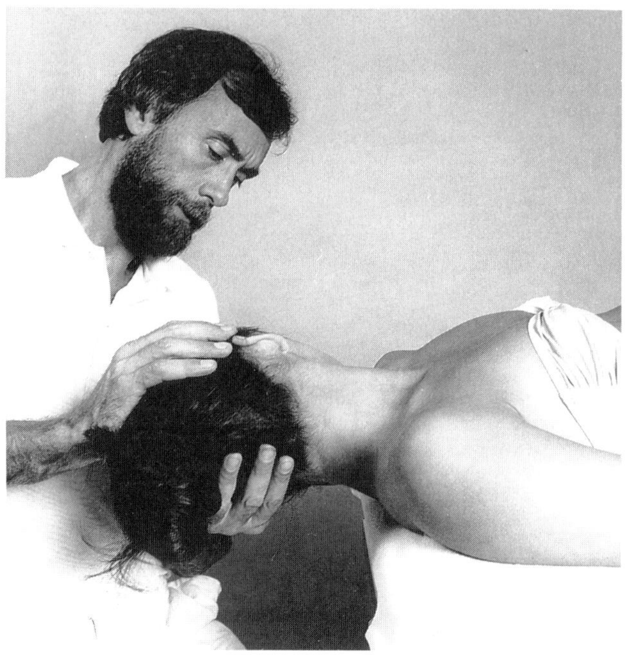

b Linksrotation.

werden, daß es sich nicht um eine Vertebrobasilarinsuffizienz, sondern um eine zervikale Funktionsstörung handelt. Sobald während der Untersuchung ein Test positiv ist, wird auf die übrigen Tests verzichtet.

Die kombinierte Bewegung Extension-Rotation ist eine sehr zuverlässige Prüfung der vertebrobasilaren Perfusion; ein positiver Test gilt als pathognomonisch für Vertebrobasilarinsuffizienz (Oostendorp 1988).

Tritt Schwindel bereits während der Basisuntersuchung beim Rotationstest auf, wobei sich nicht zwischen Vertebralis- oder Basilarisinsuffizienz bzw. einer Erkrankung des Gleichgewichtsorgans differenzieren läßt, so steht ein weiterer Test zur Verfügung. Während der Patient geradeaus schaut, läßt man ihn aktiv rasche, möglichst ausgiebige Rumpfdrehungen (abwechselnd nach rechts und links) ausführen. Dabei resultieren im wesentlichen dieselben Relativbewegungen zwischen Kopf und Rumpf, nur daß der Kopf nun stillsteht. Ist ein solcher Test nicht von Schwindel begleitet, so waren die Beschwerden möglicherweise auf eine Dysfunktion des Gleichgewichtsorgans zurückzuführen.

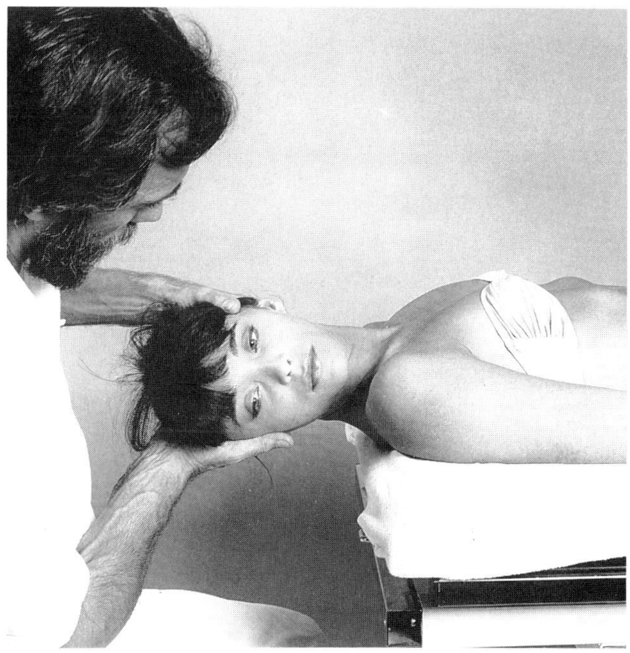

c Rechtsrotation.

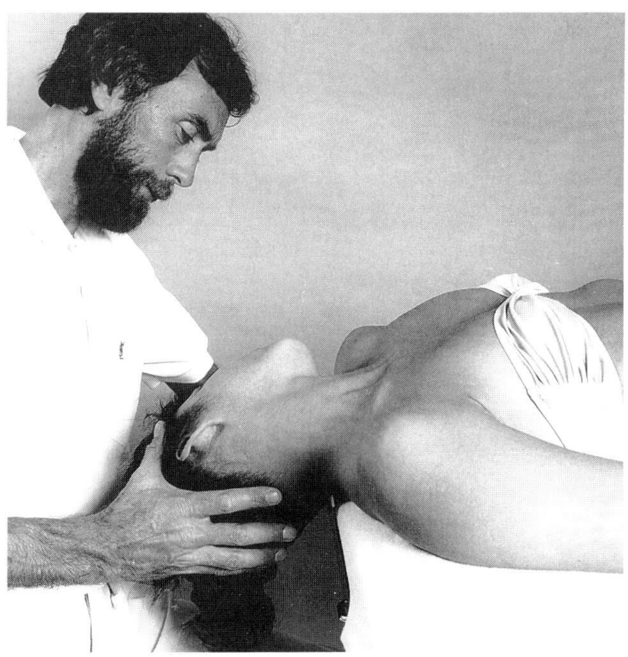

d Extension mit Linksrotation und Seitneigung links.

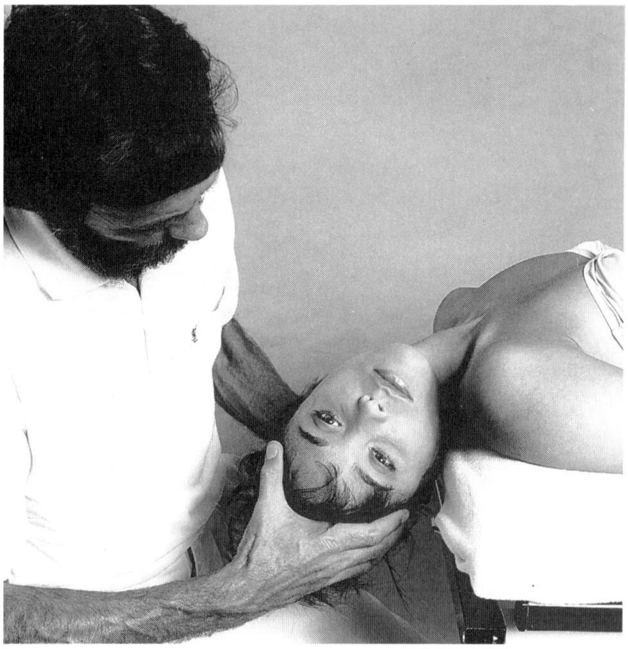

e Extension mit Rechtsrotation und Seitneigung rechts.

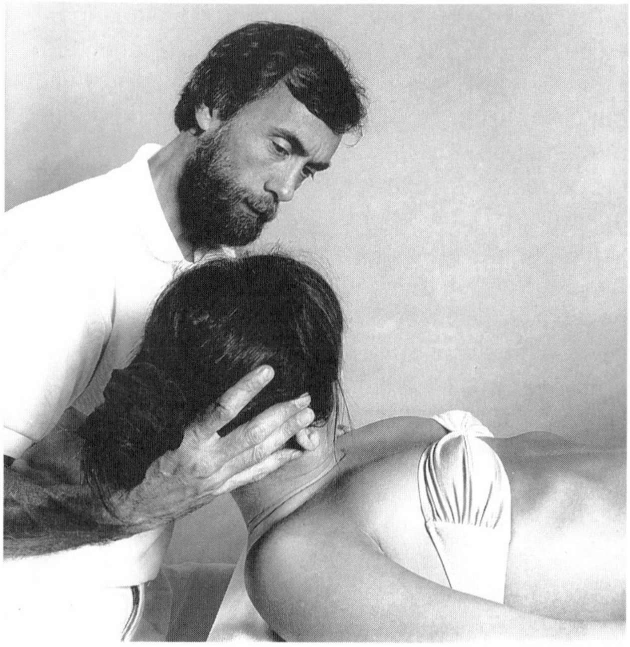

f Flexion mit Linksrotation und Seitneigung links.

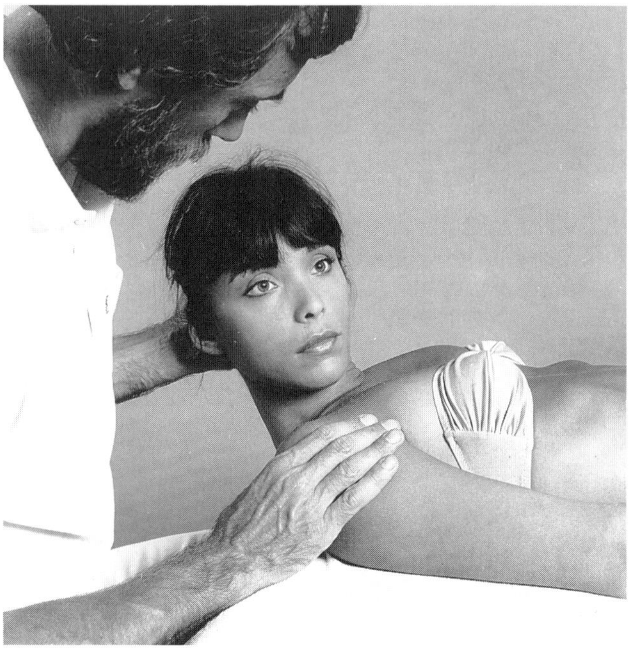

g Flexion mit Rechtsrotation und Seitneigung rechts.

Gleichgewichtsprüfung

Bei Schwindel und Gleichgewichtsstörungen werden Gleichgewichtsfunktion und Koordination geprüft. Bereits wenn einer der Tests positiv ist, sollte eine weitere Abklärung erfolgen. Die folgende Zusammenstellung dieser Tests ist weitgehend Oostendorp (1988) entnommen.

Stehversuch nach Romberg

AUSGANGSHALTUNG DES PATIENTEN
Stehend, dabei die Füße eng nebeneinander. Ist diese Stellung nicht möglich, dann kann der Patient die Beine so weit spreizen, daß eben noch das Gleichgewicht gehalten werden kann.

AUSGANGSHALTUNG DES THERAPEUTEN
Der Therapeut beobachtet den Patienten.

AUSFÜHRUNG
Der Patient schließt die Augen.

Der Test gilt als positiv, wenn der Patient das Gleichgewicht in derjenigen Position verliert, in der er es mit offenen Augen noch halten konnte.

Nach Kirby modifizierter Rombergscher Stehversuch

AUSGANGSHALTUNG DES PATIENTEN
Stehend, Fußabstand variiert dabei in nachstehender Reihenfolge:

Klasse 1: 30 cm auseinander
Klasse 2: 15 cm auseinander
Klasse 3: Füße zusammen
Klasse 4: 30 cm auseinander in anteroposteriorer und 10 cm in seitlicher Richtung, (Klasse 4a linker Fuß vorn, Klasse 4b rechter Fuß vorn).
Klasse 5: 30 cm Fußabstand in anteroposteriorer Richtung, Füße in einer Linie (Klasse 5a linker Fuß vorn, Klasse 5b rechter Fuß vorn).
Klasse 6: Unipodal belastet (Klasse 6a links, Klasse 6b rechts)
Klasse 7: Wie Klasse 5a und 6b, jedoch auf Schwebebalken, Höhe 30 cm (Klasse 7a/b).

AUSGANGSHALTUNG DES THERAPEUTEN
Der Therapeut beobachtet den Patienten.

AUSFÜHRUNG
Der Patient hat die Augen geöffnet. Jede Klasse wird drei Minuten durchgehalten. Braucht der Patient mehr als fünf Korrekturen, um sein Gleichgewicht zu halten, so wird die nächstniedrige Klasse erneut geprüft.

Unterbergerscher Tretversuch

Ausgangshaltung des Patienten
Stehend, die Augen geschlossen.

Ausgangshaltung des Therapeuten
Der Therapeut beobachtet den Patienten.

Ausführung
Der Patient wird aufgefordert, auf der Stelle zu treten.

Nach fünfzig Schritten ist eine Drehung von maximal 45° zu erwarten. Bei einer Drehung von mehr als 45° ist der Test positiv.

Sterngang nach Babinski und Weill

Ausgangshaltung des Patienten
Stehend, die Augen geschlossen.

Ausgangshaltung des Therapeuten
Der Therapeut beobachtet den Patienten.

Ausführung
Der Patient führt insgesamt zehnmal jeweils fünf Schritte vorwärts und rückwärts aus.

Der Test wird als positiv gewertet, wenn der Patient dabei eine Sternfigur ausführt („marche en étoile"). Bei einer labyrinthären Störung muß die Drehrichtung dabei mit derjenigen des Unterbergerschen Tretversuchs übereinstimmen.

Test nach Hautant

Ausgangshaltung des Patienten
Sitzend, Rücken und Kopf angelehnt, die Arme in Pronationsstellung nach vorn ausgestreckt, die Handflächen also nach unten.

Ausgangshaltung des Therapeuten
Vor dem Patienten stehend, die Zeigefingerspitzen gegenüber den Mittelfingerspitzen des Patienten.

Ausführung
Der Patient schließt die Augen. Dabei achtet der Untersucher darauf, ob nun schon eine seitliche Abweichung der Arme auftritt. Dann führt der Patient eine Extensions-Rotationsbewegung der HWS aus, wobei seine Hände vom Untersucher zur Vermeidung der physiologischen synkinetischen Bewegung festgehalten werden. Jetzt hält der Proband den Kopf für kurze Zeit in der Endstellung und versucht, die Arme bewegungslos zu halten.
Die Beurteilung des Tests erfolgt in zwei Phasen. Tritt bereits beim Schließen der Augen eine Seitwärtsbewegung der Arme (oder eines Arms) auf und

stimmt diese mit der Richtung der Fallneigung beim Romberg-Versuch überein, so liegt eine Funktionsstörung des vestibulären Systems vor. Tritt erst bei oder nach der Kopfbewegung eine seitliche Armabweichung auf, so handelt es sich um eine Perfusionsstörung im vertebrobasilaren System. Da diese Störungen häufig mit einer Dysfunktion im oberen Zervikalbereich zusammenhängen, sollte dieser einer besonders sorgfältigen Funktionsprüfung unterzogen werden.

Koordinationstests

Bei Schwindel und Koordinationsstörungen werden Gleichgewichtsfunktionen und Koordination geprüft. Ist auch nur einer dieser Tests positiv, so ist eine weitere fachärztliche Abklärung erforderlich. Auch die folgende Zusammenstellung dieser Tests ist weitgehend Oostendorp (1988) entnommen:

Armvorhalteversuch nach Barré

Ausgangshaltung des Patienten
Liegend oder im Sitzen hält der Proband die Arme gestreckt vor, wobei die Handflächen nach oben zeigen.

Ausgangshaltung des Therapeuten
Der Therapeut beobachtet den Patienten.

Ausführung
Der Patient schließt die Augen.

Der Test ist positiv, wenn ein Arm langsam absinkt und gleichzeitig der Unterarm proniert. Die Interpretation ist analog dem unten beschriebenen *Beinvorhalteversuch.*

Beinvorhalteversuch nach Barré

Ausgangshaltung des Patienten
Bauchlage, die Beine dabei in 45° Beugehaltung.

Ausgangshaltung des Therapeuten
Der Therapeut beobachtet den Patienten.

Ausführung
Der Patient schließt die Augen.

Der Test ist positiv, wenn ein Bein langsam, insbesondere stoßweise herabsinkt.
Ist mindestens einer der beiden Barréschen Tests positiv, so handelt es sich meist um eine zentralnervöse Erkrankung. In der Regel lassen sich dann auch einige pathologische Reflexe auslösen.

Finger-Nase-Versuch

Ausgangshaltung des Patienten
Sitzend oder stehend.

Ausgangshaltung des Therapeuten
Der Therapeut beobachtet den Patienten.

Ausführung
Der Patient bringt mit geöffneten Augen seine Zeigefingerspitze auf einen bestimmten Punkt, hier beispielsweise die Nasenspitze. Anschließend erfolgt derselbe Versuch mit geschlossenen Augen.

Der Test ist positiv, wenn eine abweichende Bewegung erfolgt.

Fersen-Knie-Versuch

Ausgangshaltung des Patienten
Rückenlage.

Ausgangshaltung des Therapeuten
Der Therapeut beobachtet den Patienten.

Ausführung
Der Patient bringt nun die Ferse auf das Knie der Gegenseite und gleitet damit am Schienbein hinunter zum Knöchel und wieder zum Knie zurück.
Der Test wird mit geschlossenen Augen wiederholt.

Bei einer Abweichung vom zügigen und zielgerichteten Bewegungsablauf ist dieser Test positiv.

Gesichtsfelduntersuchung, Prüfung von Gehör und Augenbewegungen

Wenn bei Beschwerden im zervikookzipitalen Übergangsbereich zugleich Hör- oder Sehstörungen bestehen, werden diese Untersuchungen nicht durch den Hausarzt oder den Physiotherapeuten durchgeführt. Auch bei Bestehen eines Nystagmus sollte eine fachärztliche Untersuchung veranlaßt werden.

Primär bandscheibenbedingte Erkrankungen

In diesem Werk wird der Begriff „Primär bandscheibenbedingte Erkrankungen" auf die Affektionen angewendet, die unmittelbar von der Bandscheibe ausgehen. Überall dort, wo die ursächliche Rolle der Bandscheibe noch nicht schlüssig nachgewiesen wurde, gehen wir dennoch vorläufig davon aus, daß es sich auch dabei um primär bandscheibenbedingte Erkrankungen handelt.
Verschiedene zervikale Syndrome sind direkte oder indirekte Folge traumatischer oder degenerativer Veränderungen der zervikalen Bandscheiben. Nach Krämer (1978) sind 36% aller Bandscheibenerkrankungen in der HWS lokalisiert.

Zervikale Fehlhaltung

Obgleich das zervikale Fehlhaltungssyndrom strenggenommen nicht zu den bandscheibenbedingten Erkrankungen zählt, besprechen wir es wegen seiner engen Beziehung dazu dennoch an dieser Stelle.
Ursache des Syndroms ist ein Ungleichgewicht in der zervikothorakalen Muskulatur. Steht der Kopf im Vergleich zum Thorax zu weit nach vorn (Anteroposition), so resultiert eine Überlastung der zervikalen Muskulatur, insbesondere des M. levator scapulae.
Die Erkrankung, auch „tired neck syndrome" genannt, kommt bei Frauen etwa dreimal häufiger vor als bei Männern. Die Erkrankung kann zwischen sechs (als Folge des Vornüberhängens in den Schulbänken) und etwa vierzig Jahren auftreten.
Eine schlechte Körperhaltung kann ebenso wie das Tragen einer Doppelfokusbrille eine Anteposition des Kopfes verursachen. Eine weitere Ursache besteht im lang andauernden Vorhalten der Arme, z.B. beim Autofahren oder durch Herabpressen der Schultern beim Tragen schwerer Lasten.

Zervikale Fehlhaltung kann Teil eines „total body syndrome", einer schlechten (schlaffen) Totalhaltung des Körpers sein; dabei hat der Patient nicht nur Nackenbeschwerden, sondern auch Rückenschmerzen mit Ausstrahlung in die Beine.
Die Häufigkeit des zervikalen Haltungssyndroms läßt sich darauf zurückführen, daß das Lig. nuchae beim Menschen im Gegensatz zu Vierfüßern nicht sehr stark entwickelt ist.

Differentialdiagnostik

Vgl. weiter unten: *Differentialdiagnostik des lokalen zervikalsyndroms.*

Klinik

Der Patient klagt über Schmerzen und ein Ermüdungsgefühl im Nakken, im oberen Thorakalbereich und im Kopf. Oft besteht Druckschmerz in Höhe der Ansatzpunkte des M. levator scapulae an der Linea nuchae und dem Angulus superior scapulae.
Viele Patienten klagen über einen „steifen Nacken", gelegentlich auch über Beschwerden im Kiefergelenk, die wahrscheinlich auf Fehlokklusion bei Fehlhaltung des Kopfes zurückzuführen sind.
Insbesondere bei Patienten mit herabhängenden Schultern oder bei Frauen mit schweren Mammae kommt es gelegentlich zu einem Thoracic-Outlet-Kompressionssyndrom.

Unabhängig davon kommt es häufig zu neuralgiformen Schmerzen in den Armen mit Ausbreitung im Ulnaris- oder Radialisgebiet. Begleitend kommen außerdem Bursitis subacromiodeltoidea oder Tennisellenbogen vor.
Gelegentlich geht das zervikale Fehlhaltungssyndrom in ein lokales Zervikalsyndrom über.

Die Funktionsuntersuchung ist wenig ergiebig. Es finden sich gelegentlich leichte endgradige Bewegungseinschränkungen. Meist ist die Beweglichkeit jedoch erhalten, wobei in den jeweiligen Endstellungen über ziehende Schmerzen geklagt wird. Beim Thoracic Outlet Kompressionssyndrom ist der Roos-Test positiv (*vgl. Nichtoperative Orthopädie, Teil 2, Diagnostik Extremitäten*).

Die Radiologie ist entweder negativ oder zeigt - insbesondere bei Patienten über 35 Jahren - unspezifische Befunde („degenerative Veränderungen").

Therapie

Die Behandlung richtet sich in erster Linie auf eine Korrektur der Fehlhaltung (insbesondere des Kopfes). Man klärt den Patienten ausführlich über seine Erkrankung auf und gibt ihm ergonomische Hilfestellung.

In der Regel kommt es bei optimaler Kopfhaltung zum vollständigen Gebißschluß. Der Patient sollte daher während der Übungen die Kaumuskulatur ausreichend entspannen.

Neben einer Verbesserung der (Arbeits-)Haltung ist das Auftrainieren der zervikalen und thorakalen Muskulatur entscheidend. Die entsprechenden Übungen sind vom Patienten täglich durchzuführen. Dabei sollten diejenigen Muskeln bevorzugt werden, die den Kopf aus der Anteroposition in die Neutralstellung bringen, wobei das Kinn etwas eingezogen wird.
Eine weitere geeignete Übung ist die zervikothorakale Brücke. Dabei liegt der Patient zunächst auf dem Rücken, die Knie angezogen, die Füße auf der Unterlage stehend. Der Kopf ruht auf einem kleinen Kissen, während die Arme locker neben dem Körper liegen. Ohne Zuhilfenahme der Arme oder der Hände lordosiert der Patient nun die zervikothorakale Wirbelsäule und behält diese Stellung etwa sechs Sekunden bei, wobei er ruhig durchatmen soll.

Beim Vorliegen etwaiger Folgeerscheinungen der Fehlhaltung, wie etwa Thoracic Outlet Kompressionssyndrom, Bursitis subacromiodeltoidea oder Tennisellenbogen, kann zunächst abgewartet werden, ob diese unter der Haltungskorrektur verschwinden. Wenn dies nicht der Fall ist, muß mit Lokaltherapie begonnen werden.

In hartnäckigen Fällen läßt sich durch Infiltration eines Lokalanästhetikums in die Ansatzpunkte des M. levator scapulae merkliche Linderung erzielen. Die Behandlung kann auch beidseits gleichzeitig erfolgen.
Etwaige Schmerzpunkte im Lig. interspinale können ebenfalls auf diese Weise infiltriert werden, bei Rezidiven verwendet man ein Kortikosteroid.

Lokales Zervikalsyndrom

Die Erkrankung kommt bei Patienten zwischen 30 und 45 Jahren meist mit Schiefhals-Anamnese (Torticollis) vor. Dabei sind Frauen im Verhältnis 2:1 häufiger betroffen als Männer.

Die Ursache dieser Erkrankung war immer umstritten. Seit Einführung der modernen bildgebenden Verfahren (Computertomographie und Kernspin-Tomographie) konnte in vielen Fällen eine Bandscheibenprotrusion in Höhe des symptomatischen Segments nachgewiesen werden.

Die Beschwerden beginnen akut oder auch schleichend. Bei primär bandscheibenbedingten Beschwerden lassen sich diese am besten durch Irritation des N. recurrens und des Ramus dorsalis erklären. Die dabei häufigen Hinterkopfschmerzen lassen sich auf eine praktisch stets vorhandene Hypertonie des M. trapezius (Pars descendens) zurückführen. Die hierdurch entstehende Irritation des N. occipitalis major führt zu Schmerzen, die in den Hinterkopf einstrahlen.

Bei zahlreichen unbehandelten Patienten kommt es zu einem chronisch rezidivierenden Verlauf mit beschwerdefreien Intervallen, die Monate oder Jahre andauern können.

Am häufigsten sind die Abweichungen im Bereich C5-C6 (41%) oder C6-C7 (33%; Krämer 1978) lokalisiert, da diese Segmente am stärksten beansprucht und die Bandscheiben am wenigsten geschützt sind; in diesen beiden Segmenten sind die Processus uncinati weniger ausgeprägt.
Außerdem nimmt im unteren Zervikalbereich, am Übergang zur wenig flexiblen BWS, die Belastung zu.

Zunächst treten die Beschwerden nach längerem Sitzen mit kyphosierter HWS auf wie beim Schreiben, Maschineschreiben und Lesen. Rotationsbewegungen sind zuerst schmerzhaft.
Der Patient erklärt seine Beschwerden meist durch Luftzug, den er z.B. beim Autofahren mit heruntergekurbeltem Fenster bekommen habe. In Wahrheit ist die Kombination von anhaltender unvorteilhafter Körperhaltung mit (teils kältebedingter) Muskelverkrampfung und dadurch bedingter erhöhter Zugkraft der Muskulatur verantwortlich, die wiederum zu einer Erhöhung des intradiskalen Drucks führt.
Typisch ist eine nächtliche Verschlimmerung der Beschwerden, wo es haltungsbedingt im Liegen zu Muskelverspannung und Wurzelreizung und dadurch zum regelmäßigen Wachliegen des Patienten kommt. Ein zu dickes oder zu dünnes Kissen unterhält die Beschwerden oft noch zusätzlich.

Abb. B5.13
Die verschiedenen radiologischen Stadien der zervikalen Bandscheibendegeneration nach Jenkner (1982).

1 normal
2 posttraumatisches „Ödem" mit Verstreichen der Lordose
3 leichte Anterolisthese
4 kyphotischer Knick
5 Flüssigkeitsverlust der Bandscheibe
6 Abschwächung des Knicks
7 Endstadium

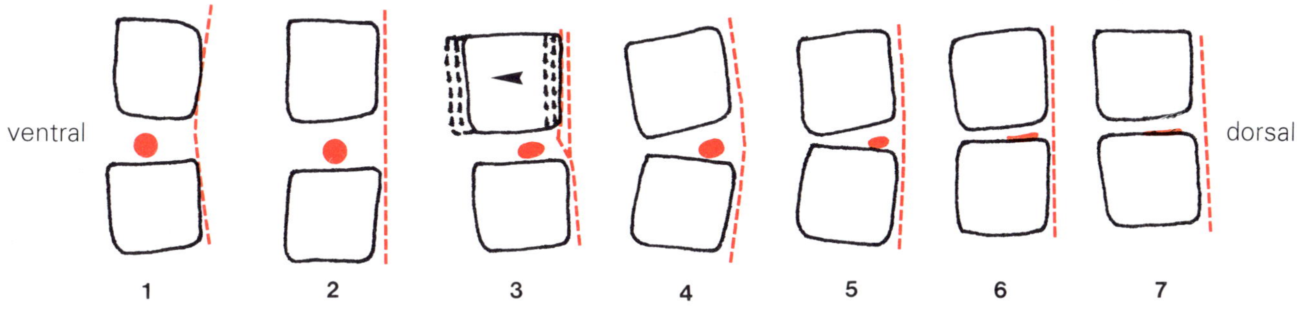

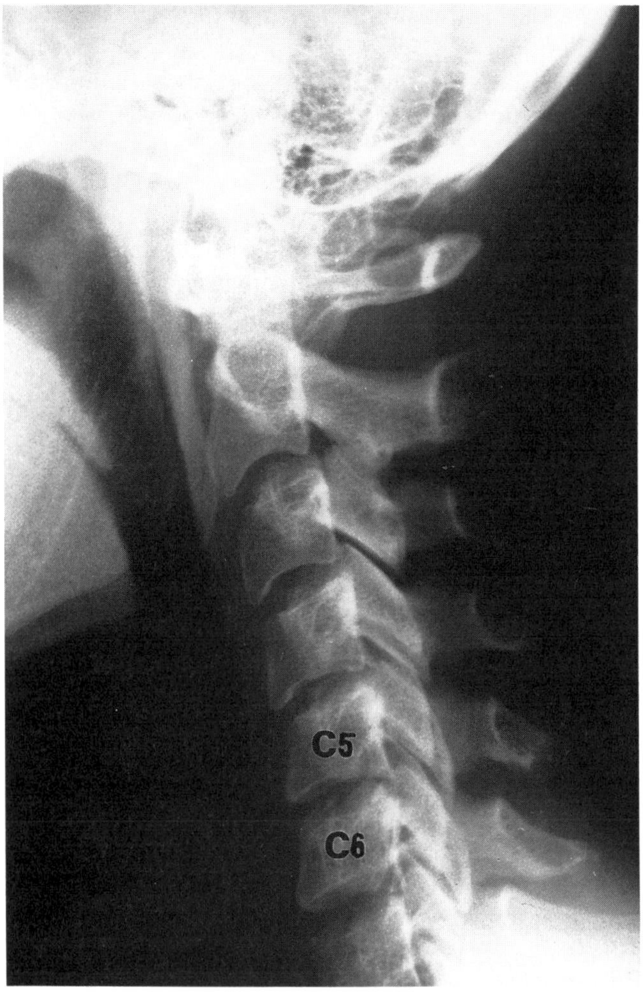

Abb. B5.14
Konventionelle laterale Röntgenaufnahme der HWS einer 25jährigen Frau.

Deutlicher kyphotischer Knick des Segments C5-C6. Klinisch imponierte ein seit 14 Monaten bestehendes Wurzelsyndrom C6 ohne neurologische Ausfallserscheinungen. Nach zwei Anwendungen einer dorsoventralen Mobilisierung war die Patientin beschwerdefrei.

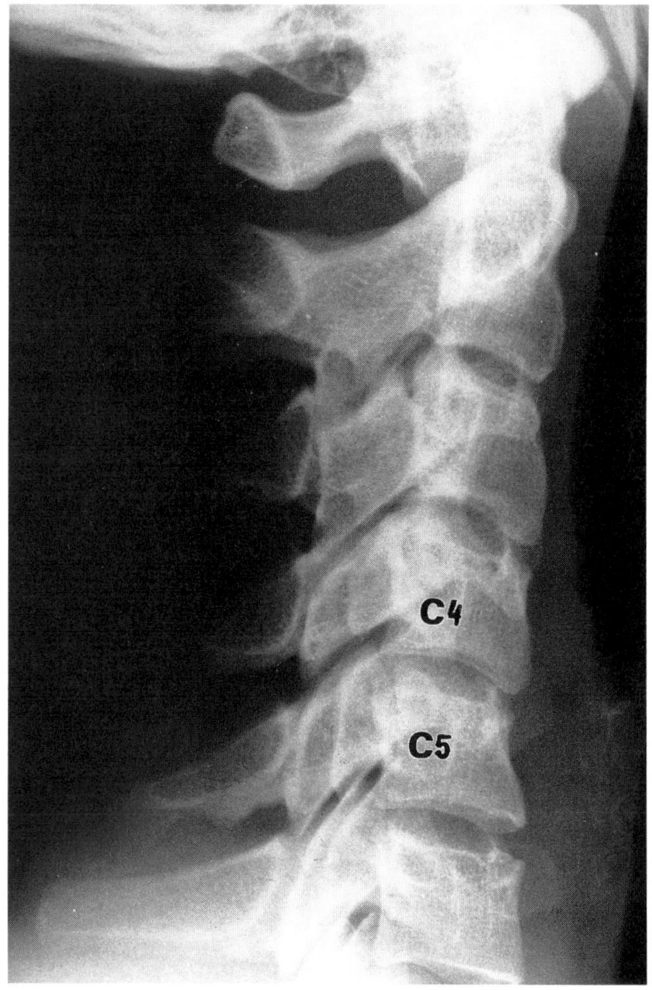

Abb. B5.15
Konventionelle laterale Röntgenaufnahme der HWS eines 42jährigen Mannes.

Deutlicher kyphotischer Knick des Segments C4-C5. Klinisch imponierte ein Wurzelsyndrom C5 ohne neurologische Ausfallserscheinungen. Beschwerden bestanden seit einigen Jahren. Nach drei Anwendungen einer dorsoventralen Mobilisierung war der Patient völlig beschwerdefrei.

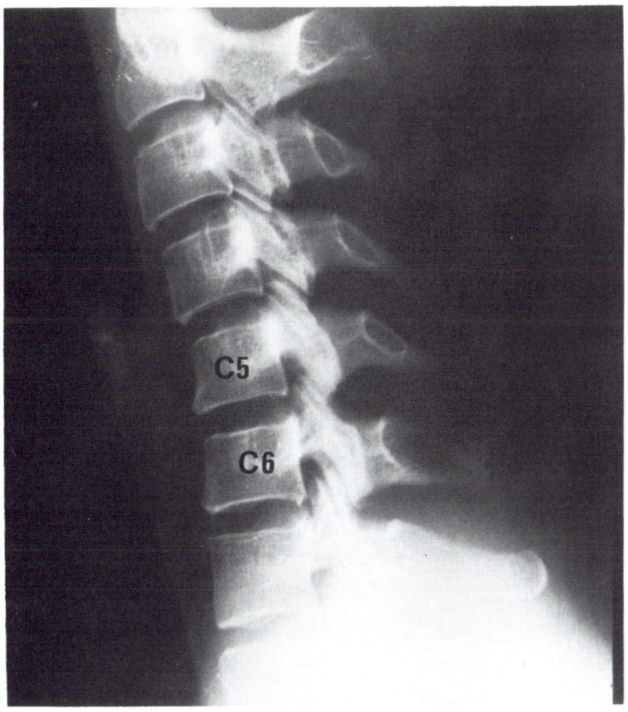

a

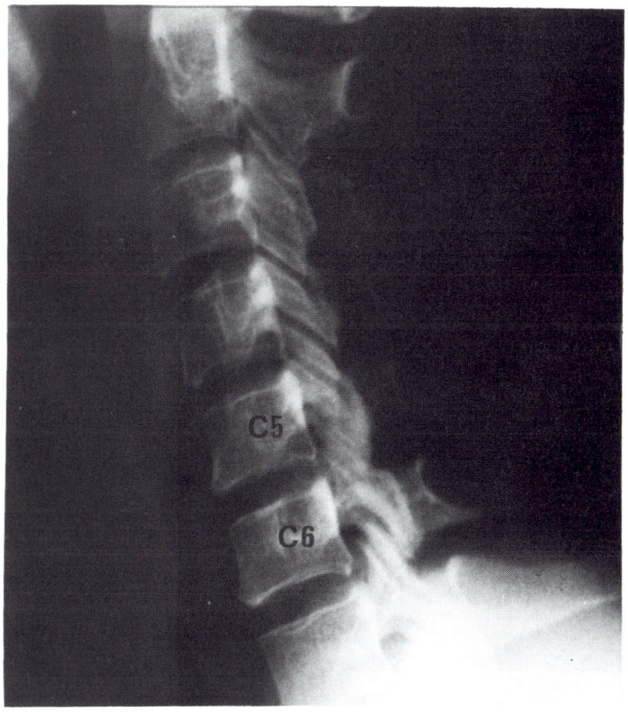

b

Abb. B5.16
HWS einer 39jährigen Frau, die bereits seit 13 Jahren unter Nakkenbeschwerden litt. Klinisch imponierte ein Wurzelreizsyndrom C6 ohne neurologische Ausfälle.

a Seitliche Röntgenaufnahme. Steilstellung C5-C6. Nach zwei Anwendungen einer dorsoventralen Mobilisierung war die Patientin beschwerdefrei.

b Drei Wochen nach der zweiten Anwendung.
Die physiologische Lordose ist wiederhergestellt.

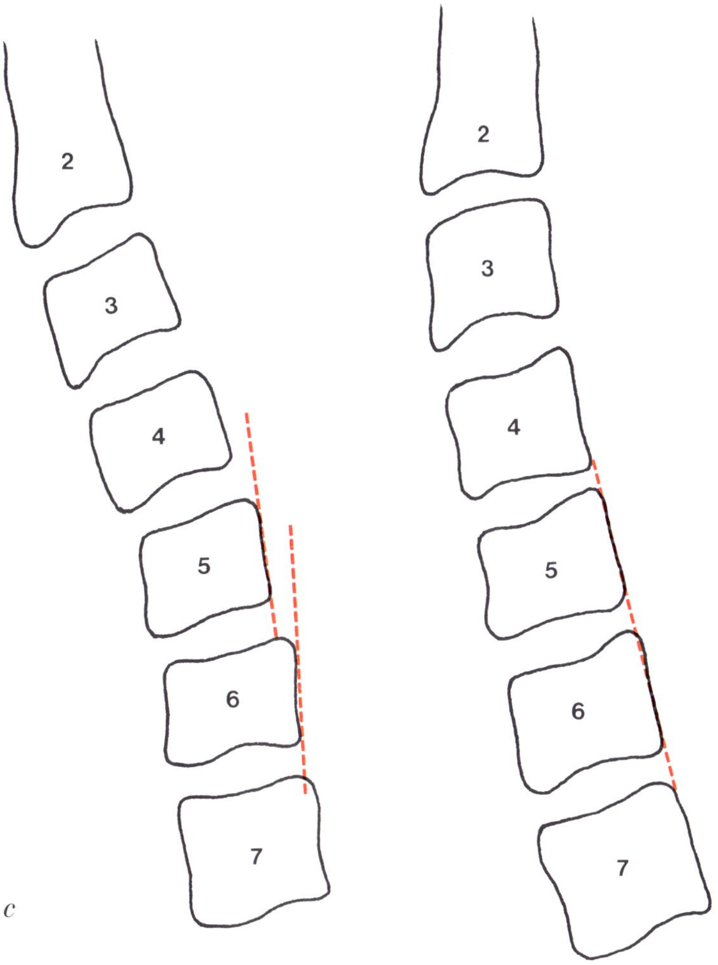

c

c Schematische Darstellung der Röntgenaufnahmen a und b. Links sind die Verhältnisse vor, rechts nach der Behandlung dargestellt.

Abb. B5.17
Seitliche Aufnahme der HWS eines 38jährigen Patienten mit C6-Syndrom.

Kyphotischer Knick im Segment C5-C6.

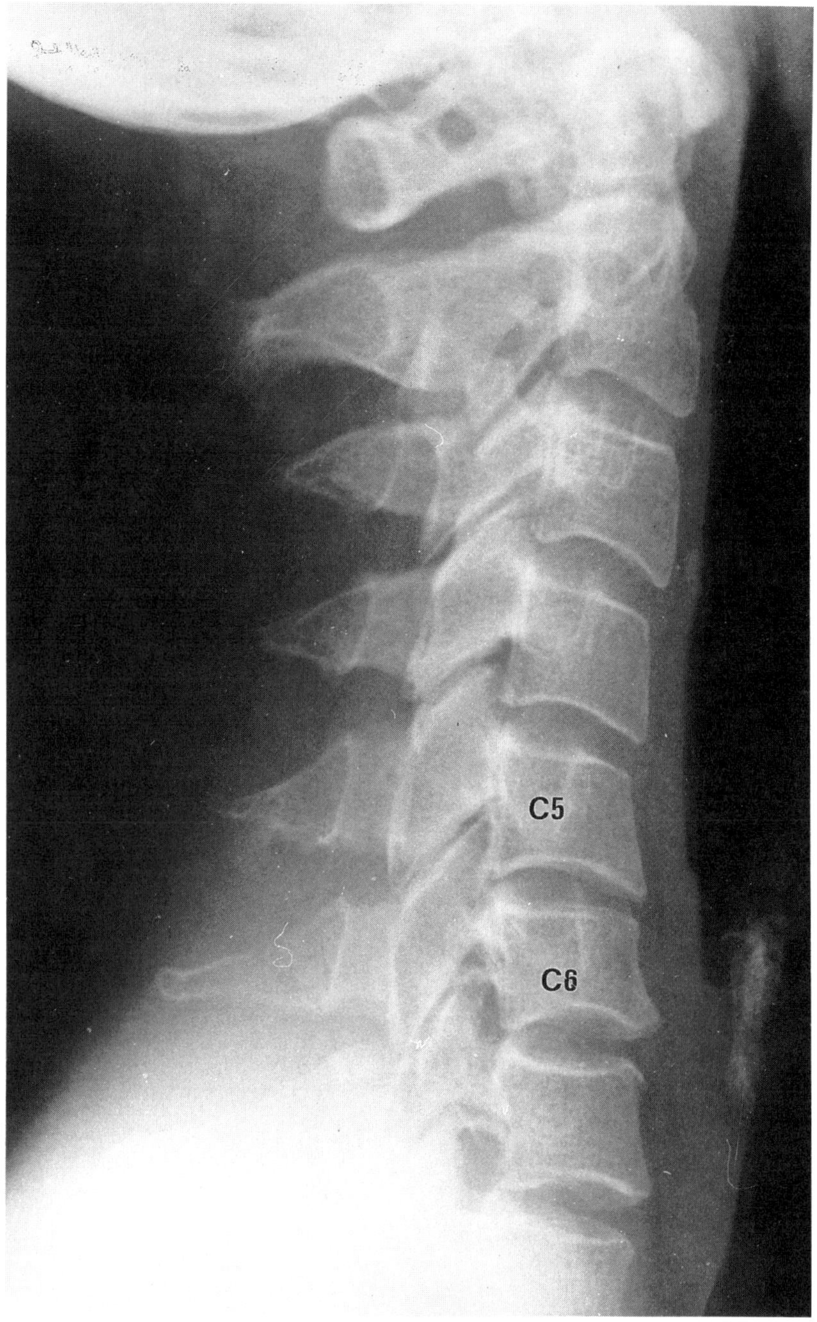

Eine durchgemachte Bandscheibenprotrusion bzw. -prolaps lassen die natürliche Diskose (Bandscheibendegeneration) beschleunigt verlaufen, was infolge von Höhenminderung zu Knochenkontakt der Processus uncinati mit anschließender arthrotischer Veränderung auch der Fazettengelenke führt (Spondylarthrose). Folge sind Verengung des Foramen intervertebrale, Irritation des Spinalnervs und möglicherweise auch eine Kompression der A. vertebralis sowie der umgebenden vegetativen Nervensegmente.
Endzustand dieser Entwicklung ist ein schmerzloser kapsulär eingeschränkter Nacken (Kapselmuster), wobei jedoch die Beweglichkeit der ersten beiden Segmente weitgehend erhalten bleibt.

1982 beschrieb Jenkner im Akutstadium ein „Diskusödem". Radiologisch läßt sich eine *Zunahme* der Bandscheibenhöhe nachweisen. Nachfolgend kommt es zu einem Abgleiten des kranialen Segmentanteils nach vorn, zu einer Anterolisthese. Dadurch wandert der Nukleus nach hinten, und es kommt zu einem kyphotischen Knick im betroffenen Segment. An-

Abb. B5.18
Konventionelle laterale Röntgenaufnahme C2 bis C4 einer 48-jährigen Frau mit einem Wurzelsyndrom C3. Die Patientin war zehn Jahre zuvor an einem Mammakarzinom operiert worden.

Abplattung von C3 als Folge einer Metastase.

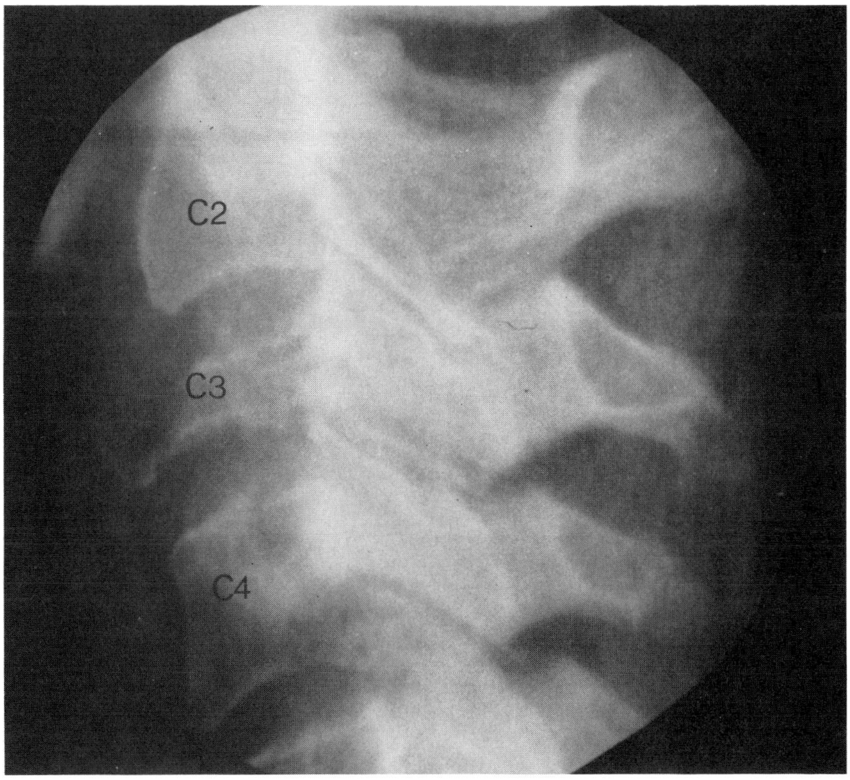

schließend entwickelt sich eine beschleunigte Diskose, die zur häufig vorkommenden Steilstellung der HWS führen soll (*Abb. B5.13*).

Differentialdiagnostik

Insbesondere Metastasen von Bronchial-, Schilddrüsen-, Mamma- und Nierenkarzinomen können zu einem scheinbar harmlosen HWS-Syndrom führen, noch bevor der Primärtumor in Erscheinung tritt. Bei den Widerstandstests sind dabei oft Schwäche und Schmerzen festzustellen. Primäre Tumoren sind in diesem Bereich selten. Die Diagnose läßt sich durch bildgebende Verfahren wie konventionelle Radiologie, Skelettszintigraphie bzw. CT-Scan oder Kernspin-Tomographie sichern.
Ein Wurzelneurinom kann ebenso wie eine Spondylitis zunächst ein lokales Zervikalsyndrom vortäuschen.

Klinik

Insbesondere wenn die mittlere HWS (C3-C5) betroffen ist, kommt es zu einseitigem Nackenschmerz und Beschwerden in der Pars descendens des M. trapezius. Bei Erkrankung der unteren HWS (C5-C7) zieht der Schmerz zwischen die Schulterblätter. Dabei klagt der Patient vor allem über Druckschmerz zwischen den Mm. rhomboidei und levator scapulae. Hinterkopfschmerz kann in jedem Fall auftreten. Gelegentlich kommt es auch zur Schmerzausstrahlung in den rückwärtigen Teil des Oberarms.
Gelentlich kommt es zur antalgischen Haltung. Der Kopf wird dabei in leichter Flexion mit geringer heterolateraler Seitneigung und leichter Rotation gehalten. Neurologische Zeichen bestehen nicht; Husten, Niesen und Pressen beeinflussen die Beschwerden nicht.

Die Funktionsuntersuchung deckt eine schmerzhafte Bewegungseinschränkung der HWS bei einer oder mehreren Bewegungsrichtungen auf (also eine nichtkapsuläre Bewegungseinschränkung). Trotz dieser (meist einseitigen) auffallenden Hypertonie der Muskulatur sind die Widerstandstests negativ.

Abb. B5.19
Konventionelle ap-Aufnahme eines Mannes mit zunächst harmlos erscheinendem lokalen Zervikalsyndrom.

Innerhalb einiger Wochen entwickelte sich eine kapsuläre Bewegungseinschränkung. Radiologisch ist die Dens infolge des Tumors verschwunden (die Pfeile bezeichnen die zu erwartende Kontur der Dens axis).

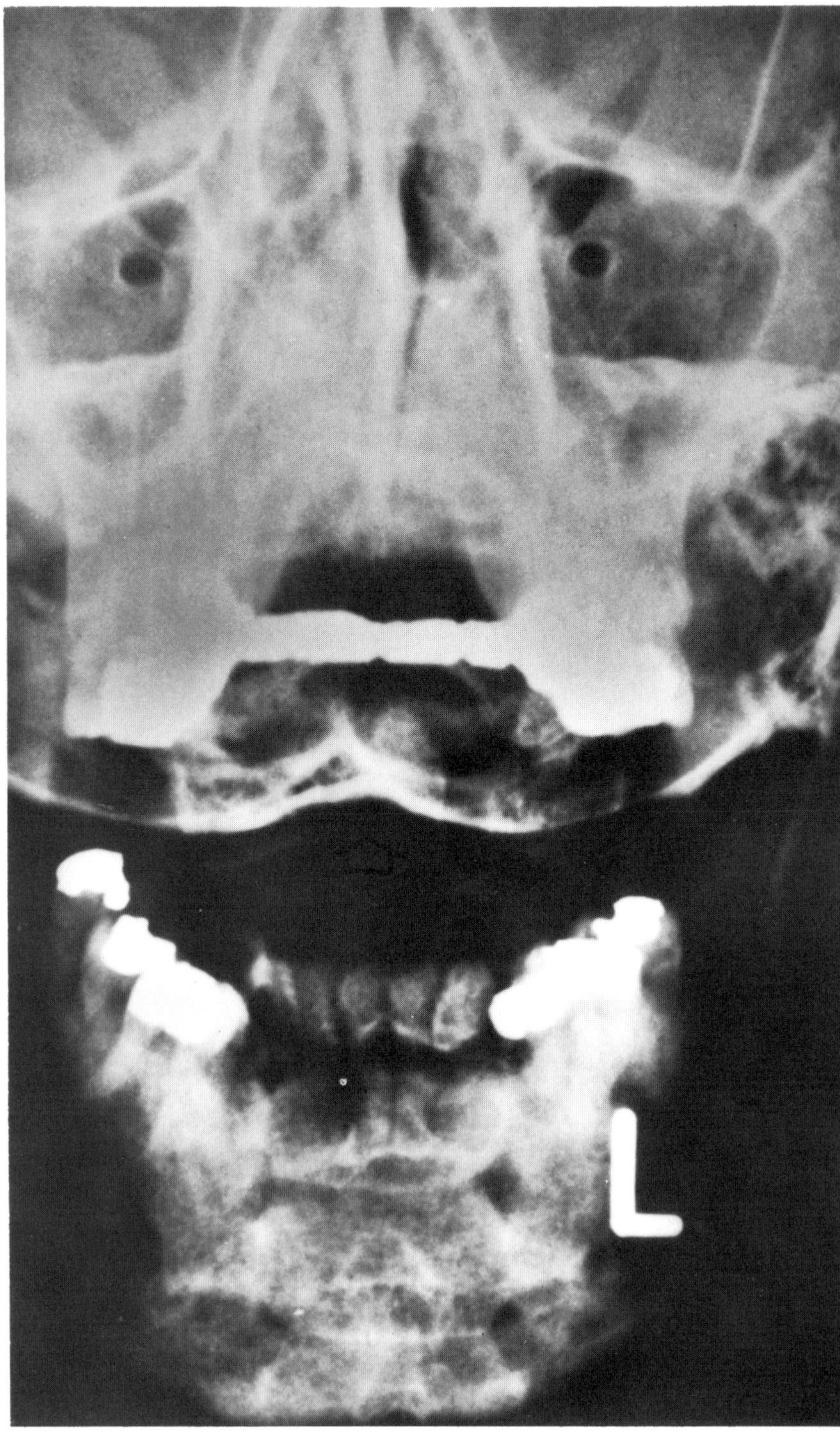

Die konventionelle Radiologie zeigt vielfach eine verstrichene zervikale Lordose, oft mit einer segmentalen Knickung, meist in Höhe C5-C6 oder C6-C7, die auf einem Zurückgleiten des Nukleus nach dorsal beruht. Obgleich der Nukleus im Erkrankungsalter meist weitgehend verschwunden ist, kann es möglicherweise gelegentlich zu größeren Verschiebungen von Bandscheibenmaterial kommen, die um so größer sind, je jünger der Patient ist.

Infolge des relativ hohen Kopfgewichts stehen die zervikalen Bandscheiben unter einem hohen Druck, der größtenteils durch die Muskulatur abgefangen wird. So beträgt der intradiskale Druck im Bereich der unteren HWS bei normaler Haltung (physiologischer Lordose) und regelrechtem Muskeltonus 5,6 kg/cm². Bei Ausfall der kompensierenden Muskelwirkung steigt der Druck auf 40 kg/cm² (!).

Abb. B5.20
Verlagerung von Bandscheibenmaterial, das mittels Metallstift markiert wurde, bei asymmetrischer Kompression (50-100 kg). Bandscheibe C4-C5 eines 18jährigen (Krämer 1978).

a Einseitige vordere Belastung (Kyphosierung).

b Einseitige hintere Belastung (Lordosierung).

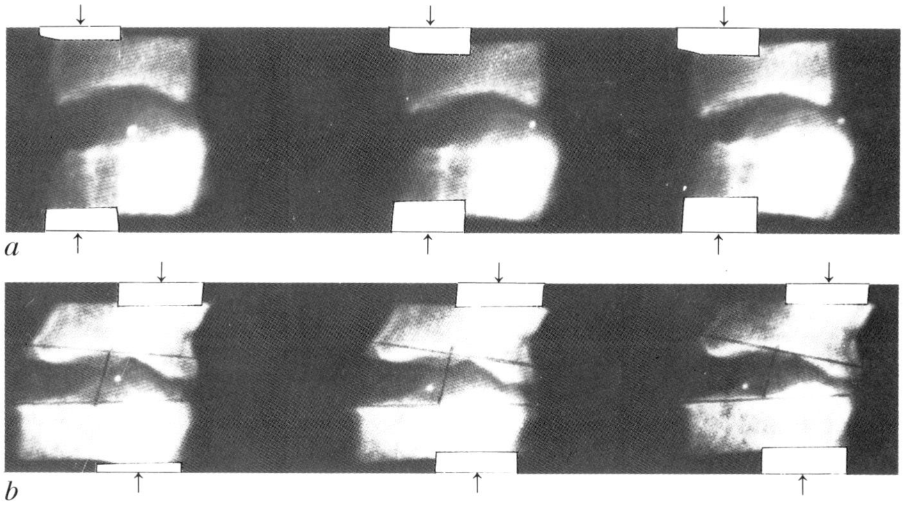

Therapie

Zunächst gilt es, den Patienten über seine Erkrankung und den Verlauf aufzuklären. Die Folgen einer unvorteilhaften Körperhaltung sind ihm dabei zu verdeutlichen. In physiologischer Haltung ist die Belastung am geringsten.

Im weiteren Verlauf besteht die Behandlung aus manueller Traktion bzw. Mobilisierung oder Manipulation.

Wenn in akuten Fällen Traktion nicht unmittelbar zur Linderung führt, ist der Einsatz von Medikamenten gerechtfertigt. Auch eine Halskrause kann dann verordnet werden.

Bei Rezidiven sollte der Patient täglich eine stabilisierende Übungsbehandlung durchführen.

Akuter Schiefhals (diskogener Torticollis)

Die Erkrankung trifft man vor allem bei Kindern und jungen Erwachsenen an. Es handelt sich um eine Frühform der primär bandscheibenbedingten HWS-Erkrankungen. Oft bilden sich die Beschwerden während der Nacht infolge langdauernder Fehlhaltung beim Liegen (Flexion oder Seitneigung der HWS). Normalerweise ändert jeder Mensch während des Schlafs häufig seine Liegeposition; unter dem Einfluß von Schlafmitteln, Alkohol oder außergewöhnlicher Ermüdung kommt es möglicherweise zu längerdauernden Fehlhaltungen, die zu erheblichen Verschiebungen von *intradiskalem* Material führen können.

Differentialdiagnostik

Posttraumatisch (*vgl. Traumata*):
- Morbus Grisel
- traumatische atlantoaxiale Subluxation
- uni- oder bilaterale (Sub-)Luxation der Fazettengelenke

Nichttraumatisch (*vgl. Weitere Erkrankungen*):
- Torticollis spasticus (Verkrampfung des M. sternocleidomastoideus, wobei der Kopf in leichter Flexion, homolateraler Seitneigung und heterolateraler Rotation steht)
- spasmodischer Torticollis
- kongenitaler Torticollis (Die Erkrankung wird in diesem Rahmen nicht besprochen. Beim Neugeborenen steht der Kopf in homolateraler Seitneigung und heterolateraler Rotation. Die genaue Ursache läßt sich oft nicht ergründen. Differentialdiagnostisch sollte man auch ein Klippel-Feil-Syndrom erwägen. Dies ist eine angeborene Anomalie, bei der infolge Formveränderung der zervikalen Wirbel (z.B. Blockwirbel) der Hals auffallend kurz ist)
- hysterischer Torticollis

Klinik

Der Patient klagt über heftigen unilateralen Schmerz und hält den Kopf in einer von der schmerzhaften Seite abgewandten Seitneigungs- und Rotationsstellung bei gleichzeitiger Flexion der HWS. Die intradiskale Protrusion verursacht eine Irritation der nozizeptiven Fasern des N. recurrens im Lig. longitudinale posterius und der Dura mater. Diese Schonhaltung öffnet das Foramen intervertebale auf der betroffenen Seite und trägt so dazu bei, den Druck auf den Spinalnerven und den N. recurrens gering zu halten.

Die Funktionstests zeigen eine erhebliche schmerzhafte Einschränkung der Rotation und der Seitneigung zur betroffenen Seite sowie der Extension.
Korrekt ausgeführte Widerstandstests sind praktisch schmerzfrei.

Therapie

Unbehandelt dauern die Beschwerden etwa drei Wochen an, sind nach einer Woche jedoch wieder so weit rückläufig, daß der Patient seiner normalen Tätigkeit nachgehen kann.

Unter einer adäquaten Behandlung beträgt die Krankheitsdauer meist nur wenige Tage. Der Patient sollte eingehend über die Erkrankung und mögliche ergonomische Erleichterungen aufgeklärt werden.

Behandlungsmethode der Wahl ist manuelle Traktion in der antalgischen Haltung der HWS. Meist läßt sich so bereits nach einigen Minuten die Neutralstellung erreichen. Aus dieser Stellung heraus läßt sich dann eine erhebliche Besserung erreichen, indem man den Kopf für 5 bis 10 Minuten - mit Sandsäcken unterstützt - in Seitneigung und Rotation zur betroffenen Seite hin lagert. Gegebenenfalls kann man vor bzw. nach dieser Repositionsbehandlung manuelle Traktion in der freien Bewegungsrichtung anwenden. Sobald dies erfolgt ist, kann auch in der eingeschränkten Richtung behandelt werden.

Wir empfehlen, dem Patienten nach der beschriebenen Behandlung eine Halskrause zu verordnen, die er bis zur nächsten Behandlungssitzung (am nächsten Tag) tragen sollte. Zugleich hat der Patient auf seine Haltung zu achten, insbesondere darauf, daß der Kopf nicht wieder die antalgische Haltung annimmt. Das Tragen der Halskrause ist vor allem auch während der Nacht notwendig. Das Kopfkissen sollte eine angemessene Dicke haben, so daß die Vertiefung zwischen Schulter und Kopf bei Seitenlage gut ausgefüllt wird. Außerdem sollte es nicht zu weich sein.

Abb. B5.21
HWS eines Erwachsenen mit leichtem Zervikobrachialsyndrom links.

a Konventionelle laterale Aufnahme.
Die Bandscheibe C5-C6 ist leicht verschmälert, die zervikale Lordose ist verstrichen. Klinisch imponierte ein leichtes C6-Syndrom.

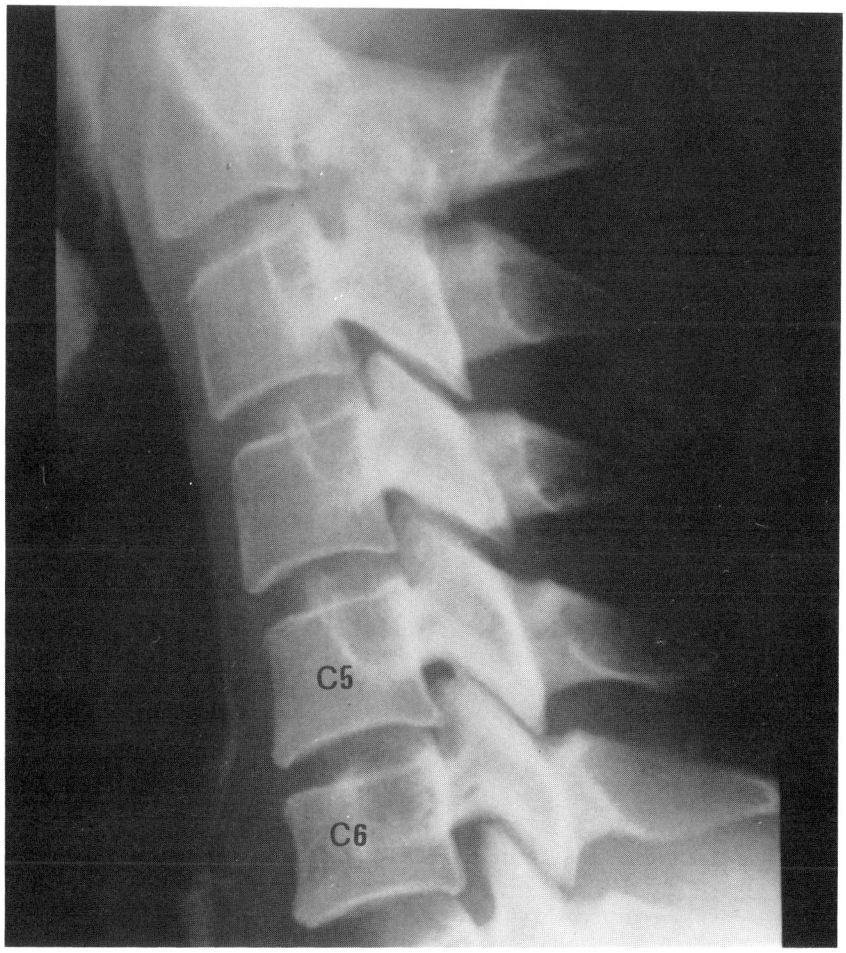

b CT-Aufnahme in Höhe der Bandscheibe C5-C6.
Großer Bandscheibenvorfall posterolateral links (Pfeil) mit Wurzelkompression C6 links und Einengung des Duralsacks. Infolge der Weite des Wirbelkanals sind die Beschwerden jedoch gering.

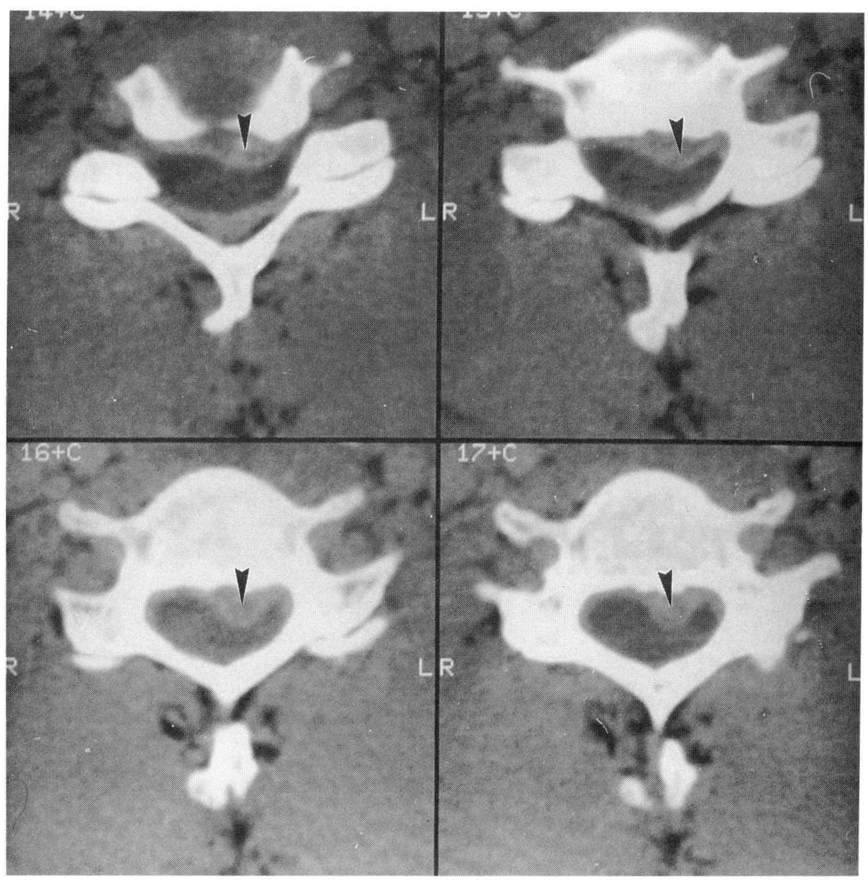

Zervikobrachialsyndrom

Die Erkrankung kann durch posterolateralen Bandscheibenvorfall bzw. -protrusion ausgelöst werden. Die Schwere der Symptomatik ist großenteils abhängig von der Weite des Spinalkanals. So kann bereits eine kleine Bandscheibenprotrusion in einem engen Spinalkanal erhebliche Beschwerden verursachen, während ein Prolaps in einem weiten Kanal unter Umständen nur eine geringe Symptomatik hervorruft.
Die Beschwerden beginnen akut oder allmählich. Der bedeutendste Unterschied zum lokalen Zervikalsyndrom besteht darin, daß die Beschwerden nicht nur im Bereich der HWS und Skapulae lokalisiert sind, sondern auch in den Arm, gelegentlich selbst bis in die Finger ziehen. In der Vorgeschichte findet sich häufig ein Trauma, das schon Jahre zurückliegen und eine direkte oder indirekte Einwirkung hervorgerufen haben kann. Z.B. können Verhebetraumata eine Rolle spielen. In der Untersuchung von Kelsey führten 28% der Patienten die Beschwerden auf einen Verkehrsunfall zurück.

Die weitaus am häufigsten betroffenen Segmente sind C5-C6 und C6-C7. Vgl. oben: *Lokales Zervikalsyndrom.*

Differentialdiagnostik

Bei Patienten über 45 Jahren mit langer zervikaler Vorgeschichte ist in erster Linie an eine zervikale Wurzelkompression zu denken. Auch ein Neurinom kann ähnliche Beschwerden verursachen, wenn sich hierbei auch die Parästhesien distal beginnend nach proximal fortsetzen.
Vgl. oben: *Lokales Zervikalsyndrom.*

Klinik

Die meisten Patienten klagen über Schmerzen im HWS-Bereich, die, meist einseitig betont, zu den Schultern und zwischen die Skapulae ausstrahlen. Wenn auch meist die Beschwerden im Nacken beginnen, können auch einmal Beschwerden in Arm oder Händen als Erstmanifestation auftreten. In letzterem Fall ist jedoch immer auch an ein Neurinom zu denken.

Der in die Arme ausstrahlende Schmerz ist meist in den Dermatomen C6 oder C7 lokalisiert, seltener bei C5 oder C8. Bandscheibenbedingte Erkrankungen in den übrigen Segmenten kommen sporadisch vor.

Weitere Beschwerden sind Sensibilitätsstörungen und Kraftminderung, aber auch vegetative Ausfälle wie Akrozyanose und kalte Hände. Oftmals hat der Patient auch das Gefühl, seine Hände seien geschwollen, was sich jedoch nicht objektivieren läßt.

Die Funktionsuntersuchung zeigt eine nichtkapsuläre Bewegungseinschränkung. Insbesondere Rotation und Seitneigung zur betroffenen Seite hin sind wie meist auch die Extension schmerzhaft eingeschränkt. Die Behinderung der Rotation nimmt zu, wenn diese in Extension geprüft wird.

Abb. B5.22
Zervikothorakaler Übergang einer Patientin, die mit der Diagnose Zervikobrachialsyndrom rechts dem Physiotherapeuten zugewiesen worden war. Es bestand jedoch eine Wurzelreizung Th2 und Th3, wonach radiologische Abklärung erfolgte.

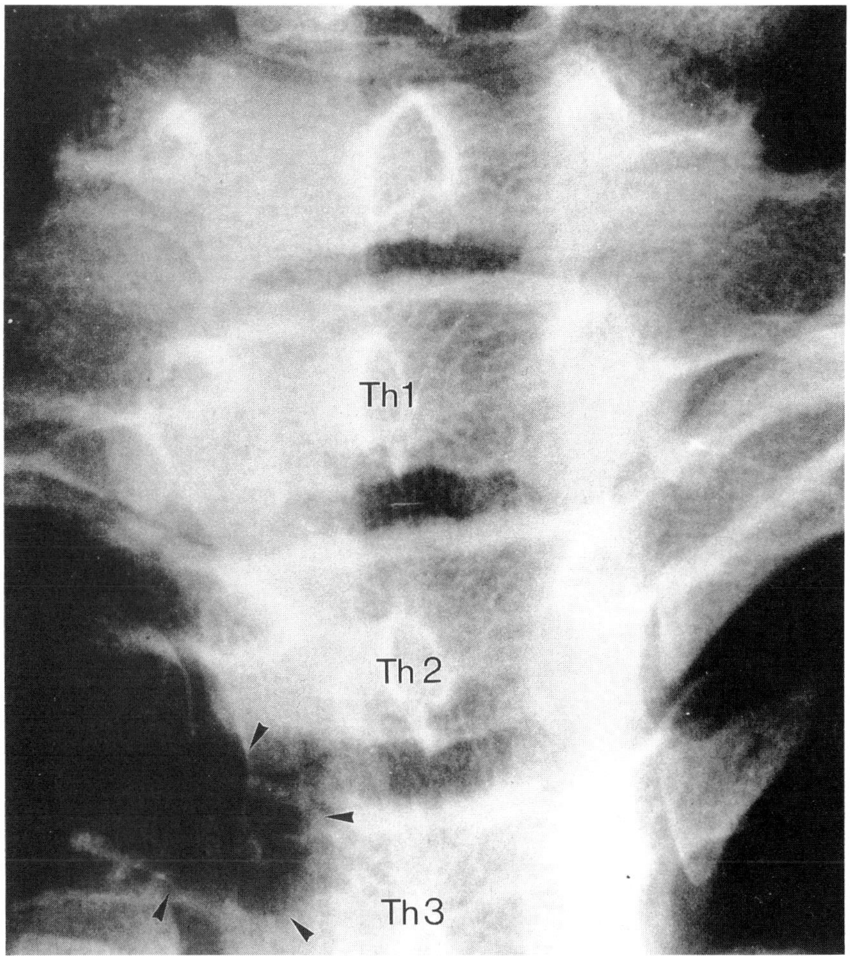

a Konventionelle ap-Aufnahme.
Im rechten oberen Pol des Wirbelkörpers Th3 findet sich eine umschriebene Aufhellung. Der rechte Pedikel ist zerstört, und es zeigt sich eine Weichteilmasse (Pfeile).

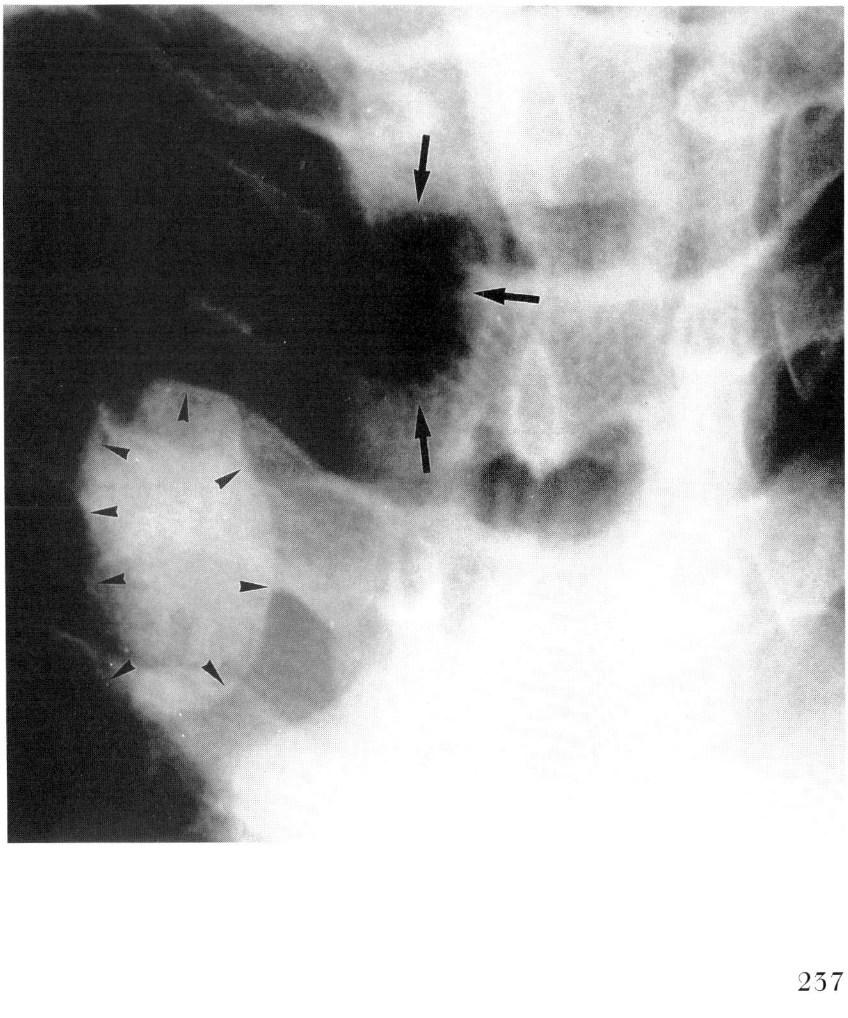

b Konventionelle ap-Aufnahme drei Monate nach (a).
Unter dem zerstörten rechten Pedikel (große Pfeile) findet sich nun ebenfalls eine Weichteilmasse (kleine Pfeile).

Abb. B5.22
c Computertomographische Schnitte durch Th3.
Ausgedehnter Knochendefekt. Rechts ist der Knochen durch eine Weichteilmasse ersetzt.

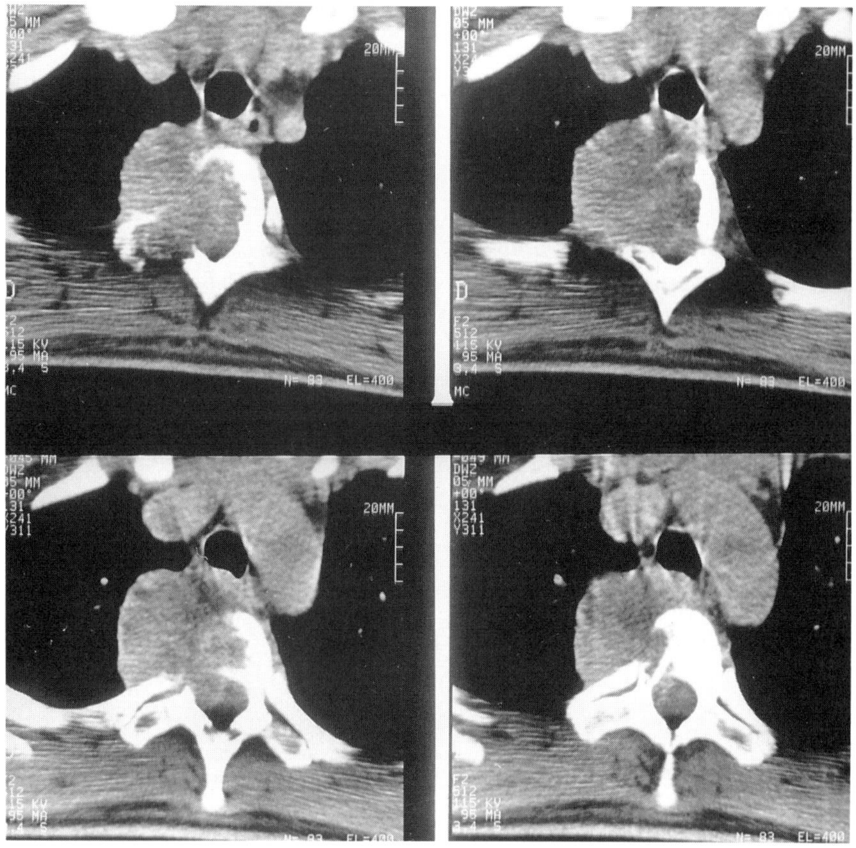

d Kernspin-Tomogramm.
Erhebliche Destruktion mit keilförmiger Abplattung des Wirbelkörpers Th3.

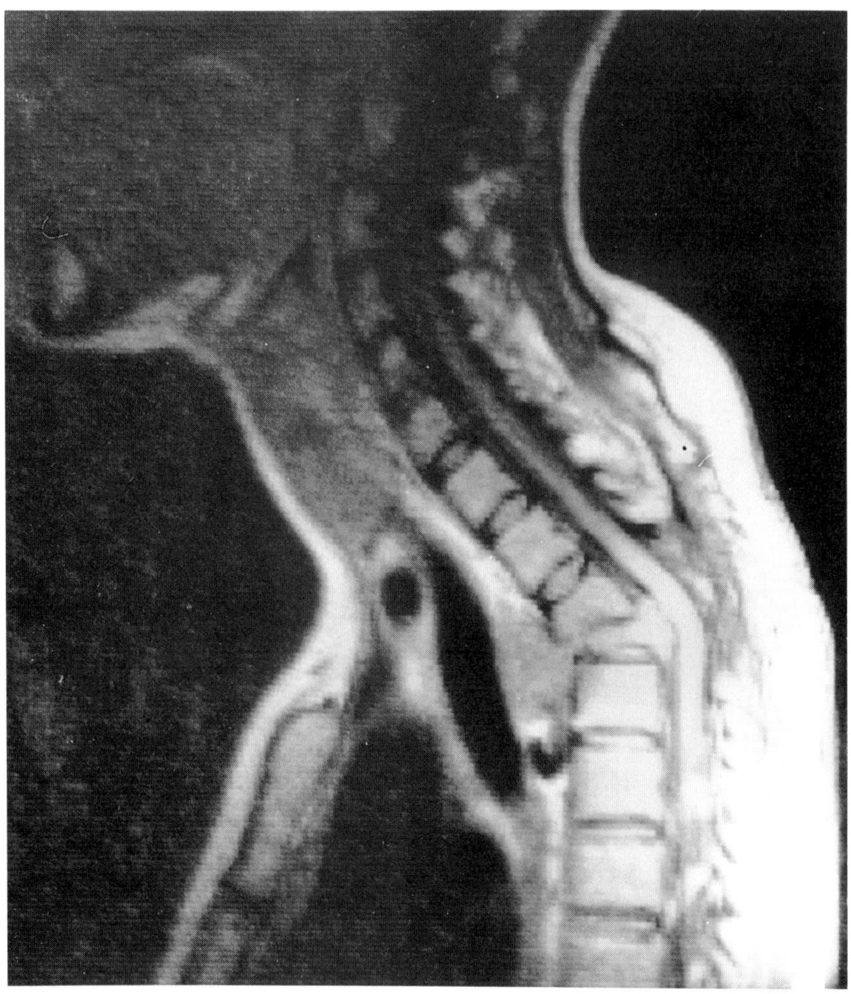

Bestehen motorische und sensible Ausfallserscheinungen, so handelt es sich meist um einen Bandscheibenprolaps. Dann kommt es auch zu Hust-, Nies- und Preßschmerz im Schulter-Arm-Gebiet.
Ein großer medialer Prolaps kann sogar zwei Wurzeln gleichzeitig komprimieren.

Eine Kompression der Wurzeln Th1-Th4 als Folge eines Bandscheibenvorfalls kommt so gut wie nicht vor. Bei Beschwerden in diesem Gebiet sollte man daher immer an eine Malignität denken (*Abb. B5.22*).

Beim posterolateralen Bandscheibenprolaps kann der Foramenkompressionstest positiv sein.

Abb. B5.23
CT-Aufnahmen der Bandscheibe C5-C6 eines 37jährigen Mannes mit Zervikobrachialsyndrom C6 rechts.

a Normale Technik nach intravenöser Kontrastmittelinjektion.
Leichte Vorwölbung der Bandscheibe nach dorsolateral (Pfeile). Kompression und Verdrängung des Duralsacks.

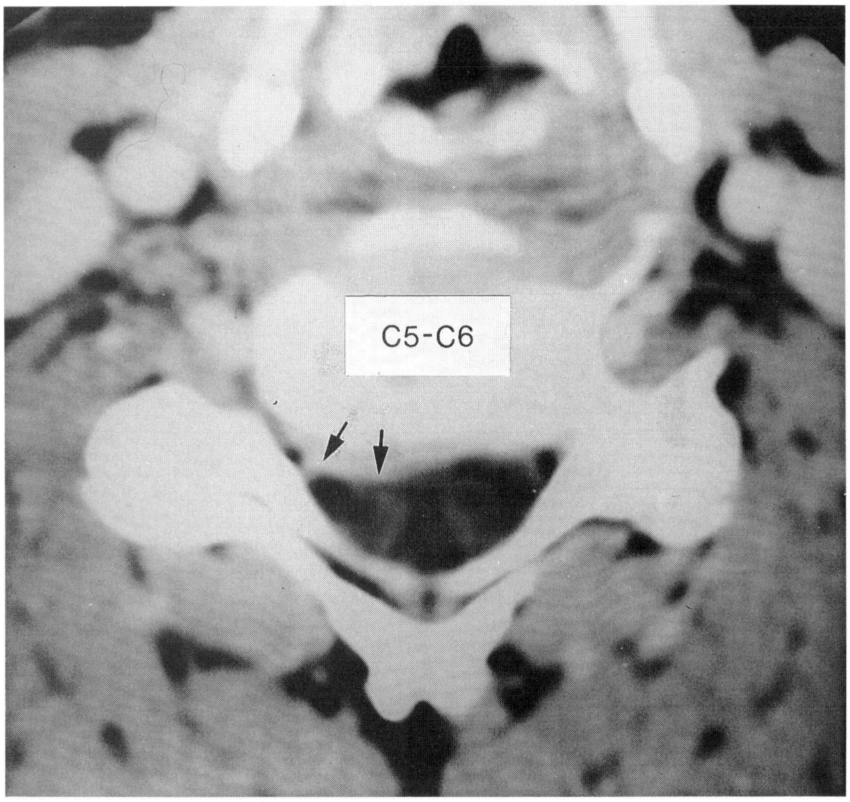

b Paramediane Rekonstruktion rechts.
Deutlicher Bandscheibenvorfall (Pfeil).

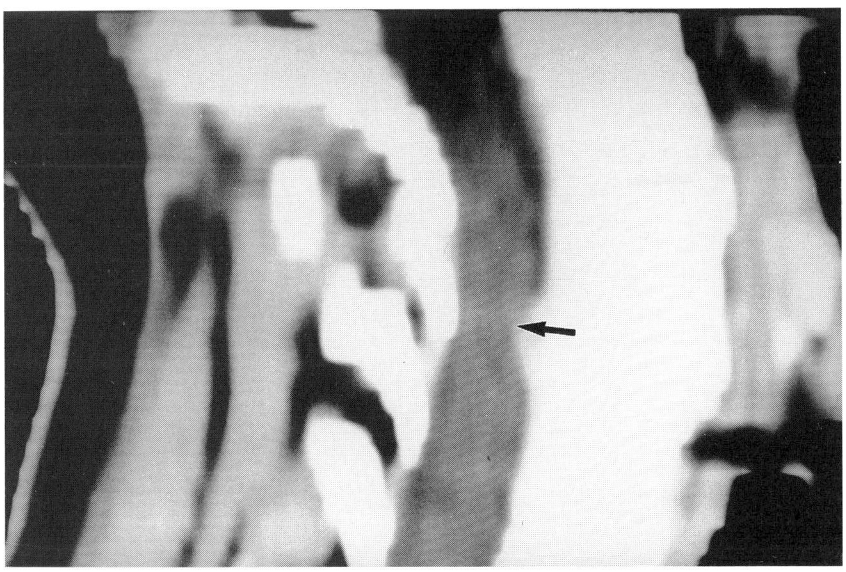

Therapie

Bei Erstmanifestation können die Beschwerden innerhalb von drei bis vier Monaten spontan verschwinden. Bei Rezidiven, insbesondere bei häufigen Rückfällen, neigt die Erkrankung zur Chronifizierung.
Beim Vorhandensein motorischer Ausfälle sistieren die Beschwerden in der Regel rascher!

Wie immer sollte man den Patienten ausreichend über die Erkrankung aufklären. Da die Prognose meist gut ist, wird der Patient hierdurch beruhigt.
Auch ergonomische Hinweise sind sehr nützlich.

Beim Fehlen neurologischer Ausfälle und Ausschluß eines Bandscheibenprolapses ist in vielen Fällen Mobilisierung angezeigt. Vgl. unter *Indikationen und Kontraindikationen zervikaler Mobilisierung.*

In der Akutphase sind lokale Wärme, Weichteiltechniken, nichtsteroidale Antiphlogistika und Ruhigstellung indiziert.
Bei Chronifizierung sind Infiltrationen mit Lokalanästhetika erfolgversprechend.
Eine operative Intervention ist nur in Ausnahmefällen indiziert.

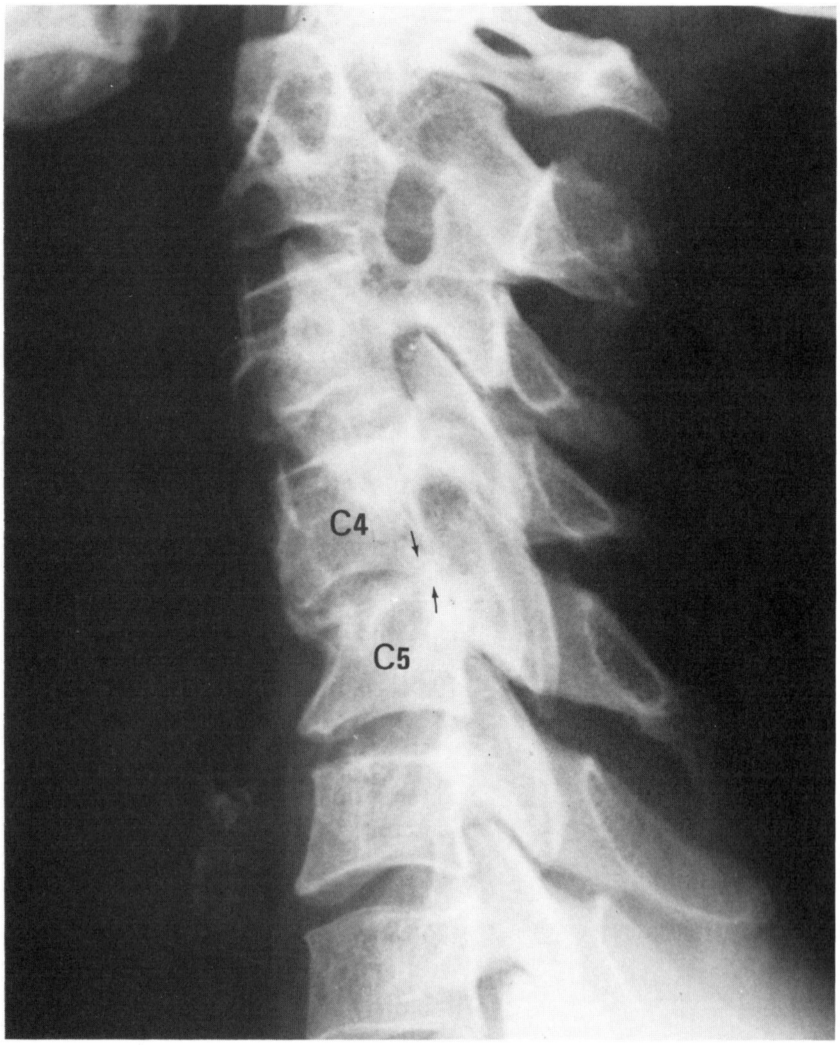

Abb. B5.24
Partielle Fusion der Wirbelkörper C4 und C5. Klinisch besteht ein Wurzelreizsyndrom C6. Kontraindikation für eine allgemeine manuelle Mobilisierung.

Dieser Patient wurde einer dorsoventralen Mobilisierung C5-C6 unterzogen und erhielt eine Halskrause. Nach drei Wochen (vier Behandlungen) war der Patient völlig beschwerdefrei.

Abb. B5.25
Blockwirbel C4-C5 bei einer 34-jährigen Patientin. Klinisch besteht ein Wurzelsyndrom C7. Kontraindikation für eine allgemeine manuelle Mobilisierung.

Nach vier Wochen (fünf Anwendungen) einer dorsoventralen Mobilisierung C6-C7 war die Patientin völlig beschwerdefrei.

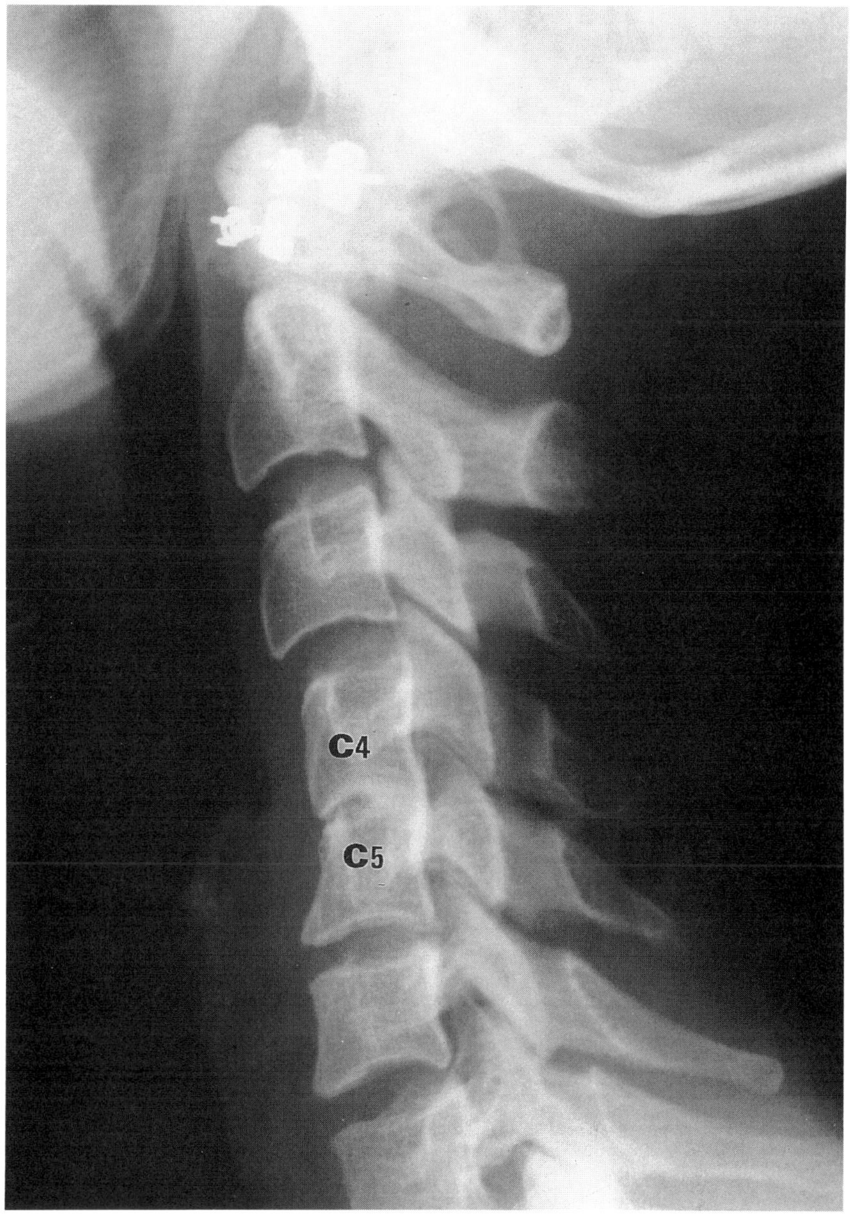

Zervikale Myelopathie

Dieses Krankheitsbild wird verursacht durch eine spinale Raumforderung - wie z.B. einen medianen Diskusprolaps - die zur Kompression des Halsmarks führt.
Der Beschwerdebeginn kann akut-traumatisch oder allmählich sein. In letzterem Fall sind insbesondere Tumoren, die ebenfalls zu einer Rückenmarkkompression führen, auszuschließen. Häufigste Ursache einer Myelopathie sind jedoch Frakturen mit Dislokation von Teilen eines Wirbels (*vgl. Traumata*), selten dagegen degenerative Veränderungen (dorsale Spangenbildung).

Abb. B5.26
CT-Aufnahmen der Bandscheibe C6-C7 einer 48jährigen Frau mit Zervikobrachialsyndrom C7 links.

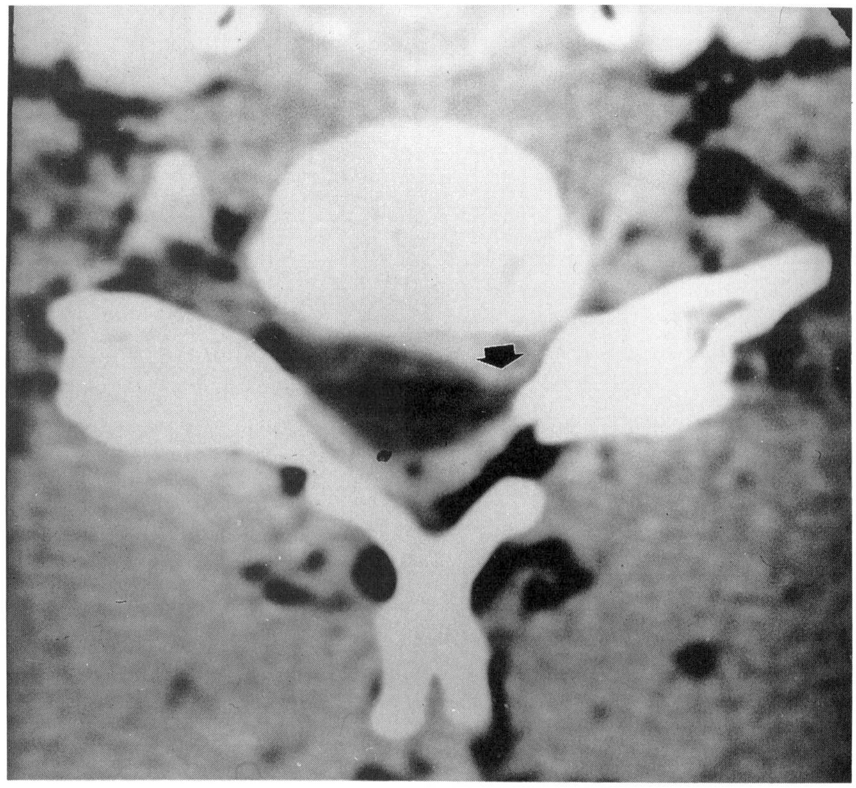

a Normale Technik nach intravenöser Kontrastmittelapplikation.
Großer Bandscheibenvorfall (Pfeil), der sich ins Foramen intervertebrale vorwölbt und eine Wurzelkompression verursacht.

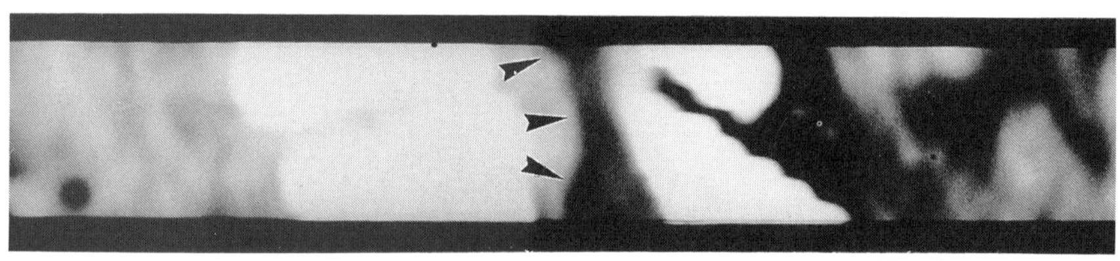

b Paramediale Rekonstruktion links.
Erhebliche Kompression der neuronalen Strukturen. Man erkennt deutlich die Ausdehnung nach kranial und kaudal (Pfeile).

Abb. B5.27
HWS einer 56jährigen Patientin mit allmählich entstandener medullärer Kompression.

a Seitliches Tomogramm C4-C7.

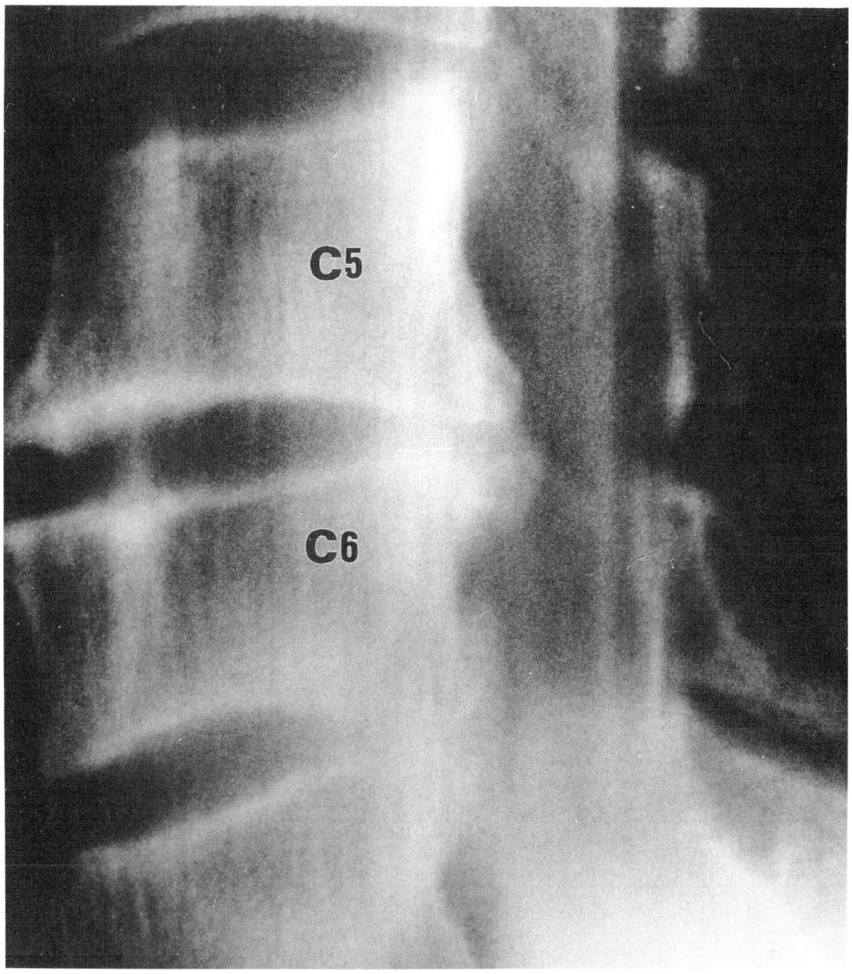

b CT-Aufnahme bei C5.
Ausgeprägte dorsale Spangenbildung mit Verringerung des Durchmessers des Spinalkanals als Ursache der medullären Kompression.

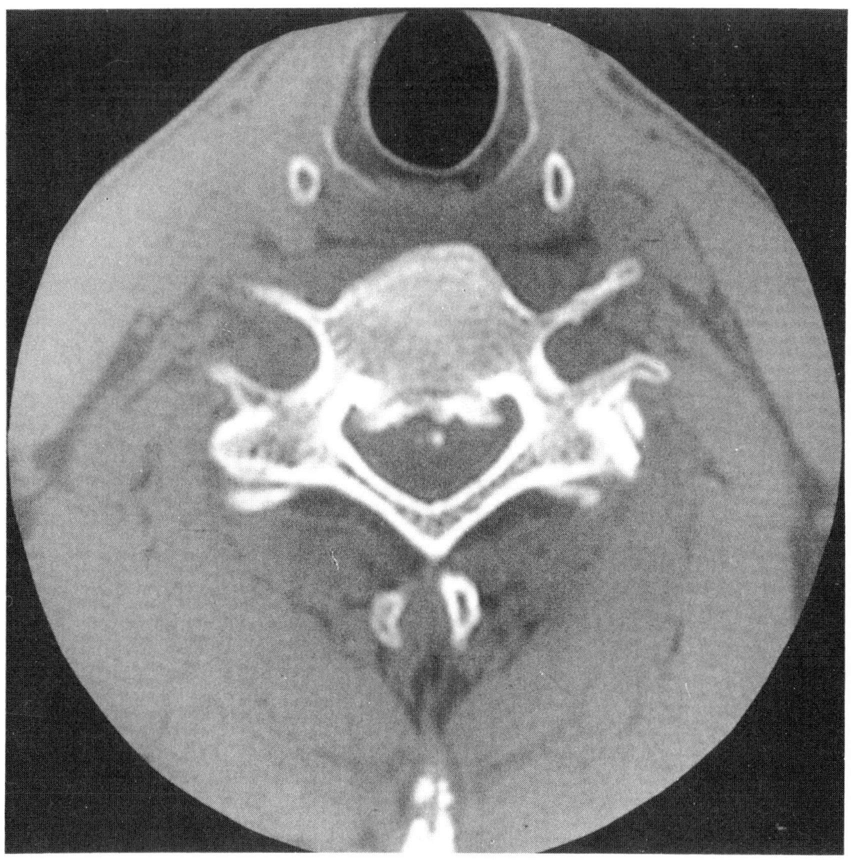

Abb. B5.28
HWS einer 52jährigen Patientin mit sehr langsam fortschreitendem Kompressionssyndrom des Halsmarks.

a Myelo-CT bei C5-C6.
Erhebliche dorsale Spangenbildung (Pfeile) mit schwerer Rückenmarkkompression.

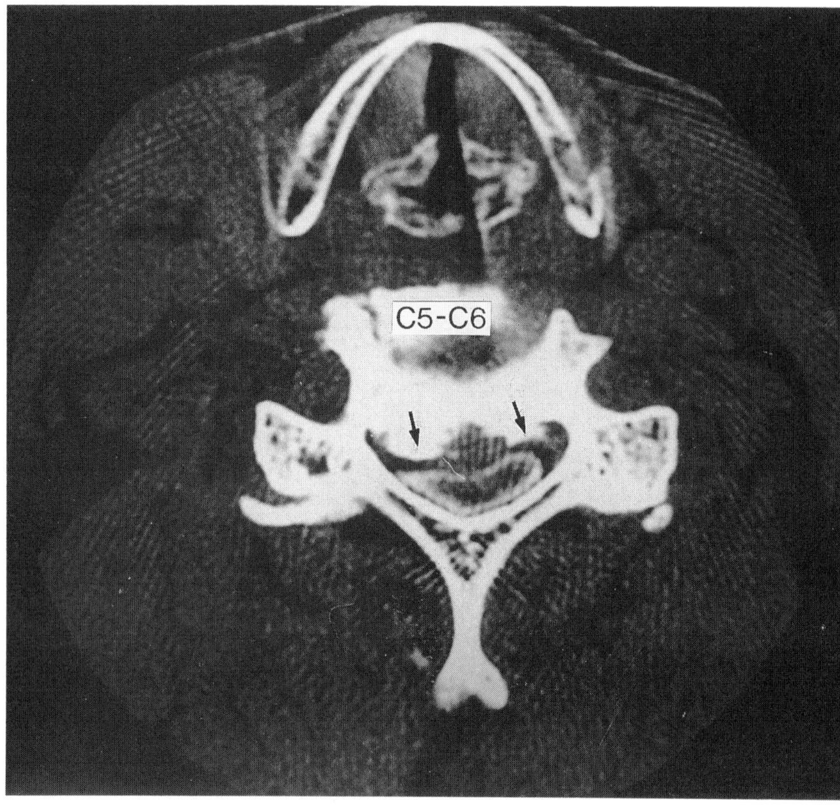

b Myelographie der HWS.
Kompletter Kontrastmittelstop in Höhe C4-C5.

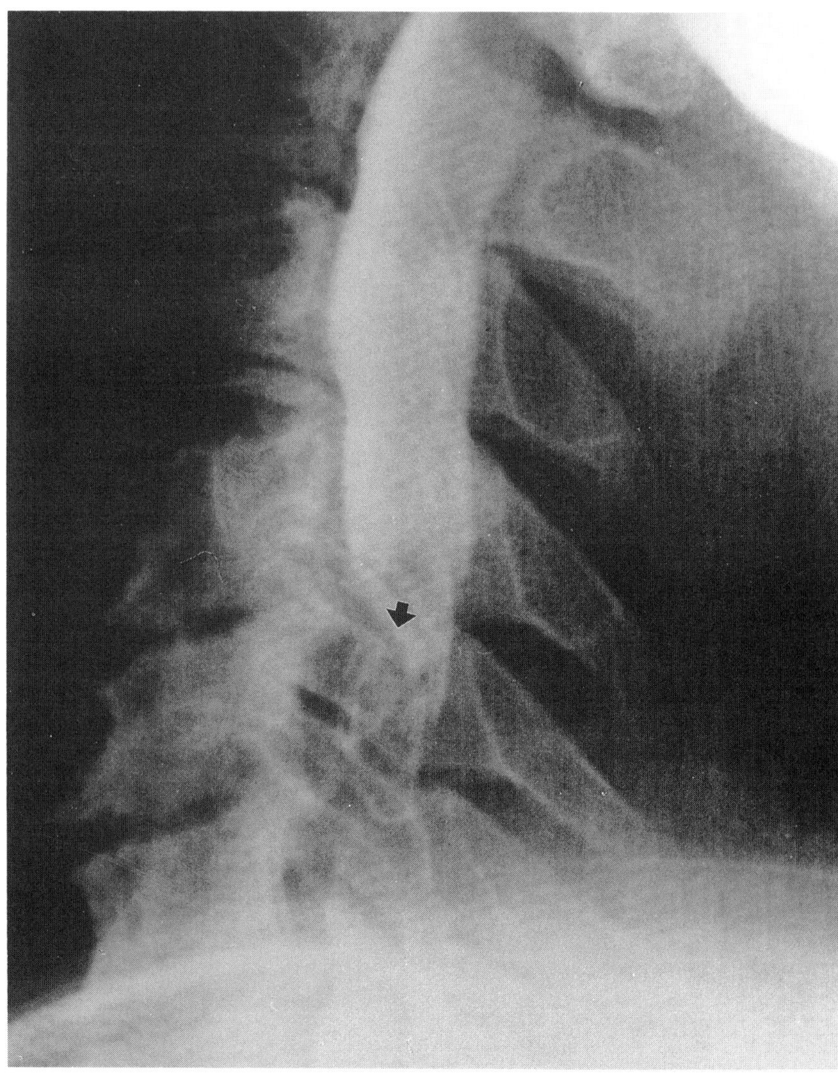

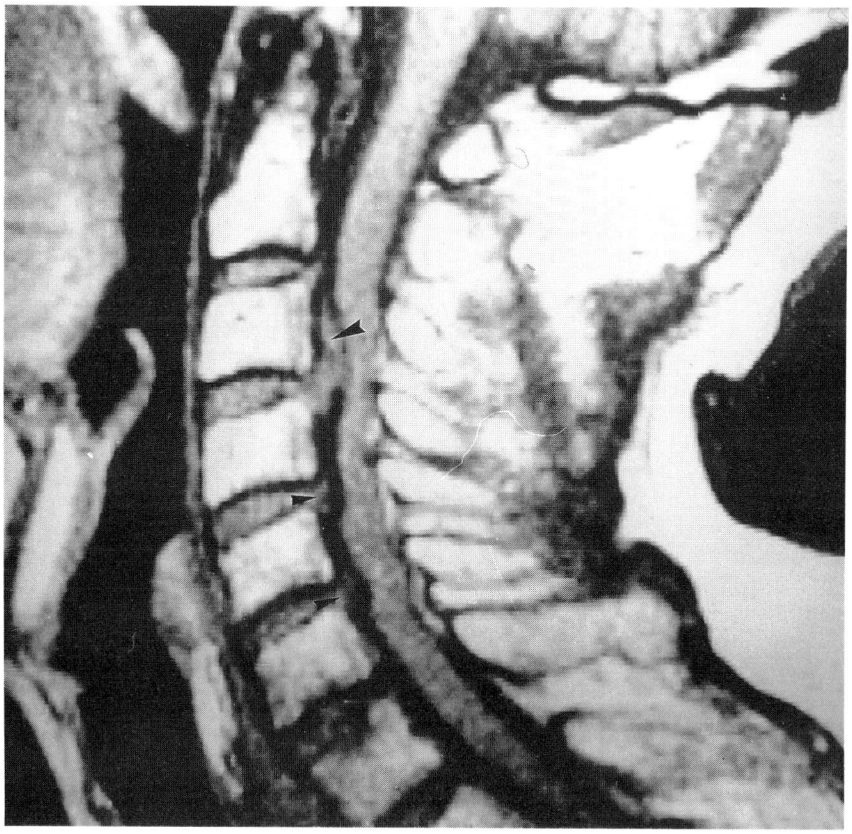

Abb. B3.29
Kernspin-Tomogramm der HWS eines 78jährigen Mannes mit akuter schwerer Rückenmarkkompression.

Deutlicher Bandscheibenvorfall bei C3-C4 mit nach kranial hinter den Wirbelkörper von C3 luxiertem Fragment (großer Pfeil). Weniger ausgeprägte Bandscheibenprotrusionen bei C4-C5 und C5-C6 (kleine Pfeile).

Abb. B5.30
Kernspin-Tomogramme einer 67-jährigen Frau mit zervikaler Myelopathie.

a Normale Technik.
Bandscheibenprolaps C4-C5 mit erheblicher medullärer Kompression.

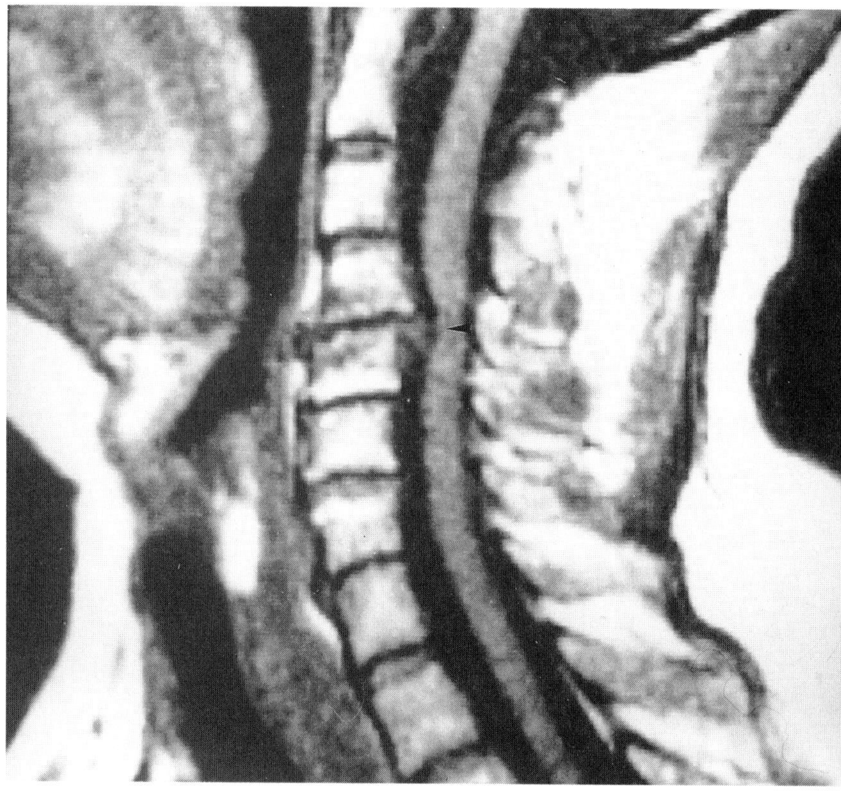

b Das Rückenmark besonders hervorhebende Technik.
Die Schwere der Kompression ist deutlich sichtbar.

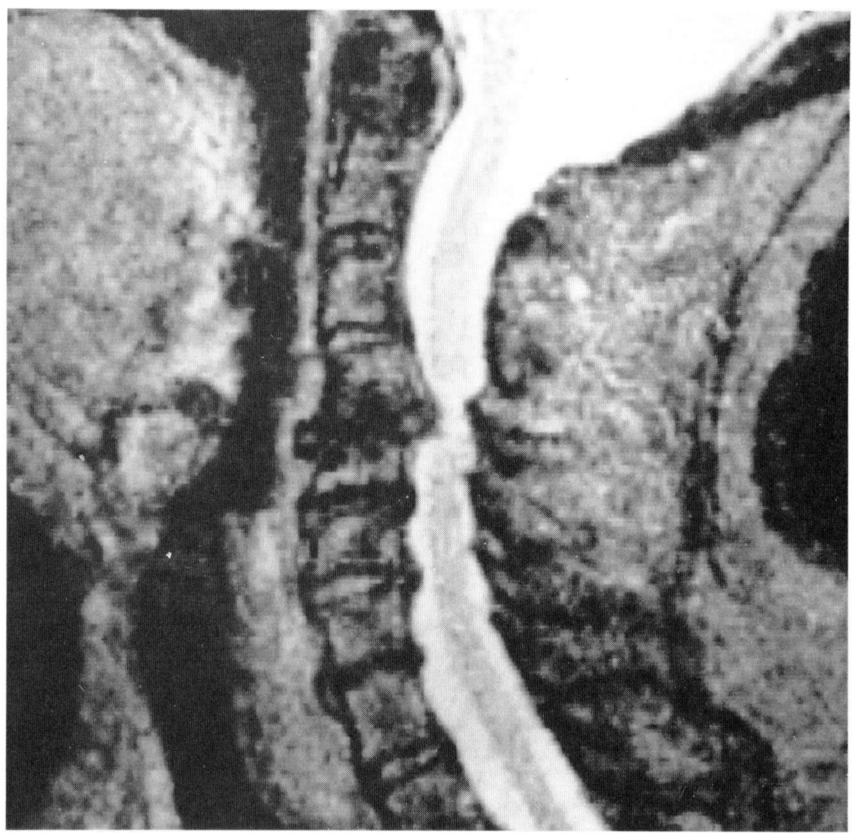

Abb. B5.31
Kernspin-Tomogramm einer 30-jährigen Frau mit zervikaler Meylopathie.

Zentraler Bandscheibenprolaps (Pfeil) mit medullärer Kompression.

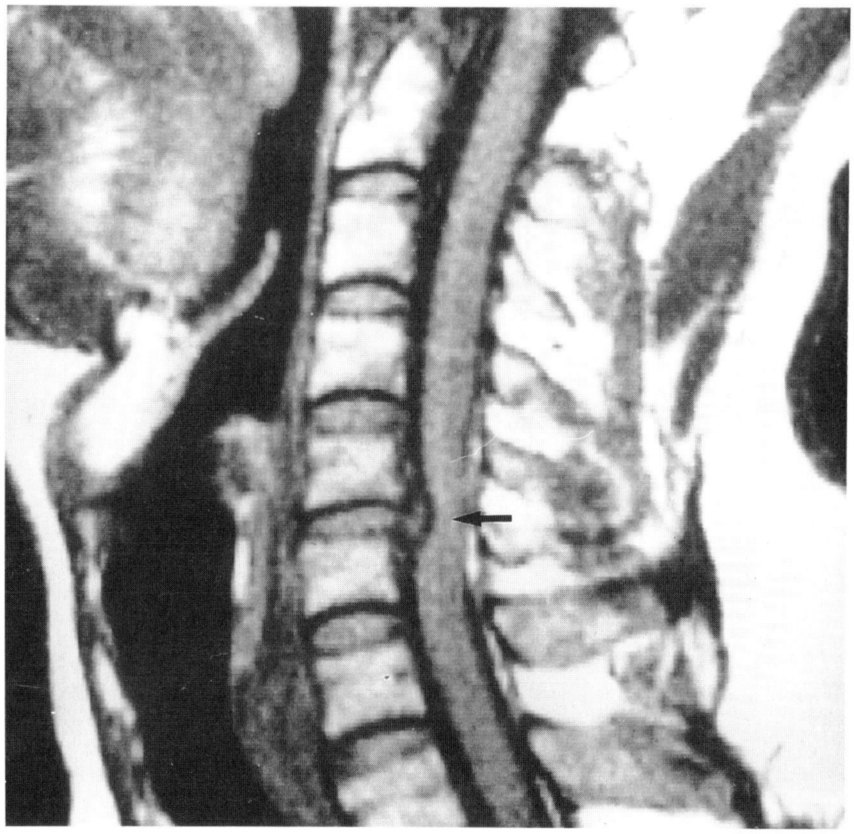

Abb. B5.32
Kernspin-Tomogramm der HWS eines 45jährigen Mannes mit medianem Bandscheibenprolaps in zwei Etagen. Zustand nach Spondylodese C4-C5 und C5-C6.

Cloward-Operation; die Bandscheiben sind durch Knochenspäne ersetzt.

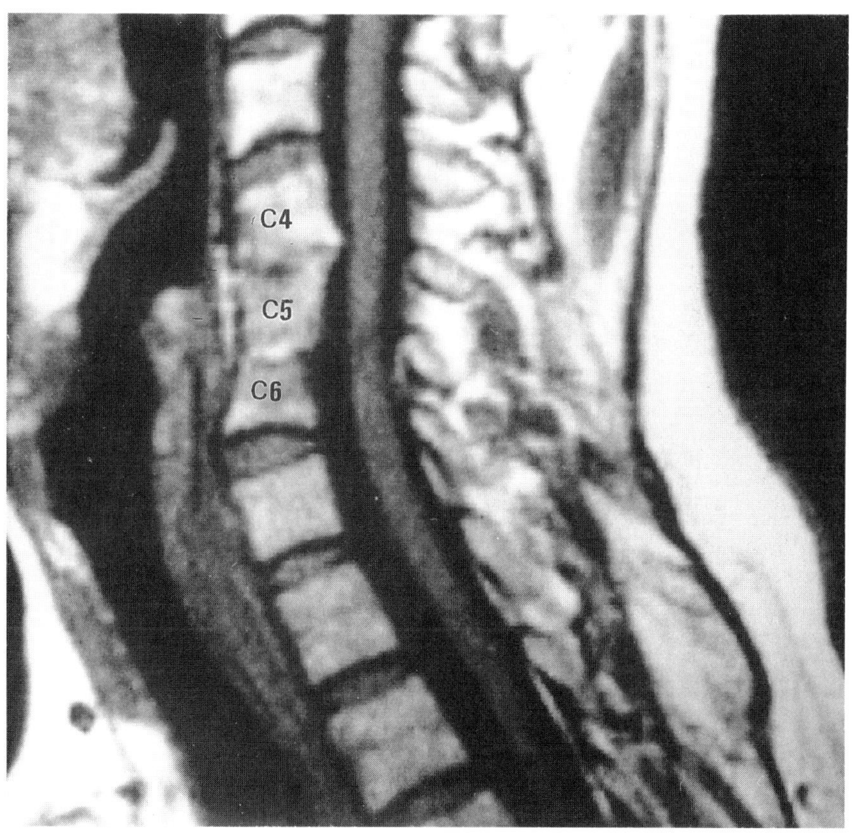

Klinik

Das Vollbild einer zervikalen Myelopathie ist weniger durch Schmerzen als vielmehr durch neurologische Ausfallserscheinungen geprägt. Der Patient klagt über heftige Parästhesien verschiedener Lokalisationen (im gesamten Körper, in den Beinen oder den Armen), die spontan und bewegungsabhängig (insbesondere bei Flexion) auftreten.

Durch Schädigung der Pyramidenbahnen entstehen Reflexanhebung und pathologische Reflexe (Babinski), später spastische Hemi- und Paraparesen, sowie Ataxien mit erheblichen Gangstörungen.

CT-Scan und insbesondere Kernspin-Tomographie sind indiziert.

Therapie

Grundsätzlich sollte die chirurgische Behandlung im Vordergrund stehen, bevor die Ausfälle irreversibel werden.

In diesem Buch verstehen wir unter „Sekundär bandscheibenbedingten Erkrankungen" solche, denen eine primär bandscheibenbedingte Pathologie vorausgegangen ist, in deren Verlauf es zu einer Beschleunigung einer an sich normalen Degeneration kommt und bei denen eine normale Anpassung an diese Degeneration infolge Traumatisierung nicht möglich ist. Es handelt sich also stets um Zustände mit fortgeschrittener Bandscheibendegeneration gemeinsam mit Veränderungen der Fazettengelenke. Dadurch kommt es zu einer Verengung des Spinalkanals und des Foramen intervertebrale. Bei einigen Pathologien ist ein Kausalzusammenhang mit einer primär bandscheibenbedingten Vorerkrankung noch nicht schlüssig nachgewiesen. Wir gehen zunächst jedoch davon aus, daß die bisherigen Anhaltspunkte eine Zuordnung zu den hier besprochenen Erkrankungen erlauben.

Wurzelkompressionssyndrom

Ein Wurzelkompressionssyndrom kann sich bei Patienten mit langer Vorgeschichte von HWS-Beschwerden, mit oder ohne radikuläre Ausstrahlung entwickeln. Nach einem mehr oder weniger langen beschwerdefreien Intervall kommt es allmählich zu erneuten, insbesondere in den Arm einstrahlenden, Beschwerden.

Infolge eines beschleunigten Verlaufs der Diskose, also der physiologischen Bandscheibendegeneration, entwickeln sich an den Processus uncinati und den Fazettengelenken Osteophyten, die zu einer Verengung des Foramen intervertebrale führen. Anfänglich hat die Wurzel jedoch noch genügend Bewegungsfreiheit. Infolge der beschleunigten Degeneration kommt es zu einer segmentalen Hypermobilität, als Folge hiervon wiederum zu einer Zunahme der Osteophytose, die schließlich den

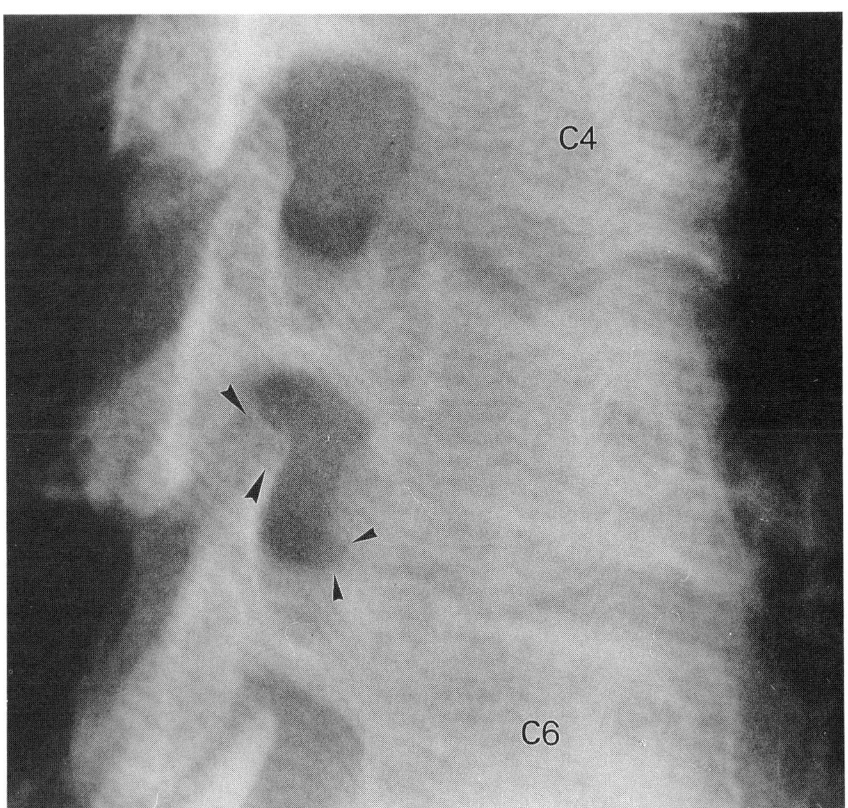

Abb. B5.33
Konventionelle Schrägaufnahme C4-C6 bei einem 57jährigen Mann mit Wurzelkompressionssyndrom C6.

Verengung des Foramen intervertebrale C5-C6 durch mäßig ausgeprägte Unkarthrose (kleine Pfeile) und erhebliche Degeneration der Fazettengelenke (große Pfeile).

Ausweichraum der Wurzel im Foramen völlig aufbraucht.
Selten einmal kommt es nach einem Trauma im Foramen intervertebrale zu einer Kompression des Spinalnervs durch ein loses Knochenfragment (*Abb. B5.55*).

Differentialdiagnotik

Abzugrenzen sind nichtbandscheibenbedingte Erkrankungen, bei denen es zu radikulären Beschwerden kommen kann, beispielsweise Tumoren. Näheres dazu unter *Differentialdiagnostik des lokalen Zervikalsyndroms.*

Bei Bestehen neurovaskulärer Symptome sollte man - insbesondere bei einseitigem Kopfschmerz - eine Migräne oder andere, Schwindel, Kopfschmerz und Vertigo verursachende Erkrankungen abgrenzen. Häufig ist die Überweisung zum Facharzt (Neurologe, HNO-Arzt, Ophthalmologe) angezeigt.

Klinik

Meist besteht nur geringer Lokalschmerz. Der Patient klagt über haltungs- und bewegungsabhängigen Armschmerz. Es handelt sich um diejenigen Bewegungen, bei denen es zu einer Verengung des betroffenen Foramen intervertebrale kommt, also insbesondere Extension und homolaterale Seitneigung, eventuell in Kombination mit homolateraler Rotation.
Häufig erwachen die Patienten nachts durch radikuläre Schmerzen und Parästhesien, die differentialdiagnostisch vom TOK-Syndrom und vom Karpaltunnelsyndrom abzugrenzen sind.

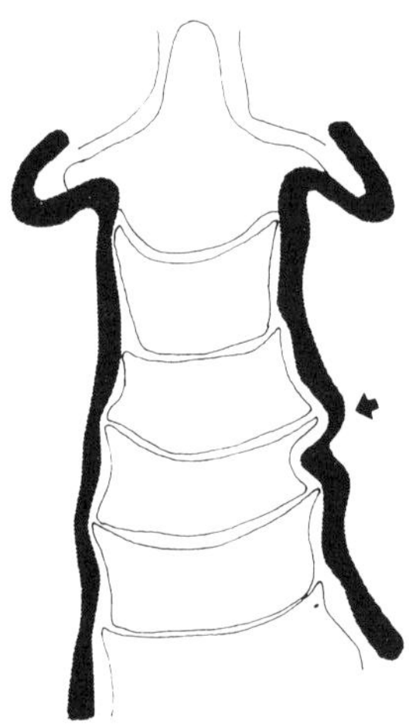

Abb. B5.34
Kompression der A. vertebralis durch von den Processus uncinati ausgehende laterale Osteophytose (Krämer 1978).

Zu einer Kompression der A. vertebralis kommt es, wenn sich der degenerative Prozeß nach lateral ausdehnt. Dann zeigen sich auch neurovaskuläre Symptome (*vgl. Vertebrobasilarinsuffizienz*) wie Kopfschmerz, Schwindel, Ohrensausen, Schluck- und Gehörstörungen sowie Sehstörungen.

Die Funktionsuntersuchungen zeigen je nach Ausprägung der Beschwerden eine schmerzhafte homolaterale Seitneigung, wobei eine oder beide Rotationsrichtungen ebenfalls schmerzhaft sein können. Die Extension ist praktisch stets schmerzhaft eingeschränkt. Bei allen Bewegungen ist das Endgefühl (zu) hart.

Selten kommt es zu neurologischen Ausfällen.

Vielfach ist der Foramenkompressionstest positiv. Bei neurovaskulärer Symptomatologie ist der Test nach De Kleyn und Nieuwenhuyse positiv (*vgl. Untersuchung der Blutgefäße*).

Abb. B5.35
Laterale HWS-Aufnahme eines 50jährigen Mannes mit Wurzelkompressionssyndrom C5.

Es besteht eine ausgeprägte ventrale Osteophytose und Hyperostose bei C4 bis C7.
Der Patient, ein Hafenarbeiter, trug seit Jahren 75 kg schwere Kaffeesäcke auf der Schulter.
Die Beschwerden bestanden aus einer leichten Ausstrahlung im Dermatom C5 und lokalem Nackenschmerz. Nach Anlegen einer Halskrause war der Patient innerhalb von zwei Wochen beschwerdefrei.

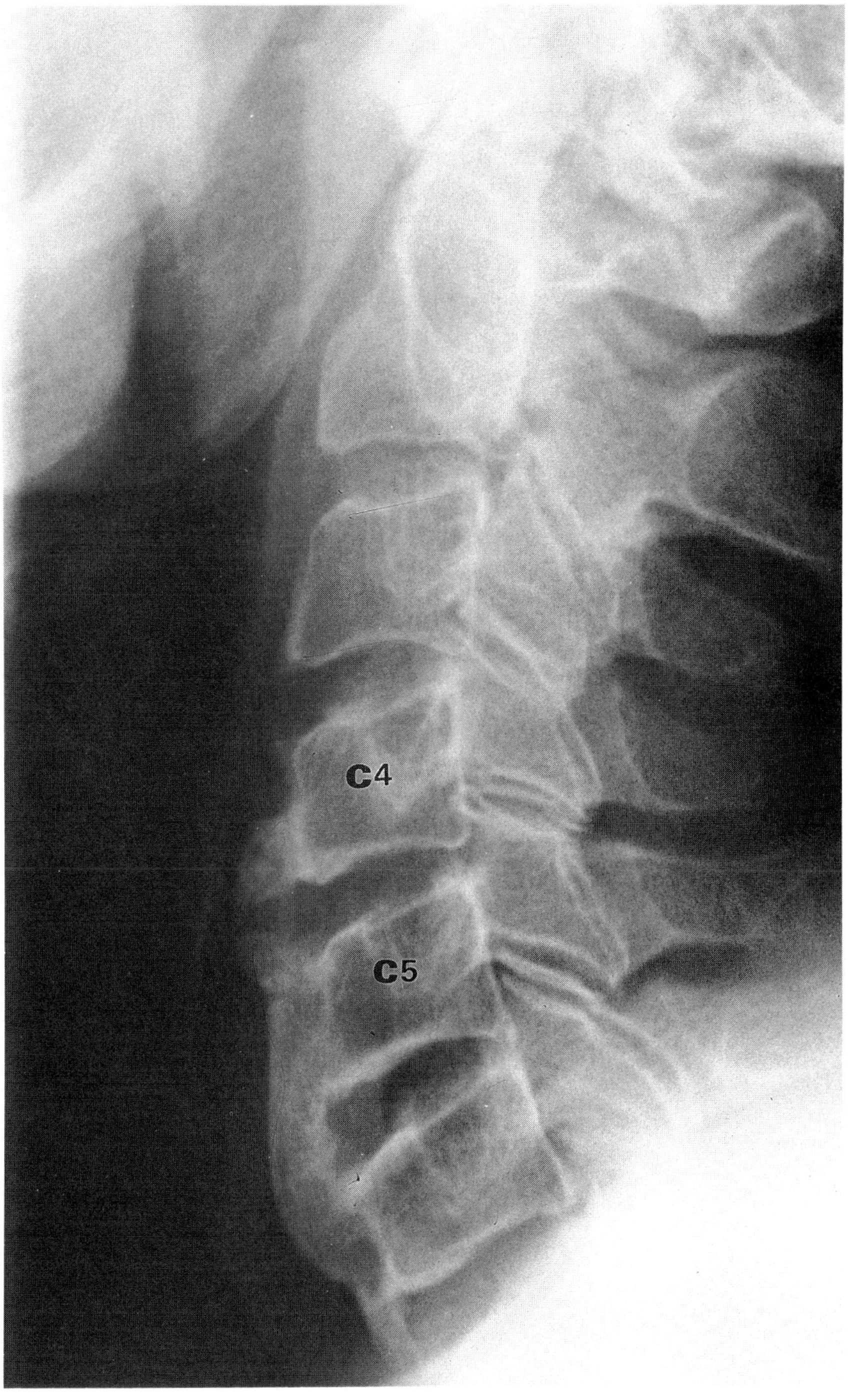

Therapie

Der Verlauf ist durch Chronifizierung und Rezidive gekennzeichnet, wobei jahrelange beschwerdefreie Intervalle zu beobachten sind.
Wenn es infolge der physiologischen Fibrosierung des betroffenen Bewegungssegments schließlich zu einer Aufhebung der relativen segmentalen Hypermobilität kommt, verschwinden die Beschwerden meist.
Über diesen Spontanverlauf der Beschwerden muß der Patient unterrichtet werden. Ferner sind ergonomische Empfehlungen angezeigt. (Der Gebrauch eines mittelharten, nicht zu dicken Kopfkissens ist ratsam.)

Bei erheblichen Beschwerden können Wärme, eine Halskrause und nichtsteroidale Antiphlogistika eingesetzt werden.

Abb. B5.36
CT-Aufnahmen eines 41jährigen Mannes mit allmählich entstandener extremer kapsulärer Bewegungseinschränkung als Folge eines Jahre zuvor erlittenen Traumas.

a und *b* Rechtsbetonte degenerative Veränderungen im Atlantodentalbereich (Pfeile).

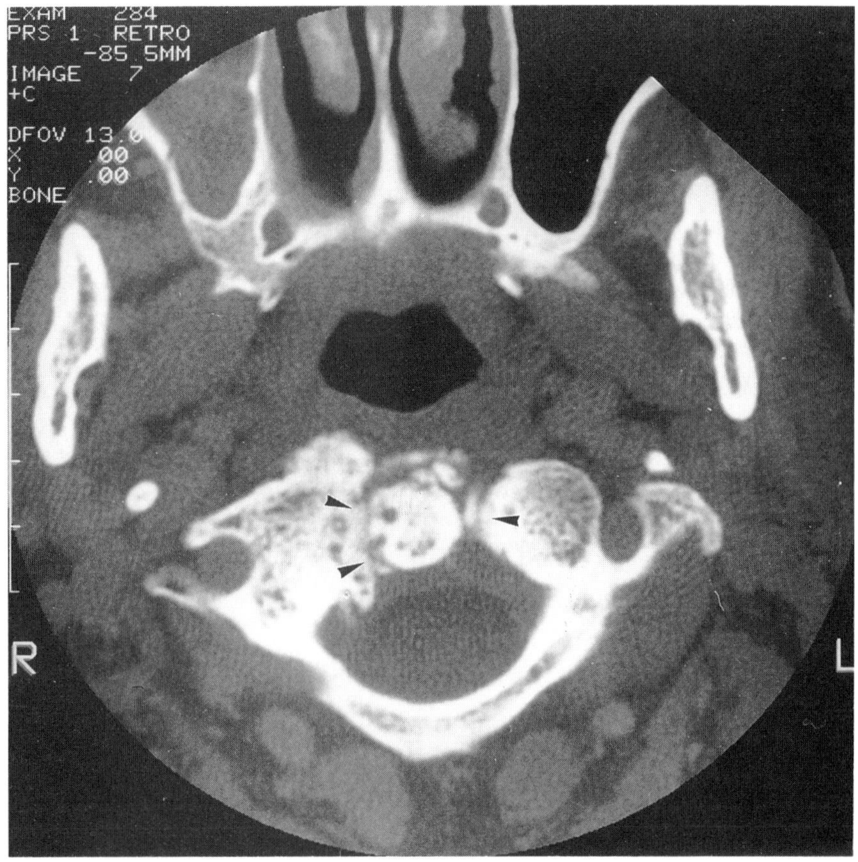

a

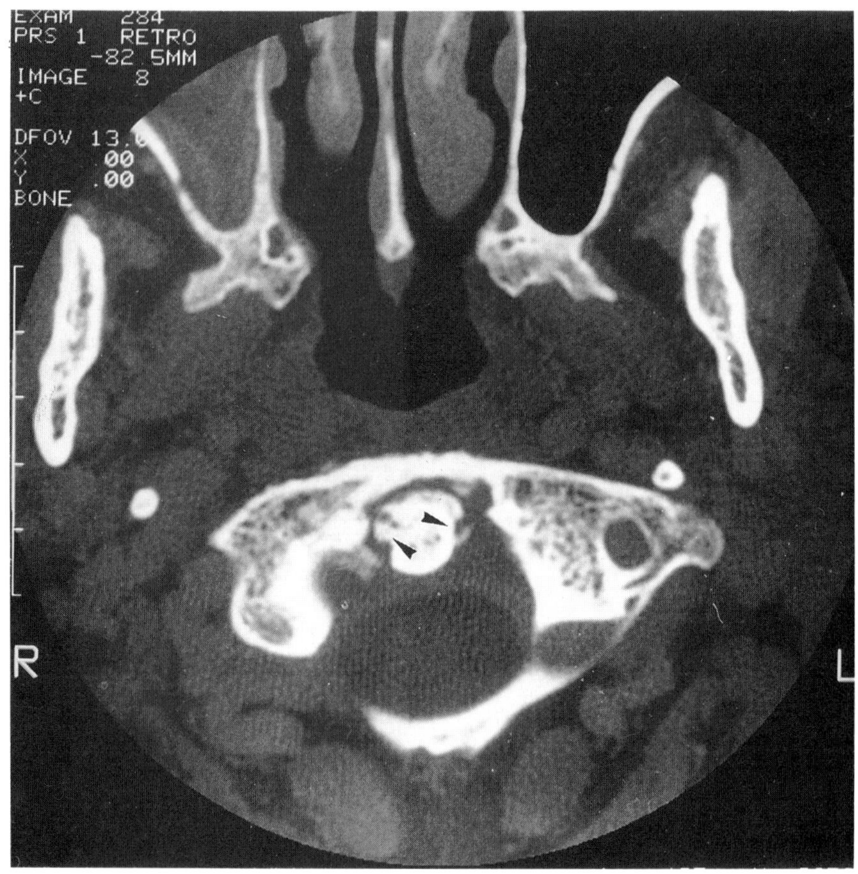

b

Bei therapieresistenten Beschwerden können paravertebrale Blockierungen, Fazettendenervation oder Rhizotomie erwogen werden.

Operative Eingriffe sind aber nur in Ausnahmefällen notwendig.

Eine Mobilisierung der HWS ist in diesen Fällen nicht indiziert, da sonst der physiologische Fibrosierungsprozeß gestört würde.

Kapsuläre Bewegungseinschränkung

Als Folge des fortschreitenden Degenerationsprozesses kommt es schließlich zu einer schmerzlosen kapsulären Bewegungseinschränkung. Davon sind insbesondere die Segmente C5-C7, weniger die Abschnitte C2-C5 betroffen. Die obersten HWS-Segmente bleiben am beweglichsten. Postraumatisch kann es jedoch auch hier zu degenerativen Veränderungen kommen, die zu einer ausgeprägten kapsulären Bewegungseinschränkung führen können.

Differentialdiagnostik

Eine kapsuläre Bewegungseinschränkung bei jungen Menschen oder eine sich rasch entwickelnde kapsuläre Bewegungseinschränkung bei älteren weist immer auf einen entzündlichen oder tumorösen Prozeß hin. Vgl. unter *Rheumatoide Arthritis der HWS.*

Klinik

Die meisten Patienten sind beschwerdefrei. Infolge der verbleibenden Beweglichkeit der obersten HWS-Segmente ist die Gesamtfunktion nicht ernsthaft gestört.

Abb. B5.37
Seitliches Tomogramm der HWS (C3-C7) eines 34jährigen Mannes.

Spondylodiszitis C5-C6.

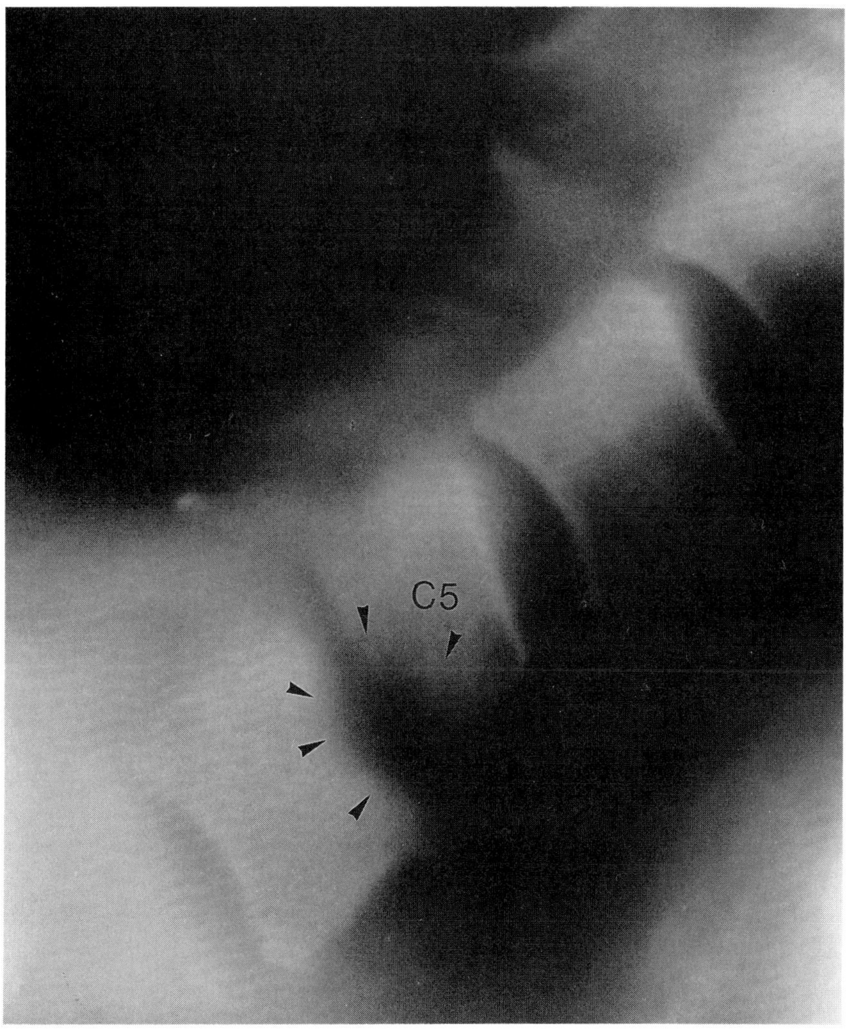

Abb. B5.38
Konventionelle Röntgenaufnahme eines 47jährigen Mannes mit subakuter erheblicher kapsulärer Bewegungseinschränkung.

Großes Osteochondrom im Bereich der Dornfortsätze C3 bis C7.

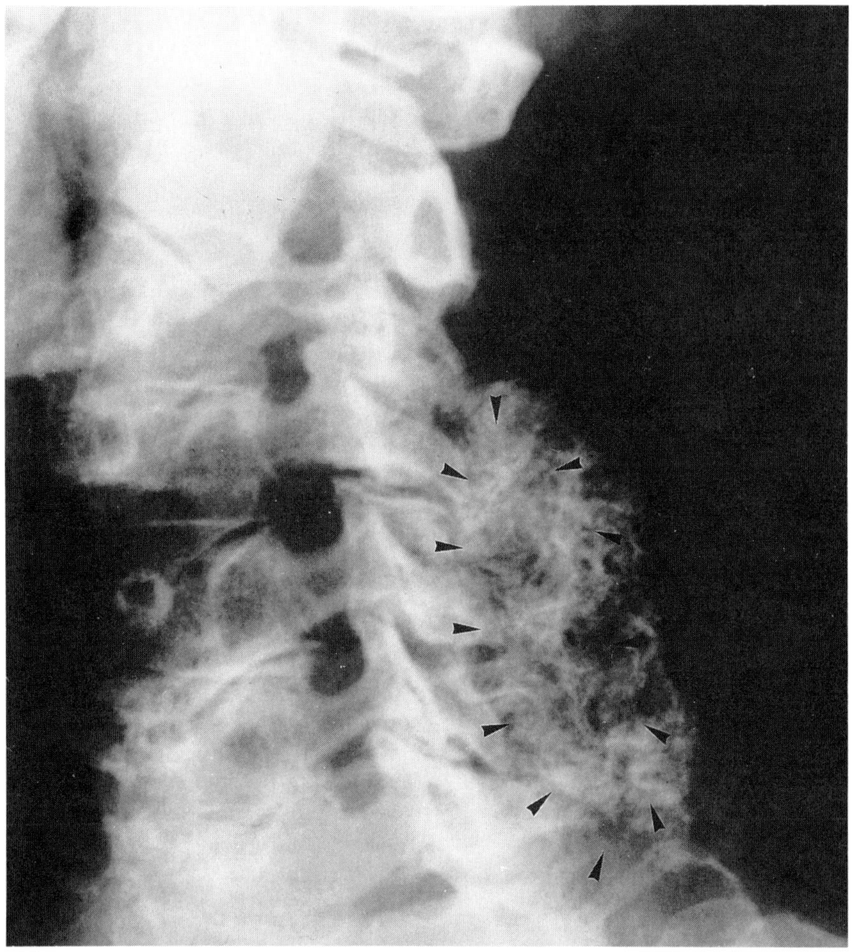

Abb. B5.39
Konventionelle laterale Röntgenaufnahme eines Patienten mit M. Bechterew. Klinisch imponiert eine erhebliche kapsuläre Bewegungseinschränkung.

Insbesondere die Verknöcherung des Lig. longitudinale anterius (Pfeile) ist gut zu erkennen.

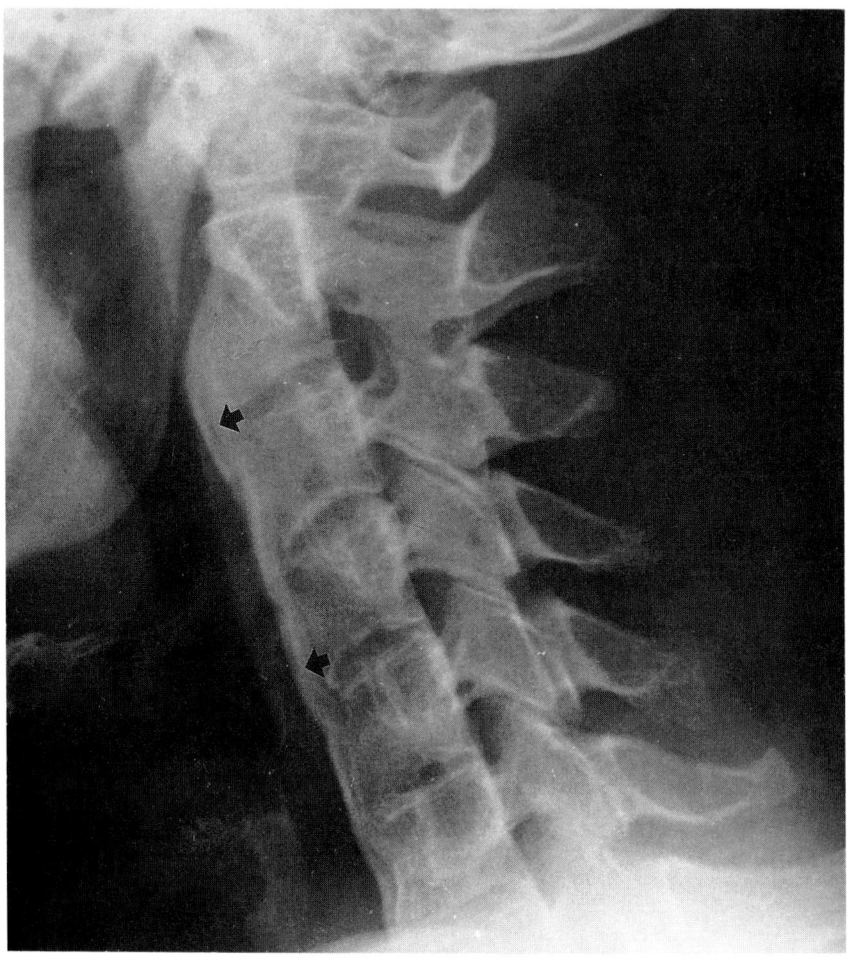

Gelegentlich kommt es beim morgendlichen Aufstehen zu einem Steifheitsgefühl und Kopfschmerzen. Die Beschwerden lassen im allgemeinen im Tagesverlauf nach.

Die Funktionsuntersuchung deckt eine kapsuläre Bewegungseinschränkung auf, die durch symmetrische eingeschränkte Rotations- und Seitneigungsbewegungen, stark eingeschränkte Extension und wenig behinderte Flexion gekennzeichnet ist.

Therapie

Bei Beschwerdefreiheit bleibt die Bewegungseinschränkung unbehandelt. Die Zusammenhänge werden dem Patienten verdeutlicht. Bei morgendlichen Kopfschmerzen ist eine manuelle Traktion im allgemeinen hilfreich. Darüber hinaus sind weitere manuelle Mobilisierungsmaßnahmen kontraindiziert.

Unter Traumata verstehen wir nicht nur Verletzungen, die der Patient bewußt erlebt, sondern auch solche die aufgrund eines langen degenerativen Prozesses spontan auftreten. Wir reihen hier auch die nichtbandscheibenbedingten Erkrankungen, die fakultativ traumatisch verursacht sein *können*, ein.

Im Grunde läßt sich eine Abgrenzung zwischen postttraumatischen zervikalen und primär bandscheibenbedingten Erkrankungen nur schwer vornehmen. Wie oben ausgeführt, ist oft ein Trauma als auslösender Faktor mitbeteiligt.

Posttraumatisches Zervikalsyndrom

Hierbei steht das Trauma naturgemäß im Vordergrund, die Symptomatologie und die Therapie entsprechen jedoch oft den primär bandscheibenbedingten Erkrankungen. So lassen sich nach traumatischer Einwirkung ein *lokales Zervikalsyndrom*, ein *Zervikobrachialsyndrom* und in schweren Fällen selbst eine *Myelopathie* abgrenzen. Daneben kommen (Sub-)Luxationen und Frakturen mit den praktisch stets begleitenden kapsulären und ligamentären Rupturen vor. Folgende traumatische Mechanismen lassen sich unterscheiden:
- *Hyperflexion*
- *Hyperextension*
- *Schleudertrauma*
- *Kombinationstrauma*
- *Rotation*

Bei Traumata der HWS sollte man je nach Art der Gewalteinwirkung auch mit Schädelprellung, Hirntrauma und Schulter-Arm-Verletzungen rechnen.

Klinik

Hyperflexionstrauma

Vielfach handelt es sich um eine Sportverletzung durch mißglückte Rolle vorwärts oder falsche Falltechnik beim Judo oder Ringen. Andere Unfallursachen sind eher selten. Die möglichen Folgen lassen sich in ventrale und dorsale einteilen:

Ventrale Folgeerscheinungen
Es kann zu Wirbelkompressionen kommen. Eine schwerwiegende Folge kann die Ruptur des Lig. transversum atlantis sein, wodurch es zu einer Rückenmarkkompression durch die Dens axis kommt. Auch Frakturen der Dens kommen vor (*vgl. Atlantoaxiale (Sub-)Luxation*). Wirbelluxationen können praktisch in jedem Abschnitt der HWS vorkommen (*vgl. Bilaterale (Sub-)Luxation der Fazettengelenke*). Die Luxationen werden meist durch Frakturen kompliziert.

Dorsale Folgeerscheinungen
Hyperflexionstraumata können zu Dehnung oder Zerreißen der Fazettengelenkkapseln und der verschiedenen ligamentären Verbindungen im Bereich der dorsalen HWS führen. Dabei können auch Frakturen der Fazettengelenke auftreten.
Gelegentlich kommt es zu Abrissen des Processus spinosus, seltener des hinteren Atlasbogens.
Praktisch jede dieser Verletzungen führt zu einer Schädigung der Bandscheibe, meist zu einer Ruptur des Anulus fibrosus, was zu einem Prolabieren von Bandscheibenmaterial führen kann.

Abb. B3.40
Konventionelle laterale HWS-Aufnahme einer 32jährigen Frau mit Zustand nach Hyperflexionstrauma.

Kompressionsfraktur (Pfeil) des Wirbelkörpers C4.

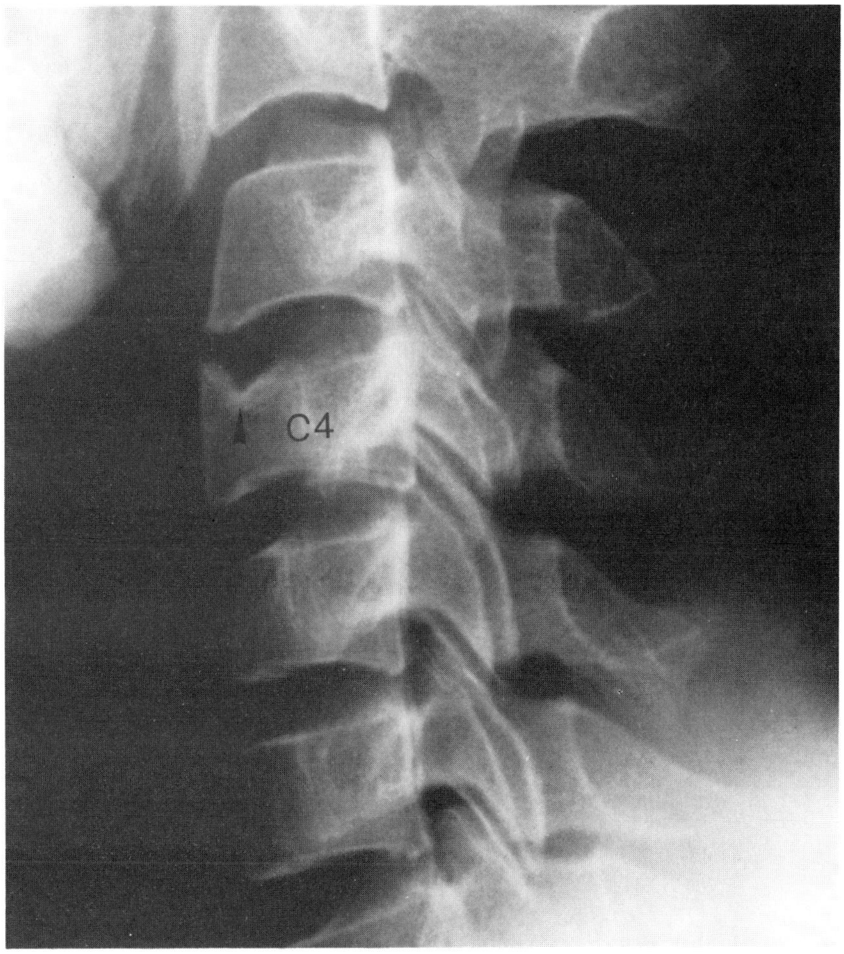

Abb. B3.41
Konventionelle laterale HWS-Aufnahme einer 50jährigen Frau mit Zustand nach Hyperflexionstrauma.

Die ventrale Dislokation ist bei C3-C4 ausgeprägter als bei C4-C5. Gleichzeitig sind erhebliche degenerative Veränderungen sichtbar.

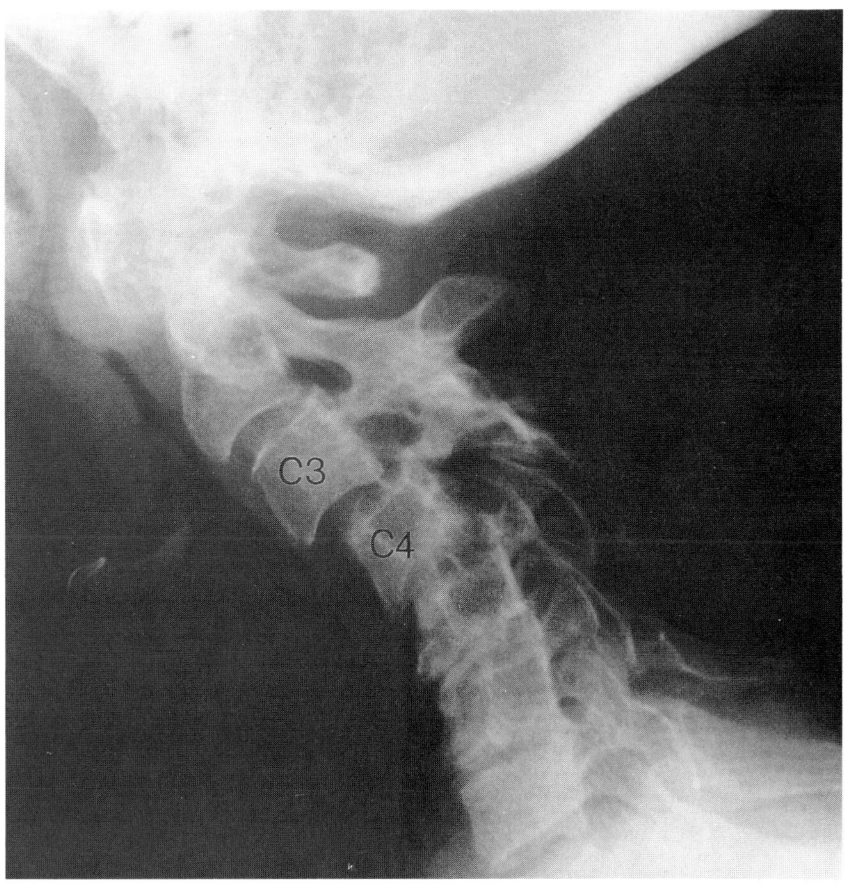

Abb. B5.42
HWS eines 24jährigen Motocross-Sportlers, der bereits in der Vergangenheit mehrere Stürze erlitten hatte und nun nach einem weiteren Sturz Anzeichen erheblicher Rückenmarkkompression aufwies.

a Konventionelle laterale Aufnahme.
Ventrale Kompressionsfraktur C5 (großer Pfeil) mit einer Verlagerung der Wirbelhinterwand nach dorsal (2 dünne Pfeile), daneben Fraktur des Processus spinosus von C6 (Pfeil) sowie eine alte Fraktur des Dornfortsatzes von C7 (untere kleine Pfeile).

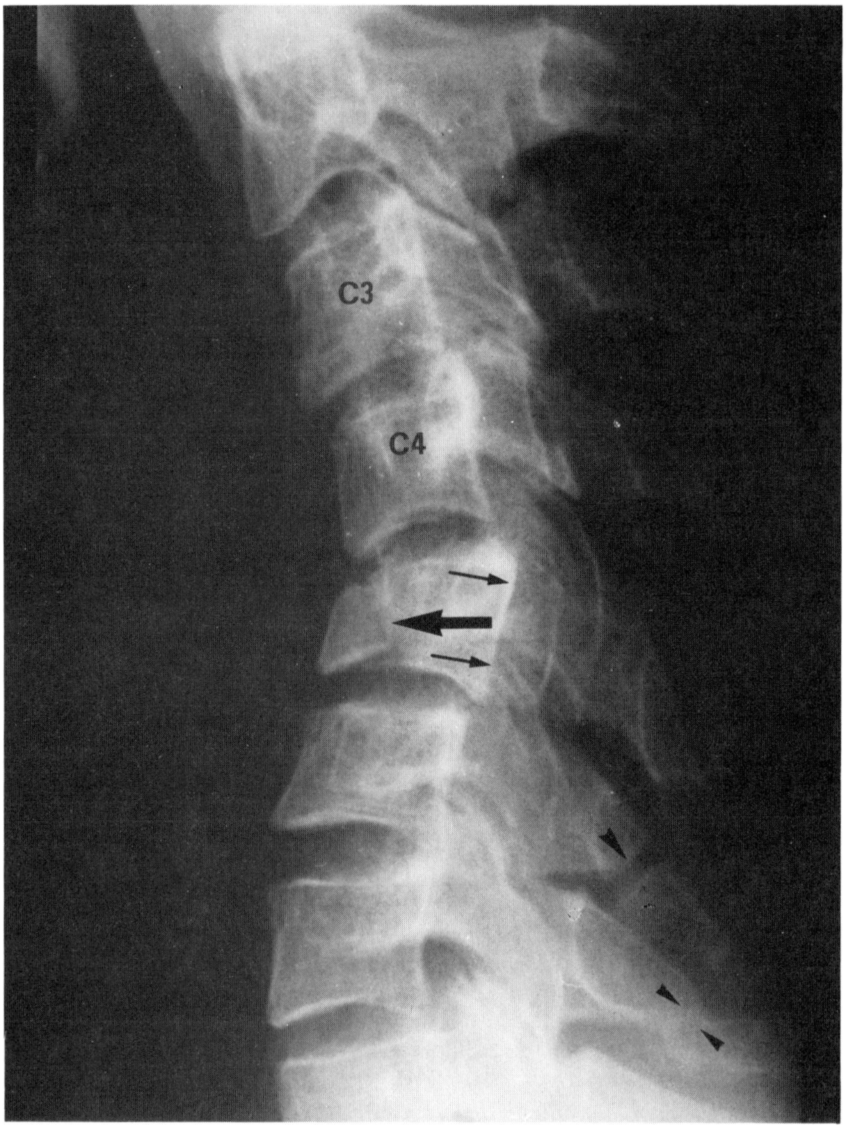

b ap-Tomogramm des Abschnitts C0-C3.
Fraktur an der Basis der Dens axis (Pfeile).

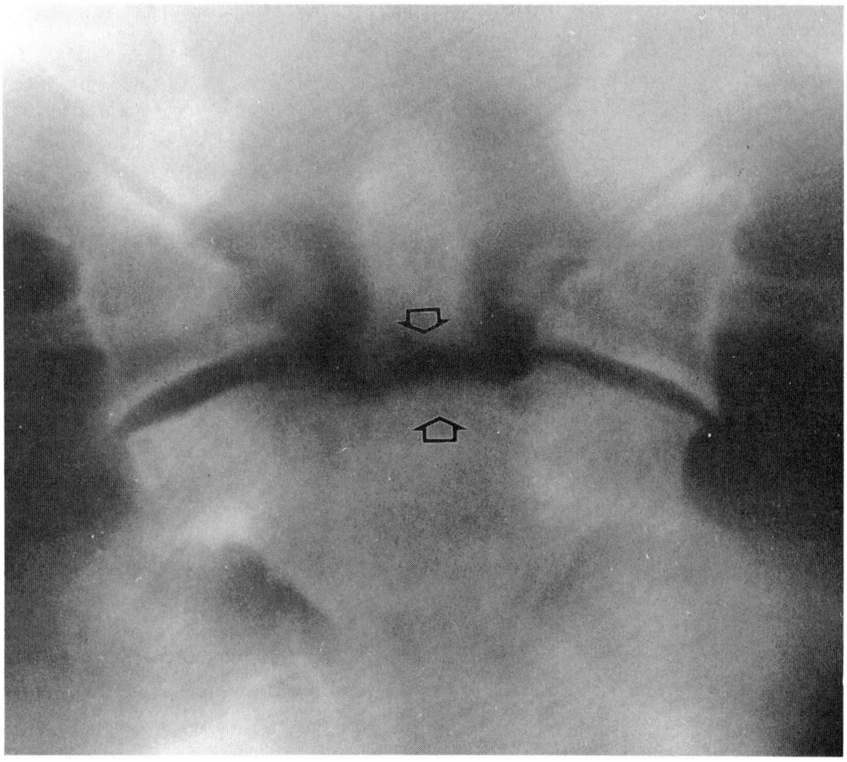

Abb. B5.43
Konventionelle laterale HWS-Aufnahme eines 46jährigen Mannes. Klinisch imponiert ein Zervikobrachialsyndrom C6.

Alte Dornfortsatzfraktur C7 (Pfeile) mit losem Fragment (1) nach vor Jahren erlittenem Hyperflexionstrauma. Ohne klinische Bedeutung.

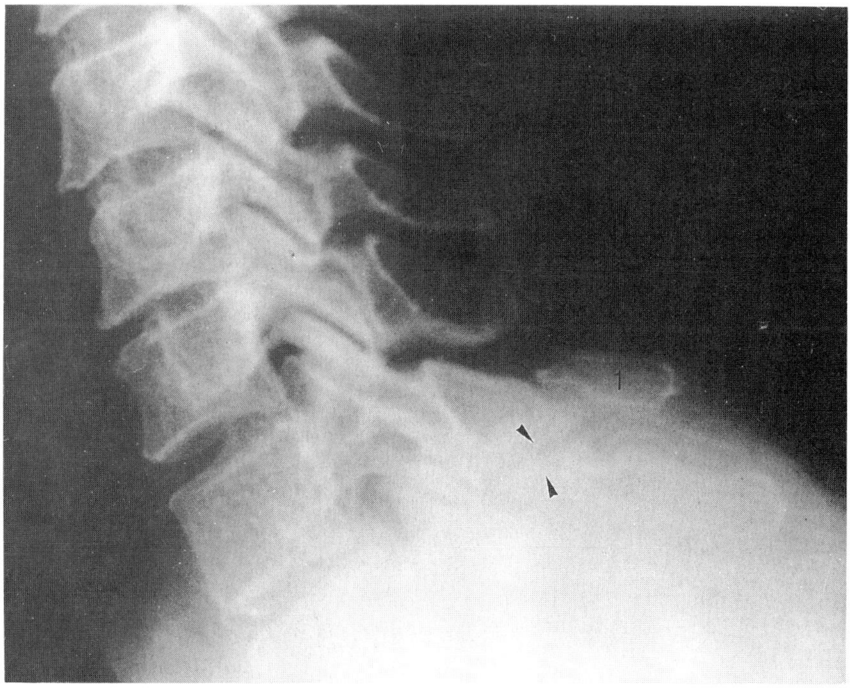

Abb. B5.44
HWS eines 38jährigen Mannes mit Zustand nach schwerem Hyperflexionstrauma.

a Konventionelle laterale Funktionsaufnahme (Extension).
Kompressionsfraktur C7 (Pfeil).

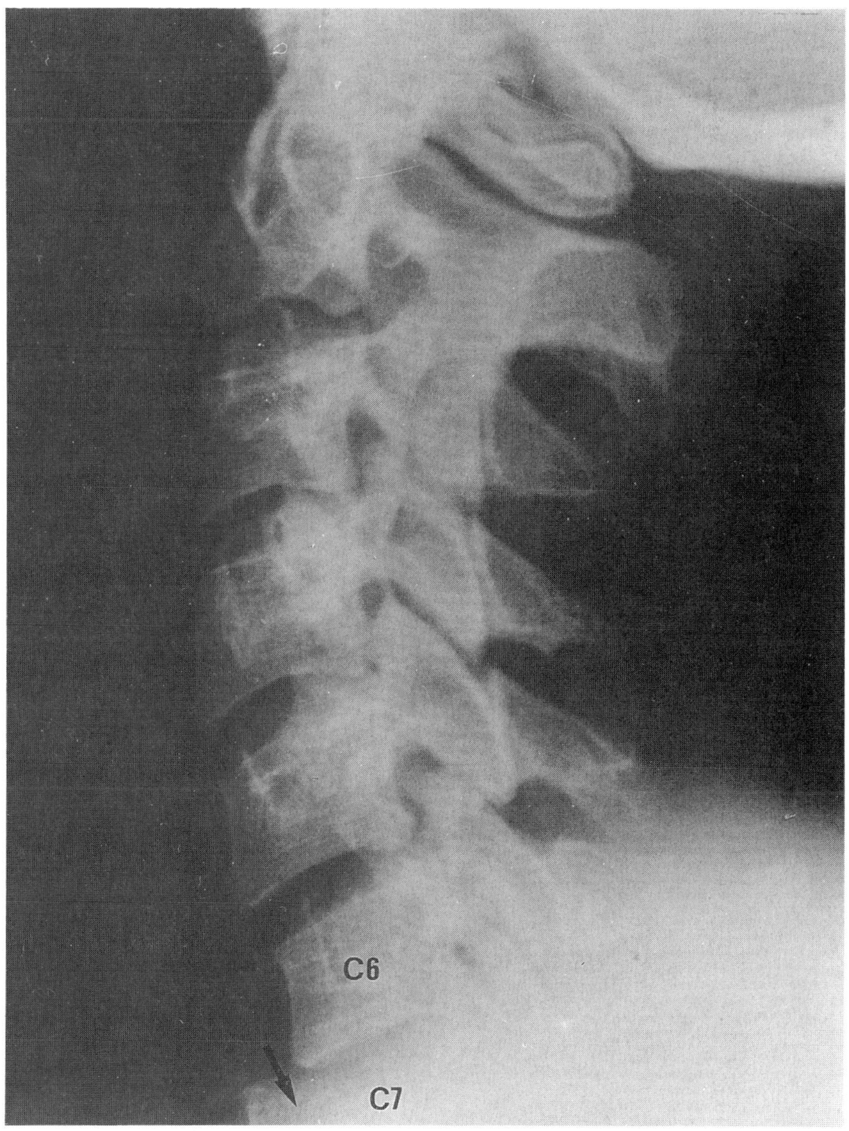

Abb. B5.44
b Die Flexionsaufnahme zeigt darüber hinaus eine Fraktur des Pedikels sowie eine Fazettenfraktur von C5 (Pfeile).

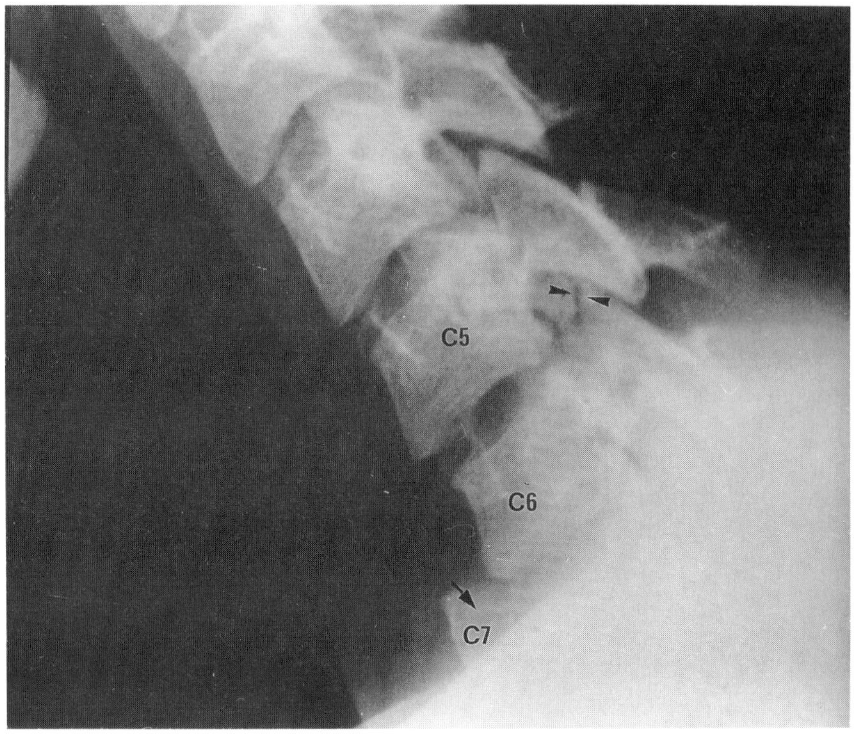

c Das Computertomogramm läßt die Schwere der Verletzung erkennen (bursting fracture).

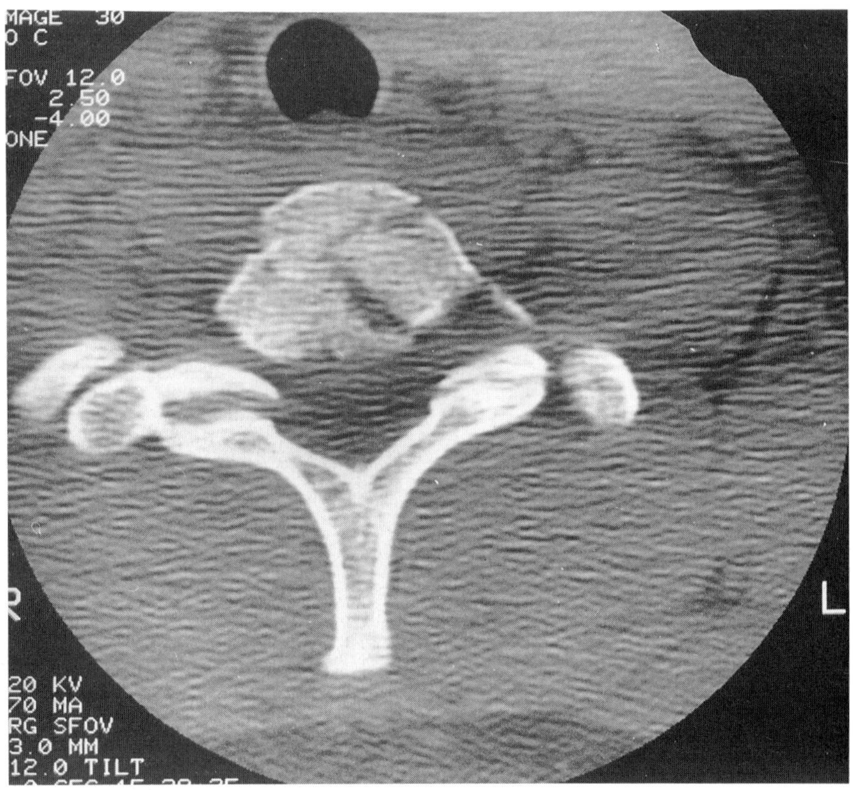

Verletzungen der A. vertebralis kommen bei Hyperflexionstraumata selten vor.

Prognose

Die Prognose der Hyperflexionstraumata ist gut, solange keine Fraktur oder eine Bandscheibenschädigung beteiligt ist. Ansonsten kommt es zu einem lokalen Zervikalsyndrom, das wie oben beschrieben behandelt wird.
Physiotherapeutische bzw. medikamentöse Therapien unterstützen dabei die Resorption der praktisch immer auftretenden Hämatome.

Hyperextensionstrauma

Ein Hyperextensionstrauma kann bei den verschiedenen Kampfsportarten auftreten, z.B. durch Kinnhaken beim Boxen, aber auch bei (Verkehrs-)Unfällen und beim Springen in untiefes Wasser.

Die möglichen Folgeerscheinungen lassen sich in ventrale und dorsale unterscheiden.

Ventrale Folgeerscheinungen
Ein Hyperextensionstrauma kann zu einer Überdehnung der Bandscheibe, des Lig. longitudinale anterius und der Halsmuskulatur führen. Dabei kann es zu retropharyngealen Hämatomen kommen, die zu Schluckbeschwerden führen. Diese haben große diagnostische Bedeutung, da bei Vorliegen derartiger Schluckbeschwerden von einer schwerwiegenderen Verletzung ausgegangen werden kann.

Dorsale Folgeerscheinungen
Infolge der Kompression kann es zur (Sub-)Luxation der Fazettengelenke sowie (schweren) Bandscheibenschäden kommen. Selten kommt es zu einer Fraktur des Processus spinosus. Eine Densfraktur ist ebenso selten, kann aber zu einer schweren Rückenmarkkompression führen. Eine erhebliche Verlagerung der Dens kann akut zum Tod führen.

Schleudertrauma

Hierbei handelt es sich um eine Kombination aus Hyperextension und Hypertraktion, meist bei einem Auffahrunfall von hinten. Zunächst unterliegt die HWS infolge der Massenträgheit des Kopfes bei passiver, forcierter Vorwärtsbewegung des Körpers einer Hyperextension, wobei die Strukturen an der Vorderseite unter Zug geraten (Hypertraktion).

Abb. B5.45
Konventionelle laterale HWS-Aufnahme einer 56jährigen Frau mit Zustand nach schwerem Hyperextensionstrauma.

Dislokationsfraktur der Dens (Pfeile links). Daneben ist es zu einer Fraktur des Arcus dorsalis atlantis am Dornfortsatz der Axis (Pfeile rechts) gekommen.

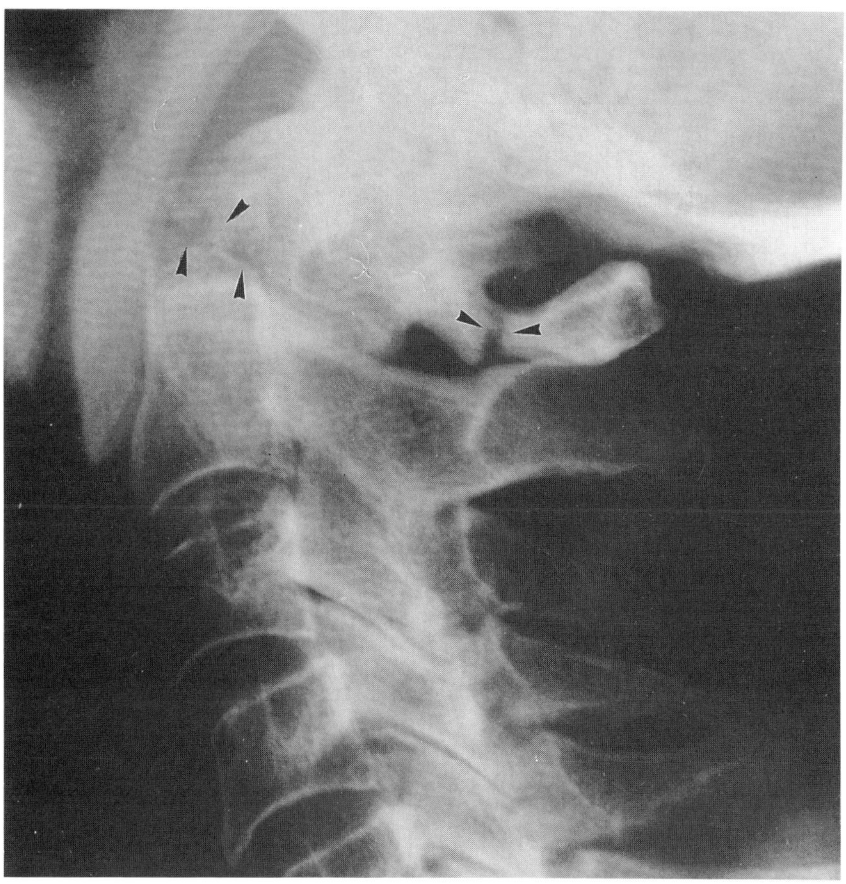

Bei nachlassender Beschleunigung kommt es zur Hyperflexion, bis das Kinn auf das Sternum stößt. Vielfach kommen auch Seitneigungs- bzw. Rotationskräfte zum Tragen, so daß ein Kombinationstrauma entsteht.

Bei einem Auffahrunfall von hinten mit einer Geschwindigkeit von 20 kmh wird das Rückenmark bis zu 5 cm (!) gedehnt (Sances et al 1981). Hierdurch werden das verlängerte Mark, der Hirnstamm und der Thalamus geschädigt.
Infolge der Gewalteinwirkung kann eine Bandscheibe vom Wirbelkörper abreißen, was schwerwiegende Instabilität zur Folge hat (MacNab 1971). Auch die Halsmuskulatur und die Ligg. longitudinale anterius und posterius können einreißen (Webb und Terrett 1985). Gleichzeitig soll ein Spasmus einer oder beider Aa. vertebrales entstehen. Die führenden klinischen Symptome sind jedoch in der Regel vegetative Begleitreaktionen.
Folgende Faktoren bestimmen den Ernst und die Dauer von Beschwerden:
- Stellung des Kopfes während der Gewalteinwirkung
- Kraftfahrzeugtyp
- Sitztyp
- Vorhandensein von Kopfstützen
- Tragen des Sicherheitsgurts
- Aufprallgeschwindigkeit des Auffahrenden
- Gewicht des Kopfes

In *leichteren* Fällen hat der Patient zunächst keine oder geringfügige Beschwerden; diese treten dann erst nach Stunden oder Tagen auf. Oft schenkt der Patient den Beschwerden zunächst keine Aufmerksamkeit.

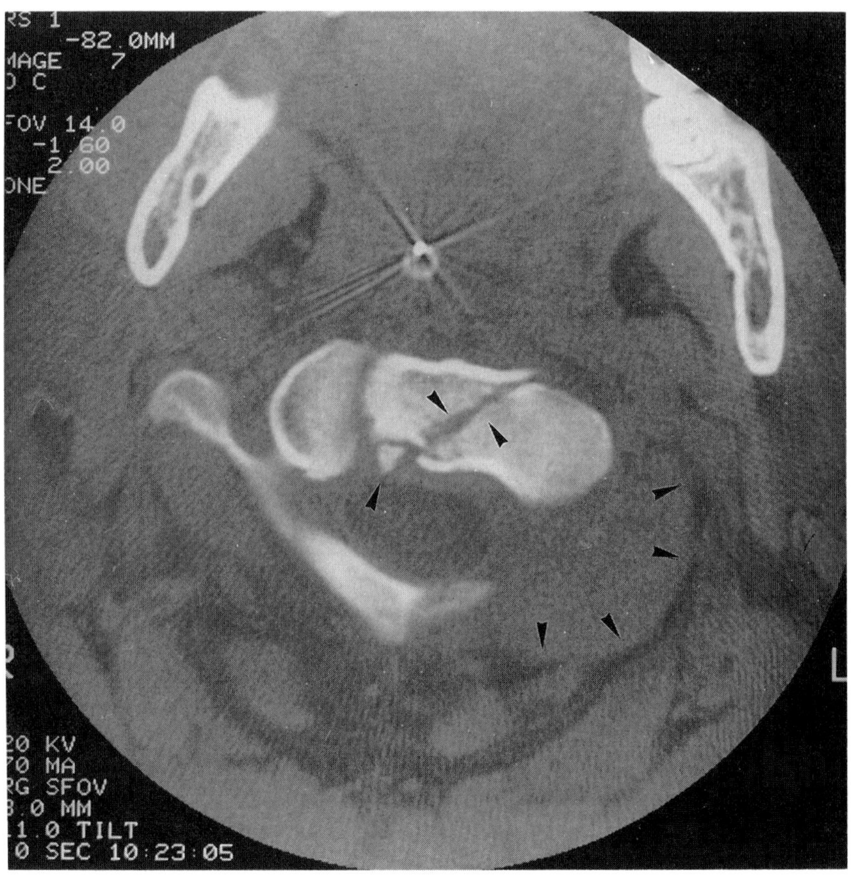

Abb. B5.46
CT-Scan von C2 bei einem Patienten nach schwerem Schleudertrauma.

Schrägbruch durch den Wirbelkörper von C2 (2 Pfeile, Mitte) mit losem Fragment (Pfeil links), eine seltene Verletzungsfolge. Gleichzeitig erhebliche Weichteilschwellung (4 Pfeile rechts).

In einer amerikanischen Studie (Webb und Terrett 1989) unter 1200 Patienten mit Schleudertrauma fand der erste Arztbesuch durchschnittlich erst nach neun Monaten statt. In schweren Fällen treten Beschwerden natürlich unmittelbar nach dem Trauma auf.

Bei einem Schleudertrauma können alle Varianten bandscheibenbedingter Zervikalsyndrome entstehen. Gleichzeitig können die gleichen Symptome wie bei der *funktionellen Vertebrobasilarinsuffizienz* auftreten:
- Kopfschmerz
- Schwindel
- Ohrensausen
- Nackenschmerzen
- Schmerzen zwischen den Schulterblättern
- Schmerzen (manchmal auch Parästhesien) in einem oder beiden Armen
- zervikaler Nystagmus

Viele Patienten klagen über Brennschmerzen in einem oder mehreren zervikalen Dermatomen, meist C7 und C8, die auf kleine Beschädigungen der Hinterhörner und der medialen Fasern der Hinterstränge hinweisen (Krämer 1978).
Die Beschwerdemuster sind jedoch individuell sehr verschieden.

Durch den späten Arztbesuch sind Schleudertraumata versicherungstechnisch problematisch. Aufgrund der unauffälligen Klinik wird oft unterstellt, daß die Patienten simulieren, um sich Versicherungszahlungen zu erschleichen. MacNab (1989) fand jedoch heraus, daß der größte Teil der Patienten auch noch zwei Jahre nach den Versicherungsleistungen Beschwerden hatte.
Das einzige objektive und damit für Versicherungen relevante Symptom ist der zervikale Nystagmus, der in 70% der Fälle vorkommt (Oosterveld et al. 1991). Objektivierung findet statt mittels Nystagmographie.

Kombinationstrauma

Ein solches Trauma kommt durch eine Kombination von Hyperflexion bzw. Hyperextension der HWS mit Rotation oder Seitneigung zustande.

Rotationstrauma

Diese seltene Verletzung kann z.B. durch eine forcierte Rotation im Rahmen der Behandlung einer HWS-Funktionsstörung entstehen. Bei sehr sorgfältiger Anamnese und Untersuchung kann ein solcher Fehler immer vermieden werden. Wird trotz Kontraindikation dennoch manipuliert, kann es zu Komplikationen, von leichten Ausfallserscheinungen bis zum Tod kommen. Von den schwerwiegenden Komplikationen sind in erster Linie Patienten mit einer Instabilität der oberen HWS oder einer A.-vertebralis-Insuffizienz betroffen. Vgl. *Vertebrobasilarinsuffizienz.*

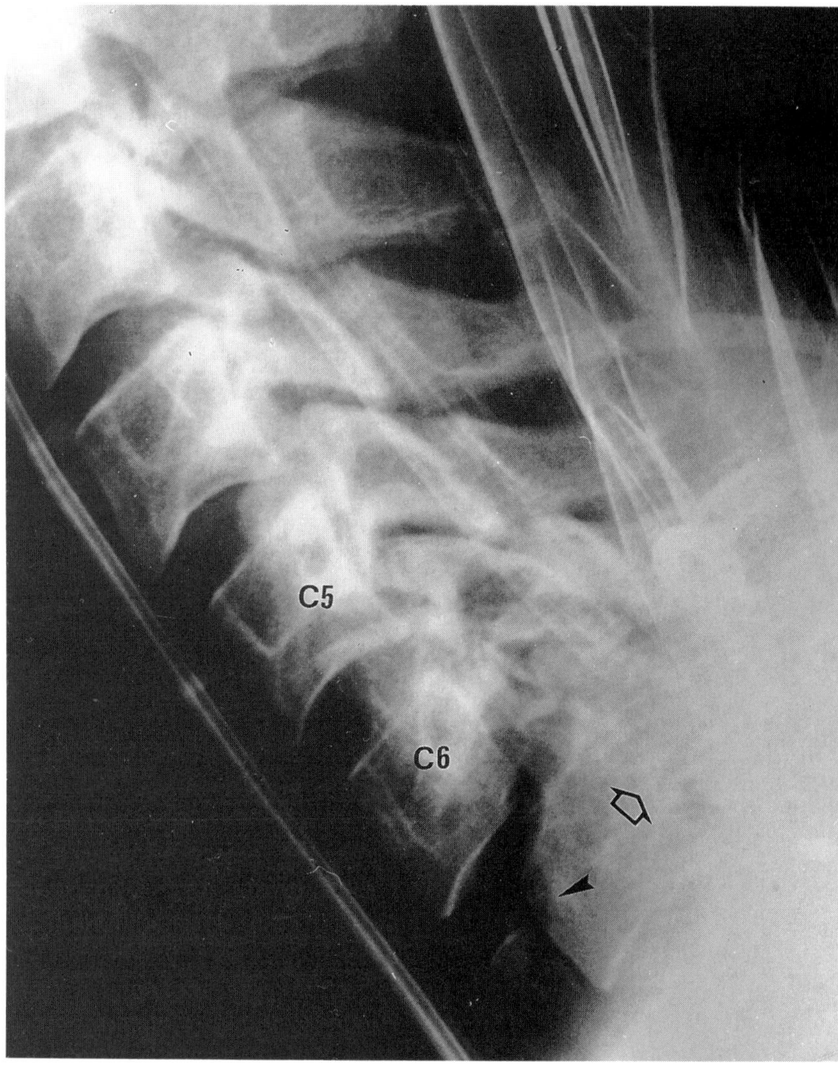

Abb. B5.47
Konventionelle laterale Aufnahme eines 40jährigen Patienten nach schwerem Verkehrsunfall.

Kompressionsfraktur von C7 (geschlossener Pfeil) mit erheblicher Dorsalverschiebung der Wirbelhinterwand (offener Pfeil), die zu einer erheblichen Rückenmarkkompression führt. Die auf der Aufnahme sichtbaren Streifen rühren von einem aufblasbaren Rettungskissen her, das der Immobilisation während des Transports diente.

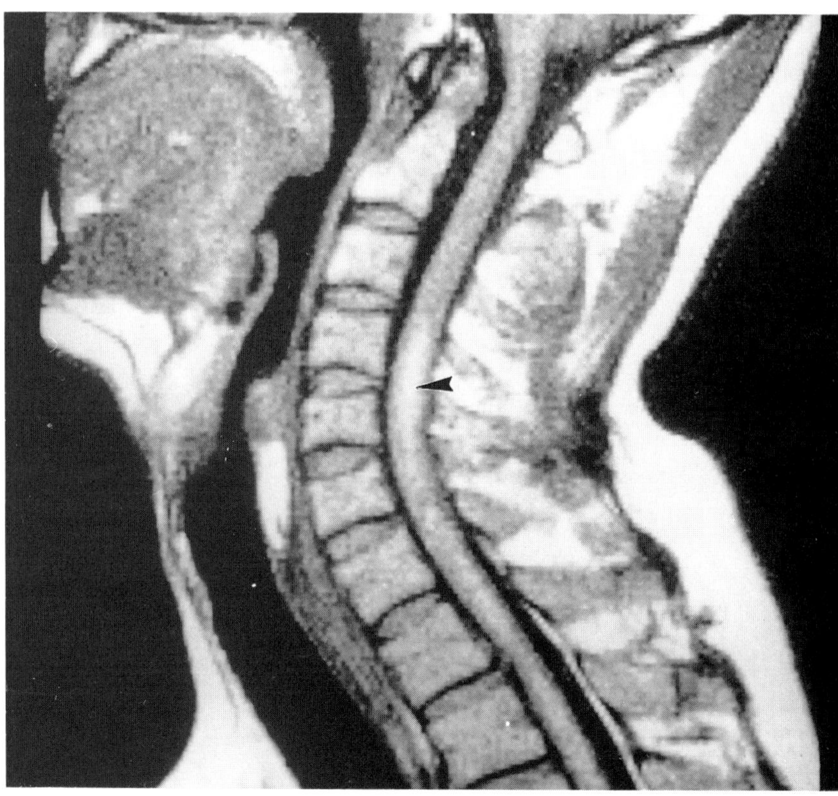

Abb. B5.48
Kernspin-Tomogramm der HWS eines 46jährigen Mannes nach schwerem Kombinationstrauma.

Die hyperintense Zone in der Medulla (Pfeil) entspricht einer traumatischen Blutung.

Abb. B5.49
CT-Aufnahmen des Atlas eines jungen Patienten nach schwerem Rotationstrauma. Klinisch ließ sich eine Instabilität im oberen Zervikalbereich nachweisen, deren Ursache eine Ruptur des Lig. transversum atlantis war.

a und *b* Beide Aufnahmen zeigen eine Fraktur des Arcus ventralis atlantis (Pfeile) ohne wesentliche Dislokation.

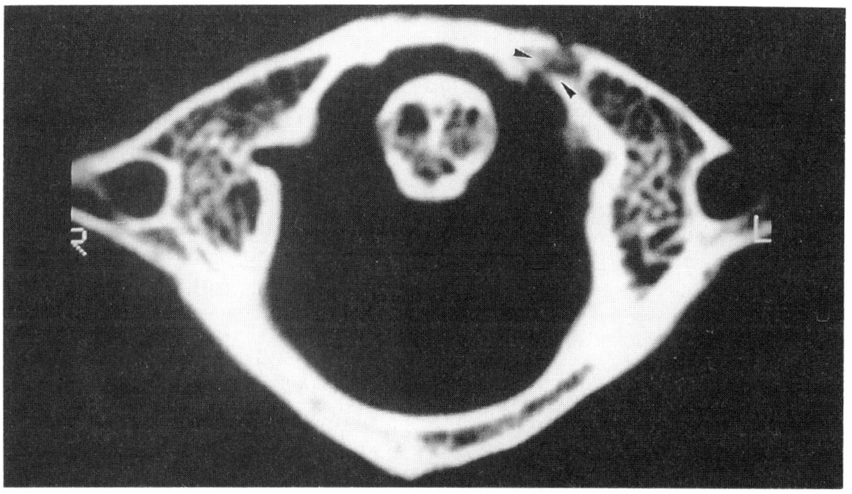

a

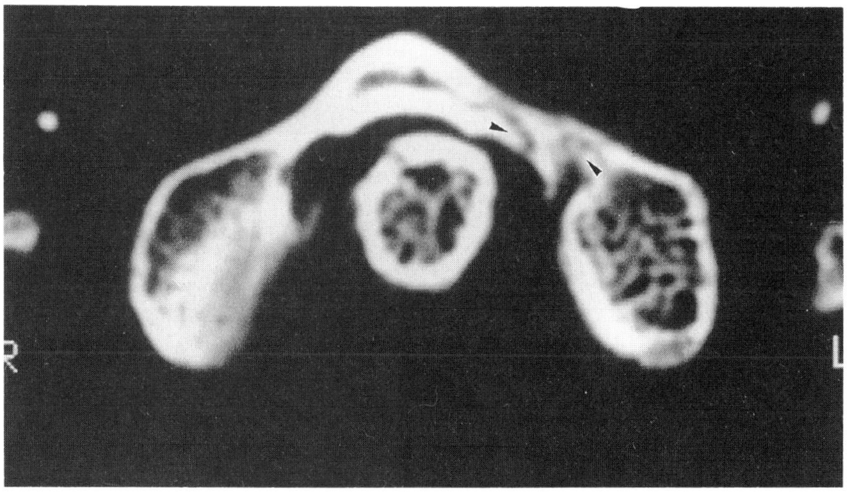

b

Therapie

Bei traumatischen Schäden muß das Verletzungsausmaß genau bestimmt werden.

Wie bei kaum einer anderen Verletzung ist beim Schleudertrauma die Prophylaxe entscheidend.
Zwar stellt das Anlegen eines Dreipunktegurts ebenso wie die Berücksichtigung von Knautschzonen im Fahrzeug einen wichtigen Sicherheitsaspekt dar, folgende Punkte kommen jedoch immer noch zu kurz:
- *Die richtige Höheneinstellung der Kopfstützen.* Zu niedrig eingestellte Kopfstüzen können sogar zu einer Verschlimmerung der Unfallfolgen führen. Die Idealhöhe liegt etwas über der Augenebene, die dem Schwerpunkt des Kopfes entspricht. Dieser liegt im Durchschnitt 77 cm oberhalb der Sitzfläche.
- *Der Gebrauch von „Airbags"*, die neuerdings in verschiedenen Fahrzeugen angeboten werden. Sie verhindern ein Auftreffen des Schädels auf Lenkrad und Armaturenbrett. Airbags sollten nach unserer Auffassung in jedem Fahrzeug vorgeschrieben sein.

Traumatische atlantoaxiale (Sub-)Luxation

Die atlantoaxiale (Sub-)Luxation kommt in jedem Lebensalter und bei beiden Geschlechtern etwa gleich häufig vor. Meist ist ein schweres Trauma (Verkehrsunfall) die Ursache. Gelegentlich kommt das Trauma auch als Sportverletzung vor, wie beim Skilaufen, Judo, Ringen oder Stabhochsprung.

Gewöhnlich handelt es sich um eine rotatorische (Sub-)Luxation, gelegentlich mit einer Densfraktur kombiniert. Auch zu einer Spondylolisthesis der Axis kann es kommen, die praktisch immer mit einer Densfraktur einhergeht („Hangmans fracture").

Klinik

Überlebt der Patient das Trauma, besteht immer eine erhebliche Symptomatik. Praktisch sämtliche Formen der Rückenmarkverletzung wie auch Perfusionsstörungen im Vertebrobasilargebiet kommen vor. Para- oder Tetraparesen sowie Ataxie sind praktisch immer anzutreffen.

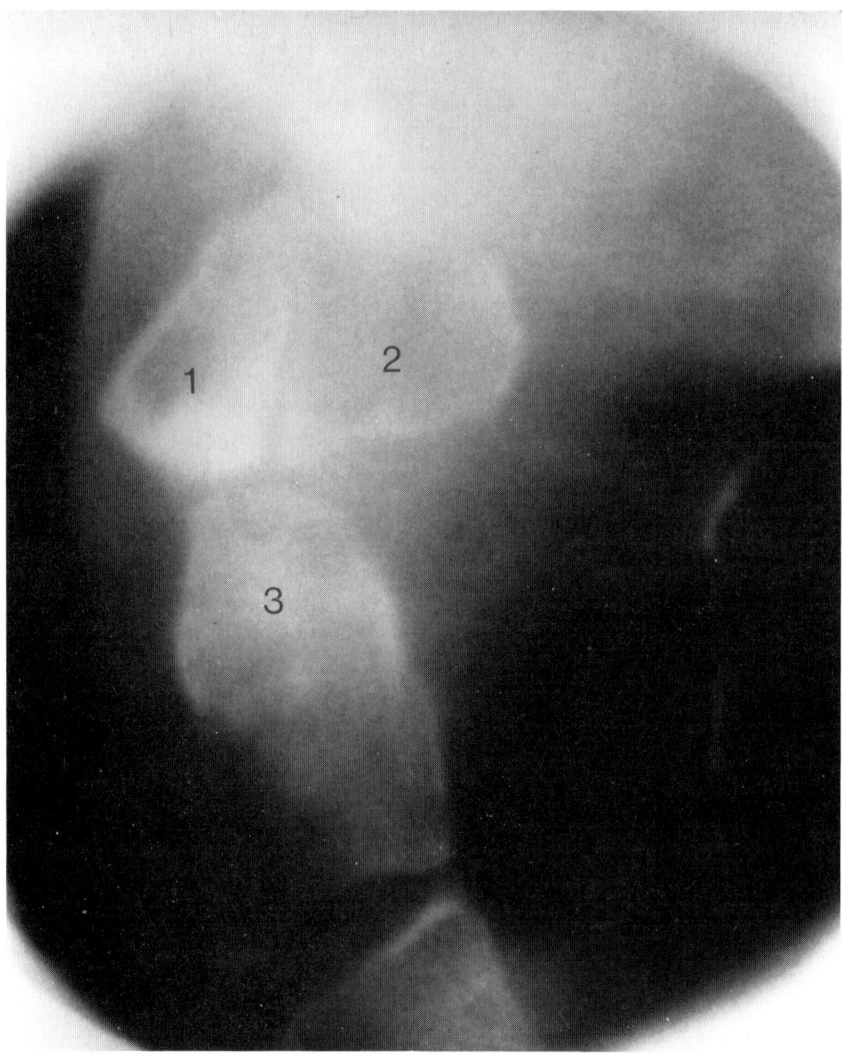

Abb. B5.50
Seitliches Tomogramm in Höhe C1-C2 eines 23jährigen Patienten, der beim Judo sehr unglücklich fiel.

Dens-axis-Fraktur mit ventraler Dislokation des kaudalen Teils.
1 Arcus ventralis atlantis
2 kraniales Densfragment
3 kaudales Densfragment

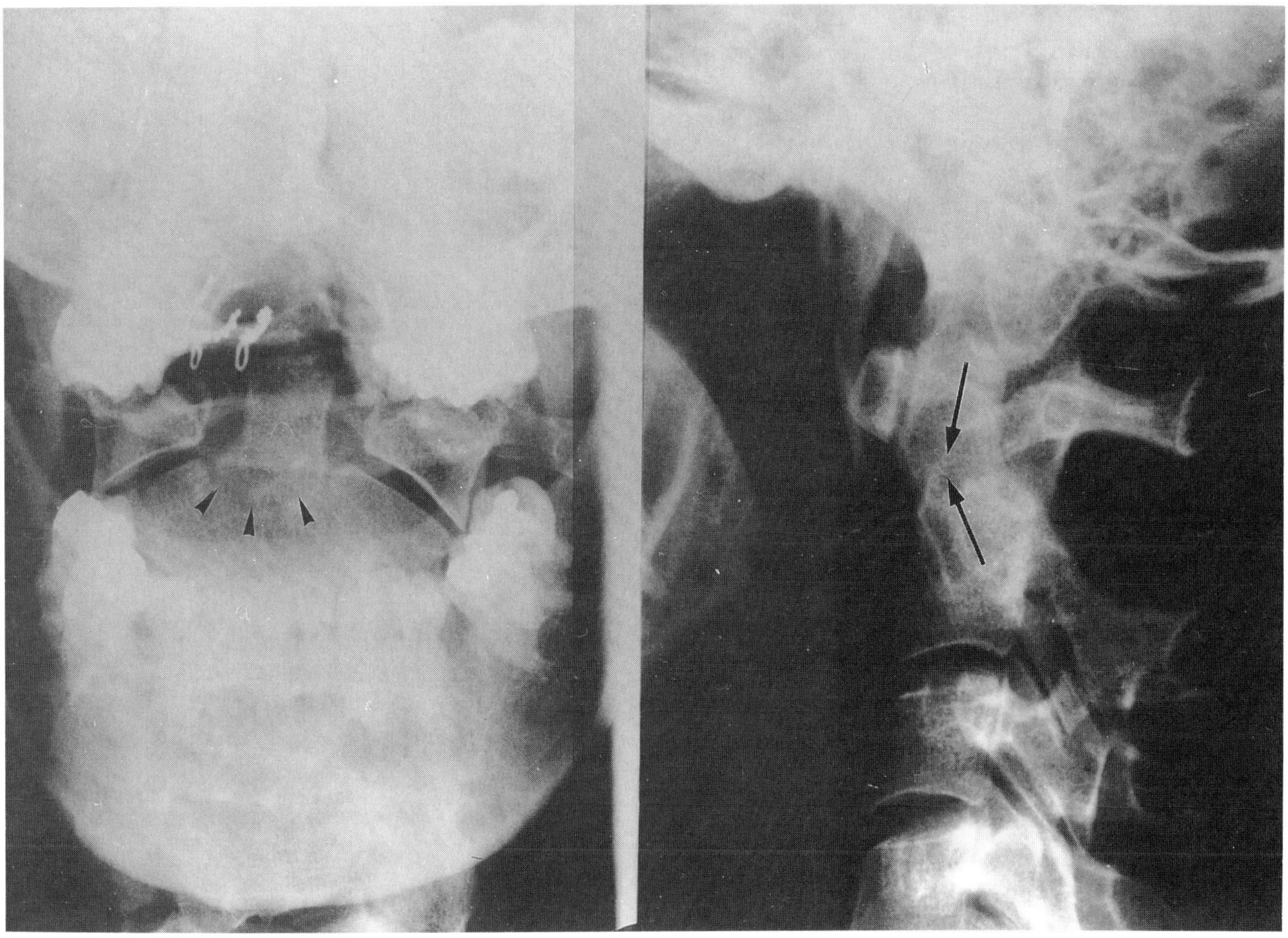

Abb. B5.51
Konventionelle ap- (links) und laterale (rechts) Aufnahme der HWS einer 50jährigen Frau, die einige Jahre zuvor einen Verkehrsunfall erlitten hatte.

Die ap-Aufnahme zeigt die Reste einer Frakturlinie (kurze Pfeile). Die seitliche Aufnahme zeigt eine Winkelstellung der Dens (lange Pfeile).

Der Kopf befindet sich in einer Flexionszwangsstellung; bei einer rotatorischen (Sub-)Luxation ist die Flexion mit einer homolateralen Seitneigung und heterolateralen Rotation kombiniert.

Naturgemäß läßt sich bei diesen Patienten eine Funktionsuntersuchung nicht durchführen. Der Transport hat ausgesprochen behutsam zu erfolgen. Dabei sind Kopf und Nacken so gut wie möglich unterstützt in der vorgefundenen Position zu halten.

In der Klinik sollte eine sorgfältige bildgebende Diagnostik, am besten mittels CT-Scan bzw. Kernspin-Tomographie durchgeführt werden.

Therapie

Die Behandlung ist grundsätzlich operativ. Vielfach bleiben Schäden in Form von (partieller) Querschnittslähmung zurück.

Unilaterale Luxation der Fazettengelenke und Luxationsfraktur

Diese Verletzungen sind immer Folge eines schweren Rotations- oder Kombinationstraumas.
Die Art der Verletzung hängt dabei von der Rotationsrichtung und der damit einhergehenden Seitneigung ab. So tritt bei einer Linksrotationsverletzung stets auch linkslaterale Seitneigung auf. Dabei wird auf der rechten Seite eine Fazettengelenksluxationsfraktur verursacht. Geht die Linksrotation allerdings mit einer rechtslateralen Seitneigung einher, so kommt es nicht nur zu einer Luxation des Fazettengelenks, sondern

Abb. B5.52
CT-Aufnahme von C6 eines 44-jährigen Mannes mit Zustand nach Verkehrsunfall.

Kraniale Fazettenfraktur von C6 links (Pfeile).

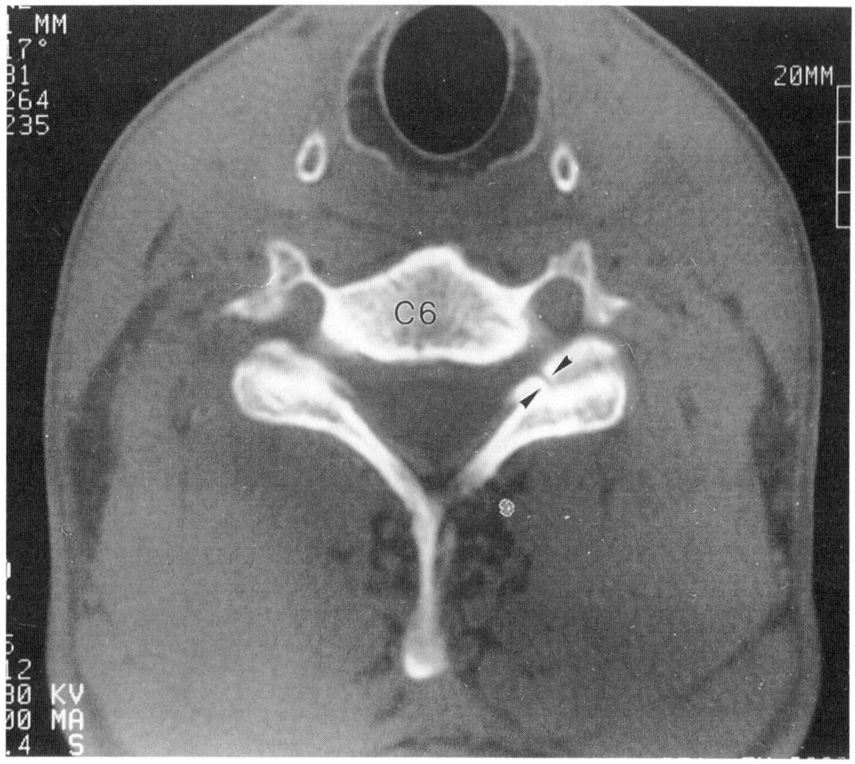

Abb. B5.53
CT-Aufnahme von C6 eines 42-jährigen Mannes nach einem schweren Sturz.

Fraktur des Pedikels (kleine Pfeile) und der Lamina rechts (große Pfeile).

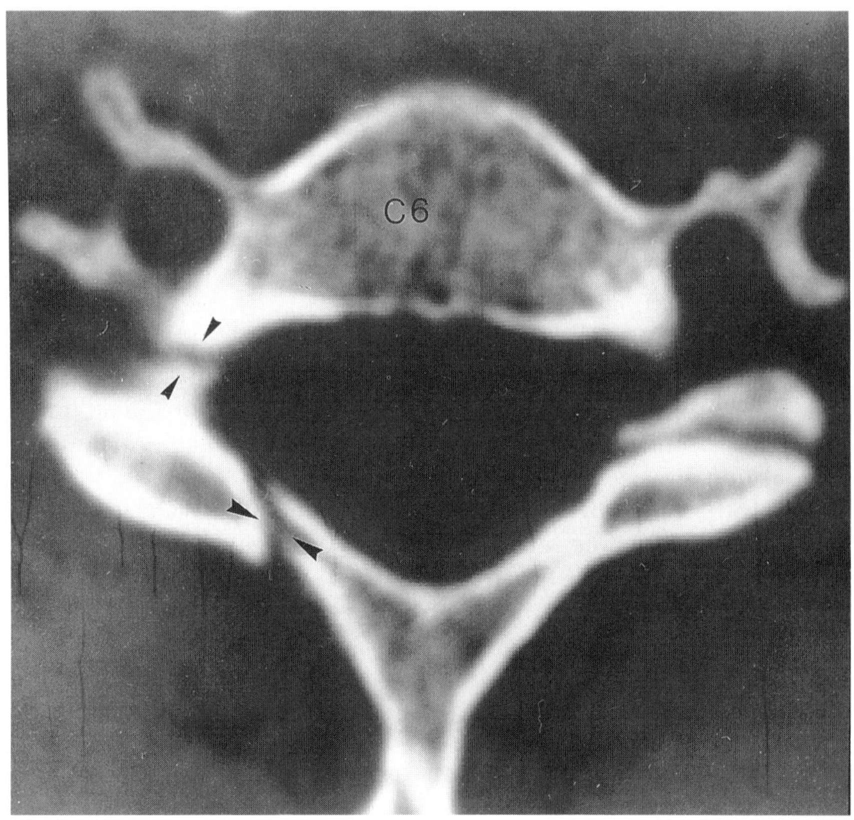

auch zu Frakturen von Lamina, Pediculus oder Processus articularis. Bei einer Rechtsrotationsverletzung kommt es links zu einer Fazettengelenkluxation; in Kombination mit linkslateraler Seitneigung kann links eine Luxation mit Fraktur hervorgerufen werden.

Abb. B5.54
CT-Aufnahme in Höhe C6 bei einem 21jährigen Mann nach einem schweren Skiunfall.

Fraktur des hinteren Bogens links (Pfeil).

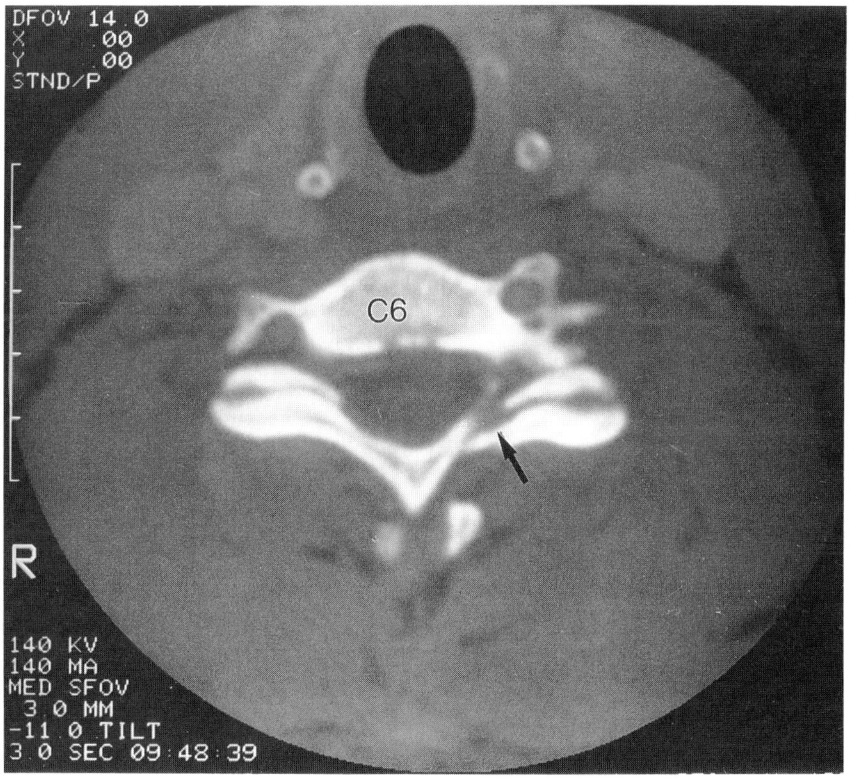

Klinik

Neben den Lokalsymptomen finden sich praktisch immer radikuläre Zeichen, wobei die Segmente C5-C6 und C6-C7 am häufigsten betroffen sind.
Abhängig von der Dislokation kommt es zu einer Zwangshaltung des Kopfes. Bei rechtsseitiger Dislokation befindet sich der Kopf beispielsweise in linkslateraler Seitneigung und Linksrotation. In diesem Fall würde es sich um eine (Sub-)Luxation des kranialen Wirbels nach vorn handeln.

Eine Funktionsuntersuchung ist praktisch nicht möglich, da sämtliche Bewegungen aus der antalgischen Haltung heraus stark schmerzhaft eingeschränkt sind.

Neurologische Ausfallserscheinungen kommen überwiegend bei kombinierter Fraktur vor. Es besteht dann Hust-, Nies- und Preßschmerz. Diagnostisch sind bildgebende Verfahren wie CT-Scan und Kernspin-Tomographie angezeigt.

Therapie

Die Wahl der Mittel hängt vom Schweregrad der Verletzung ab. Meist führt eine gezielte manuelle Traktion unter Narkose zum Ziel.

Bilaterale (Sub-)Luxation der Fazettengelenke

Diese seltene Verletzung ist die Folge eines symmetrischen Beugetraumas mit geringer axialer Kompression. Die Luxation kann alle zervikalen, in seltenen Fällen sogar die oberen thorakalen Segmente betreffen (*Abb. B5.59a,b*).

Klinik

Der Patient zeigt sämtliche Symptome einer schweren ligamentären Ruptur mit Bandscheibenschädigung. Gelegentlich kommt es zu Rückenmarkskompression mit möglicher Schädigung der Medulla.

Die HWS befindet sich in fixierter Flexionsstellung. Ist der Patient bei Bewußtsein, wird er zu Willkürbewegungen nicht in der Lage sein.

Abb. B5.55
HWS (C3-C5) eines 22jährigen Mannes nach Verkehrsunfall. Klinisch schwere radikuläre Schmerzen C5 rechts.

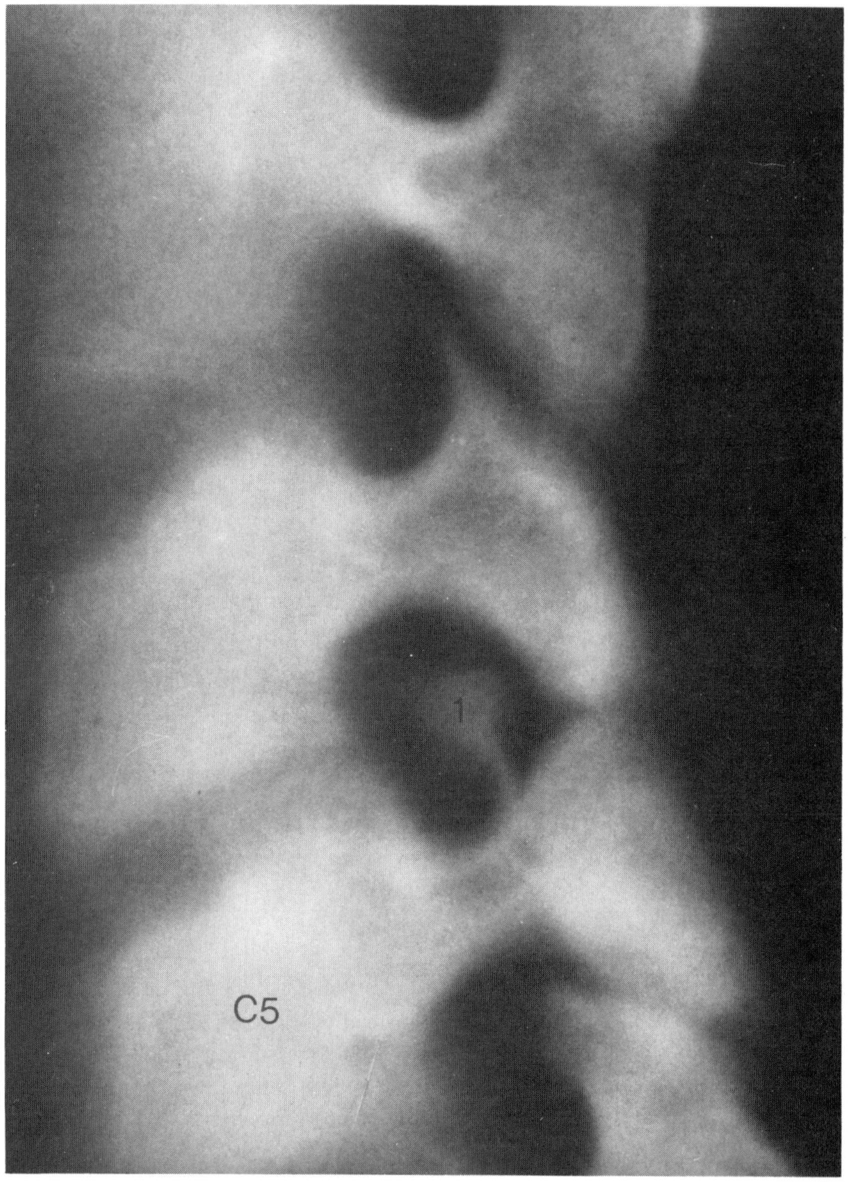

a Laterales Tomogramm.
Fraktur des kranialen Anteils des Fazettengelenks C5 links mit Luxation des Fragments in das Foramen intervertebrale (1).

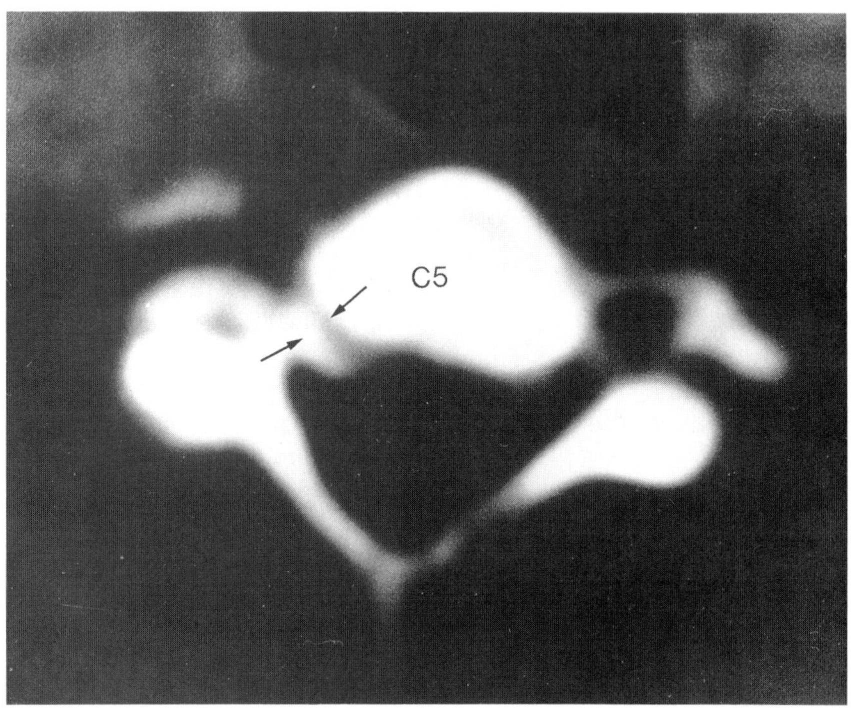

b Alte CT-Aufnahme bei C5.
Das rechte Foramen intervertebrale ist vom Knochenfragment ausgefüllt (Pfeile).

Abb. B3.36
Konventionelle laterale HWS-Aufnahme einer 63jährigen Frau.

a Traumatische Dislokationsfraktur C5-C6 mit erheblicher medullärer Kompression.
Daneben bestehen erhebliche degenerative Veränderungen der Abschnitte C3-C7, die klinisch bislang nicht manifest geworden waren.

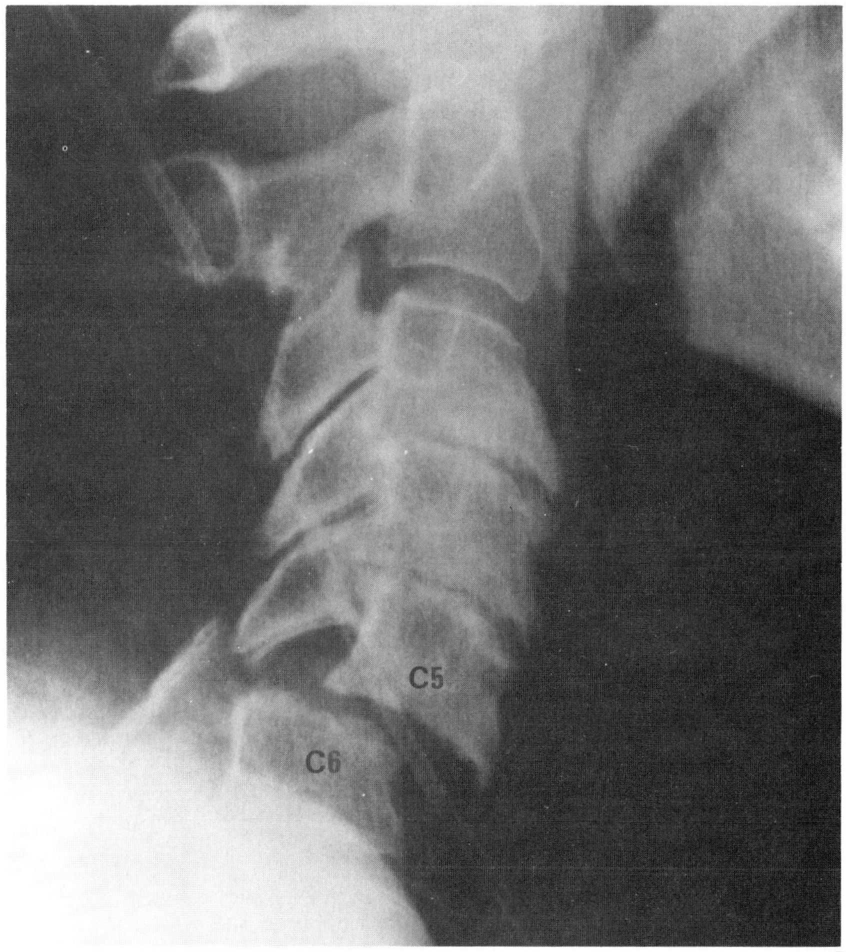

b Dieselbe Patientin einige Wochen später nach manueller Reposition unter Narkose und kontinuierlicher Traktion.
Befriedigendes Ergebnis bei noch bestehender leichter Rückenmarkkompression.

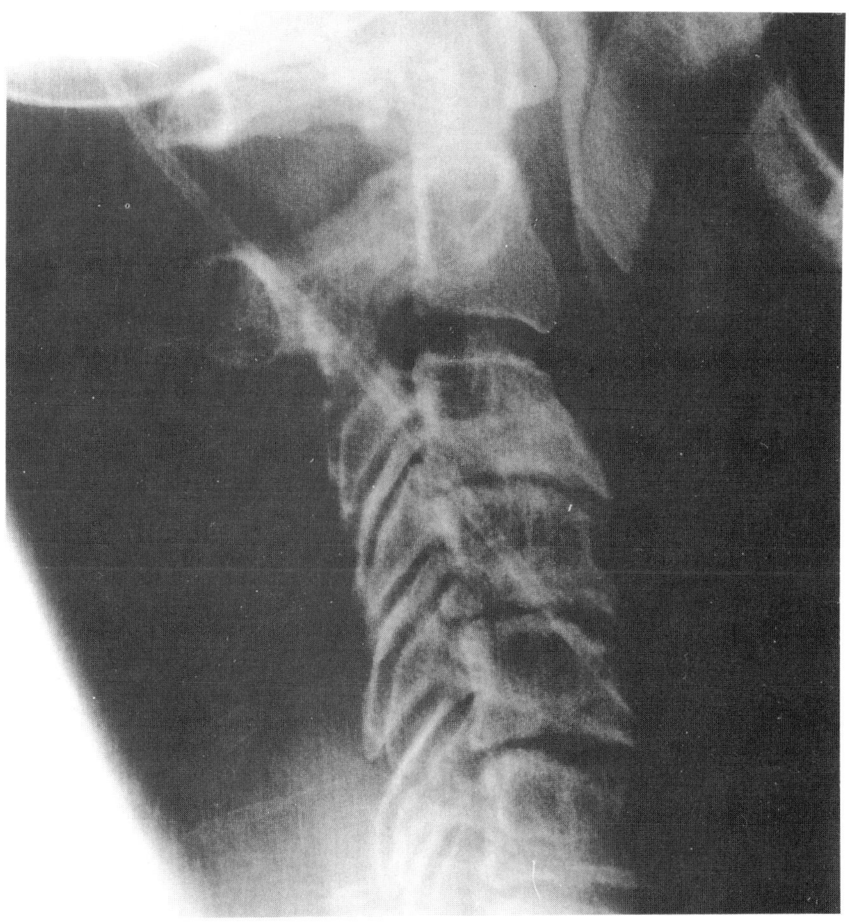

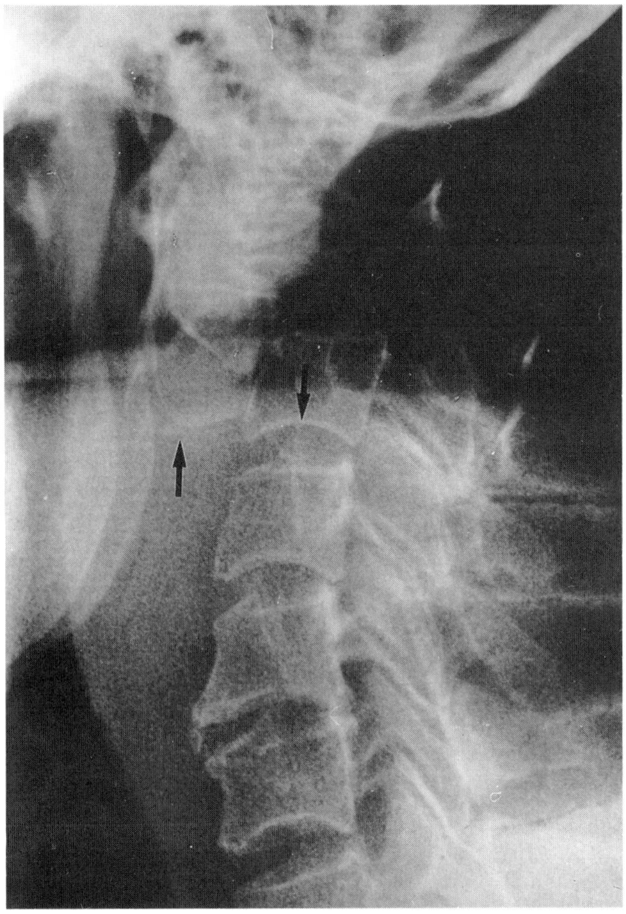

a

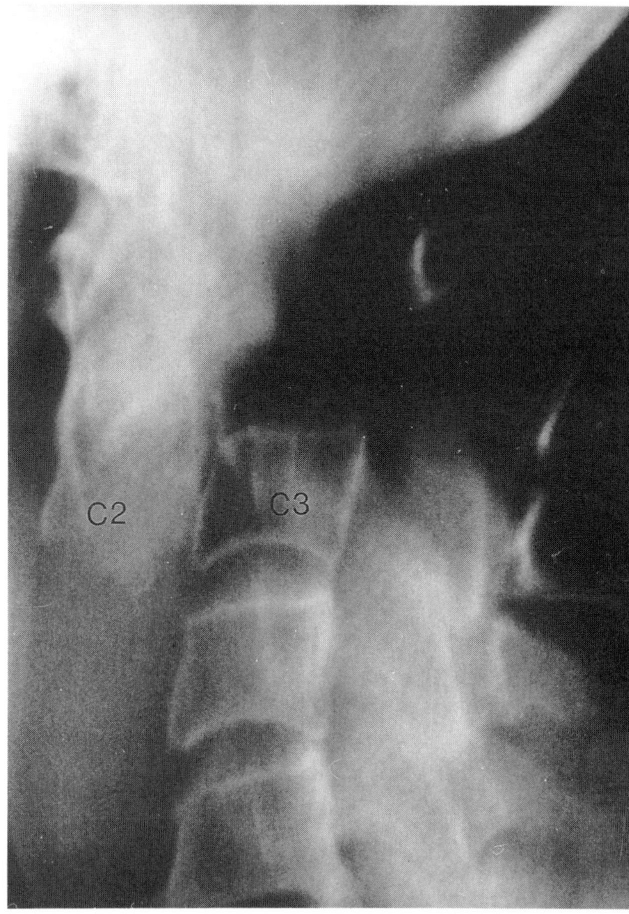

b

Abb. B5.57
HWS eines 50jährigen Mannes mit posttraumatischer kompletter ventraler Luxation C2-C3.

a Konventionelle seitliche Aufnahme.
Der Unterrand von C2 (linker Pfeil) befindet sich in Höhe des Unterrandes von C3 (rechter Pfeil).

b Tomogramm.

c Konventionelle laterale Aufnahme nach manueller Traktion unter Narkose und kontinuierlicher Traktion.
Der Patient ist praktisch beschwerdefrei.

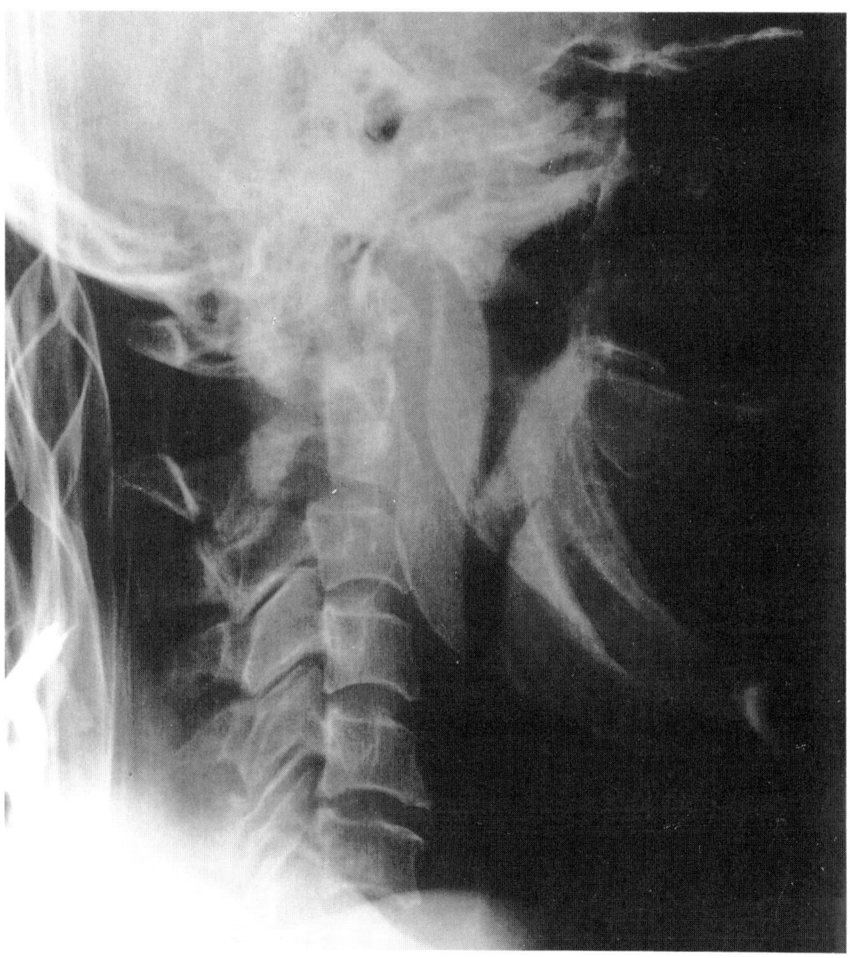

c

Abb. B5.58
Konventionelle seitliche HWS-Aufnahme einer 26jährigen Frau nach schwerem Verkehrsunfall.

Ventrale Dislokation C6-C7 mit Frakturen der Fazettengelenke und der Lamina. Klinisch schwere medulläre Kompression (Tetraplegie).

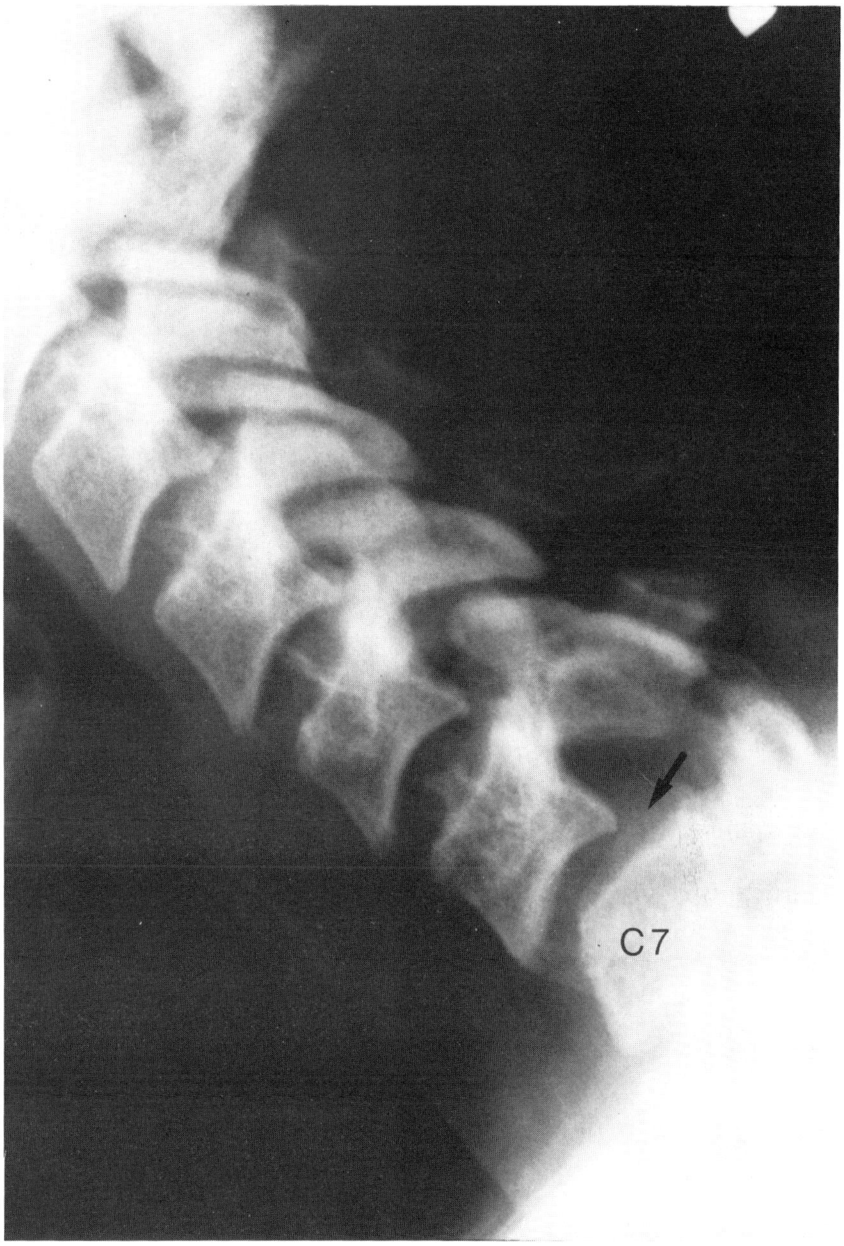

Gewöhnlich kommt es zu bilateraler Wurzelreizung, oft jedoch ohne echte neurologische Ausfälle.
Es besteht praktisch immer Hust-, Nies- und Preßschmerz.
Bildgebende Diagnostik ist auch hier angezeigt. Die konventionelle seitliche HWS-Aufnahme zeigt die Luxation, sie ist der CT oder der Kernspin-Tomographie aber in der Aussagekraft über den Umfang der Läsion unterlegen.

Therapie

Wenn möglich, wird die Luxation unter Narkose reponiert. Anschließend wird eine Dauertraktion angelegt oder eine Spondylodese durchgeführt.

Abb. B5.59
Obere BWS eines 19jährigen Mannes nach schwerem Verkehrsunfall.

a CT-Aufnahme Th1 und Th2. Erhebliche ventrale Dislokation Th1 (OO) gegenüber Th2 (oo).

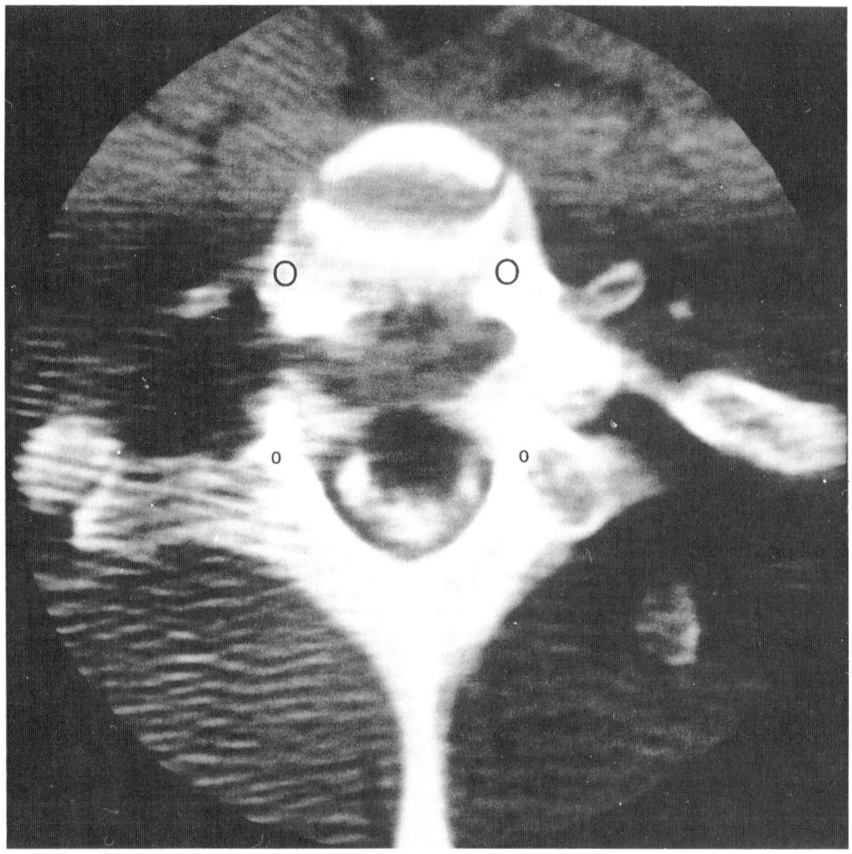

b ap-Myelogramm. Kompletter Kontrastmittelstop in Höhe der Dislokation (Pfeile). Auffallend der große Abstand zwischen den Dornfortsätzen von Th1 (B) und Th2 (B) sowie die kleine Distanz zwischen Th1 und C7 (A).

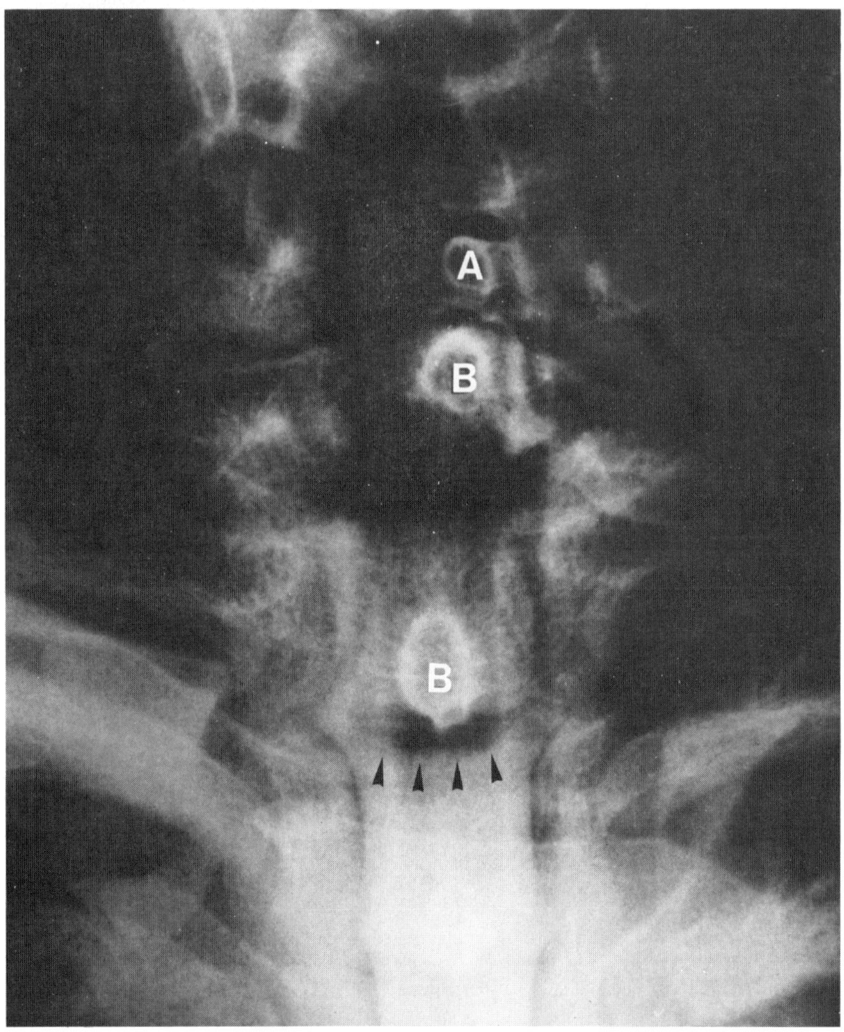

Abb. B5.60
Obere HWS einer 18jährigen Patientin mit klinischen Zeichen einer Instabilität der oberen HWS.

a Konventionelle Aufnahme der oberen HWS.
Die Aufnahme zeigt ein Os odontoideum, d.h., der kraniale Anteil der Dens ist nicht knöchern mit dem kaudalen verbunden. Als mögliche Ursachen kommen kongenitale Abweichungen oder eine alte Fraktur in Frage.

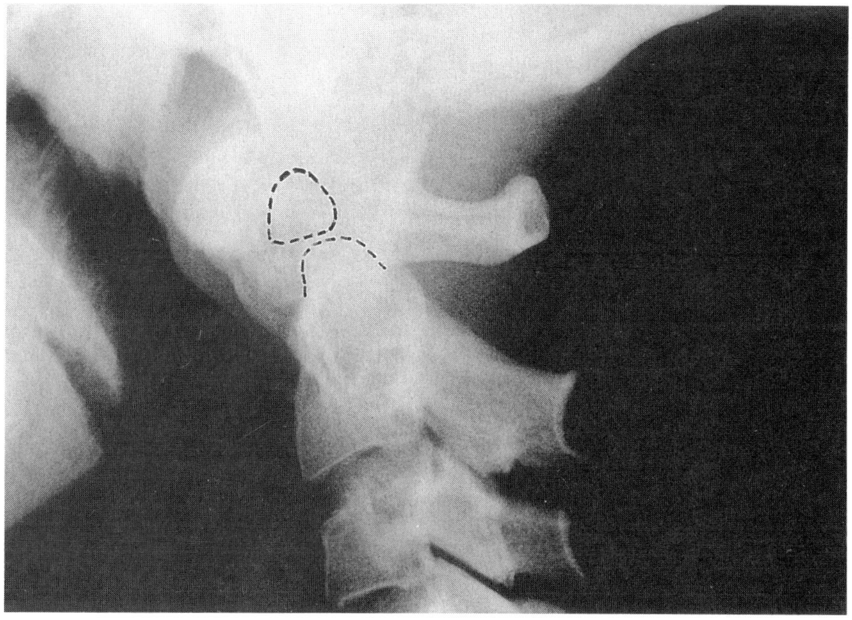

b Seitliches Tomogramm C0-C1.
Hier ist der lose Densanteil besser dargestellt als auf der konventionellen Aufnahme.

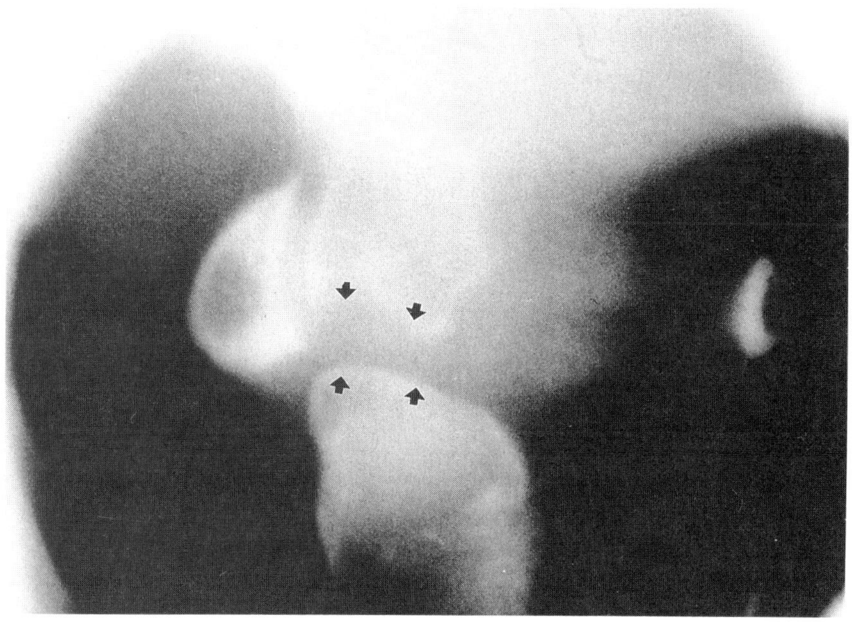

c Konventionelle Aufnahme (ap) von C0-C1 (durch den geöffneten Mund).
Die Unterbrechung zwischen beiden Densanteilen ist deutlich zu erkennen.

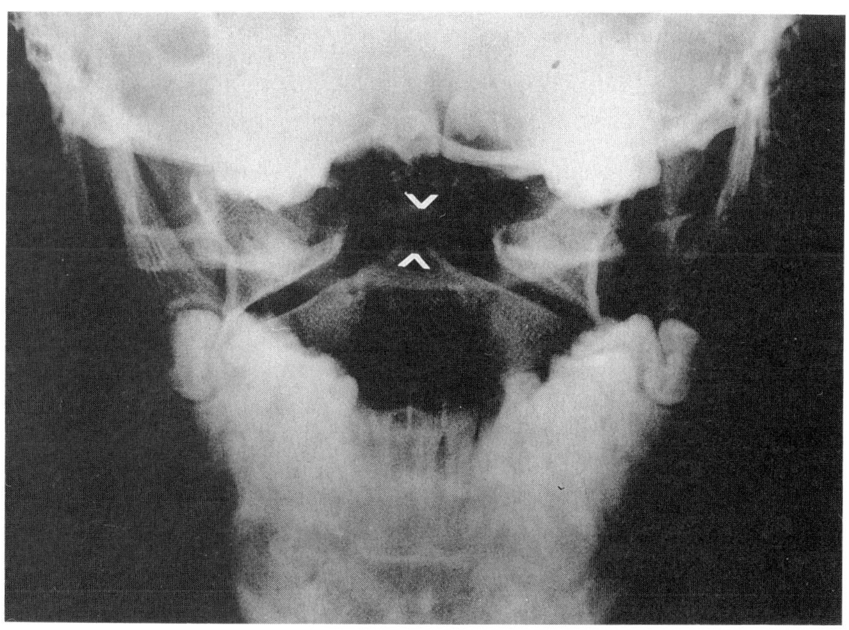

Morbus Grisel

Die Grisel-Krankheit, eine angeborene oder erworbene Schwäche des Lig. transversum atlantis, kommt in jedem Lebensalter und bei beiden Geschlechtern etwa gleich häufig vor. Schon eine normale Bewegung oder ein Bagatelltrauma kann zu einer Dislokation der Dens axis führen. Die Erkrankung findet sich insbesondere bei Patienten mit rheumatoider Arthritis, Morbus Bechterew, Arthritis psoriatica, regionalen Infektionen wie Lymphangitis und Entzündungen im HNO-Bereich; auch bei Tumoren und Metastasen, kongenitalen Anomalien der Dens, kongenitaler Laxität der Ligamente wie beispielsweise beim Down-Syndrom. Ein traumatisch vorgeschädigtes Lig. transversum atlantis kann später infolge eines Bagatelltraumas reißen.
Auch bei bestehenden schweren degenerativen Veränderungen des oberen Zervikalbereichs kann ein Bagatelltrauma zu einer Instabilität führen.

Klinik

Okzipitaler Kopfschmerz steht im Vordergrund. Weniger ausgeprägt kommt es auch zu Nacken- und/oder Schulterschmerz. Zudem finden sich Anzeichen einer Myelopathie und von Vertebrobasilarinsuffizienz.

Häufig findet sich eine Beugehaltung des Kopfes; alle Bewegungen sind infolge von Muskelspasmen hochgradig schmerzhaft eingeschränkt.

Durch Rückenmarkkompression kann es je nach Schweregrad zu folgenden Ausfallserscheinungen kommen:
- Reflexveränderungen
- Spastische Hemi-, Para- oder Tetraparesen
- Ataxien

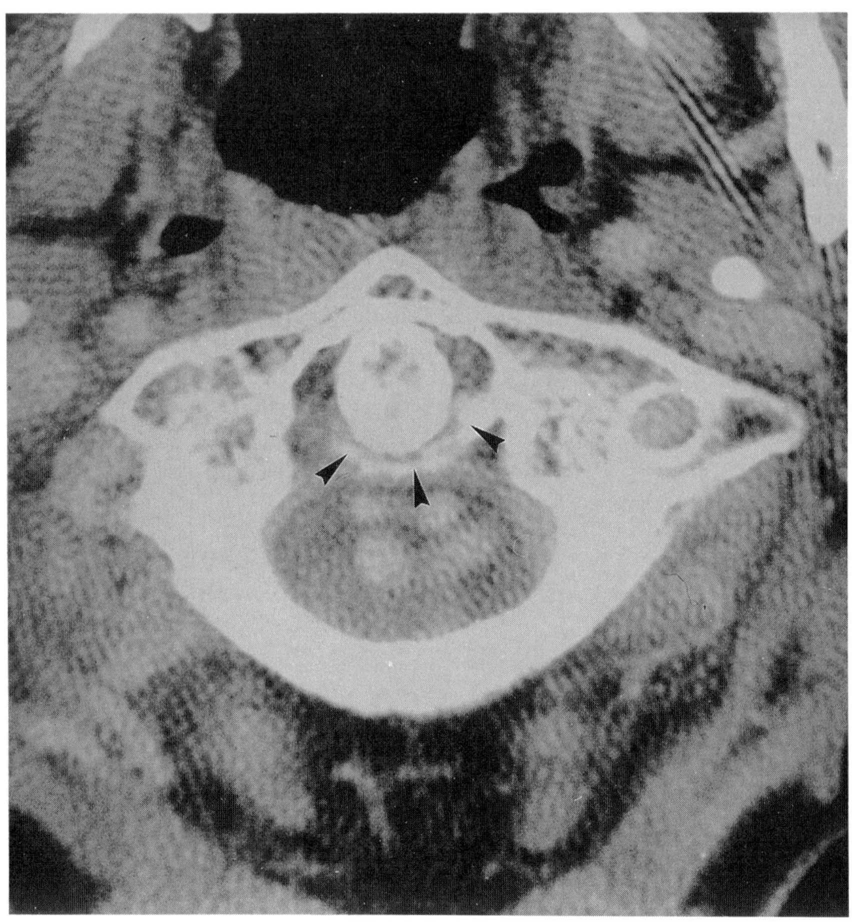

Abb. B5.61
Computertomogramm der atlantodentalen Verbindung bei einem 64jährigen Mann mit starken Kopfschmerzen. Da die spezifische Stabilitätsuntersuchung die Beschwerden provoziert, ergab sich klinisch der Verdacht auf eine obere zervikale Instabilität.

Verkalkung des Lig. transversum atlantis (Pfeile). Der Befund stellt eine absolute Kontraindikation jeder (manueller) Mobilisierung dar. Durch computertomographische Funktionsaufnahmen konnte eine Instabilität nicht nachgewiesen werden.

Abb. B5.62
Konventionelle laterale Aufnahme der oberen HWS bei einer 52-jährigen Patientin mit atlanto-axialer Instabilität bei Arthritis psoriatica.

a Instabil bei Flexion.

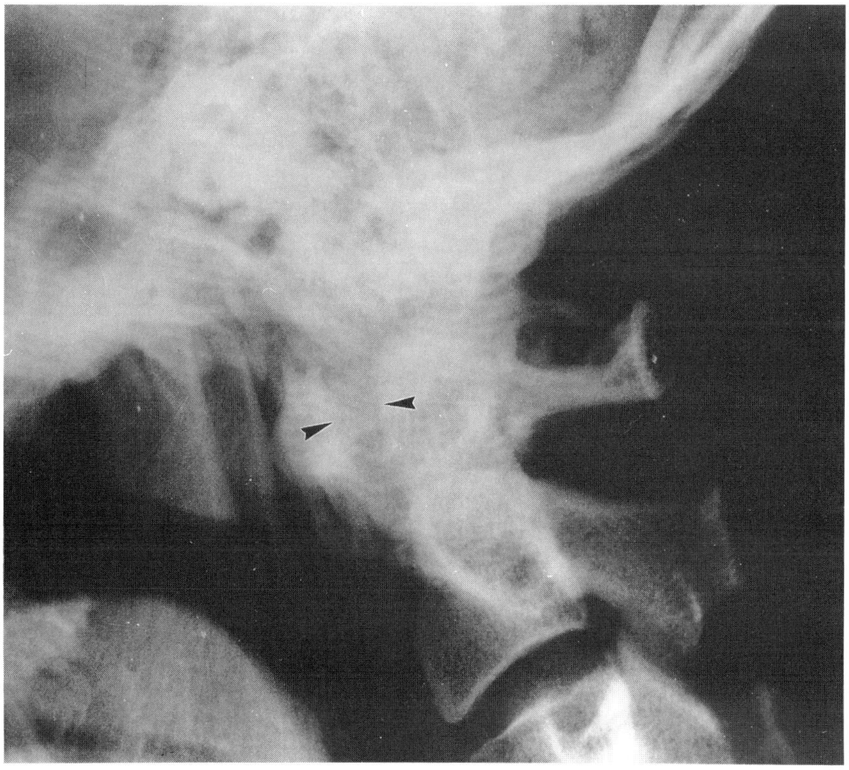

b Stabil bei Extension.

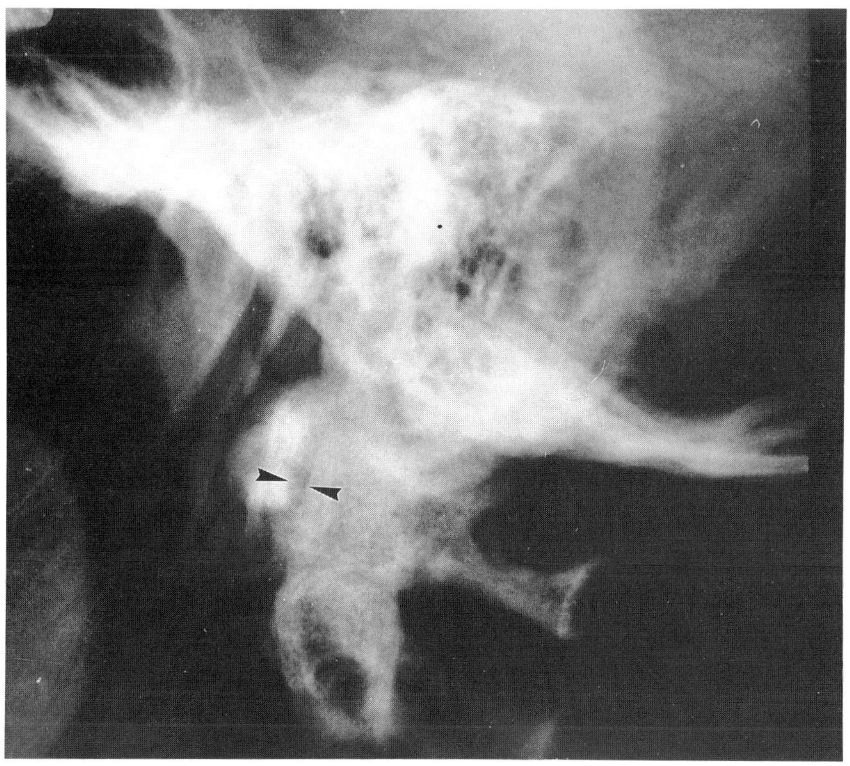

Therapie

Die bildgebenden Verfahren geben in Zusammenhang mit der Anamnese (z.B. Infektionssymptome) die weitreichendsten Hinweise zur Diagnose. Je nach Schwere der Erkrankung. Oft ist ein operativer Eingriff notwendig.

Streßfraktur des Processus spinosus C7 und Th1

Diese seltene Fraktur trifft man bei Untrainierten nach längerer Gartenarbeit (Umgraben, Harken) oder Schneeräumen an.

Klinik

Der Patient klagt über Lokalschmerz.
Die Funktionsuntersuchung zeigt schmerzhafte Flexion und Extension der HWS.
Aktive Elevation der Schultern ist schmerzhaft, aktives Heben des Arms erheblich schmerzhaft, passive Armelevation dagegen wenig eingeschränkt. Es besteht starker lokaler Druckschmerz.

Husten, Niesen und Pressen sind lokal schmerzhaft.

Die Fraktur läßt sich radiologisch nachweisen.

Therapie

Innerhalb von zwei Monaten erfolgt gewöhnlich Spontanheilung. Die Behandlung besteht in der Gabe von Analgetika.

Abb. B5.63
Konventionelle laterale HWS-Aufnahme eines 17jährigen Jungen mit Ermüdungsfraktur und Dislokation des Dornfortsatzes C7.

Die Fraktur (Pfeile) war auf sehr schweres Graben und Heben zurückzuführen.

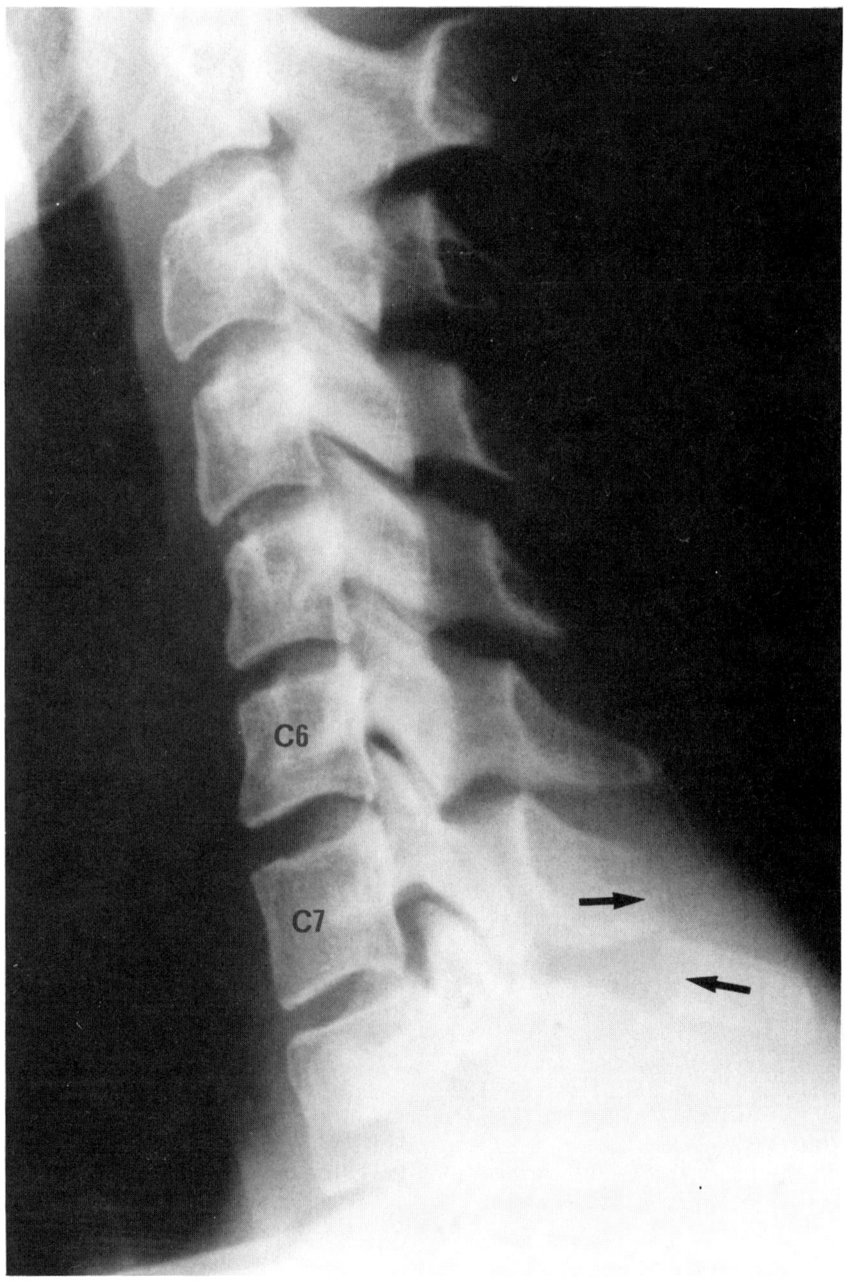

Abb. B3.64
Konventionelle laterale Aufnahme der unteren HWS einer 36jährigen Frau mit Zervikobrachialsyndrom C6.

Alte Fraktur des Dornfortsatzes C7 (Pfeile) nach einer Balgerei mit ihrem Kind vor 25 Jahren! Zufallsbefund ohne klinische Bedeutung.

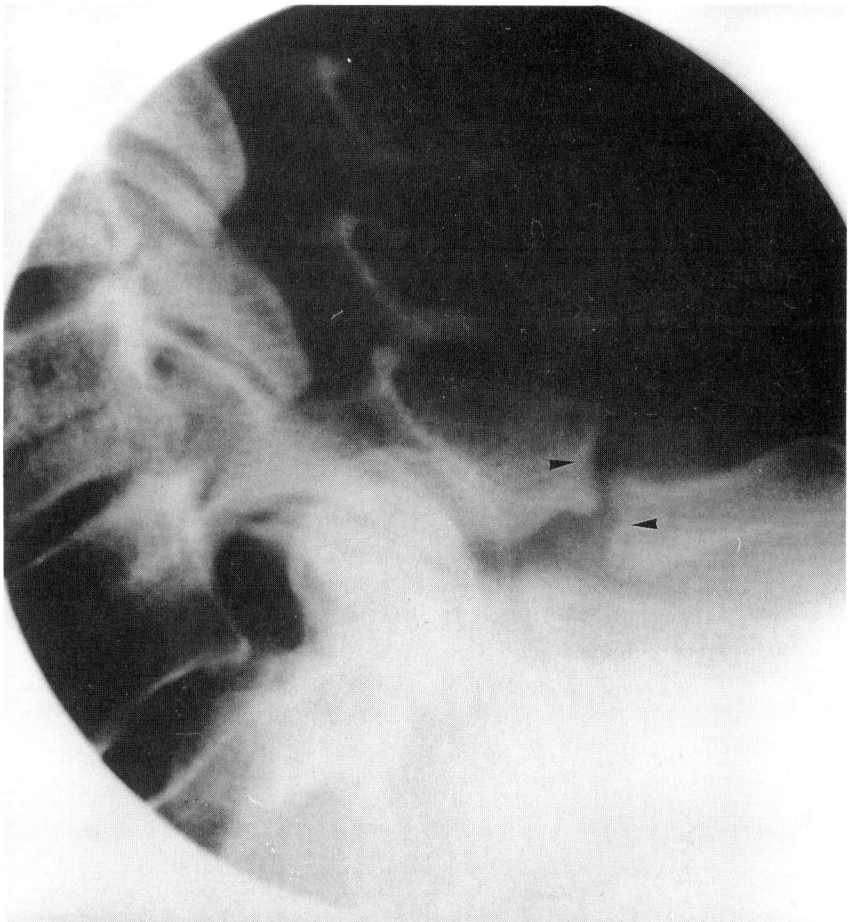

Streßfraktur der ersten Rippe

Diese Verletzung kommt bei Männern sehr viel häufiger vor als bei Frauen. Meist sind die Patienten zwischen 20 und 40 Jahre alt. Überlastung beim Sport (Handball, Wasserball oder andere Wurfsportarten sowie einige Kraftsportarten).

Klinik

Die Patienten klagen über unilateralen Schmerz an der Halsbasis.

Die Funktionsuntersuchung ist schmerzhaft bei Beugung und Seitneigung zur gesunden Seite hin. Seitneigung gegen Widerstand zur schmerzhaften Seite hin ist sehr schmerzhaft. Aktive und passive Elevation der Schulter sowie des Arms an der betroffenen Seite sind ebenfalls schmerzhaft.

Gewöhnlich kommt es zu keinerlei neurologischer Symptomatik. Lediglich, wenn sich ein Thoracic Outlet Kompressionssyndrom entwickelt, kommt es zu Parästhesien in den Fingern.

Husten, Niesen und Pressen rufen meist Lokalschmerz hervor. Radiologisch läßt sich die Fraktur nachweisen.

Therapie

Die Behandlung besteht aus Aufklärung des Patienten; Spontanheilung erfolgt innerhalb zweier Monate.

Morphologische Abweichungen der HWS

Hierunter sind nicht allein solche Erkrankungen zu verstehen, die mit einer Verbiegung (Kyphose, Lordose, Skoliose) der Wirbelsäule einhergehen, sondern auch chronische Affektionen, die die Morphologie der Wirbelsäule als Ganzes betreffen. Mehr lokal begrenzte Affektionen fassen wir unter „Weitere Erkrankungen" zusammen.

Kyphose, Skoliose und osteoporosebedingte Erkrankungen erörtern wir im Abschnitt *Pathologie der BWS.*

Rheumatoide Arthritis der HWS

85% der Patienten mit rheumatoider Arthritis zeigt Veränderungen der HWS, in der Regel sind das Erweichungen von Ligamenten und Synovialgelenken. Daneben kann es zu Erosionen der Gelenke und der Dens axis kommen. Als Folge können praktisch in jeder Höhe (Sub-)Luxationen auftreten. Zu schwerwiegenden Folgeerscheinungen kann die Erweichung der Ligamente im oberen Zervikalbereich führen, insbesondere die Schädigung des Lig. transversum atlantis. Bei einer Luxation des Atlas nach ventral ist das Rückenmark in hohem Maß durch die Dens axis gefährdet. Erosion der Dens axis kann zu einer Subluxation nach dorsal führen.

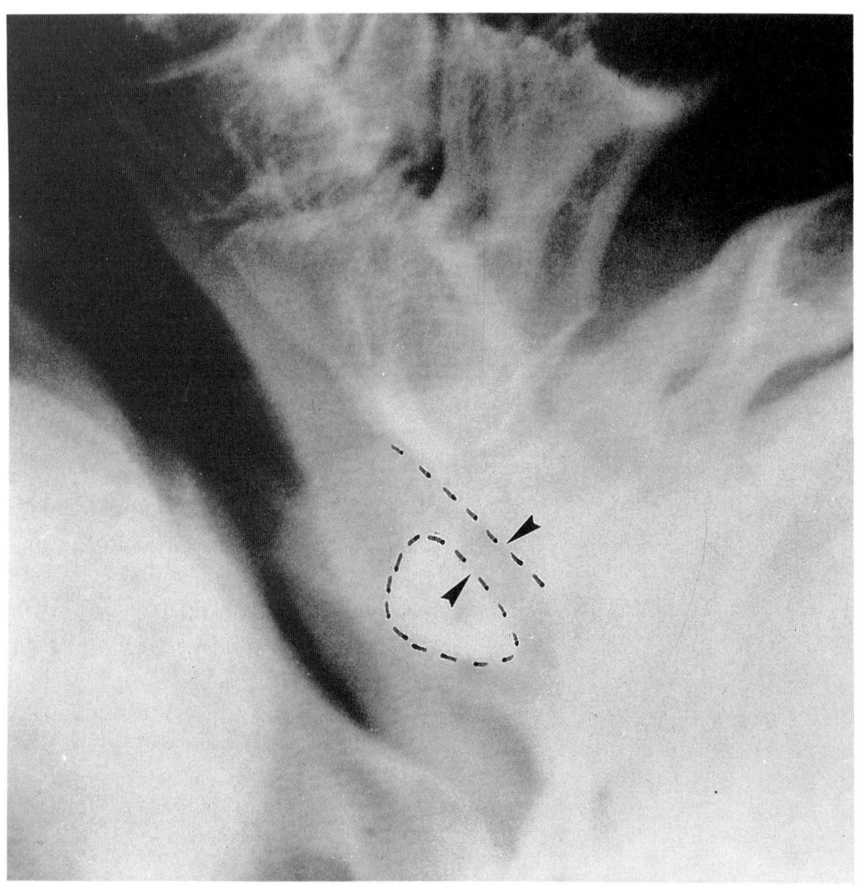

Abb. B5.65
Konventionelle laterale Aufnahme der oberen HWS bei einer Patientin mit rheumatoider Arthritis und atlantoaxialer Instabilität.

a Flexion
Der Abstand zwischen Dens axis und dem vorderen Atlasbogen (Pfeile) ist abnorm groß. Klinisch entstehen hierdurch Anzeichen einer medullären Kompression.

Klinik

Die Nackenbeschwerden beginnen in der Regel mit langsam zunehmenden Schmerzen, die in den Hinterkopf ziehen und bei Beugung der HWS zunehmen.

Infolge einer Kompression der A. vertebralis bei Extension bzw. Rotation der HWS kann es zu Funktionsstörungen des Hirnstamms und des Zerebellums kommen (*vgl. Vertebrobasilarinsuffizienz*).
Besteht bereits eine (Sub-)Luxation des Atlas nach ventral, so sind auch Anzeichen einer Myelopathie möglich (*vgl. Zervikale Myelopathie* und *Bilaterale Luxation der Fazettengelenke*).

Die Funktionsuntersuchung, insbesondere die passiven Bewegungen, haben sehr behutsam zu erfolgen (*vgl. M. Grisel*). Praktisch sämtliche passiven Bewegungen sind ebenso schmerzhaft wie die Widerstandstests. Häufig besteht eine kapsuläre Bewegungseinschränkung.
Hochzervikale Stabilitätstests werden mit der allergrößten Sorgfalt (richtige Stelle, geringe Kraft) durchgeführt.

Zur Diagnostik ist ein umfangreicher Einsatz bildgebender Verfahren erforderlich.

Therapie

Außerhalb der akuten Schübe kann von sedierenden Massagen und physikalischen Anwendungen eine schmerzstillende Wirkung erwartet werden. Der Patient sollte über seine Erkrankung gut unterrichtet sein und vor allem auf korrekte Haltung und das Vermeiden abrupter Kopfbewegungen achten.

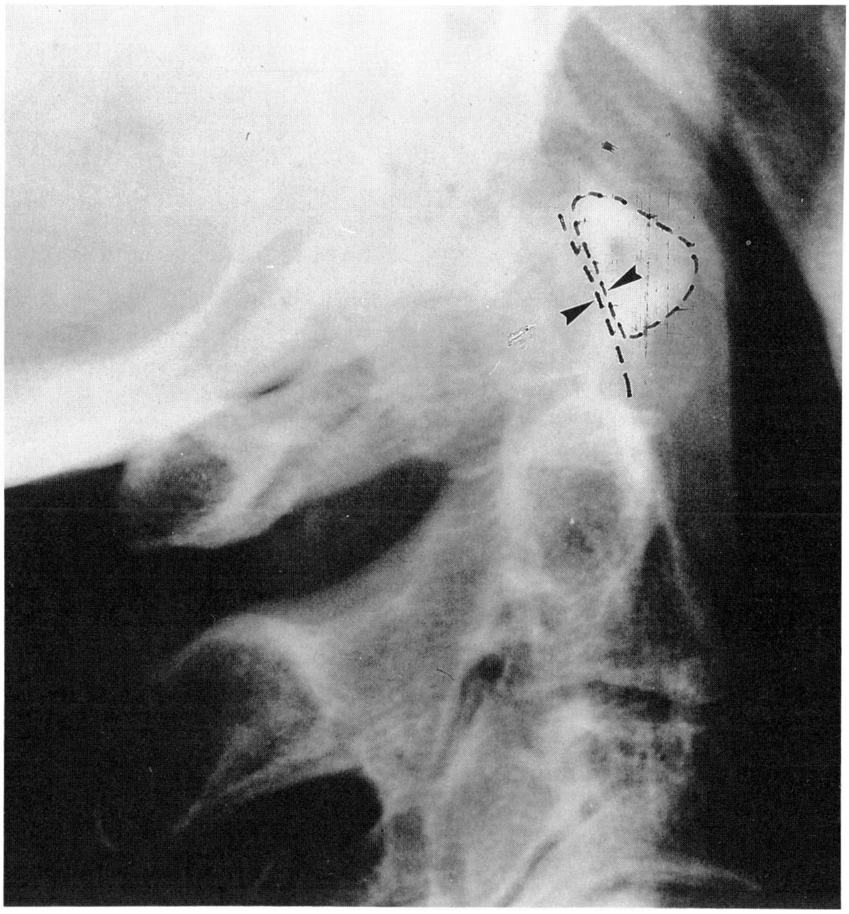

Abb. B5.65
b Extension
Der Abstand zwischen Dens axis und Atlasbogen (Pfeile) ist in dieser Haltung normal.

Abb. B5.66
Kernspin-Tomogramm der HWS bei einem Patienten mit rheumatoider Arthritis und klinischen Zeichen einer erheblichen Instabilität der oberen HWS.

Destruktion des kranialen Densanteils mit Luxation nach dorsal (offener Pfeil oben) und Verdrängung der distalen Medulla oblongata und des Myelums. Ferner besteht eine Anterolisthesis von C5 nach ventral (unterer Pfeil).

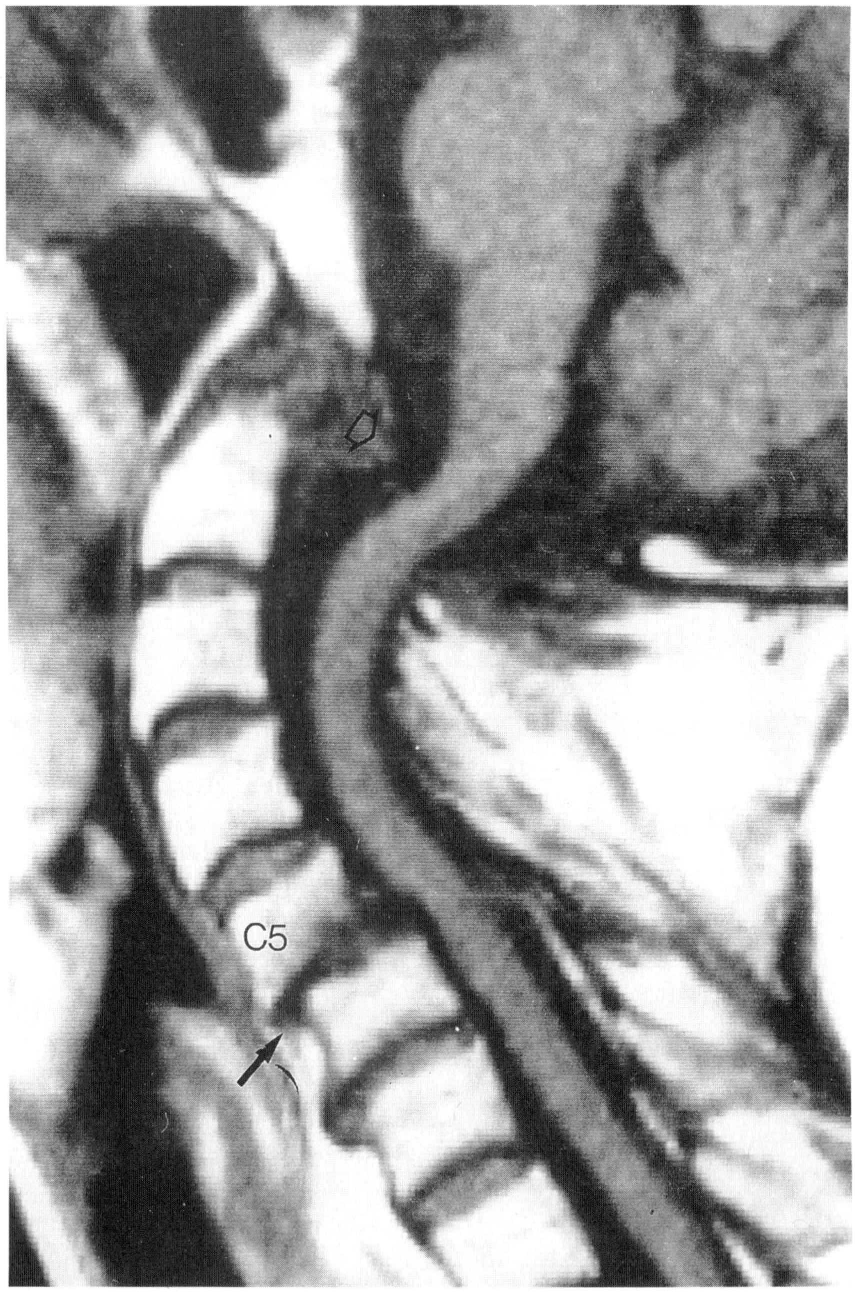

Bei bereits bestehender Instabilität ist die Applikation einer (harten) Halskrause erforderlich.
In schwerwiegenden Fällen ist die operative Behandlung angezeigt.

Jegliche Form (manueller) mobilisierender Therapie ist absolut kontraindiziert.

Der Umstand, daß die „Weiteren Erkrankungen" nicht unter den bereits behandelten Abschnitten Primär/Sekundär bandscheibenbedingte Erkrankungen, Traumata und Morphologische Abweichungen der HWS eingereiht werden, bedeutet nicht, daß diese Pathologien von geringerer Bedeutung sind. In einigen Fällen bestehen Überschneidungen mit den genannten Erkrankungen.

Die zervikale Fehlhaltung wird weiter oben *(unter Primär bandscheibenbedingte Erkrankungen)* behandelt.

Spastischer Torticollis

Die Erkrankung kommt gleichermaßen bei Kindern und Erwachsenen vor und hat eine paritätische Geschlechterverteilung. Dieser Krampfzustand des M. sternocleidomastoideus hat u.a. folgende Ursachen:
- Encephalitis epidemica (Nackenkrampf)
- Otitis media (Mumps)
- Mastoiditis
- Juvenile Polyarthritis
- Tumoren, insbesondere im Kindesalter

Eine fachärztliche Untersuchung zur Abgrenzung von spontaner atlantookzipitaler (Sub-)Luxation, die insbesondere bei Individuen mit kongenitaler oder erworbener Schwäche des atlantookzipitalen oder atlantoaxialen Ligamentkomplexes vorkommt, ist erforderlich *(vgl. M. Grisel)*.

Klinik

Der Kopf befindet sich in der Sternokleidomastoideushaltung, d.h., in homolateraler Seitneigung bei gleichzeitiger Flexion und heterolateraler Rotation.

Der Schmerz ist meist einseitig im Nacken-Schulter-Bereich lokalisiert. Die Intensität der Beschwerden ist individuell sehr unterschiedlich und von der Ursache abhängig.

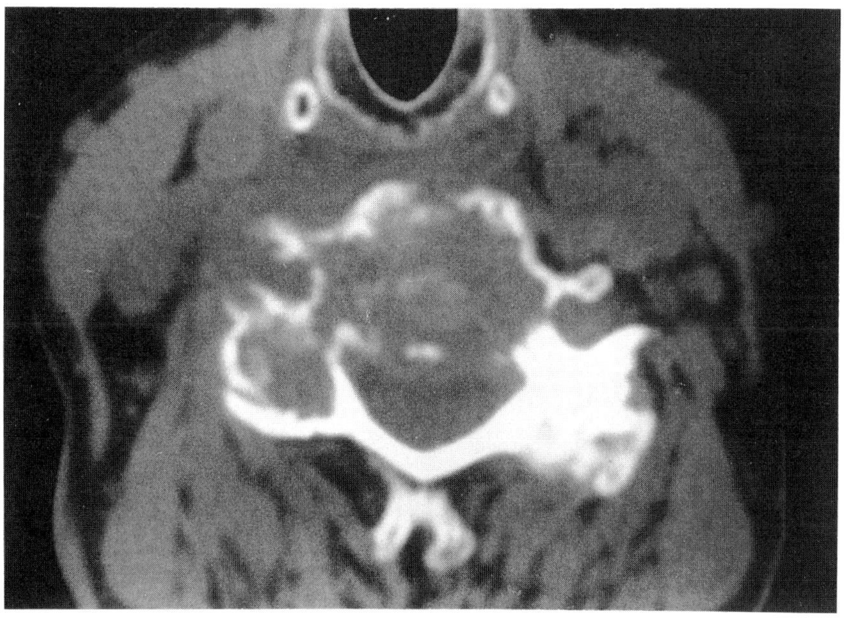

Abb. B5.67
Computertomogramm eines Erwachsenen bei C5 mit allmählich entstandenem Torticollis spasticus.

Erhebliche tumoröse Destruktion des Wirbelkörpers und des rechten Wirbelanteils.

Die Funktionsuntersuchung zeigt schmerzhafte bzw. schmerzhaft eingeschränkte heterolaterale Seitneigung, Extension und homolaterale Rotation.

Therapie

Die Behandlung ist ursächlich und erfolgt immer fachärztlich.

Spasmodischer Torticollis

Diese Form des Schiefhalses manifestiert sich meist als Tic, wobei der Patient immer wieder unwillkürlich ruckartig den Kopf stets zur selben Seite bewegt.
Selten ist eine extrapyramidale Störung die Ursache, wobei der Kopf dann allerdings recht langsam bewegt wird.

Klinik

Zwischen den Bewegungen ist die Stellung des Kopfes normal; über Schmerzen wird nicht geklagt.

Die Funktionstests zeigen keinen pathologischen Befund. Eine neurologische Abklärung ist erforderlich, wenn es sich nicht eindeutig um einen Tic handelt.

Therapie

Bei Vorliegen einer extrapyramidalen Erkrankung erfolgt die Behandlung durch den Neurologen.

Ansonsten ist meist keine Behandlung erforderlich. Gelegentlich führt Psychotherapie zum Ziel.

Hysterischer Torticollis

Die Behandlung dieser Konversionsneurose erfolgt in erster Linie psychotherapeutisch, gegebenenfalls in Kombination mit Physiotherapie. Die Erkrankung kommt gleichermaßen bei Kindern und Erwachsenen vor und hat eine paritätische Geschlechterverteilung. Der Patient klagt über einseitig betonten Kopf-, Schulter- und Nachenschmerz.

Klinik

Der Kopf ist charakteristischerweise zur schmerzhaften Seite hin geneigt, während die ipsilaterale Schulter eleviert ist.

Die Funktionsuntersuchung zeigt allseitig eingeschränkte Bewegungen. Das Endgefühl gleicht dem bei spastischer Muskulatur. Indem man die Bewegung passiv langsam fortführt, läßt sich die Muskelkontraktion jedoch überwinden.

Neurologische Ausfallserscheinungen bestehen nicht. Husten, Niesen und Pressen sind nicht schmerzauslösend.

Bei Patienten über 35 Jahren zeigen sich in den Röntgenaufnahmen die bekannten degenerativen Veränderungen.

Therapie

Die Behandlung erfolgt psychotherapeutisch, wobei eine Kombination mit Massagen, behutsamer Extension und lokaler Wärme oftmals gute Ergebnisse zeitigt.

Retropharyngeale Tendinitis

Diese seltene Erkrankung kommt bei Männern und Frauen etwa gleich häufig vor. Die Altersstreuung liegt zwischen 25 und 80 Jahren. Die Ursache ist nicht bekannt.

Differentialdiagnostisch muß ein retropharyngealer Abszeß abgegrenzt werden.

Klinik

Die Erkrankung ist von akuten Nacken- und Kopfschmerzen gekennzeichnet. Gelegentlich besteht eine leichte Beugehaltung der HWS.

Die Rotationsbewegungen sind beidseits symmetrisch schmerzhaft eingeschränkt, ebenso die Extension. Bei Funktionsprüfung gegen Widerstand sind Flexion und Rotation schmerzhaft.
Neurologische Ausfälle fehlen; Husten, Niesen und Pressen sind jedoch so schmerzhaft, daß der Patient dabei seinen Kopf festhält. Auch Schlukken ist schmerzhaft.

Radiologisch läßt sich eine Kalkablagerung ventral des Wirbelkörpers der Axis nachweisen. Die Kernspin-Tomographie weist eine Verdickung des M. longus colli nach, dessen Stärke von 3 mm auf 10 bis 15 mm zunehmen kann.

Therapie

Die Behandlung erfolgt symptomatisch mit Analgetika. Nach zwei bis drei Wochen erfolgt die Spontanheilung.

Kontraktur der kostokorakoidalen Faszie

Die Erkrankung ist selten, die Ursache unbekannt. Cyriax beschrieb 1979 einige Fälle bei Patienten mit chronischer Lungenspitzentuberkulose. Die Geschlechterverteilung ist paritätisch; das Erkrankungsalter liegt zwischen 25 und 50 Jahren.

Klinik

Kennzeichnend ist die Schmerzlokalisation: Pektoralis- und Skapulagegend an einer Seite sowie Nackenbasis.

Bei der Funktionsuntersuchung fällt am meisten eine leicht eingeschränkte und schmerzhafte Schulterelevation der betroffenen Seite auf. Heterolaterale Seitneigung, homolaterale Seitneigung gegen Widerstand sowie Protraktion der Schulter auf der betroffenen Seite sind schmerzhaft. Sämtliche Widerstandstests der Schulter führen zu Schmerzen in der Nackenbasis.

Neurologische Ausfälle fehlen; Husten, Niesen und Pressen sind nicht schmerzauslösend.

Die Radiologie zeigt außer den zu erwartenden degenerativen Veränderungen bei Patienten über 35 Jahren keinerlei Besonderheiten.

Therapie

Die Behandlung erfolgt durch operative Trennung von Faszie und M. pectoralis minor. Physiotherapie, wie spezifische Dehnung, ist wirkungslos.

Subakute atlantoaxiale Arthritis

Diese seltene Erkrankung beschränkt sich auf Männer zwischen 25 und 40 Jahren. Es handelt sich um eine unspezifische entzündliche Erkrankung des Kapsel-Band-Apparats im atlantoaxialen Übergang. Die Anamnese ist in der Regel unauffällig.

Differentialdiagnostisch sind andere Arthritiden und Tumoren auszuschließen.

Klinik

Der Patient berichtet über im Laufe einiger Wochen zunehmende schmerzhafte Versteifung im oberen und mittleren Zervikalbereich. Eine Temperaturerhöhung tritt nicht auf.

Rotationsbewegungen sind beidseits symmetrisch schmerzhaft eingeschränkt, die übrigen Bewegungen sind dagegen unauffällig.

Neurologische Ausfälle fehlen; Husten, Niesen und Pressen wirken nicht beschwerdeverstärkend.

Die Blutsenkungsgeschwindigkeit ist nicht beschleunigt.

Die Radiologie zeigt keinerlei Veränderungen! Die Diagnose wird anhand der Funktionsuntersuchungen gestellt.

Therapie

Mit nichtsteroidalen Antiphlogistika sollten die Beschwerden nach einigen Wochen völlig zum Abklingen kommen. Ansonsten ist eine weitere Abklärung mittels Labordiagnostik und Radiologie erforderlich.

Arthritis des ersten Kostotransversalgelenks

Die Symptomatik dieser seltenen Erkrankung ähnelt der einer Streßfraktur der ersten Rippe. Ursachen können eine Überlastung oder Systemerkrankungen sein. Im letzteren Fall wird der Patient meistens Arthritiden anderer Gelenke durchgemacht haben. Differentialdiagnostisch kommen eine Streßfraktur der ersten Rippe und eine Kontraktur der kostokorakoidalen Faszie in Frage.

Klinik

Der Schmerz ist an der Nackenbasis einer Seite lokalisiert. Manchmal hält der Patient den Kopf zu dieser Seite hin geneigt.

Seitneigung zur nichtbetroffenen Seite hin ist bei der Funktionsprüfung die schmerzhafteste Bewegung. Kontraktion der Mm. scaleni gegen Widerstand ist ebenfalls schmerzhaft (homolaterale Seitneigung mit heterolateraler Rotation und Flexion). Die aktive Armelevation ist gelegentlich schmerzhaft eingeschränkt, während die passive nicht behindert ist und nur leichte Beschwerden verursacht.

Neurologische Ausfälle fehlen; Husten, Niesen und Pressen sind manchmal lokal schmerzhaft.

Abgesehen von eventuell vorliegenden degenerativen Veränderungen der HWS zeigen sich radiologisch keinerlei Auffälligkeiten.

Infiltration eines Lokalanästhetikums ins Gelenk sichert die Diagnose.

Therapie

In der Regel erfolgt durch einmalige intraartikuläre Injektion eines Kortikoids die Remission.

Vertebrobasilarinsuffizienz

Unter einer vertebrobasilaren Insuffizienz versteht man rezidivierende Perioden relativer Ischämie im Versorgungsgebiet dieser Blutgefäße und ihrer Verzweigungen als Folge einer vorübergehenden Perfusionsminderung (Ausman et al. 1985).

Oostendorp (1988) definiert „funktionelle" Vertebrobasilarinsuffizienz als diejenige Form der Gefäßinsuffizienz, bei der die Beschwerden durch Bewegungen der HWS hervorgerufen werden, ohne daß am Gefäß selbst Veränderungen wie Arteriosklerose bestehen. Die Insuffizienz kann im Grunde bei jeder HWS-Erkankung, aber auch solitär, vorkommen.

Differentialdiagnostisch sind *immer* andere, mit Kompression der A. vertebralis einhergehende HWS-Erkrankungen abzugrenzen. Zu nennen sind dabei insbesondere schwere degenerative Veränderungen der Fazetten- und der Unkovertebralgelenke, (Sub-)Luxationen und Tumoren.

Pathologische Anatomie

Die Aa. vertebrales und basilaris sowie ihre Verzweigungen haben ein zervikales und ein intrakraniales Versorgungsgebiet, zu dem u.a. die Medulla oblongata, der Pons, das Mesenzephalon und Teile des Kleinhirns gehören. Die Funktionen der Formatio reticularis und der vestibulären Kerne sind hiervon betroffen, und da keine Anastomosen bestehen,

Abb. B5.68
HWS eines 42jährigen Mannes mit Schwindelgefühl und linksseitigen Nackenbeschwerden mit radikulärer Ausstrahlung nach C6.

a Myelo-CT von C6.
Großes Osteochondrom links (Pfeil), das zu einer erheblichen Kompression der A. vertebralis und der Wurzel C6 führt.

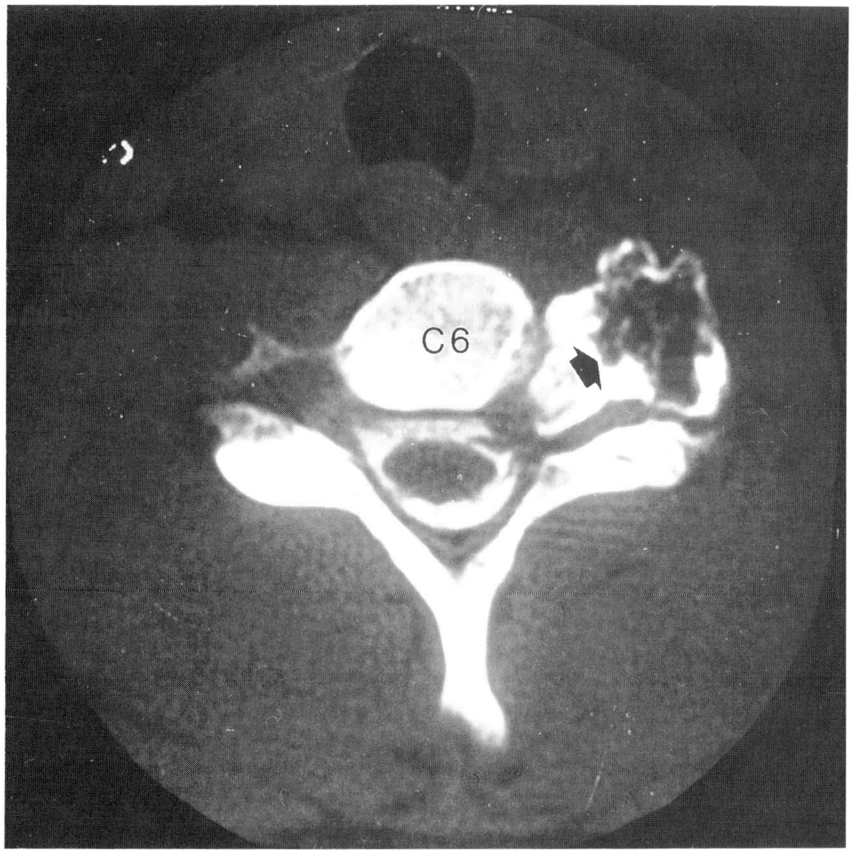

b Angiographie.
Komplette Unterbindung (Pfeile) der A. vertebralis.

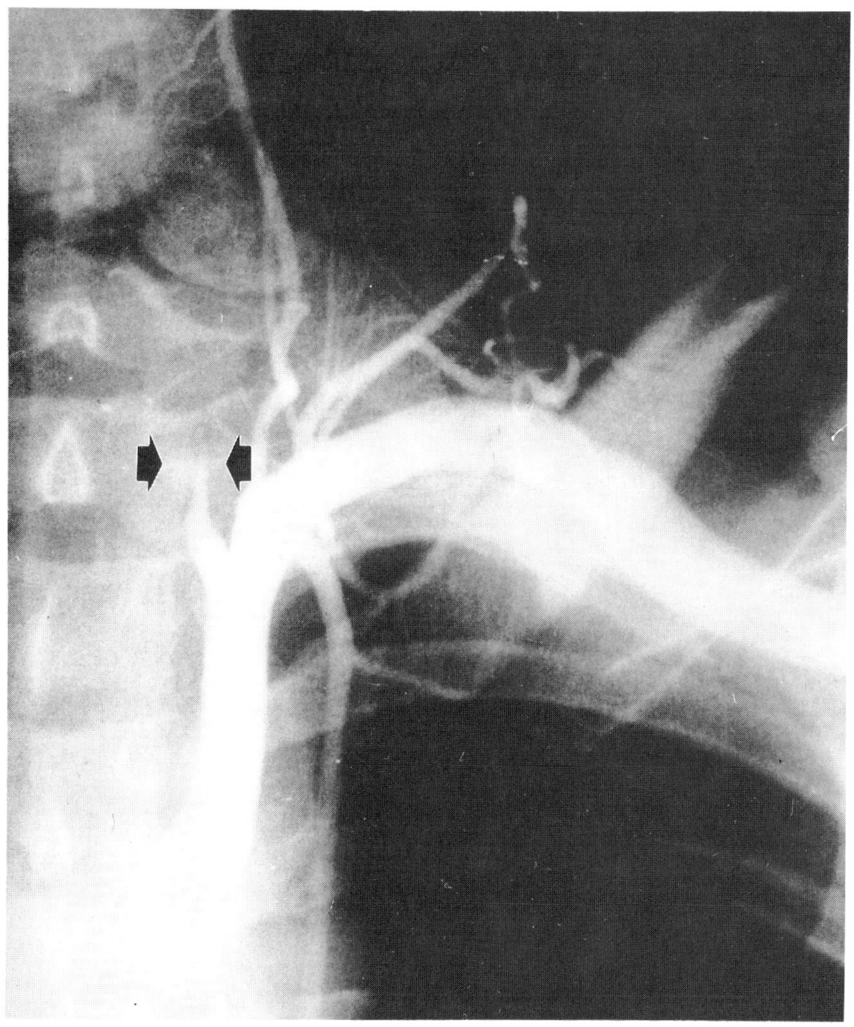

reagieren die genannten Strukturen besonders empfindlich auf eine Perfusionsminderung. Dasselbe gilt für das Gleichgewichtsorgan.

Klinik

Oostendorp (1988) umschreibt das klinische Bild der funktionellen Vertebrobasilarinsuffizienz als „kaleidoskopisches Muster von Beschwerden und Symptomen, zusammengesetzt aus der Vielfalt funktioneller zerebraler Kerngebiete im Bereich des vertebrobasilaren Versorgungsgebiets". Aufgrund seiner Beobachtungen teilt Oostendorp die Symptome in vier Komplexe ein:

- Zervikozephale Beschwerden und Symptome wie „referred sensations" und „referred pain" aus dem oberen HWS-Bereich, Kopfschmerz, Schwindel bei bestimmten Bewegungen der HWS, Gesichtsschmerz sowie Gehör- und Visusstörungen.
- Neurologische Beschwerden wie Fallneigung, „drop attacks", synkopale Anfälle und Parästhesien der unteren Extremitäten.
- Vegetative Beschwerden wie Schluckstörungen, Übelkeit, vermehrtes Schwitzen, Engegefühl und Herzklopfen.
- Zervikobrachiale Beschwerden wie „referred sensations" und „referred pain" aus der mittleren und unteren HWS, Nackenschmerz, Schulter-Arm-Schmerz, Parästhesien der oberen Extremitäten sowie antalgische Haltung der HWS.

Die Diagnose läßt sich durch gründliche Anamnese stellen. Die Symptome der Vertebrobasilarinsuffizienz sind in der einschlägigen neurologischen Literatur beschrieben. Das eigentliche Syndrom läßt sich meist eindeutiger einordnen als die funktionelle Erkrankung.

Eine zugrundeliegende Erkrankung besteht nicht. Der De Kleyn-Nieuwenhuyse-Test provoziert die typischen Beschwerden und Symptome.

Therapie

Oostendorp (1988) nennt als mögliche Therapieformen:
TENS (transkutane elektrische Nervenstimulation)
- paravertebral C2-C5 und C8-Th5

Apparative Vibration
- paravertebral C1-Th8
- der Kostotransversalgelenke Th1-Th8

Bewegungstherapie
- Mobilisierung der BWS und HWS
- Mobilisierung der kostotransversalen und kostovertebralen Gelenke Th1-Th8
- Dehnungen der zervikookzipitalen Muskulatur sowie des M. sternocleidomastoideus und des M. pectoralis major

Haltungskorrektur
Gleichgewichtsübungen

Abb. B5.69
Konventionelle Schrägaufnahme der HWS bei einem Patienten mit Parästhesien der rechten Hand und des rechten Arms.

Die Foramina intervertebralia C5-C6 und C6-C7 bilden zusammen eine einzige große Öffnung infolge eines Wurzelneurinoms.

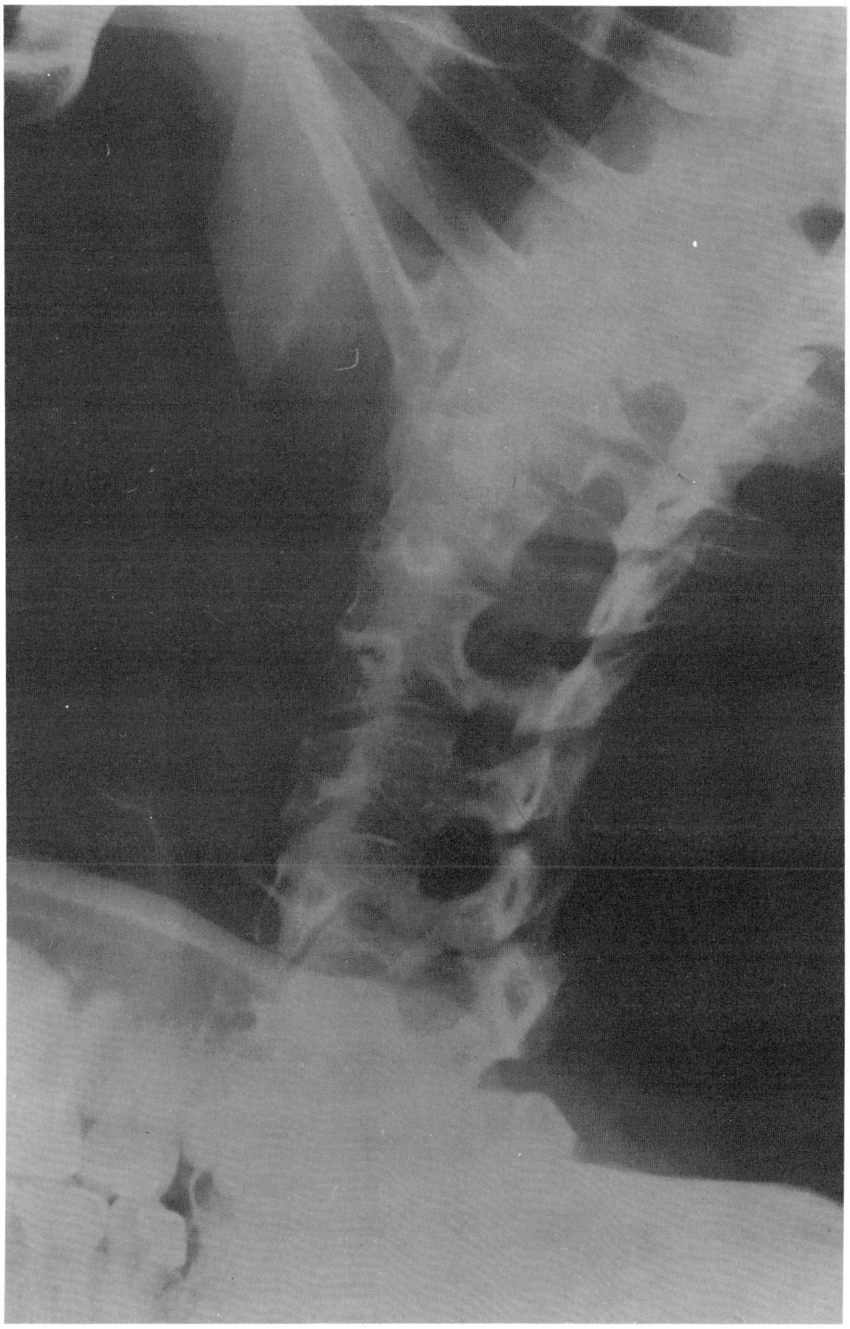

Abb. B5.70
Computertomogramm in Höhe C5 eines Patienten mit Parästhesien der linken Hand und des Arms.

Vergrößerung des linken Foramen intervertebrale durch ein Neurinom der Wurzel C5 mit intraspinaler Ausbreitung.

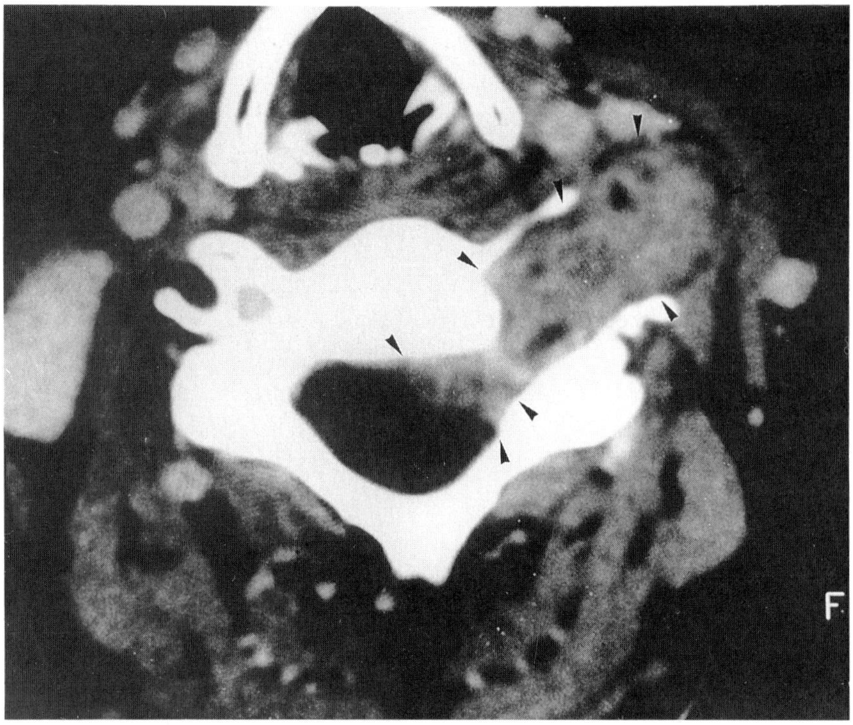

Neurinom

Ein Neurinom im Bereich der HWS findet sich meist im Rahmen einer Neurofibromatose (Recklinghausen-Krankheit).
Diese seltene Erkrankung kommt in jedem Alter über 20 Jahre bei Männern und Frauen etwa gleich häufig vor.

Klinik

Im Vordergrund stehen Schmerzen und distal (in den Händen) beginnende, langsam nach proximal fortschreitende Parästhesien. In schweren Fällen kommen die Mißempfindungen auch unilateral in einer Thoraxhälfte vor. Parästhesien und Schmerzen betreffen immer mehrere Dermatome.

Die Funktionsuntersuchung ist auffallend befundarm, nur bei Flexion der HWS nehmen die Parästhesien zu.
Allmählich kommt es im weiteren Verlauf zu sensiblen und motorischen Ausfallserscheinungen, zunächst im Bereich einer, später mehrerer Wurzeln. In einem späteren Stadium können auch Anzeichen einer Rückenmarkreizung auftreten.

Husten, Niesen und Pressen führen zu Schmerzausstrahlung in Arme und Hände.

Bei länger bestehender Erkrankung sind radiologisch in den Schrägaufnahmen abnorm große Foramina intervertebralia sichtbar. Das Foramen wird infolge Erosion durch das expansive Wachstum der Neurinome erweitert. Im CT-Scan und im Kernspin-Tomogramm ist der Tumor deutlich sichtbar.

Therapie

Die Behandlung ist symptomatisch; in schweren Fällen kann das Neurinom operativ entfernt werden.

B5-4 Therapie

Einleitung und Übersicht

Aufklärung des Patienten

Anhand von Anamnese, Inspektion und Funktionsprüfung läßt sich meist eine Diagnose stellen. Ansonsten greift man auf Zusatzuntersuchungen zurück. Sobald die Diagnose feststeht, sollte man den Patienten eingehend über seine Erkrankung aufklären. Dabei werden nach Möglichkeit anatomische und klinische Zusammenhänge verdeutlicht. Anschließend erhält der Patient eine ergonomische Beratung, die insbesondere haltungskorrigierende Elemente für richtiges Stehen, Liegen, Sitzen und Heben beinhaltet (*vgl. Kap. A5, Prävention*).

Mobilisierung

Indikationen

Manuelle Mobilisierung und/oder Manipulation der HWS sind bei primär bandscheibenbedingten Erkrankungen bei Patienten unter 45 Jahren indiziert. Diese Altersgrenze ist nicht absolut zu nehmen, da auch bei über 45jährigen primär diskogene Erkrankungen vorkommen können, die einer Mobilisierungsbehandlung zugänglich sind. Der Häufigkeitsgipfel dieser Erkrankungen liegt zwischen 35 und 40 Jahren.
Bei einer Beweglichkeitseinschränkung der oberen HWS ist Mobilisierung nur dann zulässig, wenn eine Instabilität in diesem Bereich mit Sicherheit ausgeschlossen werden kann. Näheres dazu ist dem Abschnitt *Kontraindikationen der zervikalen Mobilisierung* zu entnehmen. Des weiteren kann eine Mobilisierung der HWS bei anderen Funktionsstörungen indiziert sein, wobei auch hier etwa bestehende Kontraindikationen genau zu beachten sind.

Wir wenden die folgenden Mobilisierungs- und Manipulationstechniken an:
- Axiale Traktion, eventuell mit Impuls
- Axiale Traktion mit Rotation, eventuell mit Impuls
- Axiale Traktion mit Seitneigung, eventuell mit Impuls
- Dorsoventrale Mobilisierung
- Segmentale Techniken im oberen Zervikalbereich, eventuell mit Traktion
- Segmentale Techniken im mittleren und unteren HWS-Bereich, eventuell mit Traktion

Die Zahl der manualtherapeutischen Techniken bei mit Beweglichkeitseinschränkungen einhergehenden Erkrankungen der HWS ist also recht groß. Wir haben uns jedoch auf die Darstellung der sichersten Techniken beschränkt. Bei Erörterung der BWS und LWS gehen wir ausführlicher auf manualtherapeutische Techniken ein (*siehe dort*).

Einige Manualtherapeuten meinen, daß insbesondere Traktions-Manipulationstechniken unspezifisch und manchmal sogar gefährlich sind. Wir haben die Erfahrung gemacht, daß bei indizierter Traktion (bandscheibenbedingte Beschwerden) mit Traktionen bessere Ergebnisse erzielt werden als mit Lokalbehandlung ohne Traktion.

Was mögliche Risiken betrifft, so können wir feststellen, daß wir komplikationslos Zehntausende solcher Manipulationen vorgenommen haben.

Natürlich dürfen keine Kontraindikationen vorliegen, und die Stabilitätsuntersuchung sowie Gefäß- und neurologische Untersuchung müssen negativ sein.
Bei bandscheibenbedingten Erkrankungen werden kurzfristig und langfristig mit Traktions-Manipulation bessere Effekte erzielt als mit lokalen Techniken (eigene Erfahrung; Kontrolluntersuchungen liegen nicht vor). Optimierung der Körperhaltung sowie Übungen, die vom Patienten selbst ausgeführt werden, sind die wichtigsten Stützen einer Behandlung der meisten Beschwerdebilder im HWS-Bereich.

Absolute Kontraindikationen

- Instabilität der oberen HWS als Folge von:
  - angeborenen Systemerkrankungen
  - Erkrankungen des rheumatischen Formenkreises wie rheumatoide Arthritis, Gicht, Morbus Reiter usw.
  - posttraumatisch
  - bei Kindern nach Hals- und Rachenentzündung (insbesondere atlantookzipitale und atlantoaxiale Instabilität)
  - nach septischen Infektionen

Weitere Kontraindikationen

- kapsuläre Bewegungseinschränkung gleich welcher Genese
- Torticollis mit Spasmus des M. sternocleidomastoideus
- Zeichen einer Myelopathie wie Stromschlaggefühl in Händen bzw. Füßen, positiver Babinski-Reflex usw.
- neurologische Ausfallserscheinungen
- (funktionelle) Vertebrobasilarinsuffizienz
- nächtlicher Schmerz unklarer Genese
- Einnahme von Antikoagulanzien
- während der Behandlung entstehende oder zunehmende Beschwerden

Relative Kontraindikationen

- Schwangerschaft, nach dem ersten Trimester
- langdauernde Einnahme von Kortikoiden
- allgemeine Hypermobilität
- Osteoporose (insbesondere Rotationsmobilisierung)
- Anomalien und Verwachsungen von Wirbeln (z.B. Block- oder Keilwirbel)
- negative Funktionsuntersuchungen (können nach Provokation allerdings positiv werden und somit nachträglich eine Indikation ergeben)

Traktion

Wie oben erwähnt, kommen die meisten Mobilisierungstechniken unter Traktion zum Einsatz. Dabei verwenden wir nur selten kontinuierliche Traktion. Manche Patienten reagieren zwar positiv auf kontinuierliche manuelle oder apparative Traktion, aber durchaus auch auf kurzdauernde manuelle Traktion mit oder ohne Impuls, die zudem sehr viel weniger Zeitaufwand beansprucht.

Indikationen

- primär bandscheibenbedingte Erkrankungen
- Kopfschmerz bei älteren Patienten, der nach einer kurzen manuellen Probetraktion zurückgeht; anschließend kann die Dauer der Traktion allmählich verlängert werden

Kontraindikationen

- entsprechen weitgehend denen für Mobilisierung bzw. Manipulation
- Auftreten von Beschwerden während der Behandlung oder Zunahme bereits bestehender Beschwerden

Halskrause

Es stehen weiche, feste und harte Halskrausen zur Verfügung. Die *weiche* Halskrause dient in erster Linie dazu, die Nackenregion warm zu halten.

Mit einer festen Halskrause wird Wärme, teilweise Ruhigstellung und geringe Traktion erzeugt.

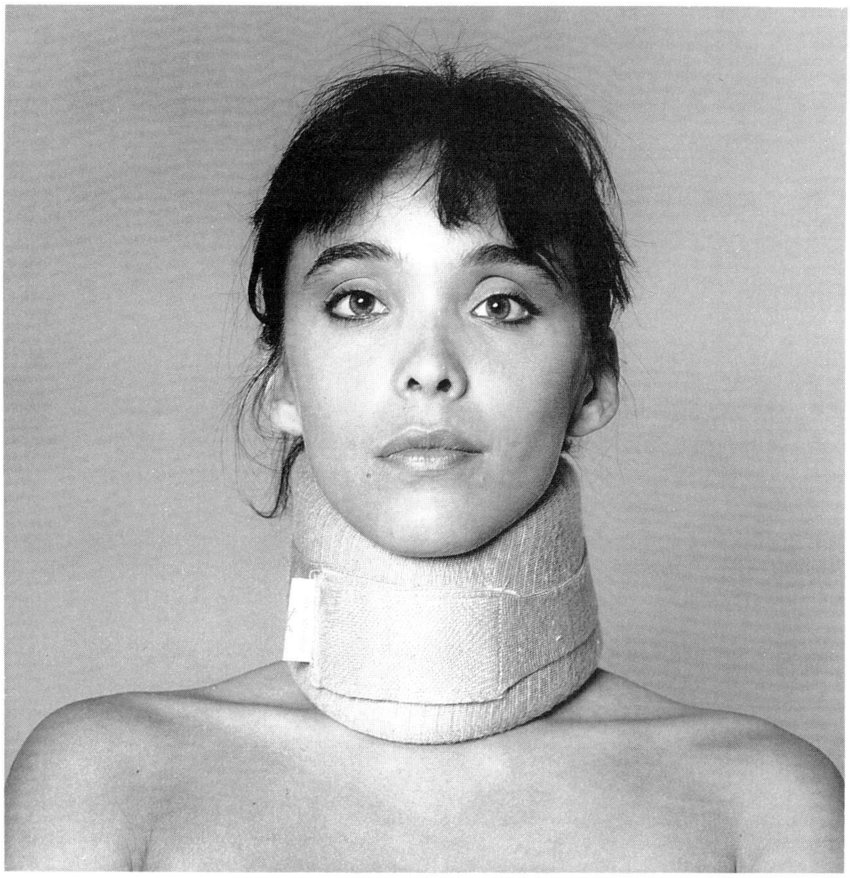

Manche Patienten empfinden dies als angenehm, der Schmerz wird jedoch im allgemeinen wenig beeinflußt. Wir verschreiben solche Halskrausen nicht.

Die *feste* Halskrause erfüllt neben dem Warmhalten noch die Funktion der teilweisen Immobilisierung der HWS. Daher sollte das jeweils richtige Maß sorgfältig angepaßt werden. Eine gut angelegte Halskrause garantiert die richtige Kopfhaltung und sorgt für eine leichte kontinuierliche Traktion. Diese wird dadurch erreicht, daß der Kopf sowohl vorn (Kinn) als hinten (Hinterkopf) aufliegt.
Die feste Halskrause kommt vor allem bei Patienten mit akutem Zervikalsyndrom zur Anwendung. Auch nach einer Mobilisierungsbehandlung kann sie für den folgenden Tag und die Nacht sinnvoll sein. Bei Patienten über 45 Jahren, wo eine Mobilisierung der HWS viel seltener indiziert ist, kann eine Halskrause in Kombination mit nichtsteroidalen Antiphlogistika oft sehr nützlich sein.

Eine *harte* Halskrause kommt nur bei zervikaler Instabilität zum Einsatz. Dabei ist die HWS völlig immobilisiert, die Traktion läßt sich gut dosieren.

Übungsbehandlung

An die Manualtherapie schließt sich immer eine Übungsbehandlung an. Dabei hat der Patient mehrmals am Tag lediglich einige effektive Bewegungen (aktive Bewegungen und Dehnungsübungen) auszuführen, um die wiedererlangte Beweglichkeit zu erhalten.
Bei (segmentaler) Instabilität ist neben dem Anlegen einer Halskrause stabilisierende Übungsbehandlung geboten.

Weichteiltechniken dienen zum einen der Vorbereitung auf die segmentale Funktionsprüfung, zum anderen der Einleitung einer Mobilisierungstherapie.
Weichteiltechniken wirken ausgesprochen schmerzlindernd und meist auch beruhigend; dadurch ist der Patient besser zu untersuchen, und die Wirksamkeit der Mobilisierung nimmt zu. Die nachfolgend beschriebenen Techniken wirken spezifisch schmerzlindernd.

Querfriktion der subokzipitalen Muskelansätze

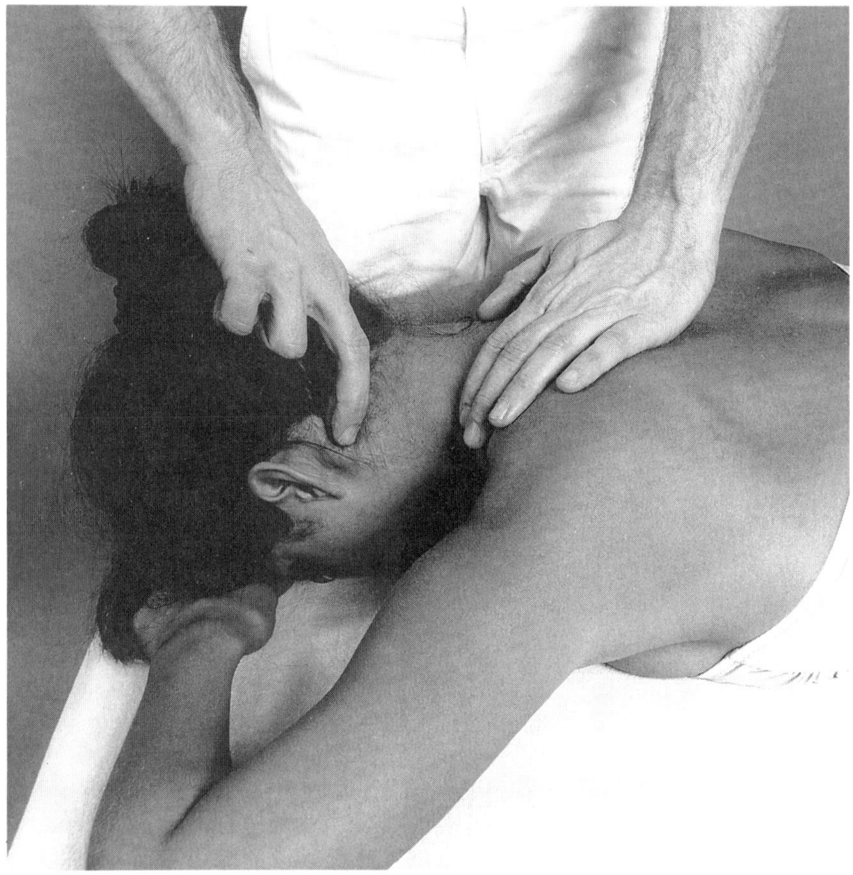

Querfriktion der subokzipitalen Muskelansätze an der Linea nuchae.

AUSGANGSHALTUNG DES PATIENTEN

Bauchlage, Hände unter der Stirn, Kopf dabei in Neutralstellung (ohne Rotation) und leichter Flexion.

AUSGANGSHALTUNG DES THERAPEUTEN

In Höhe der HWS an der heterolateralen Seite des Patienten stehend.

AUSFÜHRUNG

Durch Palpation ermittelt man zunächst die schmerzhafteste Stelle, die häufig direkt kaudal des lateralen Drittels der Linea nuchae inferior liegt. Der Therapeut setzt seinen durch den Mittelfinger unterstützten Zeigefinger direkt lateral dieser Stelle auf, wobei der Daumen an der gegenüberliegenden Kopfseite etwas weiter kranial gegenhält.
Während der Anspannungsphase bewegt der Therapeut den Zeigefinger von lateral nach medial und etwas kranial, wobei man den Druck in ventro-medio-kraniale Richtung einwirken läßt.

Tritt währenddessen Schmerz auf, so ist dies praktisch stets die Folge einer Kompression des N. occipitalis major; man sollte die Friktion dann etwas weiter medial oder lateral anwenden.
Im Bereich der HWS kann an den unterschiedlichsten Stellen Friktion

angewandt werden. Prinzipiell läßt sich diese Methode an allen Schmerzpunkten, auch bei übertragenen Schmerzen („referred pain"), anwenden. In vielen Fällen läßt sich damit eine zumindest vorübergehende Schmerzlinderung und damit eine Erleichterung der segmentalen Untersuchung bzw. Behandlung erreichen.

Segmentale Vibration und rhythmische Bewegungen nach ventrokaudal zwischen C2 und C7

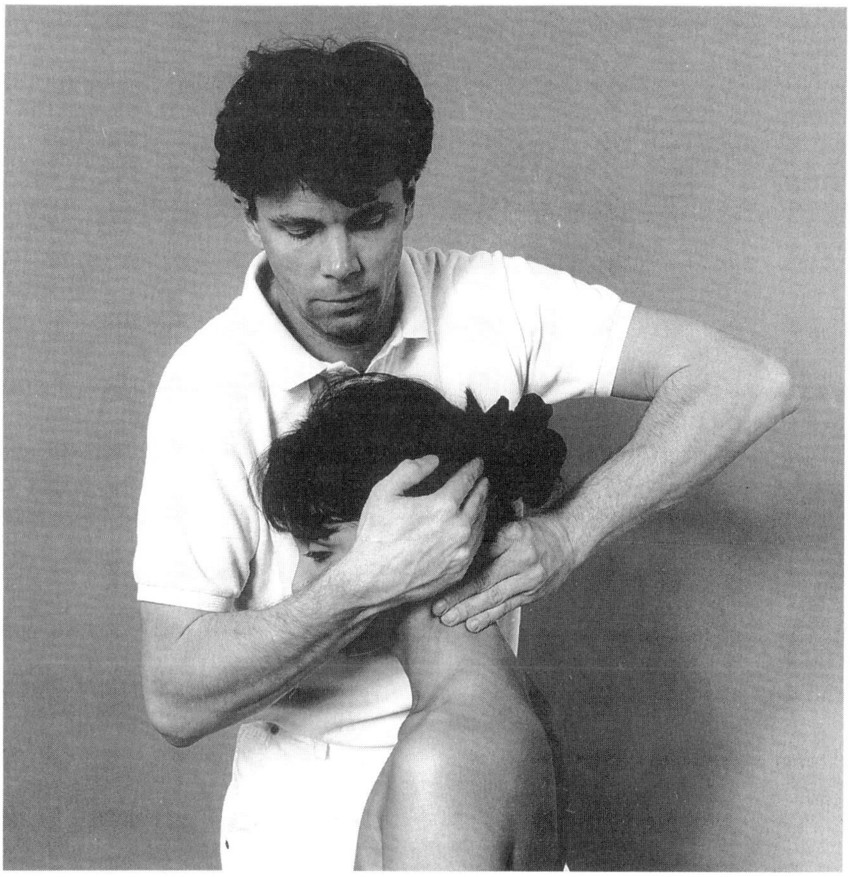

Ventrokaudale Vibration C2-C3.

AUSGANGSHALTUNG DES PATIENTEN

Auf einem Stuhl sitzend, den Rücken angelehnt.

AUSGANGSHALTUNG DES THERAPEUTEN

Neben dem Patienten stehend.

AUSFÜHRUNG

Der Therapeut umfaßt den Kopf und die Axis des Patienten mit einer Hand und einem Teil des Unterarms von ventral her. Die Hand befindet sich dabei lateral am Kopf, die Finger am Hinterkopf. Die ulnare Handseite umfaßt in diesem Fall *(vgl. Abbildung oben)* C2, im Prinzip also jeweils den kranialen Wirbel des zu behandelnden Segments.
Die andere Hand berührt mit den Spitzen von Daumen und Zeigefinger beide Processus transversi des kaudalen Wirbels des jeweiligen Segments.
Der Therapeut hat zunächst beide Knie leicht gebeugt; um eine segmentale Separation und eine Stabilisierung der HWS zu erreichen, streckt er diese nun. Die kaudale Hand führt dann Vibrationen und oszillierende Bewegungen in einer Richtung aus, die senkrecht zur Verbindungslinie zwischen Segment und Orbita liegt. Hierdurch kommt es zu einer Distraktion der Fazettengelenke an beiden Seiten des zu behandelnden Segments.

Diese Technik läßt sich auch auf eine Seite beschränken.
In der beschriebenen Ausgangshaltung läßt sich auch eine Mobilisierung durchführen.

Paravertebrale Querfriktion C2-C7 mit gleichzeitiger HWS-Flexion

Vgl. dazu die Abbildung zur zuvor beschriebenen Anwendung. Einziger Unterschied ist, daß nun der dorsale Arm in die Richtung der Orbita zeigt.

AUSGANGSHALTUNG DES PATIENTEN

Auf einem Stuhl sitzend, den Rücken angelehnt.

AUSGANGSHALTUNG DES THERAPEUTEN

Neben dem Patienten stehend.

AUSFÜHRUNG

Der Therapeut umfaßt den Kopf des Patienten mit einer Hand und einem Teil des Unterarms. Dabei liegt die Handfläche dem Kopf lateral an, die Finger am Hinterkopf. Ohne den Kopf zu rotieren oder seitlich zu neigen, wird er nun am Sternum des Therapeuten fixiert. Dabei darf kein Druck auf die Ohren ausgeübt werden.
Die andere Hand liegt nun so am Nacken, daß der Daumen auf einer und die übrigen Finger auf der anderen Seite den Processus transversi anliegen. Daumen und Zeigefinger des Therapeuten zeigen dabei in Richtung der Orbita.

Dann erfolgt zunächst im oberen, anschließend im unteren HWS-Bereich eine Beugebewegung, wobei Daumen und Zeigefinger die Nackenmuskulatur zusammendrücken und nach dorsal verschieben. Man beginnt die Anwendung bei C2-C3; die Beugebewegung reicht dann auch nicht weiter als bis zu diesem Segment. So wird die dorsal liegende Hand Segment für Segment nach kaudal verschoben, während die zervikale Flexion entsprechend folgt. Man arbeitet sich bis C6-C7 vor.
Jede Beugebewegung der HWS wird jeweils wieder aus der Ausgangsstellung heraus eingenommen.

Auf die gleiche Weise können nun auch die gekoppelten Bewegungen (gemäß den „coupling patterns": Rotation mit homolateraler Seitneigung) erfolgen. Dabei wird der Druck vornehmlich an der konvexen Seite ausgeübt.

Paravertebrale Querfriktion C0-C1 mit gleichzeitiger heterolateraler Seitneigung und gekoppelter (= gleichsinniger) Rotation

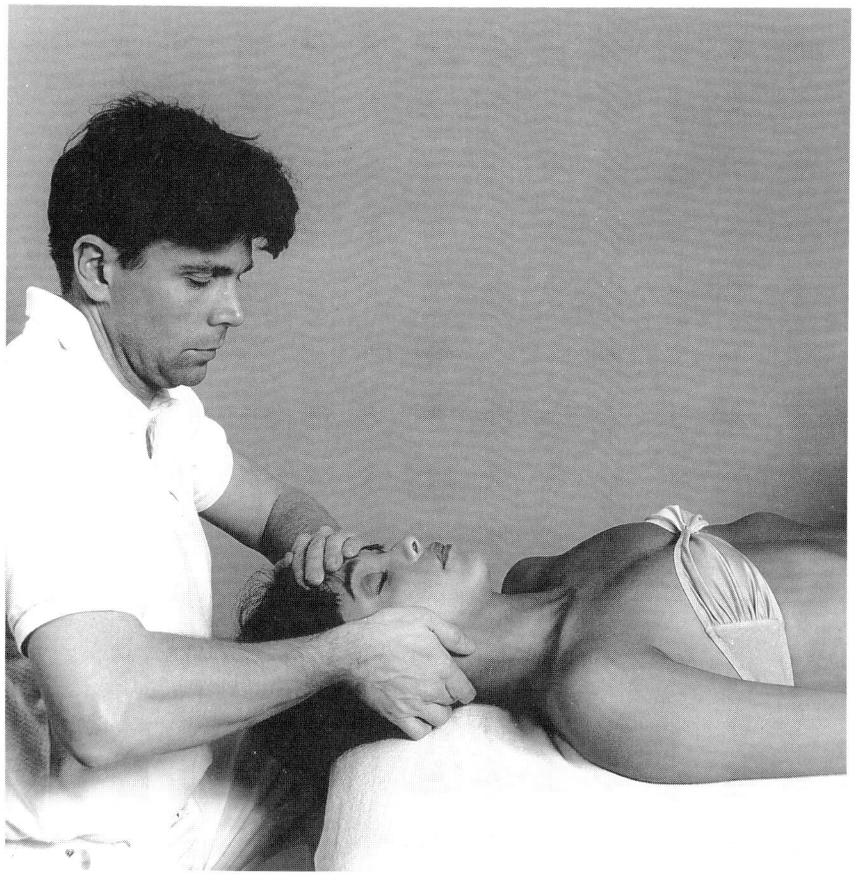

Ausgangshaltung des Patienten

Rückenlage, die Arme dabei entspannt am Körper.

Ausgangshaltung des Therapeuten

Kranial des Patienten stehend oder sitzend.

Ausführung

Mit der Hand auf der Stirn des Patienten stabilisiert der Therapeut zunächst dessen Kopf. Dann wird der Kopf in leichte hochzervikale heterolaterale Seitneigung gebracht. Mit dem Zeige- und/oder Mittelfinger der anderen Hand ergreift der Therapeut nun die subokzipitale paravertebrale Muskulatur und bewegt sie nach lateral und ventral, während der Kopf zugleich leicht zur betroffenen Seite hin gedreht wird.

Paravertebrale Querfriktion C1-C2 mit gleichzeitiger heterolateraler Seitneigung und gekoppelter (= gleichsinniger) Rotation

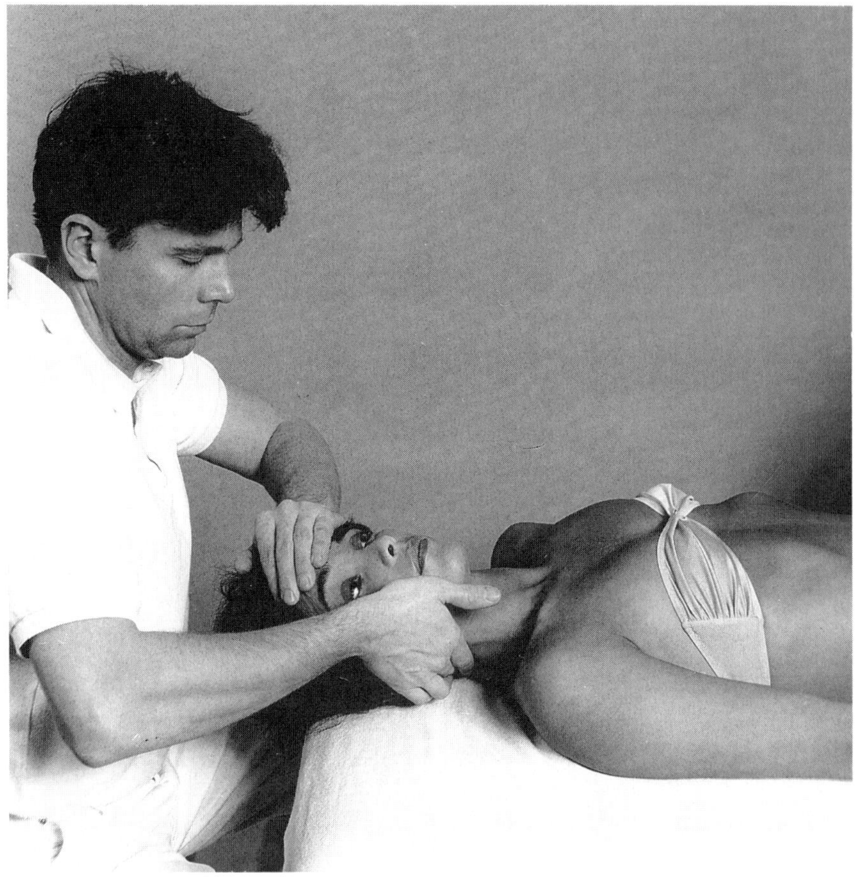

AUSGANGSHALTUNG DES PATIENTEN

Rückenlage, die Arme neben dem Körper.

AUSGANGSHALTUNG DES THERAPEUTEN

Kranial des Patienten stehend oder sitzend.

AUSFÜHRUNG

Wie bei der vorigen Anwendung (bei C0-C1) wird der Kopf auch hier zunächst in hochzervikale heterolaterale Seitneigung gebracht und anschließend die paravertebrale Muskulatur zwischen Atlas und Axis mit Zeige- oder Mittelfinger von medial her angehakt. Während die Muskulatur nach lateral und ventral verschoben wird, führt die heterolaterale Hand des Therapeuten mit dem Kopf des Patienten eine homolaterale Rotationsbewegung aus. Dabei ist eine erheblich größere Bewegungsamplitude möglich als bei der oben beschriebenen Technik in Höhe C0-C1.

Paravertebrale Querfriktion C2-C7 mit gleichzeitiger heterolateraler Seitneigung und gekoppelter (= gleichsinniger) Rotation

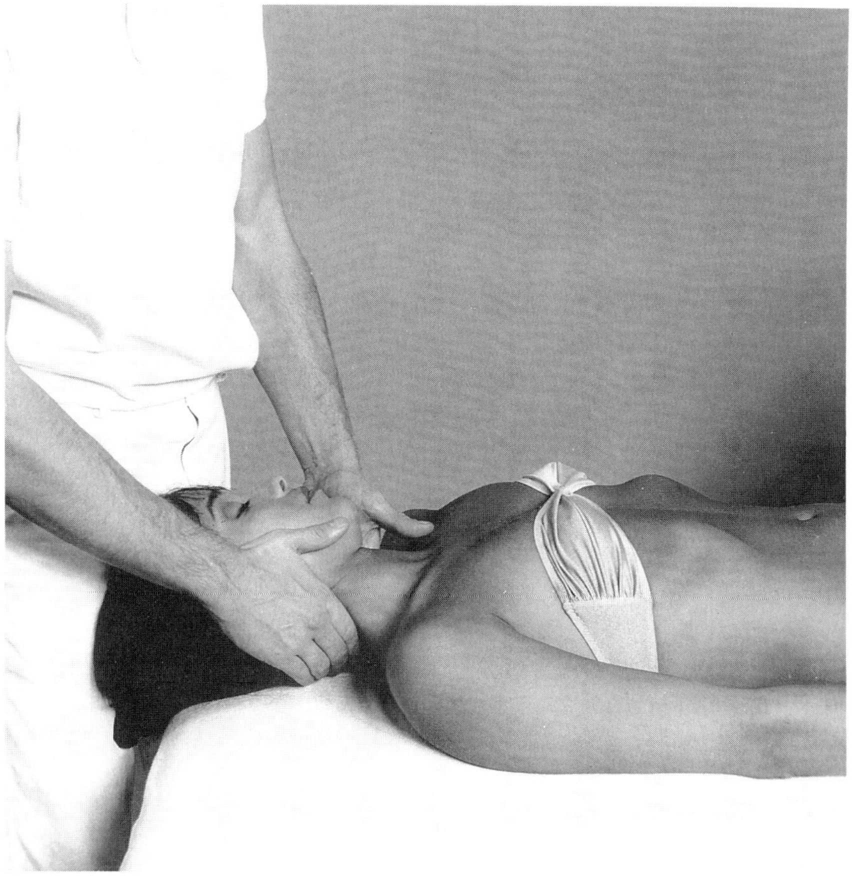

Paravertebrale Querfriktion bei heterolateraler Seitneigung und gekoppelter Rotation von C2-C3.

AUSGANGSHALTUNG DES PATIENTEN

Rückenlage, die Arme entspannt neben dem Körper.

AUSGANGSHALTUNG DES THERAPEUTEN

Kranial des Patienten stehend oder sitzend.

AUSFÜHRUNG

In Höhe C3 legt der Therapeut Zeige- und Mittelfinger der homolateralen Hand an den medialen Rand der paravertebralen Muskulatur. Die übrigen Finger befinden sich in Höhe C1 und C2. Zeige- und Mittelfinger der heterolateralen Hand werden an der homolateralen Seite an die Processus spinosi von C4 (und weiter kaudal) gesetzt.
Während die andere Hand den kaudalen Wirbel stabilisiert, führt die homolaterale Hand nun eine Dehnung der Muskulatur durch lateral-, ventral- und orbitalwärts gerichtete Bewegungen aus. So kommt es im zu behandelnden Segment zu einer gekoppelten Bewegung in Flexion (gleichsinnige Seitneigung und Rotation).

Auf analoge Weise werden die übrigen Segmente bis einschließlich C6-C7 behandelt.

Gekoppelte Bewegungen lassen sich auch mit Extension ausführen; die kaudale Hand ist dann die bewegende, die kraniale die fixierende.

Wenn man den Kopf von vorneherein in Seitneigung lagert, wird die Koppelung mit der Rotation noch verstärkt. Bei der Flexionsbewegung erfolgt die Seitneigung heterolateral zur bewegenden Hand, bei der Extension homolateral dazu.

Allgemeine Distraktion

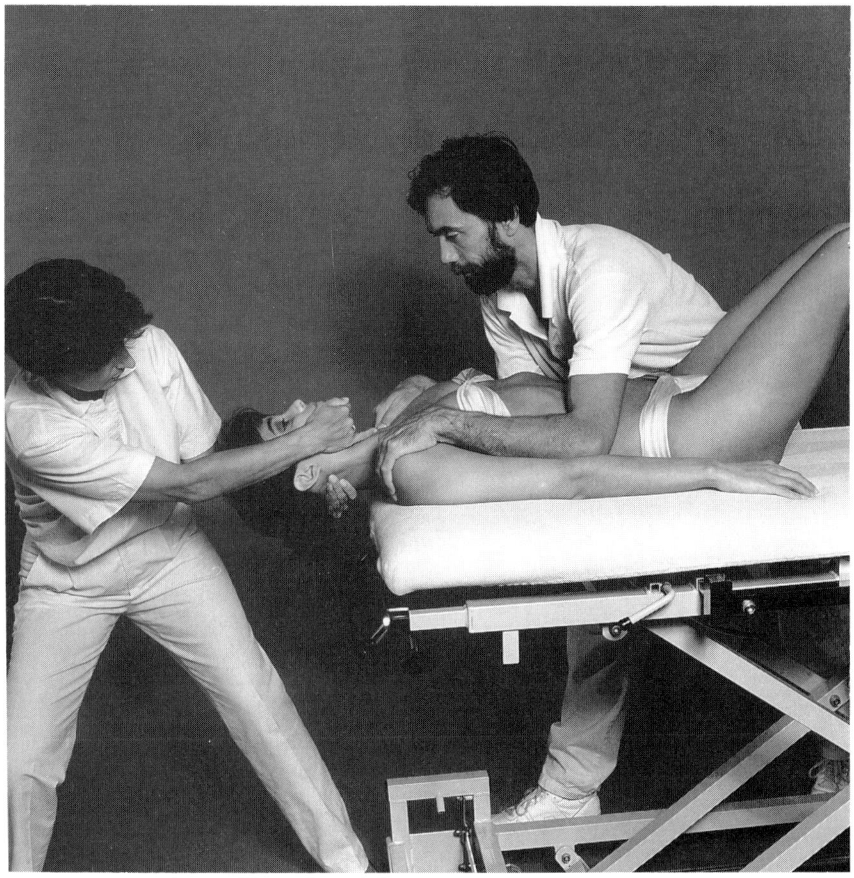

Ausgangshaltung des Patienten

Rückenlage auf der Behandlungsliege, der Kopf in Neutralstellung, die Arme entspannt neben dem Körper.

Ausgangshaltung des Therapeuten

Am Kopfende stehend.
Die Untersuchungsliege ist auf Höhe des Trochanter major eingestellt.

Ausgangshaltung des Assistenten

In Beckenhöhe neben dem Patienten stehend.
Wenn der Patient liegt, hält der Assistent die Schultern des Patienten mit seinen Händen von oben, während die Unterarme zu beiden Seiten des Patienten liegen. Bei der später auszuübenden Traktion hat er den Patienten vollkommen zu fixieren.

Ausführung

Der Patient setzt sich zunächst mit in Hüften und Knien gebeugten Beinen auf die Liege. Dabei soll die Wirbelsäule so gut wie möglich in der Neutralstellung gehalten werden. Der Therapeut legt eine Hand in den Nacken (bei einem rechtshändigen Therapeuten wird dies die linke Hand sein), die andere auf den oberen BWS-Bereich des Patienten.

Nun wird der Patient aufgefordert, sich langsam hinzulegen, ohne dabei die Wirbelsäule zu beugen. Dabei stützt ihn der Therapeut so gut wie möglich.

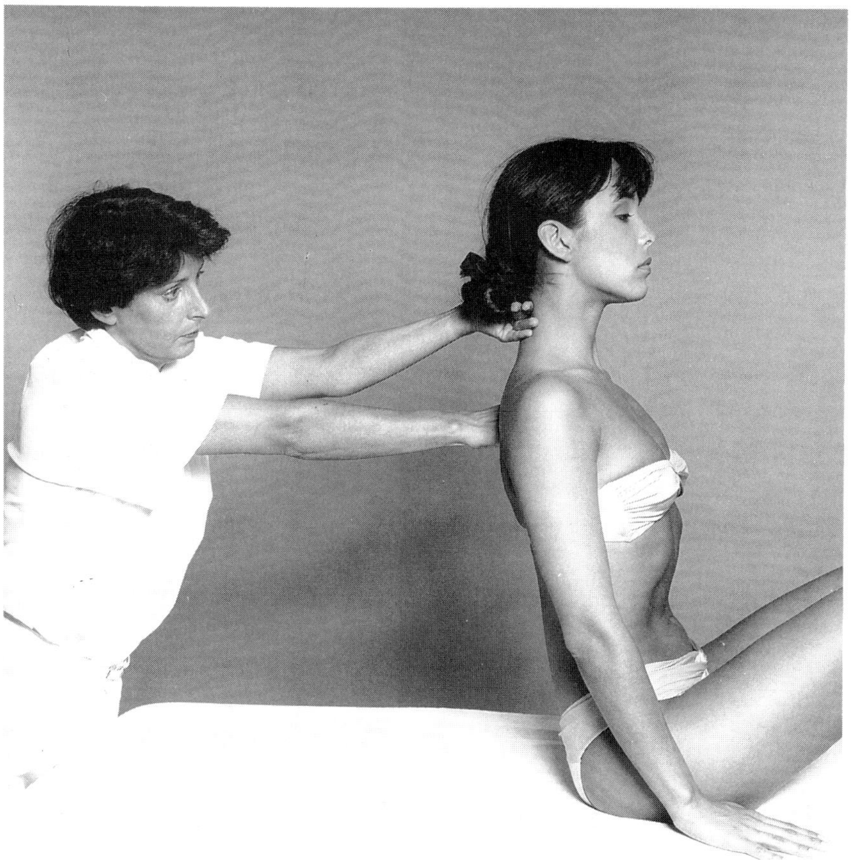

Aus der Sitzhaltung nimmt der Patient mit Hilfe des Therapeuten die Rückenlage ein.

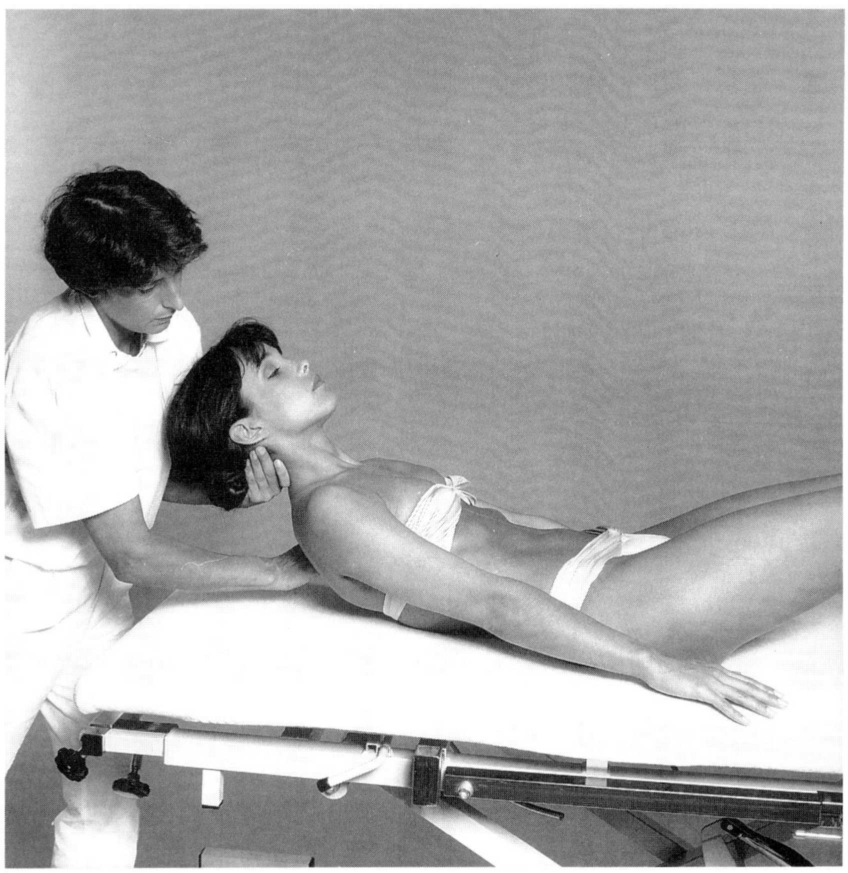

Während der gesamten Bewegung gibt der Therapeut Unterstützung.

Hat der Patient zu große Schmerzen oder zusätzlich auch Rückenbeschwerden, so ist es ratsam, ihn über die Seitenlage in die Rückenlage übergehen zu lassen. Sobald der Patient auf dem Rücken liegt, legt der Therapeut die Position fest, in der die Distraktion durchgeführt werden soll. Diese hängt nämlich vom Gewicht des Therapeuten und des Patienten ab. Bei leichtgewichtigen Therapeuten muß der Patient mit dem Kopf über dem Rand der Untersuchungsbank liegen. Ist der Therapeut dagegen schwerer, so kann der Patient mit dem Kopf liegen bleiben, wobei eventuell ein Kissen unter die obere BWS gelegt werden kann.

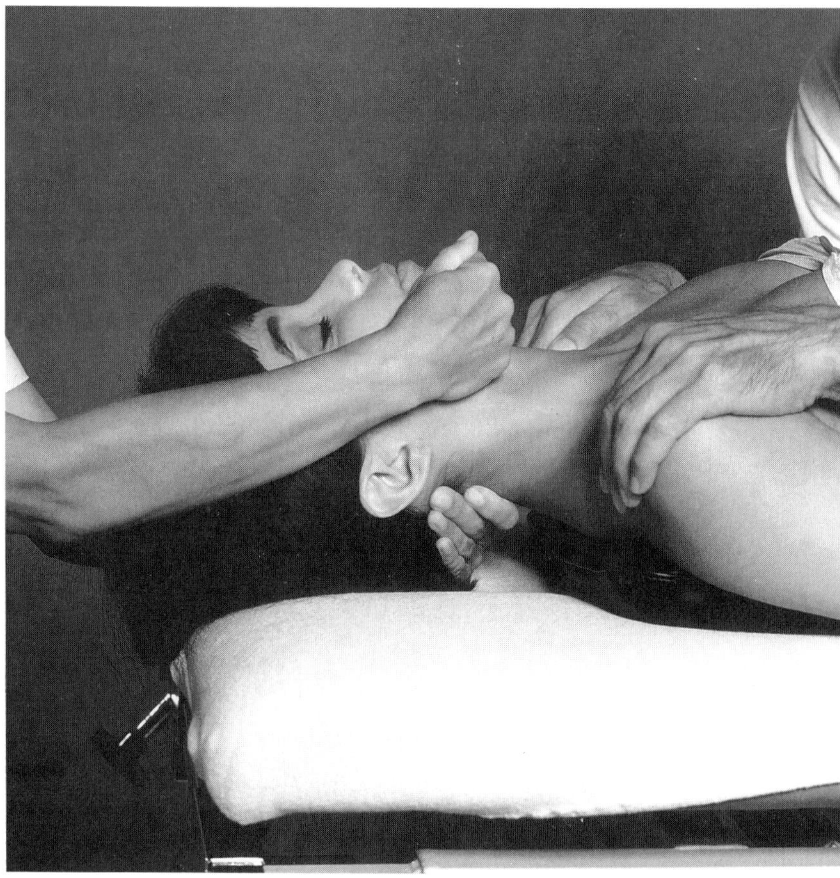

Ist der Therapeut schwerer als der Patient, so legt man ein Kissen unter die obere BWS. Der Kopf des Patienten ruht auf der Untersuchungsliege.

Bei der Funktionsuntersuchung wurde eine Probetraktion im Sitzen in drei verschiedenen Positionen durchgeführt:
- in Neutralstellung
- in leichter Flexion
- in leichter Extension

In Rückenlage wird dies nun wiederholt. Die meisten Patienten empfinden die Probetraktion in der Neutralstellung am angenehmsten. Besteht dagegen eine Beugeschonhaltung, so sollte man die Distraktion auch in (geringstmöglicher) Flexion durchführen.
Der Therapeut umfaßt den Kopf des Patienten von dorsal her so, daß die radiale Seite seines Zeigefingers am Hinterkopf liegt. Die andere Hand liegt auf dem Kinn, wobei darauf zu achten ist, daß es nicht zu einer Kompression der ventralen Halsstrukturen kommt. Oft müssen Ring- und Kleinfinger daher gestreckt gehalten werden.

Sehr wichtig ist, daß der Therapeut keine Armbanduhr oder Schmuck trägt, da es sonst zu Druck mit entsprechender Abwehrspannung kommen kann. Ist der Patient Gebißträger, so empfiehlt es sich, entweder die Prothese herauszunehmen oder ein Stück Schaumgummi zwischen Ober- und Unterkiefer zu legen.

Der Therapeut setzt nun den linken Fuß auf die Unterseite der Liege, falls sich der Rand der Liegefläche senkrecht über dem Untergestell befindet. Verfügt man nicht über eine solche Liege, so sollte man eine entsprechende Anpassung vornehmen, um die empfohlene Ausgangshaltung zu gewährleisten. Nun streckt der Therapeut beide Arme, so daß es zu einer Distraktion der HWS, insbesondere der mittleren und unteren Partie kommt.
Nach einer Untersuchung von Klein Rensink (1991, persönliche Mitteilung) kommt es zwischen Hinterkopf und C1 sowie zwischen C1 und C2 kaum zu einer Traktion.

Die angewendete Traktion darf niemals zu Beschwerden oder Abwehrspannung führen. Sie wird nur für einige Sekunden gehalten und dann allmählich verringert.
Nun dreht sich der Patient auf die Seite. Dabei ist es vor allem bei Patienten mit Rückenbeschwerden wichtig, die Bauchmuskeln anzuspannen. Der Kopf wird kontinuierlich vom Therapeuten unterstützt.

Die Anwendung kann auch manipulativ durchgeführt werden. Vorher sollte man sich allerdings vergewissern, daß die Diagnose richtig ist und daß keine Kontraindikationen vorliegen.

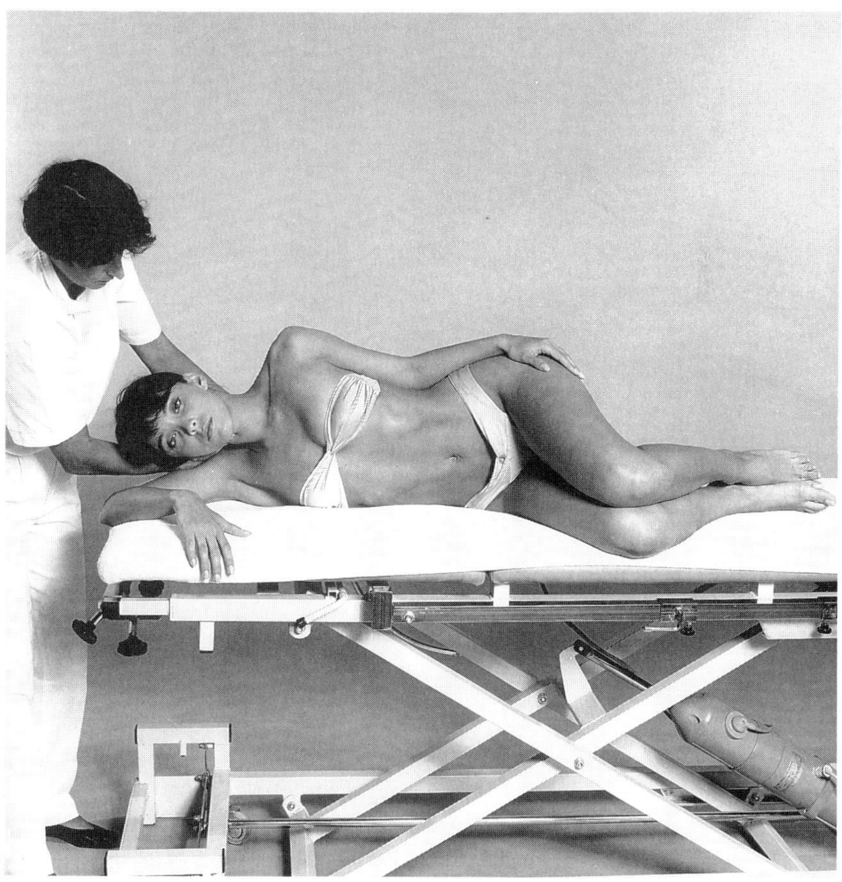

Der Patient dreht sich aus der Rücken- in die Seitenlage.

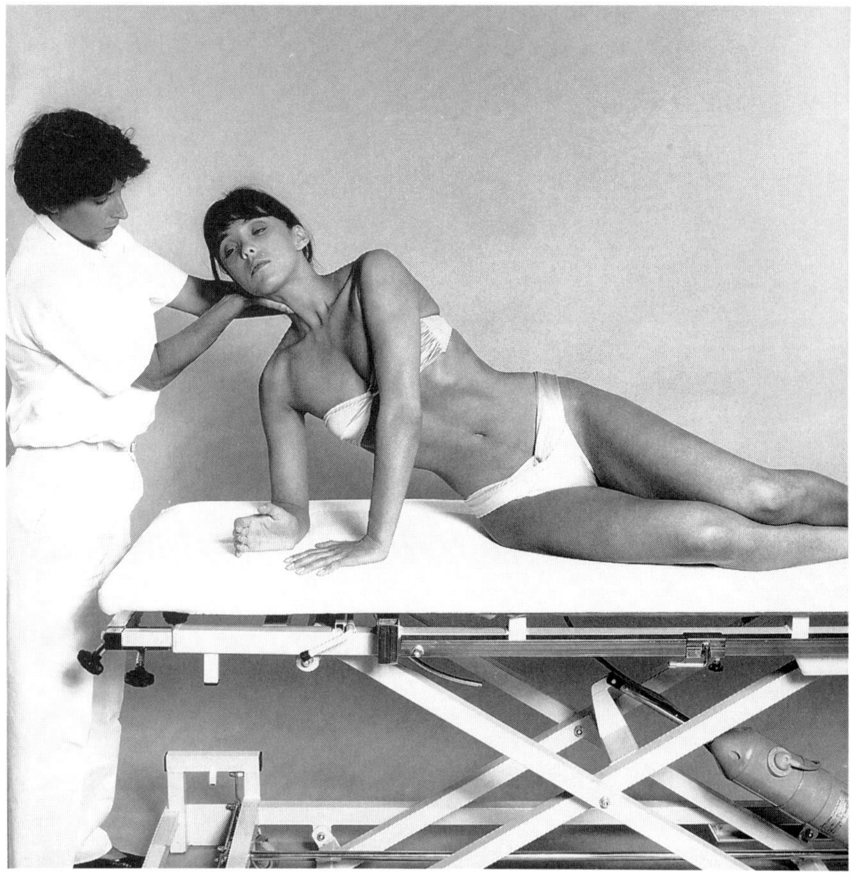

Unterstützt durch die Arme und bei angespannten Bauchmuskeln setzt sich der Patient. Der Kopf wird dabei vom Therapeuten unterstützt.

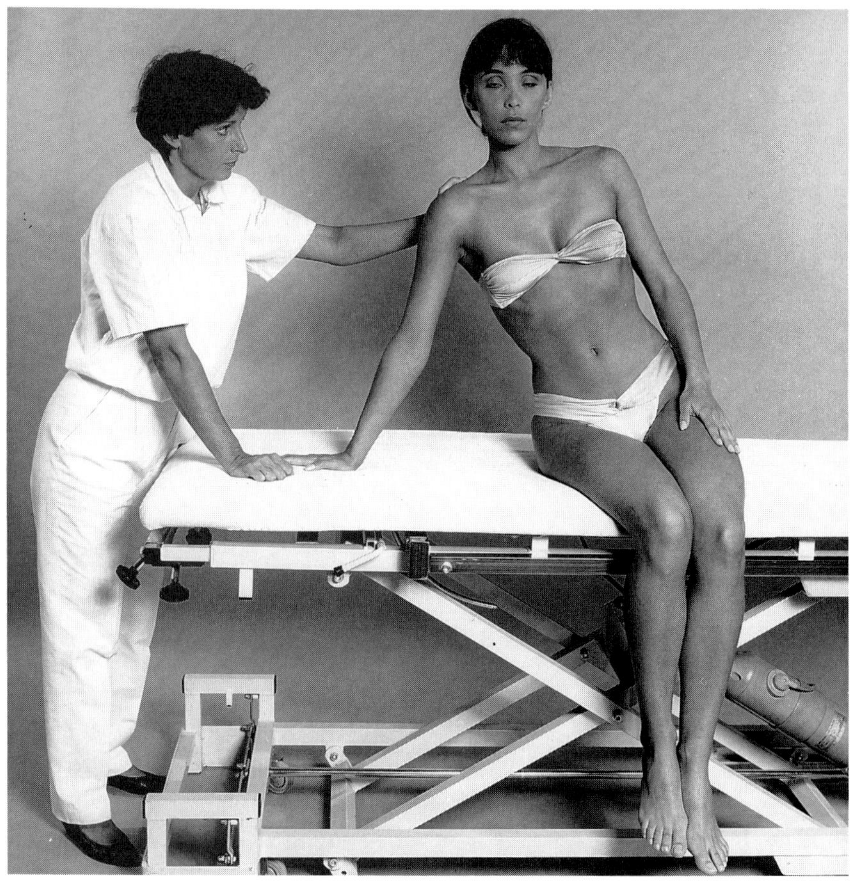

Der Patient sollte die Neutralstellung der Wirbelsäule so weit wie möglich beibehalten.

Die Distraktion ist bei Patienten unter 45 Jahren mit primär bandscheibenbedingten Erkrankungen indiziert.
Ideale Indikationen sind:
- unilateraler Nacken-Schulterblattschmerz
- bilateraler Schulterblattschmerz

Auch bei Patienten über 45 Jahre, die morgens beim Erwachen über Kopfschmerzen klagen, kann diese Behandlung empfohlen werden.

Bei Kindern, Jugendlichen und allgemein hypermobilen Patienten sollte der Nacken vor der Distraktion rotiert werden. Die Rotationsbewegung ist jeweils die am wenigsten schmerzhafte (*vgl. Allgemeine Rotationsdistraktion*).

Nach jeder Distraktion wird erneut getestet. Solange Verbesserungen auftreten, kann die Technik wiederholt werden (maximal drei Distraktionen je Sitzung). Danach folgt allgemeine Rotationsdistraktion.

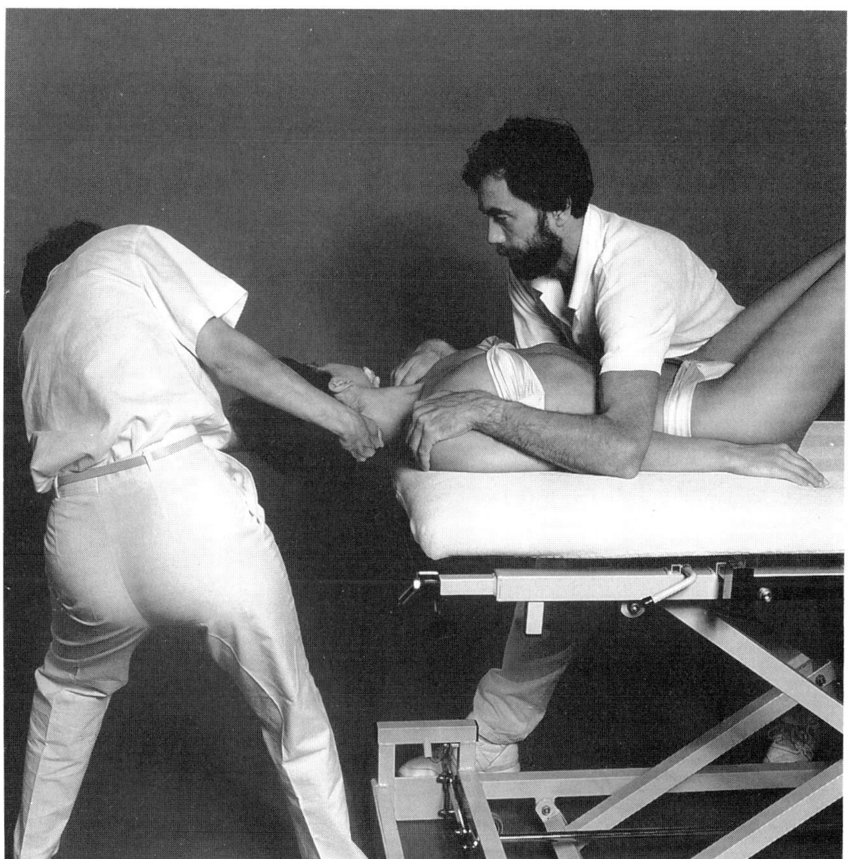

Allgemeine Rotationsdistraktion

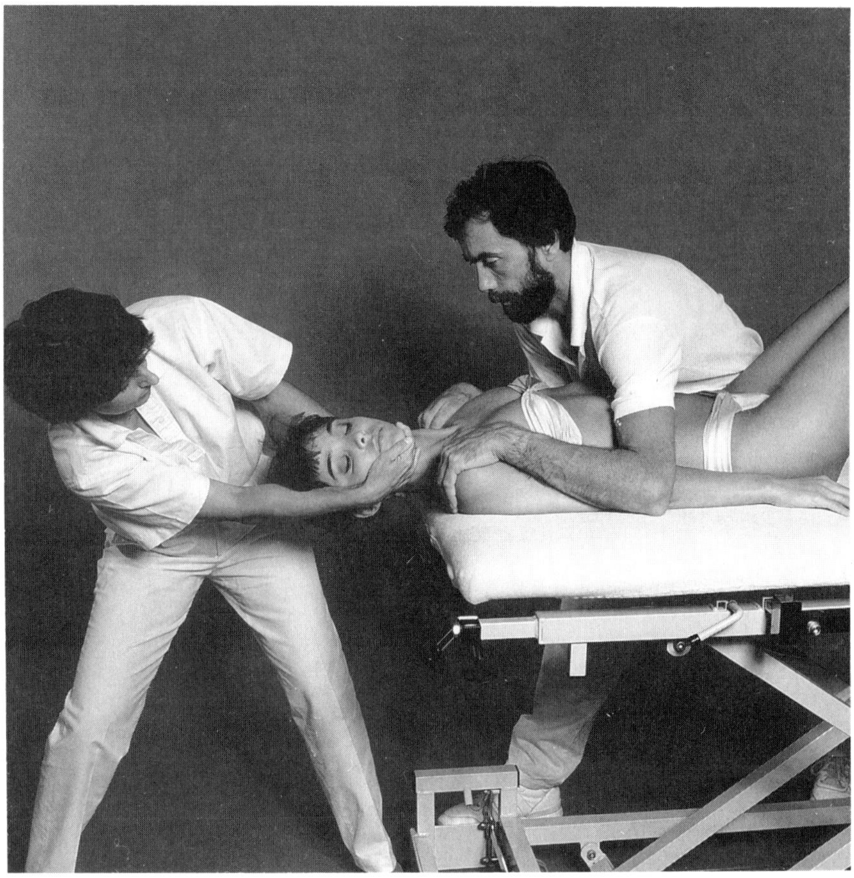

Zunächst führt man die nicht oder am wenigsten schmerzhafte Rotation aus. Dabei wird die Bewegungsamplitude anfänglich nur zu etwa einem Drittel beansprucht.

AUSGANGSHALTUNG DES PATIENTEN

Vgl. *Allgemeine Distraktion.*

AUSGANGSHALTUNG DES THERAPEUTEN

Vgl. *Allgemeine Distraktion.*

AUSGANGSHALTUNG DES ASSISTENTEN

Vgl. *Allgemeine Distraktion.*

AUSFÜHRUNG

Die Ausführung ist im wesentlichen die gleiche wie unter *Allgemeine Distraktion* beschrieben, wobei der Therapeut allerdings den Kopf unter Traktion langsam rotiert. Bei Rechtsrotation umfaßt der Therapeut das Kinn des Patienten mit seiner rechten, bei Linksrotation mit der linken Hand.

Auch hier ist es entscheidend, daß bei der Anwendung keinerlei Beschwerden oder Abwehrspannung auftreten.

Zunächst wird stets die nicht oder am wenigsten schmerzhafte Rotationsrichtung gewählt.

Ist während der Rotation ein Knacken zu hören, wird die Anwendung sofort unterbrochen und der Patient erneut untersucht. Dasselbe gilt nach jeder ausgeführten Rotation. Bei spürbarer Besserung wird die Anwendung maximal zweimal wiederholt. Dann wird die Rotation vollständig ausgeführt. Nimmt nach dreimaliger Durchführung die Bewegungsamplitude zu oder nehmen die Beschwerden ab, so kommt die schmerzhaftere Seite an die Reihe. Hier gelten dieselben Voraussetzungen. Wird ein Knacken gehört, ist der Patient erneut zu untersuchen - in der Annahme, daß die Behandlung bereits ein Ergebnis gezeitigt hat.

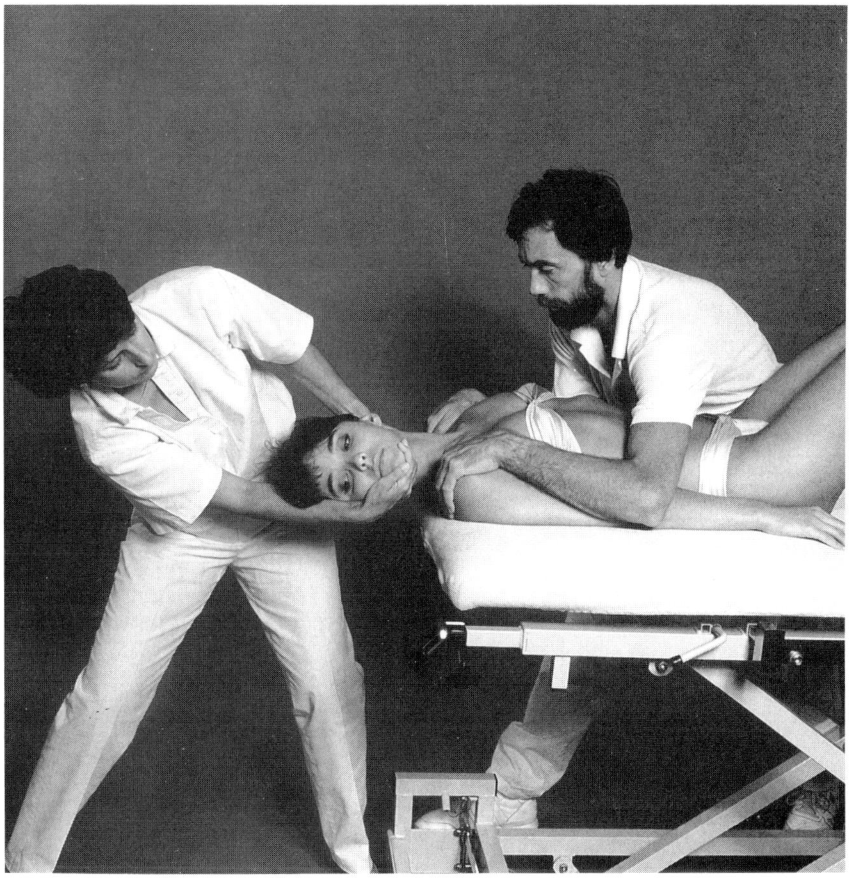

Vollständige Rotationsdistraktion.

Bleiben Beschwerden oder Abwehrspannung aus und läßt sich die Bewegung ohne Knacken bis zum Anschlag ausführen, ergeben sich folgende Möglichkeiten:
- zur Ausgangsposition zurückkehren und den Patienten erneut untersuchen
- zum Ende der Bewegung hin etwas mehr axiale Traktion geben
- die Rotation am Bewegungsende noch etwas weiter führen
- die beiden vorigen Möglichkeiten kombinieren

Alle genannten Möglichkeiten lassen sich auch manipulativ durchführen. Wie erwähnt, sollte man sich dann der Diagnose sehr sicher sein und *sämtliche Kontraindikationen beachten.*

Die Indikationen für die Rotationsdistraktion entsprechen denen der *Allgemeinen Distraktion.*
Bei bilateralen Nacken-Schulterblattbeschwerden ist es allerdings ratsam, nur eine geringe Rotationsbewegung auszuführen.

Verlauf

Vielen Patienten ist mit der Verordnung einer Halskrause für einige Tage oder Wochen geholfen. Bei nächtlichen Beschwerden sollte die Krause auch nachts anbehalten werden. Bestehen die Beschwerden lediglich bei bestimmten Tätigkeiten, so wird die Halskrause auch nur dann getragen.

Es versteht sich von selbst, daß bei allen Patienten mit HWS-Beschwerden als Folge einer Fehlhaltung oder Bandscheibenschädigung eine eingehende Aufklärung und ergonomische Beratung erfolgt.

Ferner sollte der Patient zur Wahrung der wiedererlangten Beweglichkeit und zur Stabilisierung der HWS regelmäßig Übungen ausführen. Die Stabilität der HWS darf nicht ausschließlich vom Tragen einer Halskrause abhängen.
Die Übungen zum Erlangen einer funktionellen Stabilität sind zahlreich; wir beginnen bei unseren Patienten stets mit den einfachsten. Wichtig ist, daß der Patient diese Übungen täglich ausführt und daß sie keinerlei Beschwerden bereiten dürfen. Der Patient stabilisiert den Kopf mit einer oder beiden Händen und übt dann isometrischen Druck nach allen Richtungen aus. Pro Richtung und Seite sollte die Übung zehnmal durchgeführt werden. Während der Übung ist gut durchzuatmen. Die isometrische Anspannung wird jeweils sechs Sekunden durchgehalten; danach erfolgt eine Pause für jeweils einige Sekunden.
Nacheinander werden so Seitneigung nach links, nach rechts, Extension, Links- und Rechtsrotation und Flexion durchgeführt.
Bei der Flexionsübung wird zunächst das Kinn eingezogen; erst dann wird der Kopf nach vorn gedrückt.

Vgl. *Verlauf* unter *Dorsoventrale Mobilisierung* zur Erhaltung der wiedergewonnenen Mobilität.

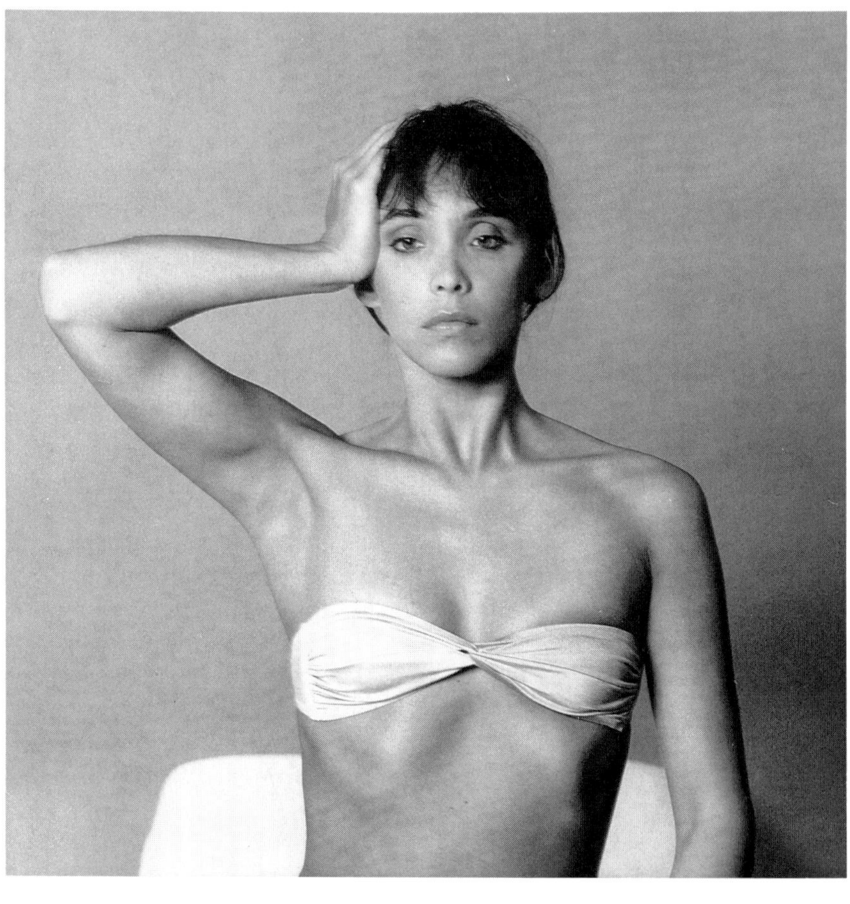

Seitneigung rechts.

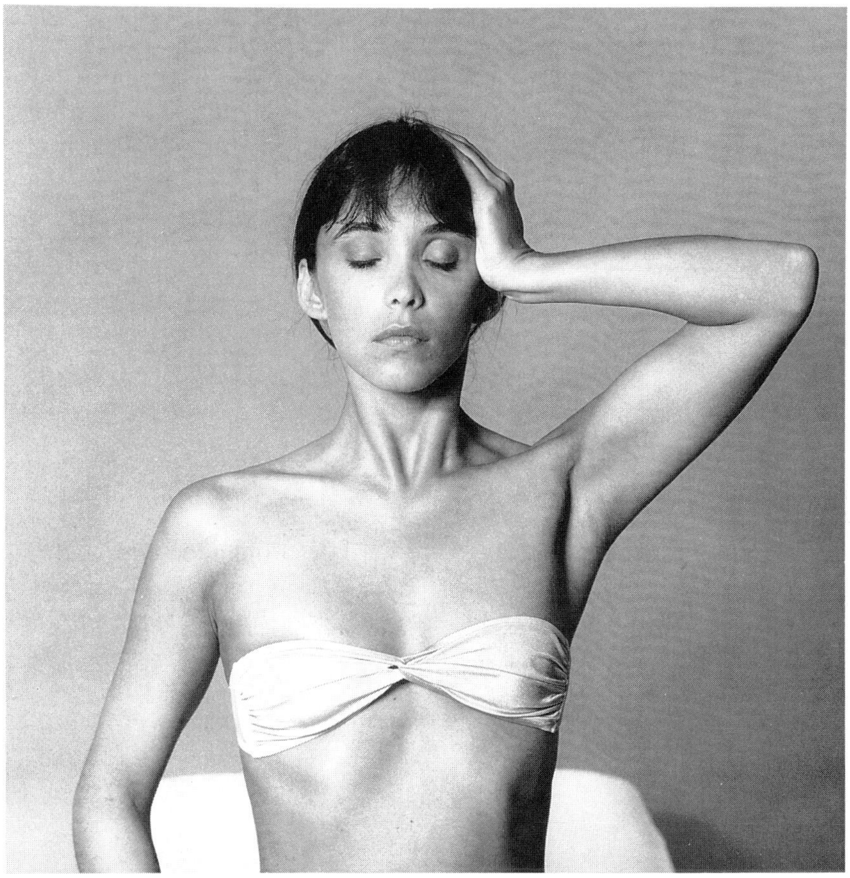

Seitneigung links.

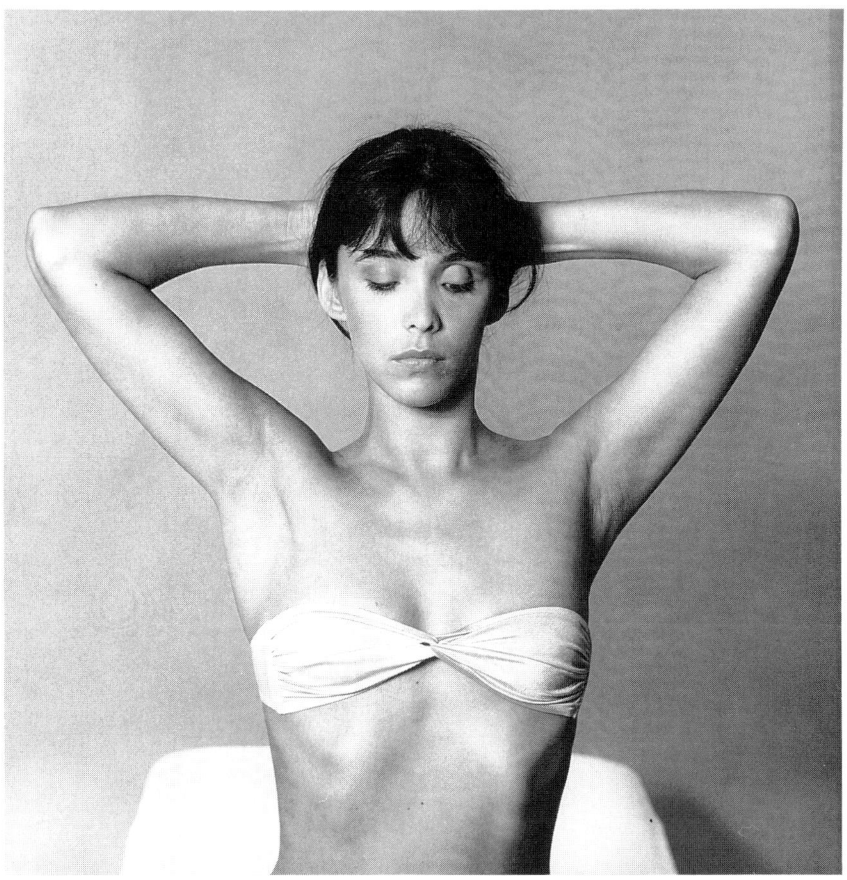

Extension.

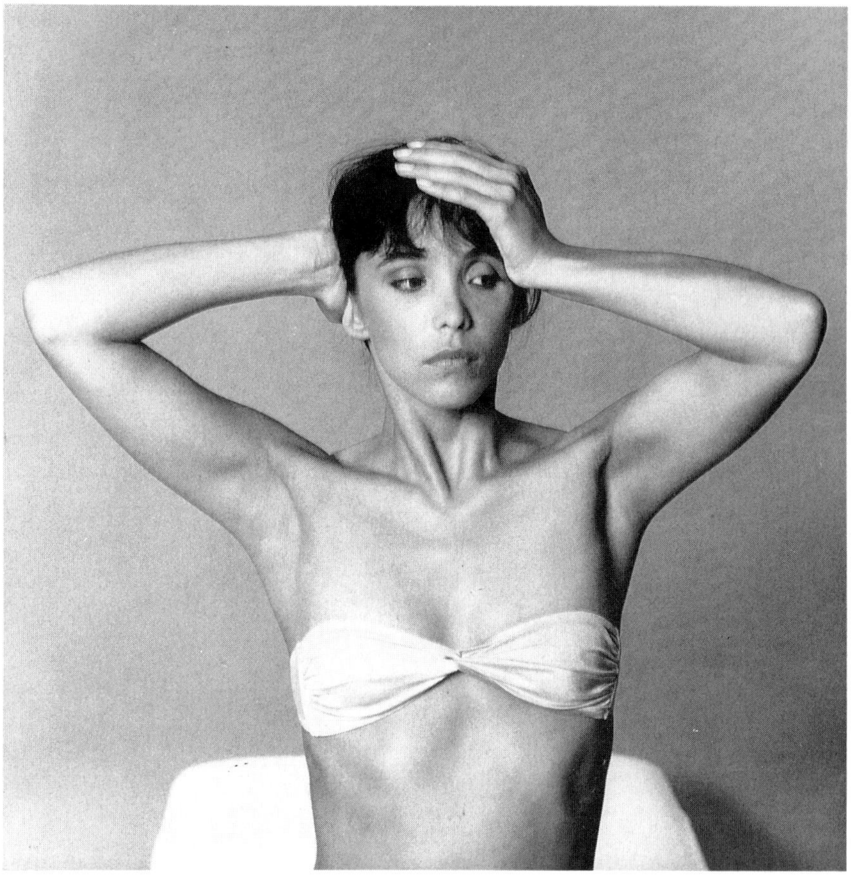

Rotation nach links.

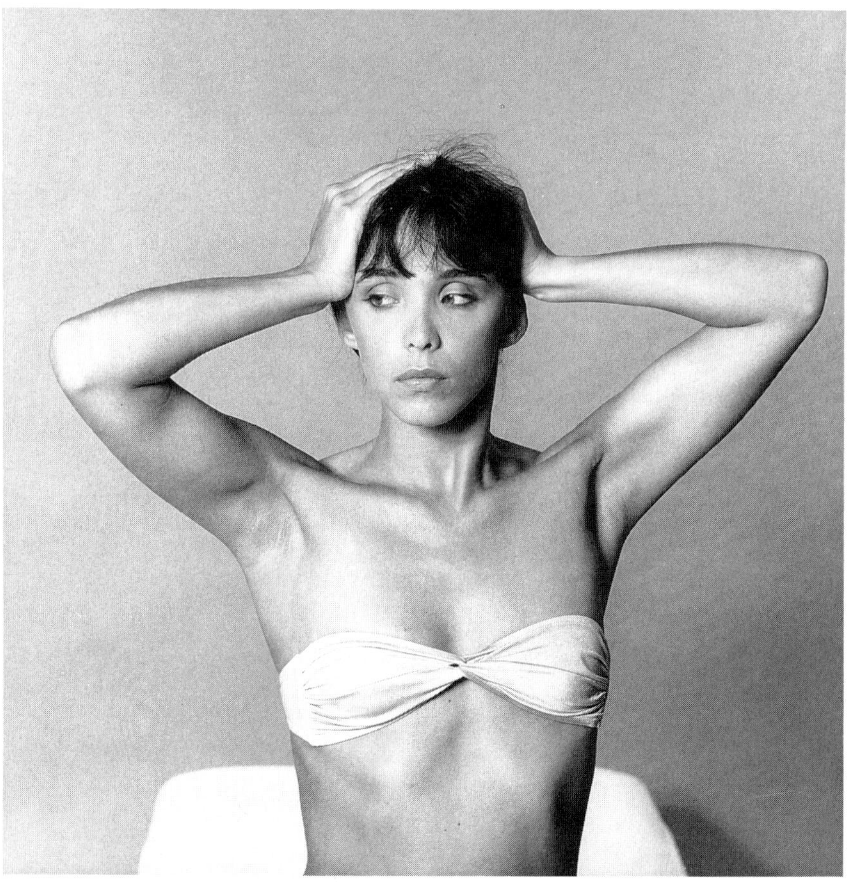

Rotation nach rechts.

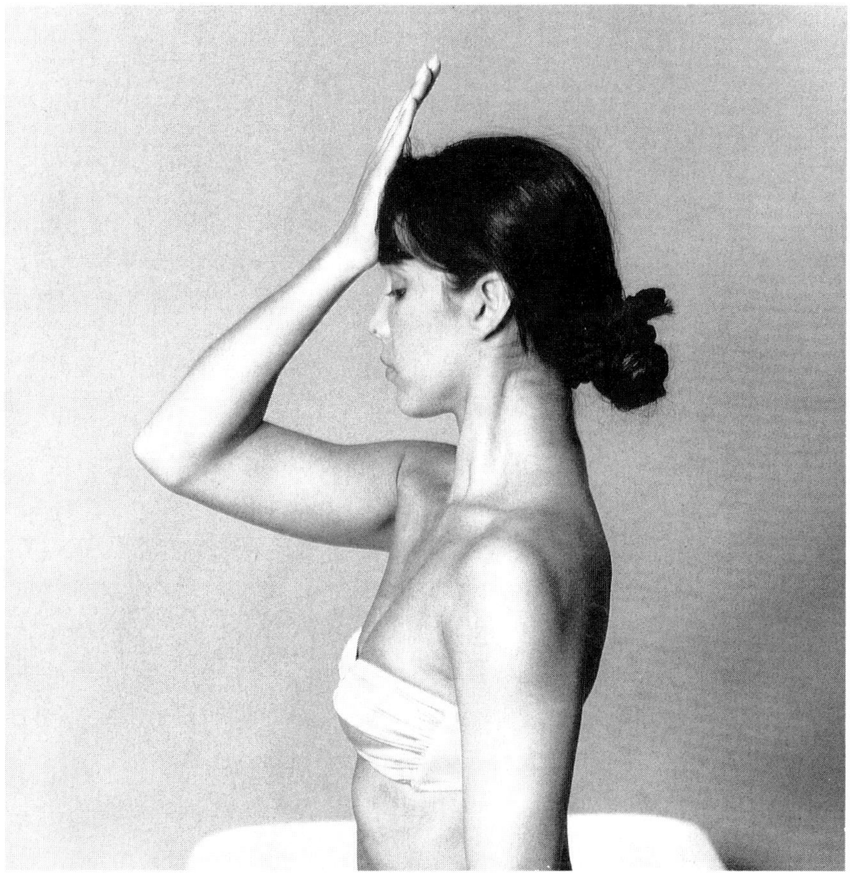

Flexion.

Allgemeine Distraktion mit Seitneigung

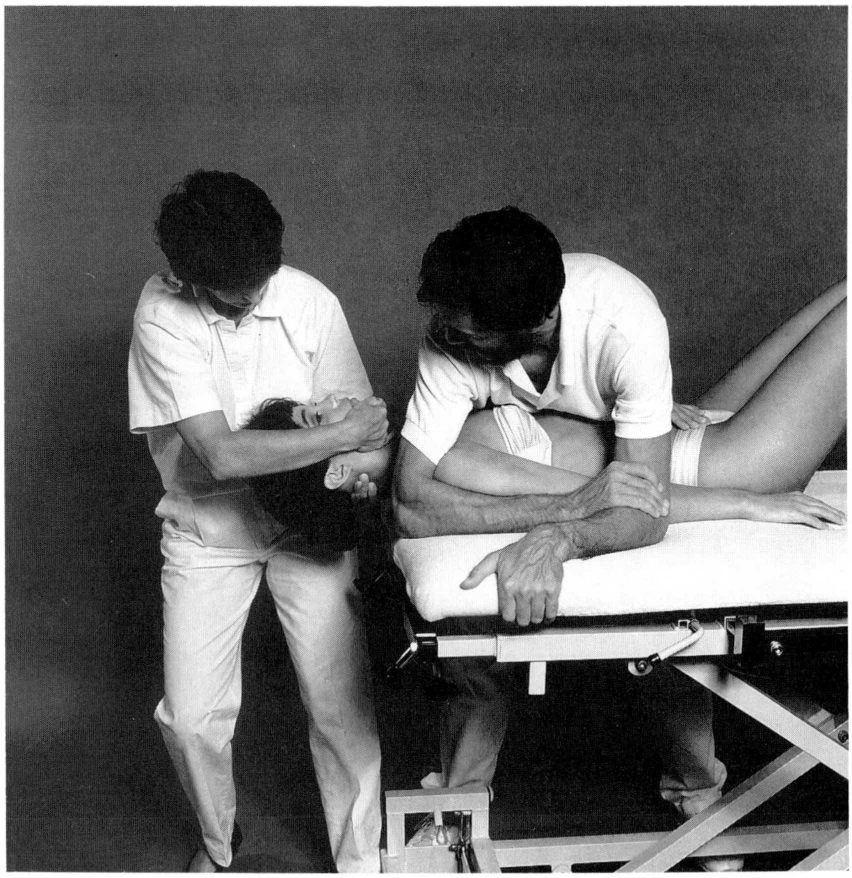

Ausgangshaltung des Patienten

Rückenlage auf der Untersuchungsliege, Kopf in Neutralstellung, die Arme entspannt neben dem Körper. Der Patient sollte so nahe wie möglich an der Seite der Untersuchungsbank liegen, nach der die Seitneigung ausgeführt wird.

Ausgangshaltung des Therapeuten

Der Therapeut steht am Kopfende der Liege, wobei er den linken Fuß gegen das Untergestell setzt. Vgl. dazu die entsprechende Anmerkung unter *Allgemeine Distraktion*. Nun schiebt sich der Patient mit dem Kopf über das Ende der Untersuchungsliege, wobei der Therapeut ihn abstützt und in Neutralstellung hält.
Bei Seitneigung nach links umfaßt der Therapeut das Kinn des Patienten mit der rechten Hand, wobei der Unterarm der rechten Kopfseite anliegt. Beide Arme des Therapeuten sind dabei gebeugt.

Ausgangshaltung des Assistenten

Neben dem Patienten in Höhe dessen Thorax stehend. Bei beabsichtigter Linksseitneigung (*vgl. Abbildung*) steht er auf der linken Seite des Patienten und fixiert die rechte Schulter mit seinem rechten Arm so, daß sein Unterarm in ganzer Länge auf der Liege ruht. Der Ellenbogen des anderen Arms stützt an der rechten Seite des Patienten, die Hand umfaßt den Rand der Liege. Die rechte Hand des Assistenten liegt auf seinem linken Ellenbogen.

Ausführung

Der Therapeut umfaßt den Kopf des Patienten auf die oben beschriebene Weise und verlagert sein Körpergewicht so weit wie möglich auf das gegen das Untergestell gestemmte Bein. Danach verschiebt er das andere Bein nach hinten und zum Assistenten hin, so daß es etwa einen Halbkreis beschreibt. Während dieser Bewegung muß darauf geachtet werden, daß der Kontakt zwischen Händen und Arm des Therapeuten mit dem Kopf des Patienten unverändert bleibt. Durch die beschriebene Bewegung kommt es zur Seitneigung mit Traktion.

Wie auch bei der *Allgemeinen Rotationsdistraktion* führt man die Bewegung zunächst nicht bis zur vollen Bewegungsamplitude, sondern etwa zur Hälfte aus. Sobald ein Knacken zu hören ist, beendet man die Bewegung; der Patient ist erneut zu untersuchen. Stellt sich eine Besserung ein, sollte die Bewegung noch (höchstens) zweimal wiederholt werden. Anschließend geht man bis zum Bewegungsende, wenn dies ohne Beschwerden möglich ist.

Diese Mobilisierung kann auch manipulativ durchgeführt werden.

Die Mobilisierung mit Seitneigung hat zunächst immer zur gesunden Seite hin zu erfolgen. So beginnt man beispielsweise bei rechtsseitigen Schmerzen immer mit einer Seitneigung nach links, auch wenn die Linksseitneigung schmerzhafter ist als die entsprechende Bewegung nach rechts. Man geht hier also anders vor, als bei der Rotationsmobilisierung, wo man zunächst immer die nicht oder am geringsten schmerzhafte Rotation ausführt.
Erst wenn die beschriebene Seitneigung nach dreimaliger Anwendung keinerlei zusätzliche Besserung erbringt, kann die Seitneigung zur schmerzhaften Seite hin erfolgen.

Diese empirischen Regeln sind erstmals von Cyriax (1979) beschrieben worden.

Beim Übergang vom Sitzen zum Liegen und umgekehrt werden die unter *Allgemeine Distraktion* beschriebenen ergonomischen Gesichtspunkte beachtet.

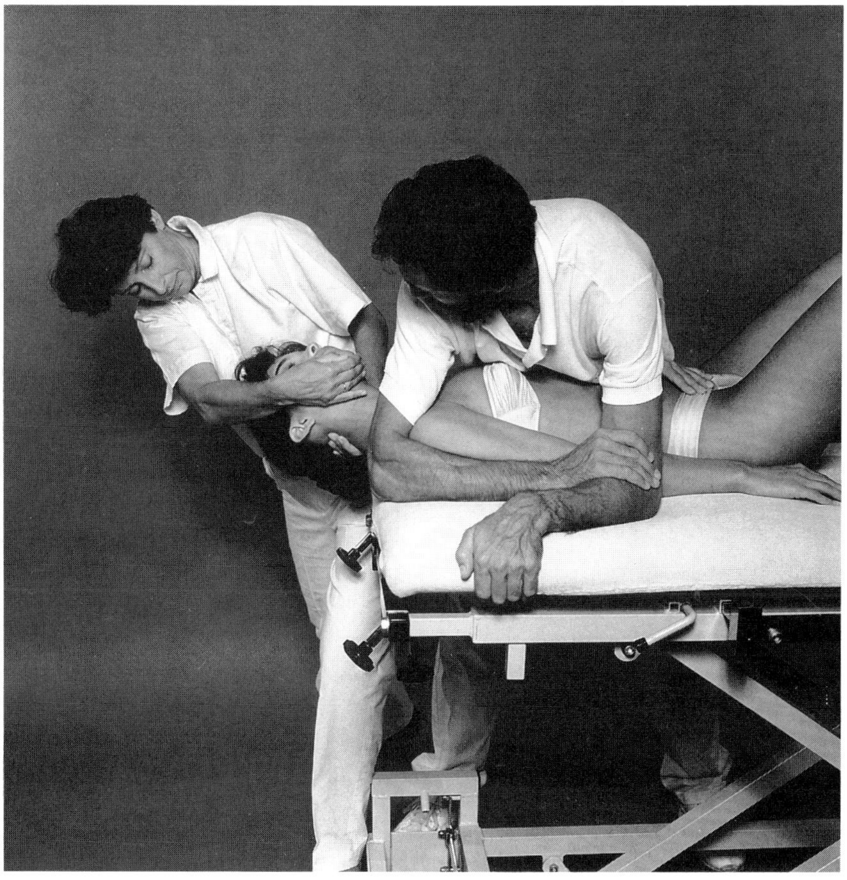

Endstellung.

Lateralverschiebung mit leichter allgemeiner Distraktion

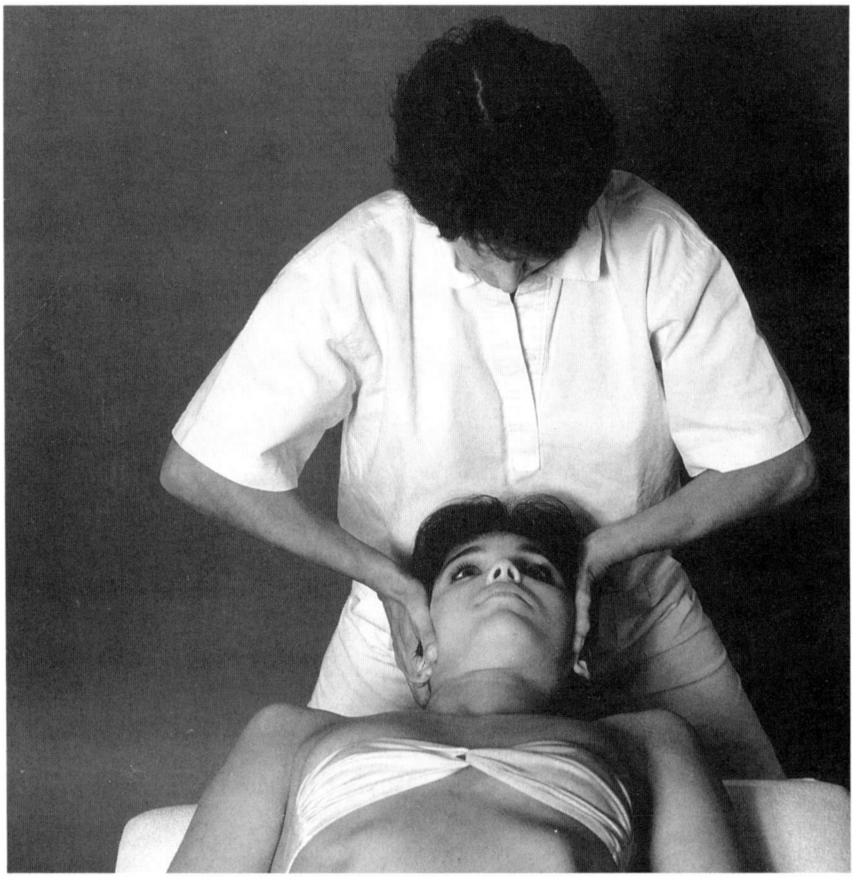

Lateralverschiebung nach links.

AUSGANGSHALTUNG DES PATIENTEN

Rückenlage auf der Untersuchungsliege, der Kopf in Neutralstellung, die Arme entspannt neben dem Körper.

AUSGANGSHALTUNG DES THERAPEUTEN

Am Kopfende stehend.

AUSFÜHRUNG

Der Therapeut umfaßt den Kopf des Patienten mit beiden Händen so, daß die Ohren frei bleiben. Der Patient wird nun aufgefordert, so weit zum Kopfende aufzurücken, daß er frei über dem Rand zu liegen kommt. Unter leichter Distraktion verlagert der Therapeut nun sein Körpergewicht hin und her, ohne dabei jedoch den Kopf des Patienten zu rotieren. Diese Form der Mobilisierung ist insbesondere dann effektiv, wenn eine Distraktion mit Seitneigung vorangegangen ist. Auch ein eventueller Nachschmerz läßt sich auf diese Weise sehr effektiv behandeln.

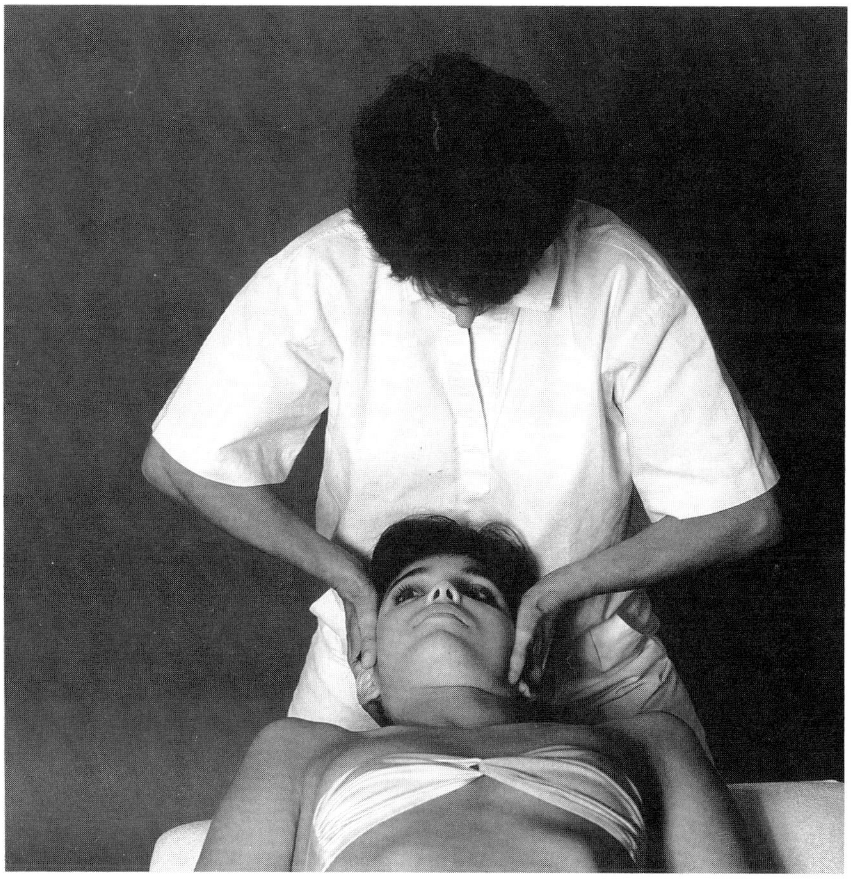

Lateralverschiebung nach rechts.

Manuelle Therapie beim akuten (diskogenen) Torticollis

AUSGANGSHALTUNG DES PATIENTEN

Unter sehr sorgfältiger Unterstützung des Kopfes durch den Therapeuten wird der Patient auf der Behandlungsbank vom Sitzen zum Liegen gebracht. Der Kopf befindet sich in einer antalgischen Haltung und sollte so weit wie möglich in dieser Haltung bleiben.

AUSGANGSHALTUNG DES THERAPEUTEN

Am Kopfende stehend.

AUSFÜHRUNG

In der antalgischen Haltung erfolgt zunächst für 30 Sekunden eine leichte Traktion. Sobald sich der Schmerz verringert, kann die Traktion verstärkt werden. Unter Traktion kann nun versucht werden, den Kopf etwas in Extension zu bringen. Ist dies ohne Schmerzen möglich, so besteht der nächste Schritt darin, die HWS bei leichter Extension aus der antalgischen Rotationsstellung weiter in dieselbe Richtung zu rotieren. Ist auch diese Bewegung ohne weitere Schmerzen durchführbar, so kann unter Traktion zusätzlich auch eine Seitneigung in die schmerzfreie Richtung erfolgen.
Anschließend wird der Patient im Sitzen erneut untersucht. Beim Aufsitzen werden Kopf und Thorax durch den Therapeuten so gut wie möglich unterstützt.

Oft hat sich der Zwangsstand dann bereits gebessert. Ist dies der Fall, kann man sehr langsam unter Traktion die Rotation aus der antalgischen Haltung heraus in die eingeschränkte Richtung versuchen.
Es empfiehlt sich, die neu erlangte Rotationsstellung ohne Traktion einige Minuten beizubehalten, indem man den Kopf mit einem Sandsack fixiert.

Nach einigen Minuten versucht man erneut, den Kopf unter Traktion weiter aus der antalgischen Haltung heraus zu rotieren, um ihn wiederum einige Minuten mit einem Sandsack in der erreichten Haltung zu fixieren.
Auf diese Weise werden allmählich auch Extension und Seitneigung eingebracht.

Der Patient ist jetzt in der Lage, seine Kopfhaltung aktiv zu korrigieren; in den ersten Tagen ist jedoch die Verordnung einer festen Halskrause, tagsüber und nachts, sehr zu empfehlen.
In den ersten drei aufeinanderfolgenden Tagen werden die beschriebenen Techniken angewendet.

Bleiben bei normalisierter Beweglichkeit Beschwerden bestehen, sollten wie oben beschrieben *Allgemeine Rotationsdistraktion* und *Distraktion mit Seitneigung* angewendet werden.

Dorsoventrale Mobilisierung

Die dorsoventrale Mobilisierung ist bei primär bandscheibenbedingten Erkrankungen dann die ideale Behandlungstechnik, wenn auf der Lateralaufnahme in Höhe des symptomatischen Segments ein kyphotischer Knick sichtbar ist (*vgl. Primär bandscheibenbedingte Erkrankungen*).
Bei einer Diskuspathologie wird manuelle Therapie immer unter Traktion ausgeführt. Ist allgemeine zervikale Traktion nicht möglich, so ist die lokale dorsoventrale Mobilisierung die Technik der Wahl. Dies ist zum Beispiel bei Patienten mit gleichzeitigem Schwindel oder Ohrensausen der Fall. Auch bei Blockwirbeln ober- oder unterhalb des symptomatischen Segments sind allgemeine Mobilisierungstechniken nicht angezeigt. Dorsoventrale Mobilisierung ist dann jedoch sehr gut möglich.

Eine seitliche Röntgenaufnahme erleichtert die Indikationsstellung. Dem erfahrenen Untersucher liefert die Prüfung der lokalen Beweglichkeit jedoch dieselben Informationen.
In weitaus den meisten Fällen handelt es sich um eine Funktionsstörung des Segments C5-C6; auch der Abschnitt C6-C7, seltener C4-C5, kann betroffen sein. Primär bandscheibenbedingte Erkrankungen der übrigen Segmente sind ausgesprochene Raritäten.

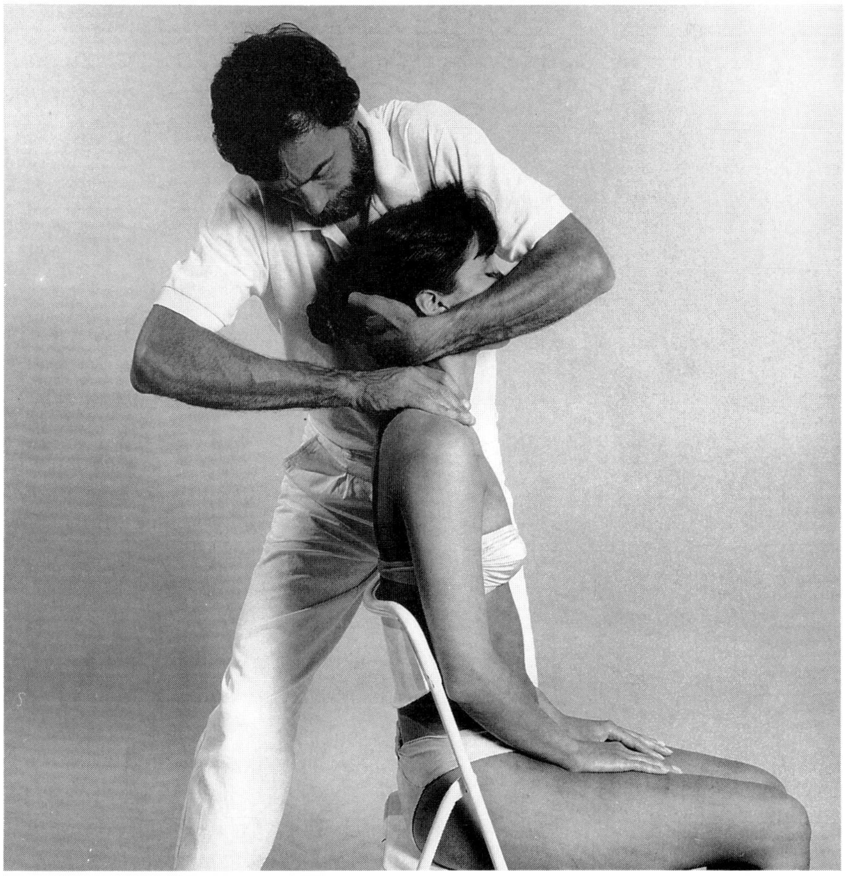

Dorsoventrale Mobilisierung C5-C6.

Ausgangshaltung des Patienten

Auf einem Stuhl sitzend, den Rücken angelehnt.

Ausgangshaltung des Therapeuten

Neben dem Patienten stehend.

Zunächst sucht der Therapeut den Dornfortsatz von C7. Von hier aus sucht er das betroffene Segment auf. Danach umfaßt er den Kopf des Patienten mit einer Hand so, daß sich der Kleinfinger auf Höhe des kranialen zum Segment gehörenden Wirbels befindet.

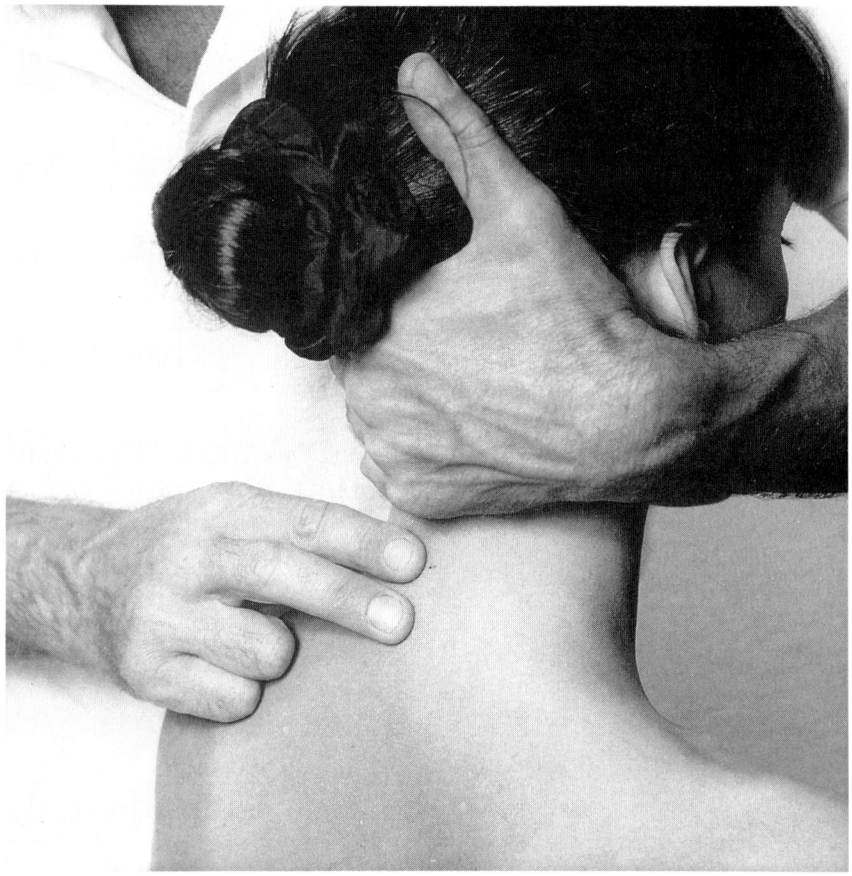

Aufsuchen des Processus spinosus C7.

Nun legt der Therapeut die Daumen-Zeigefinger-Gabel so an den das Segment kaudal begrenzenden Dornfortsatz, daß Haut an Haut zu liegen kommt.

Anschließend übt die kraniale Hand lokal möglichst begrenzt Traktion aus, ohne daß sich die andere Hand bewegt.

Nachfolgend wird die HWS bis in das zu behandelnde Segment gestreckt.

Die eigentliche Mobilisierung wird nun dadurch erreicht, daß die kaudale Hand den kaudalen Wirbel in der Horizontalebene nach ventral bewegt, während die kraniale Hand den Kopf in der Streckstellung hält.

Je nach Beschwerdebild und Endgefühl hält man den Kopf acht bis zehn Sekunden in dieser Position, verringert dann den Druck etwas, um den Vorgang dann noch einmal zu wiederholen.
Bei zunehmender HWS-Beweglichkeit wird die Mobilisierung wiederholt.

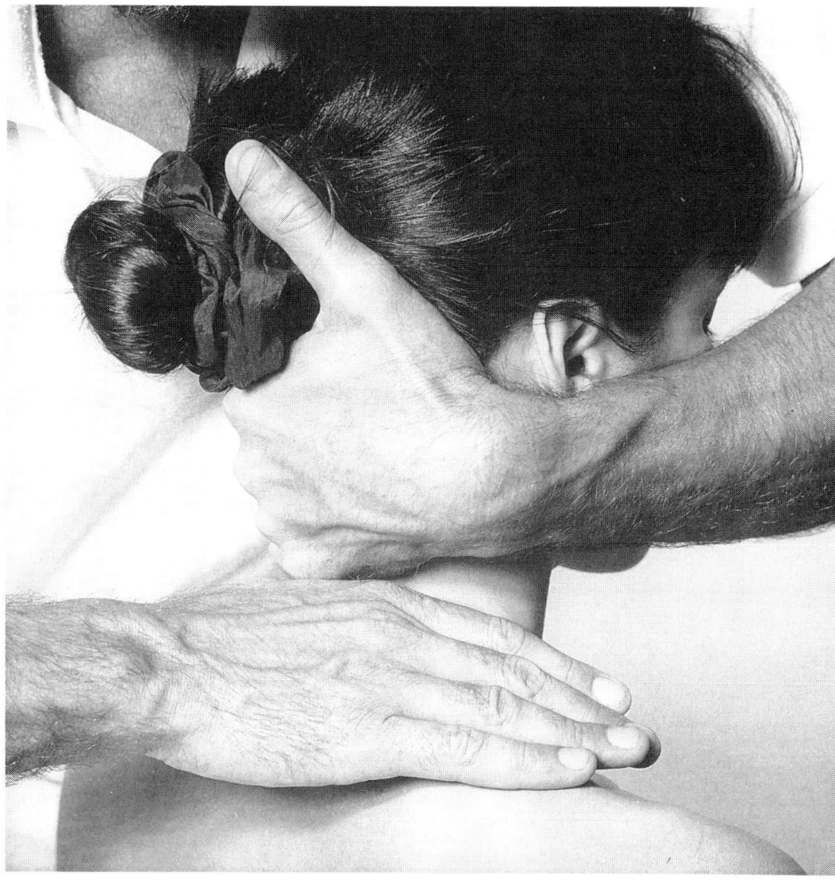

Ansetzen der kaudalen Hand.

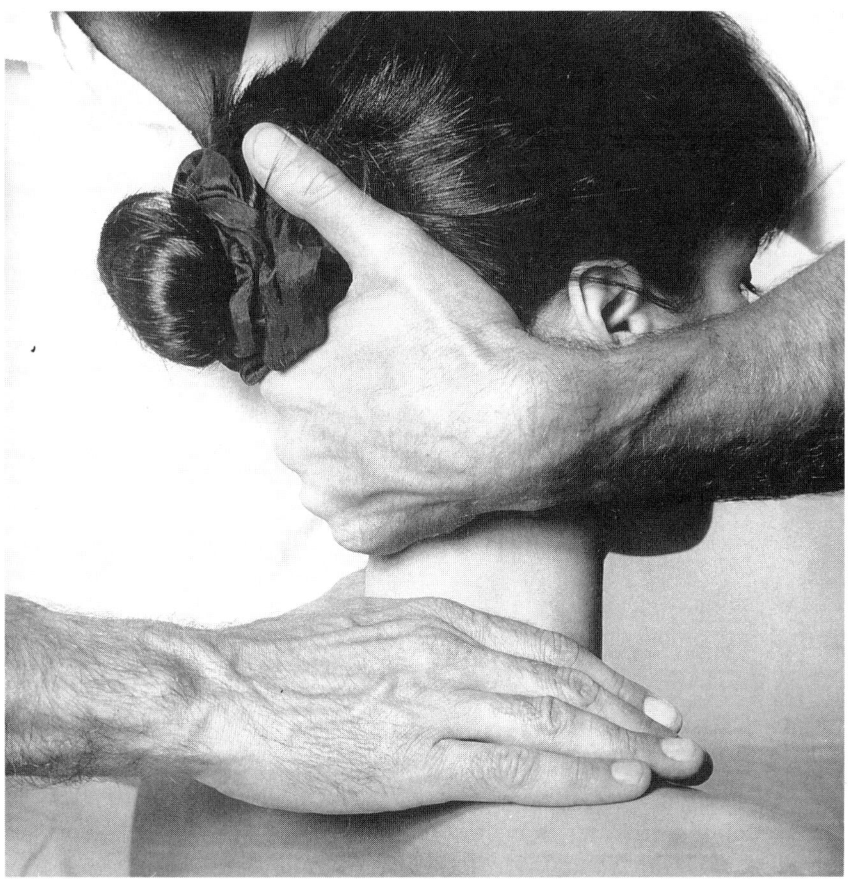

Traktion mit der kranialen Hand.

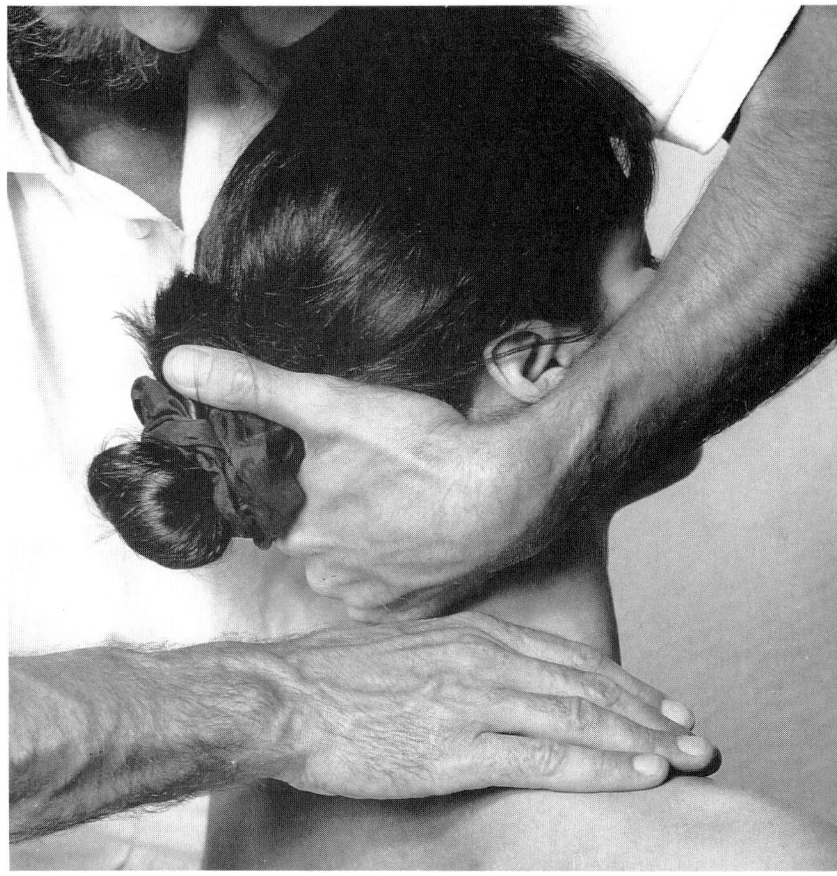

Extension der HWS bis in das betroffene Segment.

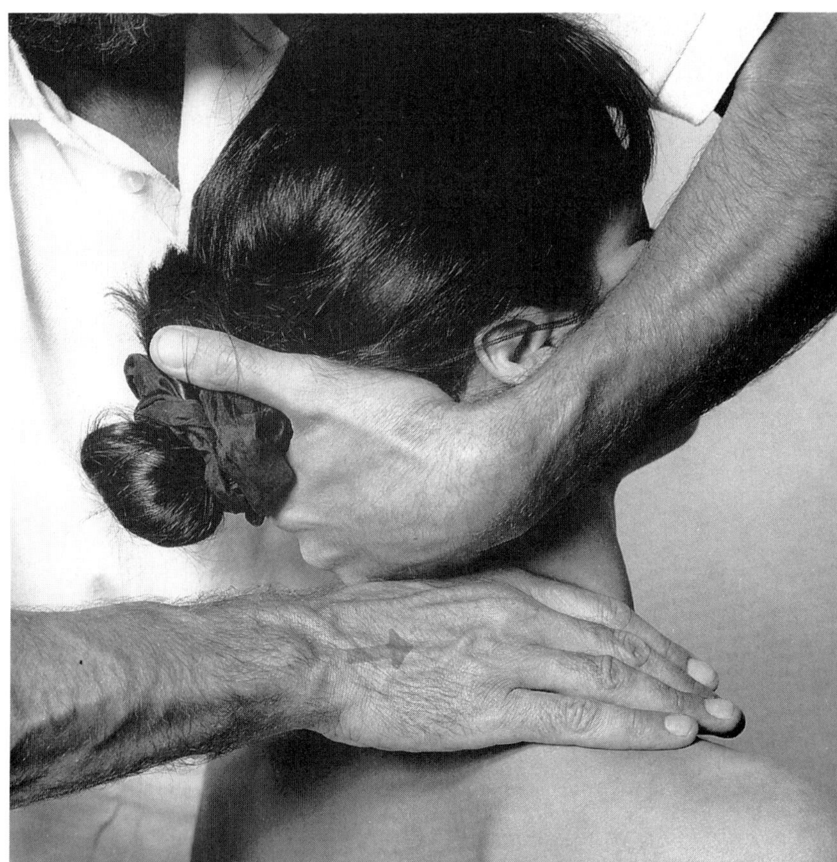

Ventralwärts gerichteter Druck durch die kaudale Hand.

Verlauf

Nach zwei- bis dreimaliger Mobilisierung sollte man den Patienten in ein eigeninitiativliches Übungsprogramm zur Erhaltung der wiedererlangten Mobilität einführen. Zunächst muß er lernen, den Dornfortsatz C7 selbst zu lokalisieren, so daß das Auffinden der Processus spinosi C6 und C5 keine Schwierigkeiten mehr bereitet. Dann setzt der Patient seine Zeige- bzw. Mittelfingerspitzen auf den Dornfortsatz, der das zu mobilisierende Segment nach kaudal begrenzt. Dann zieht er das Kinn ein und streckt den Kopf aus der Neutralstellung so weit wie möglich. Dabei darf keinerlei Schmerz auftreten. Dann wird der Kopf wechselseitig *entspannt* nach links und rechts rotiert. Der Umfang dieser Rotation wird nicht von etwa auftretendem Schmerz bestimmt; es darf während der Rotationsbewegung *kein Schmerz* auftreten. So wird der Bewegungsumfang individuell unterschiedlich sein.
Diese Übung sollte, wenn möglich stündlich, mindestens jedoch fünfmal täglich ausgeführt werden.

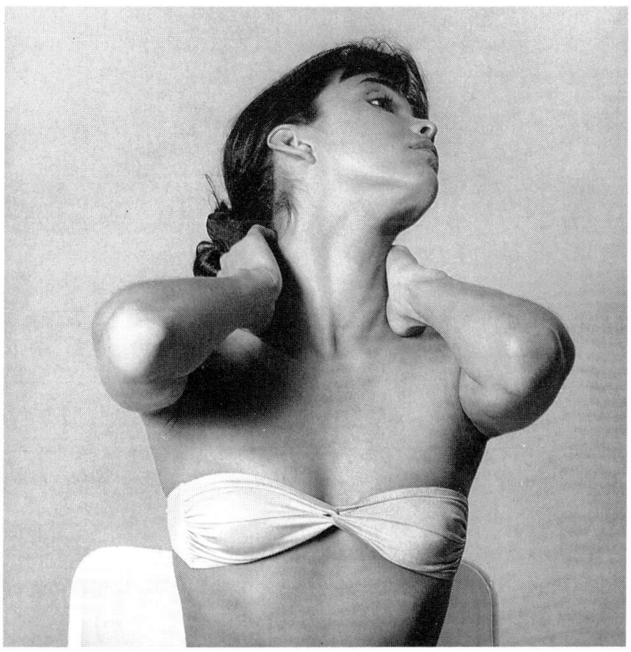

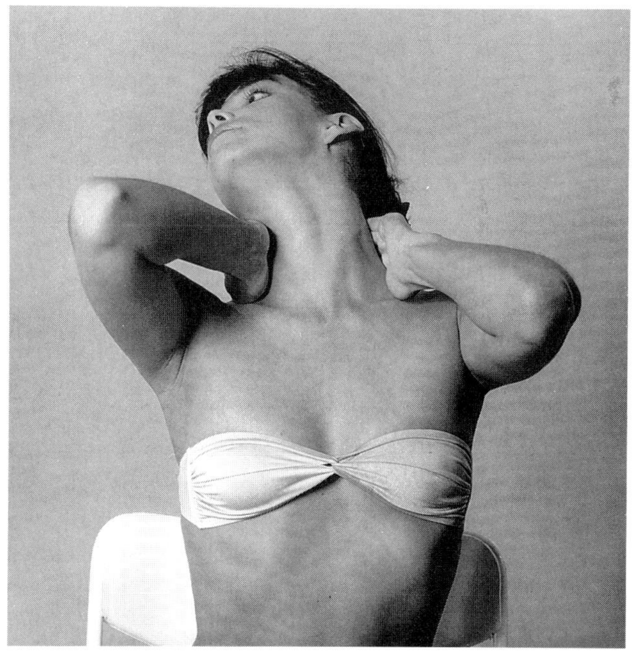

Häusliche Übung nach dorsoventraler Mobilisierung.

Traktion-Mobilisierung von C0-C1

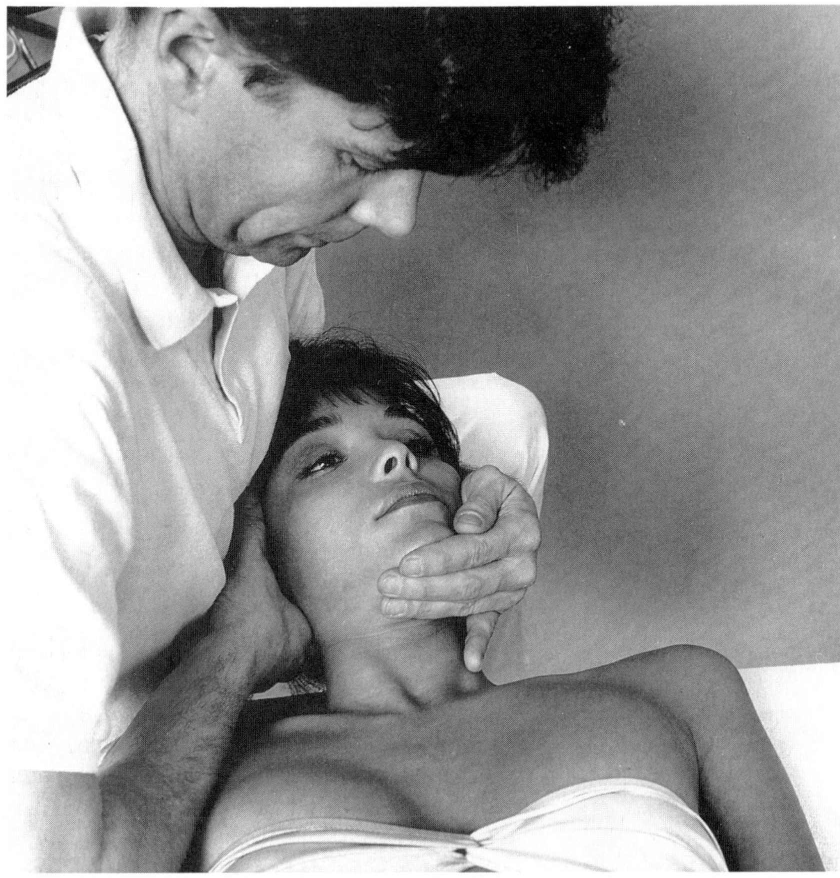

Ausgangshaltung des Patienten

Rückenlage auf der Behandlungsliege, die Arme entspannt neben dem Körper.

Ausgangshaltung des Therapeuten

Der Therapeut steht auf der zu behandelnden Seite in Kopfhöhe des Patienten.

Ausführung

Der Therapeut umfaßt den Kopf des Patienten so, daß die homolaterale Hand mit der Radialseite ihres zweiten Mittelhandknochens am Hinterrand des Processus mastoideus liegt. Der Daumen liegt dabei vor dem Ohr. Die andere Hand umfaßt den Kopf und das Kinn des Patienten von der heterolateralen Seite her. Homolateral wird der Kopf zusätzlich gegen den Rumpf des Therapeuten abgestützt.

Der Therapeut führt nun eine auf den oberen HWS-Bereich begrenzte homolaterale Seitneigung und heterolaterale Rotation aus. Aus dieser Stellung heraus erfolgt die Traktion, die nach kranial und etwas medial gerichtet ist.
Diese Technik kann auch manipulativ durchgeführt werden.

Besonders empfehlenswert ist diese Technik bei Patienten mit haltungs- und bewegungsabhängigem Kopfschmerz als Folge einer Funktionsstörung des atlantookzipitalen Gelenks.

Flexions-Mobilisierung von C0-C1

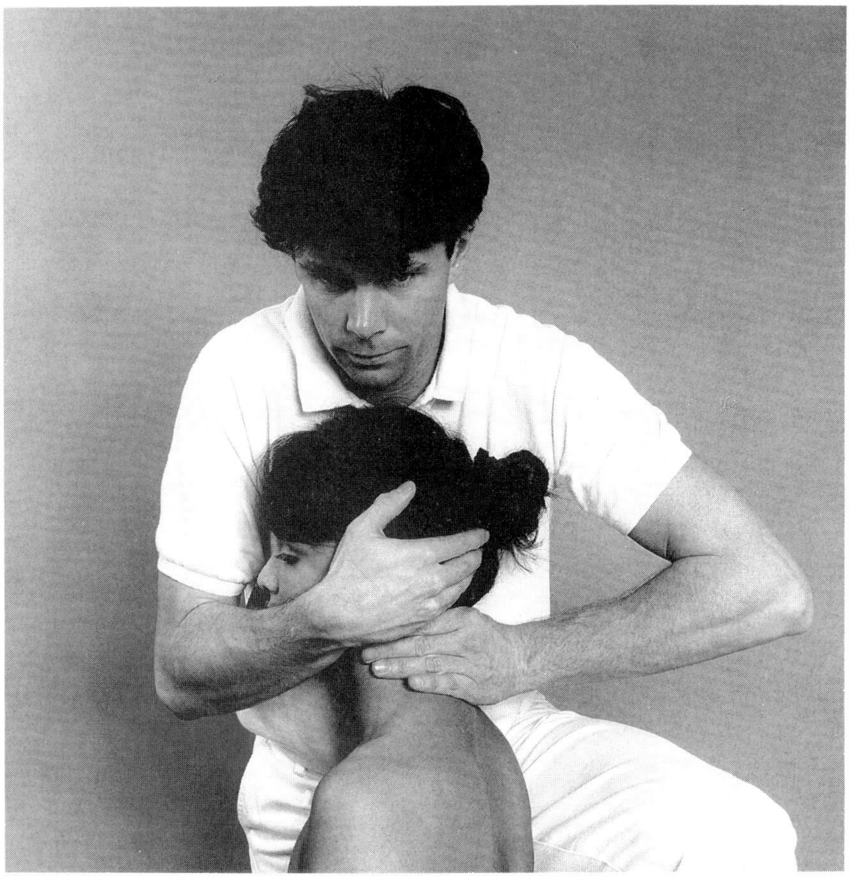

AUSGANGSHALTUNG DES PATIENTEN

Auf dem Stuhl sitzend, den Rücken eventuell angelehnt.

AUSGANGSHALTUNG DES THERAPEUTEN

Neben dem Patienten stehend.

AUSFÜHRUNG

Wie beim Traktionstest C0-C1 wird der Kopf des Patienten mit einer Hand umfaßt, während die andere Hand, Daumen auf einer Seite, Zeigefinger auf der anderen, den Atlas von dorsal her stabilisiert.

Die Mobilisierung erfolgt durch eine kurze Flexion in Kombination mit einer dorsokranialen Verschiebung des Hinterkopfs gegenüber dem Atlas.

Unilaterale Flexions-Mobilisierung C0-C1

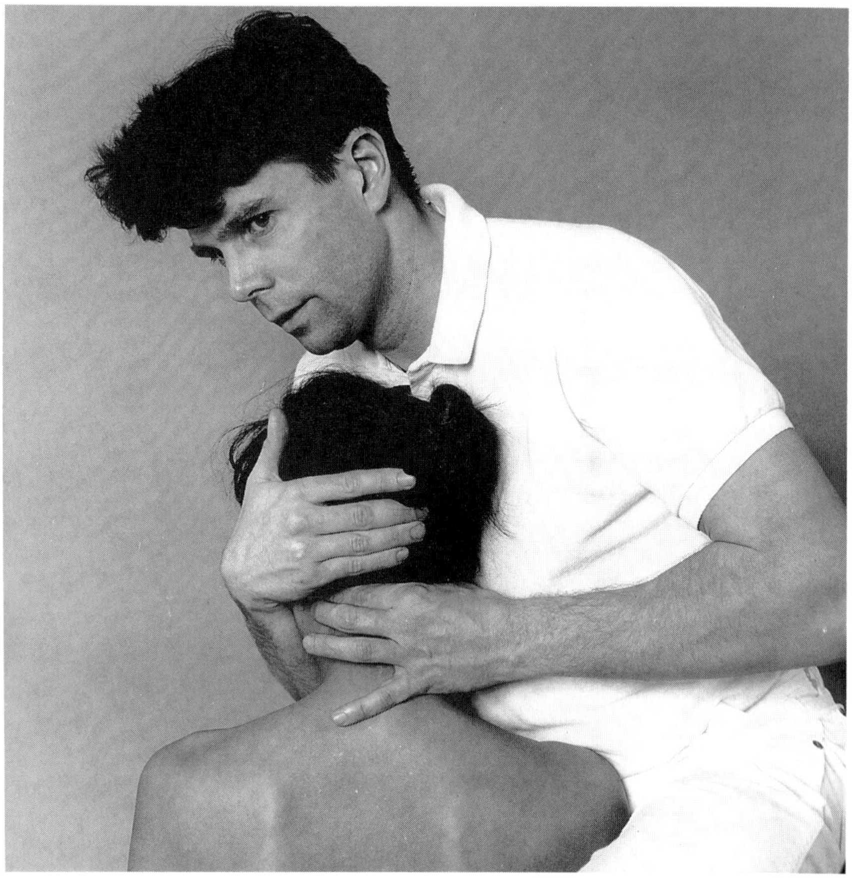

Unilaterale Mobilisierung von C0-C1 nach rechts mit Flexion.

AUSGANGSHALTUNG DES PATIENTEN

Auf einem Stuhl sitzend, den Rücken eventuell angelehnt.

AUSGANGSHALTUNG DES THERAPEUTEN

Auf der zu behandelnden Seite neben dem Patienten stehend.

AUSFÜHRUNG

Wie beim Traktionstest C0-C1 beschrieben, umfaßt der Therapeut den Kopf des Patienten mit einer Hand. Die andere Hand stabilisiert den Atlas, wobei der Zeigefinger ventrolateral des heterolateralen Querfortsatzes und der Daumen dorsolateral des homolateralen Querfortsatzes liegt.

Die Mobilisierung erfolgt durch Kombination einer kurzen Nick- und Gleitbewegung des Kopfes in dorsokranialer Richtung mit einer homolateralen Rotation und heterolateralen Seitneigung.

Traktions-Mobilisierung C2-C7

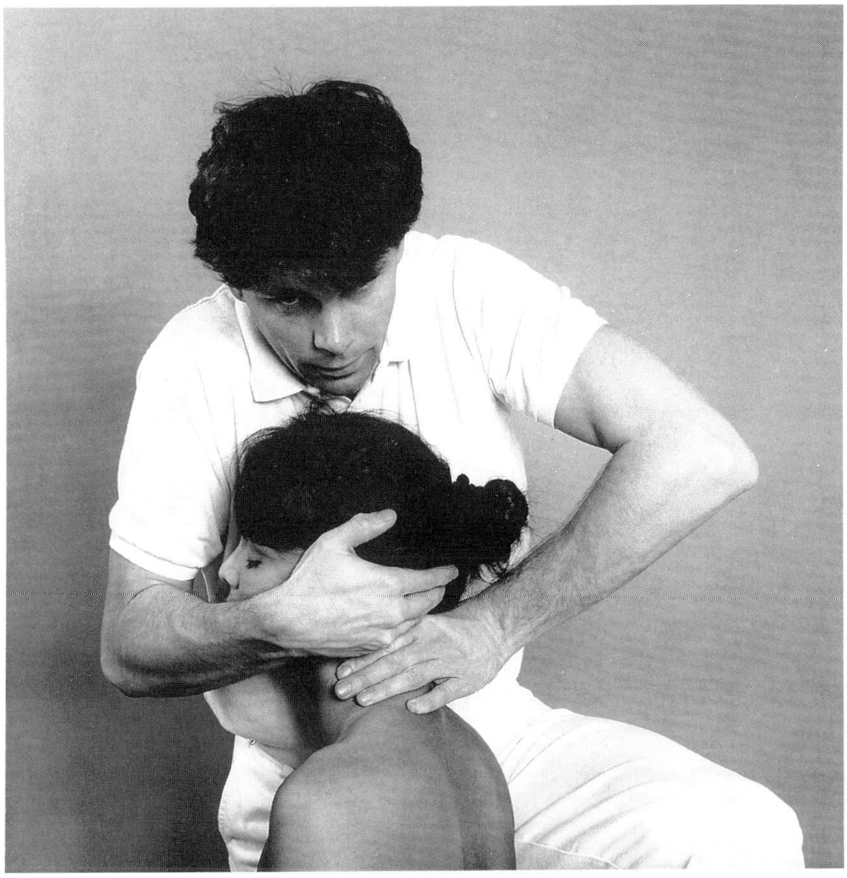

Traktions-Mobilisierung C2-C3.

AUSGANGSHALTUNG DES PATIENTEN

Auf einem Stuhl sitzend, den Rücken eventuell angelehnt.

AUSGANGSHALTUNG DES THERAPEUTEN

Neben dem Patienten stehend.

AUSFÜHRUNG

Der Kopf wird mit einer Hand wie beim Traktionstest C0-C1 umfaßt. Die andere Hand stabilisiert dabei den kaudal der zu mobilisierenden Fazettengelenke liegenden Wirbel zwischen Daumen und Zeigefinger. Die Fazettengelenke verlaufen in einer Richtung, deren Verlängerung zu den Orbitae hin zeigt. Die auf die Fazettengelenke einwirkende Traktion erfolgt senkrecht zu dieser Verbindungslinie.

Die Traktion kann sowohl bilateral (gleicher Druck von Daumen und Zeigefinger) wie auch unilateral gegeben werden.

Die Techniken sind einmal aus der Ruhestellung des Segments heraus anwendbar, aber auch aus einer anderen Ausgangsposition, wobei das zu behandelnde Segment dann in die eingeschränkte Richtung soweit wie möglich bewegt wird, um von da aus uni- oder bilateral mobilisiert zu werden.

Diese und die nachfolgenden Mobilisierungstechniken eignen sich insbesondere für Patienten, bei denen sich bei der lokalen Mobilitätsuntersuchung eine segmentale schmerzhafte Bewegungseinschränkung ergeben hat.
Auch bei Patienten, die nicht oder nur unzureichend auf allgemeine Mobilisierungstechniken reagieren, kann diese Technik zum Eisatz kommen, falls die Untersuchung entsprechende Voraussetzungen ergibt.

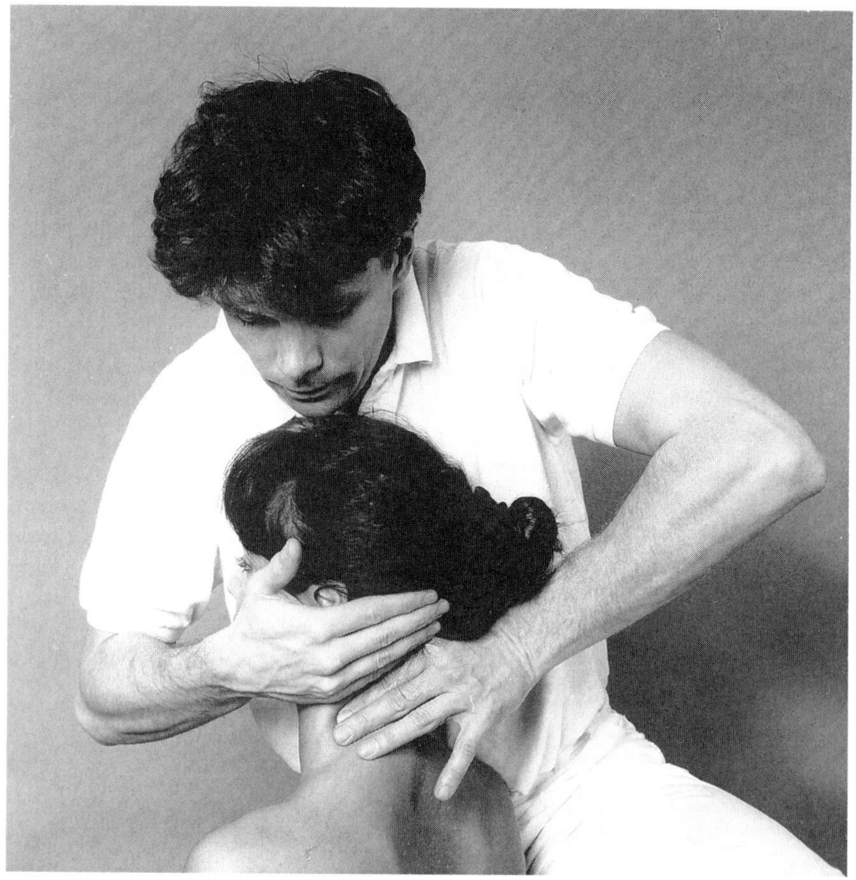

Traktions-Mobilisierung C4-C5 aus Vorpositionierung in linker Seitneigung und Linksrotation.

Mobilisierung C2-C7 mit Seitneigung und gekoppelter (= gleichsinniger) Rotation

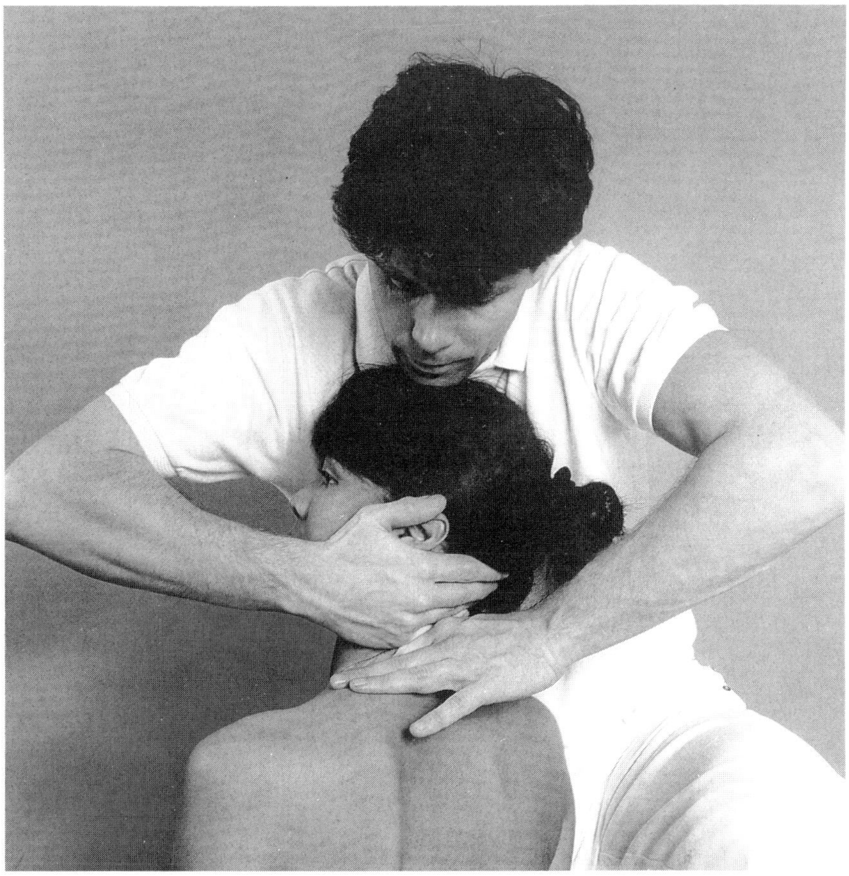

Mobilisierung des linken Fazettengelenks C5-C6 mit Linksrotation.

AUSGANGSHALTUNG DES PATIENTEN

Auf einem Stuhl sitzend, den Rücken eventuell angelehnt.

AUSGANGSHALTUNG DES THERAPEUTEN

Neben dem Patienten stehend.

AUSFÜHRUNG

Der Therapeut umfaßt den Kopf des Patienten mit einer Hand, wie beim Traktionstest C0-C1. Die andere Hand umfaßt den kaudalen Wirbel des zu behandelnden Segments mit Daumen und Zeigefinger.
Die Vorpositionierung besteht aus einer Rotation und Seitneigung zu der vom Therapeuten abgewandten Seite. Die Bewegung wird bis in das zu behandelnde Segment fortgesetzt.

Übt man jetzt mit der kaudalen Hand senkrecht zur Verbindungslinie zwischen Wirbelgelenk und Orbita bilateralen Druck aus, so betont man die Traktionskomponente. Übt man mehr Druck auf das Fazettengelenk der therapeutenabgewandten Seite (auf der Abbildung die linke) aus, so liegt der Schwerpunkt auf einer unilateralen Traktion in vorpositionierter Stellung mit Extensionskomponente. Überwiegt dagegen der Druck auf das dem Therapeuten zugewandte Wirbelgelenk, so entsteht eine unilaterale Traktion in vorpositionierter Stellung mit Flexionskomponente.

Mobilisierung C2-C7 mit Seitneigung und kombinierter (= gegensinniger) Rotation

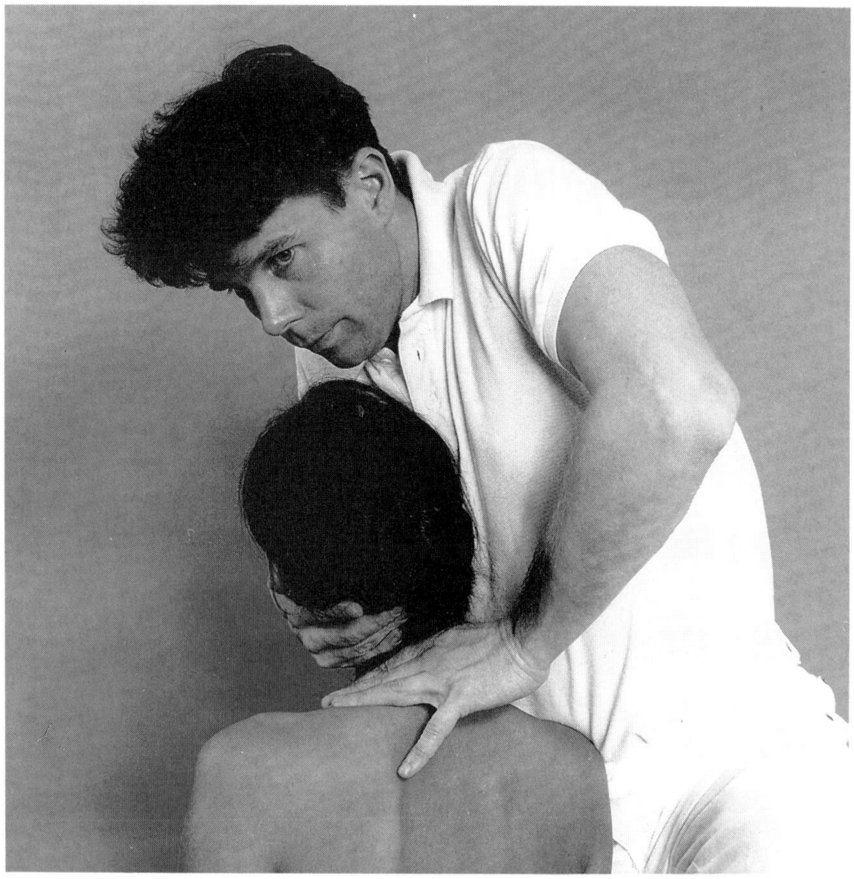

Mobilisierung des linken Wirbelgelenks C5-C6 während Rotation nach rechts.

AUSGANGSHALTUNG DES PATIENTEN

Auf einem Stuhl sitzend, den Rücken eventuell angelehnt.

AUSGANGSHALTUNG DES THERAPEUTEN

Neben dem Patienten stehend.

AUSFÜHRUNG

Der Therapeut umfaßt den Kopf des Patienten mit einer Hand so, wie beim Traktionstest C0-C1 beschrieben, wobei die Handkante den kranialen Wirbel des zu behandelnden Segments umfaßt. Mit der anderen Hand umfaßt er den kaudalen Wirbel zwischen Daumen und Zeigefinger.

Nun wird die HWS bis ins nächsthöhere Segment in eine vom Therapeuten abgewandte kombinierte Seitneigung mit Rotation zu ihm hin gebracht.

Ein Auseinanderklaffen der Fazettengelenke kommt nun durch eine Kniestreckung des Therapeuten zustande, der mit seiner kaudalen Hand ventral- und kaudalwärts gerichteten Druck ausübt, also in einer Richtung, die senkrecht auf der gedachten Verbindungsachse zwischen Wirbelgelenk und Orbita steht.

Aus dieser Stellung heraus kann nun durch die kraniale Hand auch eine weitere Rotation zum Therapeuten hin ausgeführt werden. Die kaudale Hand fixiert dabei den kaudalen Segmentpartner. Damit läßt sich die Rotation spezifischer bewerkstelligen.

Allgemeine Separation im zervikothorakalen Übergang und im oberen Thorakalbereich im Sitzen

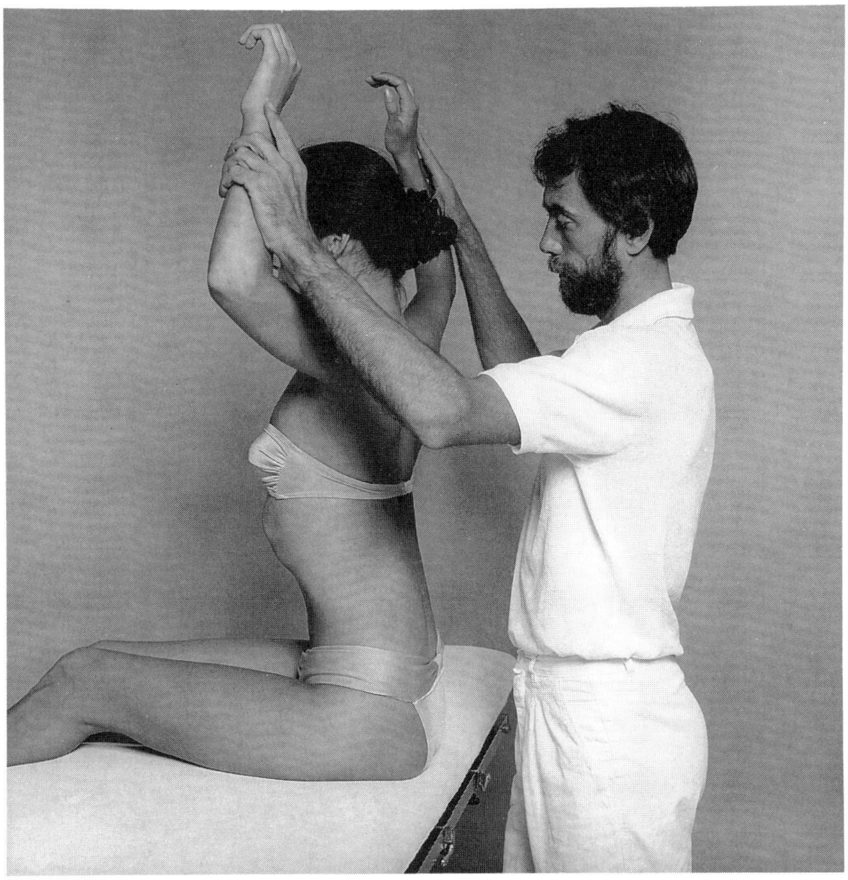

Ausgangshaltung.

Ausgangshaltung des Patienten

So nahe wie möglich am seitlichen Rand der Untersuchungsliege sitzend.

Ausgangshaltung des Therapeuten

Hinter dem Patienten stehend.

Ausführung

Der Patient wird aufgefordert, seine Arme soweit zu heben, daß der Therapeut seine Arme unter der jeweiligen Achsel des Patienten hindurchstecken kann, um die aufeinandergesetzten Zeige- und Mittelfinger auf die Dornfortsätze des kaudalen Wirbels des zu behandelnden Segments zu setzen.

Nun soll der Patient seinerseits die Fingerspitzen auf die des Therapeuten bringen. Dabei hält der Therapeut die Daumen des Patienten jeweils mit Daumen und Zeigefinger fest.

Daraufhin wird der Patient aufgefordert, sich nach hinten gegen den Thorax des Therapeuten zu lehnen.

Zur Unterstützung der lumbalen Lordose bringt der Therapeut ein Bein nach vorn. Das Manubriosternalgelenk seines Thorax befindet sich in Höhe des kranialen Dornfortsatzes des zu behandelnden Segments.

Über die Finger übt der Therapeut ventrokaudalen Druck, über das Manubriosternalgelenk ventrokranialen Druck aus.

Anschließend wird der Patient aufgefordert, langsam tief einzuatmen. Während dieser Einatmungsphase bleibt der Druck der Finger und des Sternums des Therapeuten unverändert. In der Ausatmungsphase dagegen wird der Druck progressiv erhöht, bis er gegen Ende der Exspirationsphase ein Optimum erreicht hat.

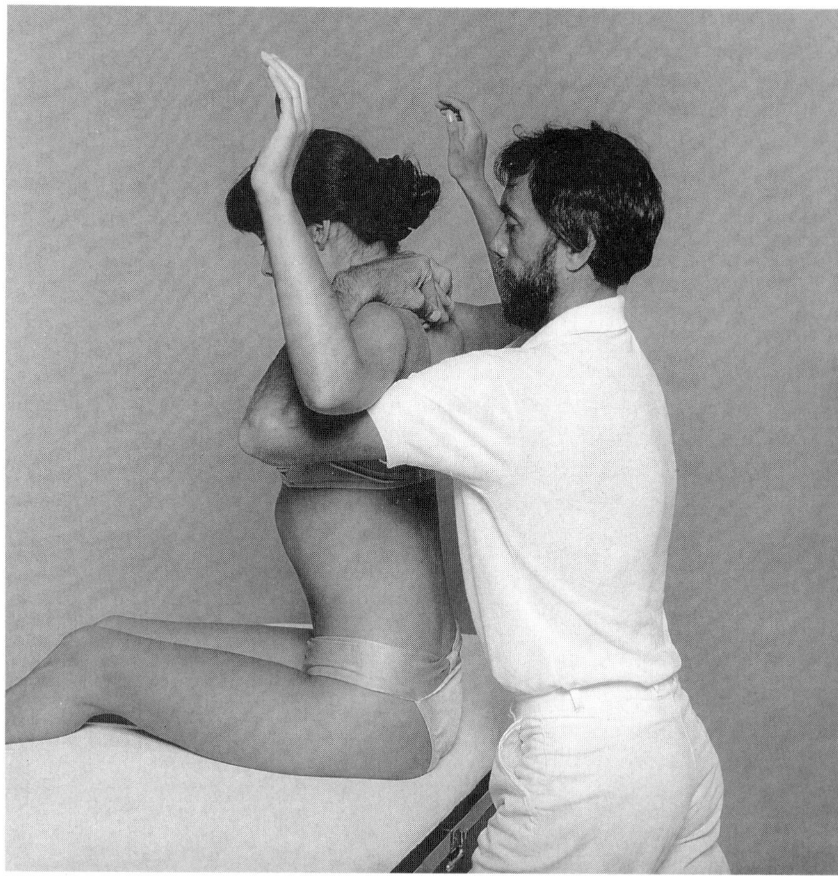

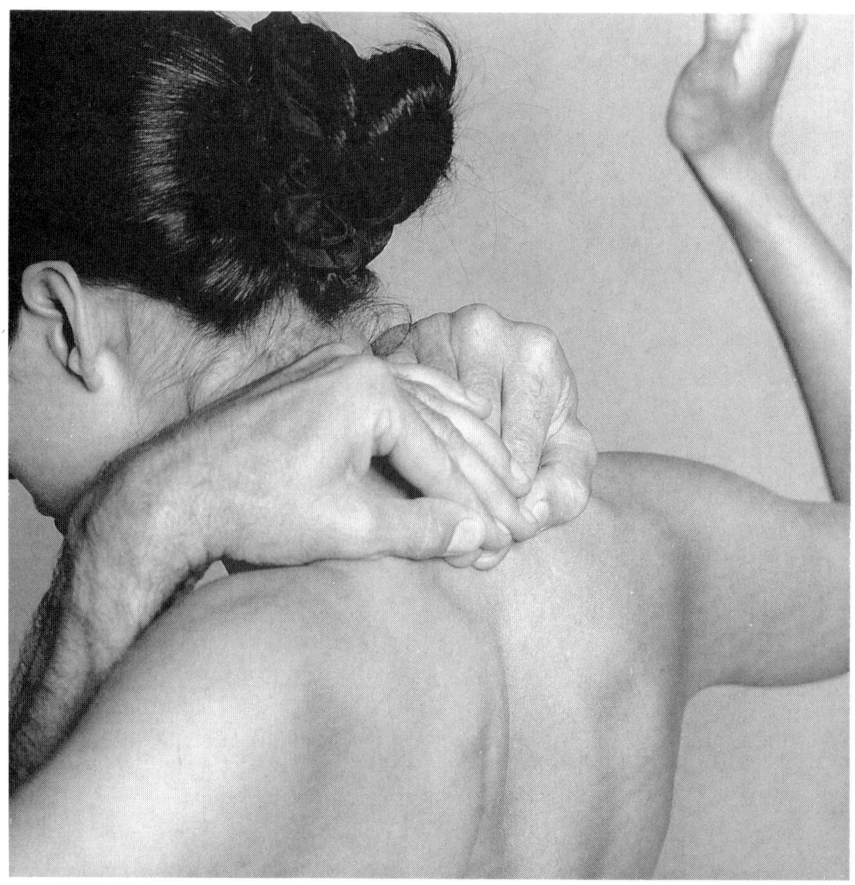

Fingerhaltung des Therapeuten auf dem Dornfortsatz des kaudalen Segmentpartners.

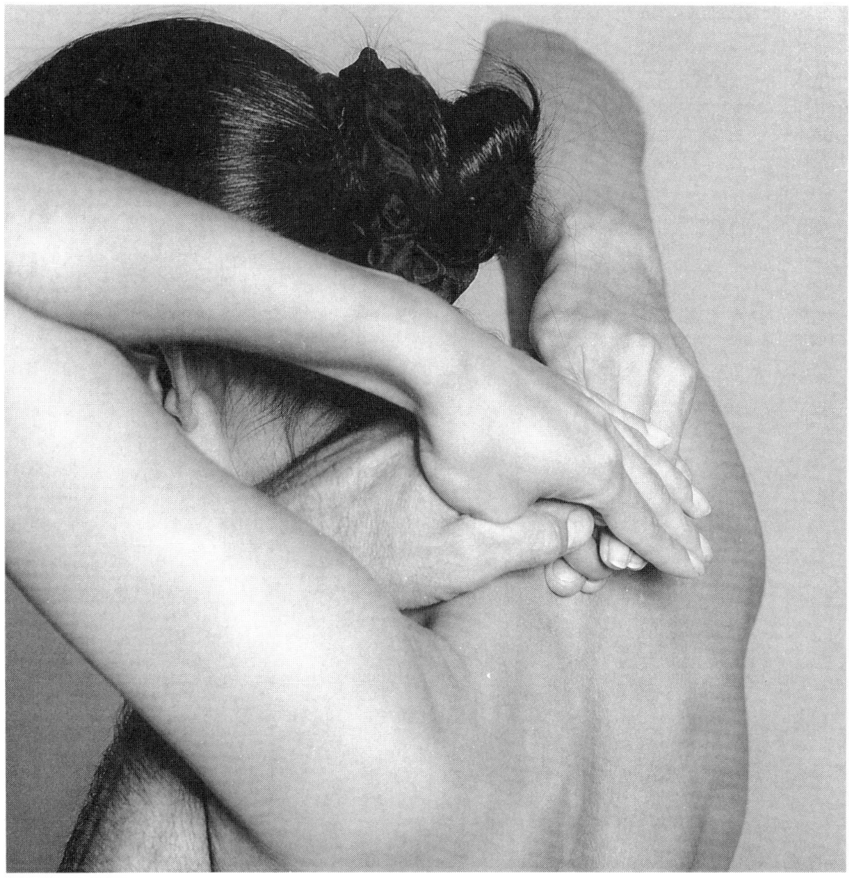

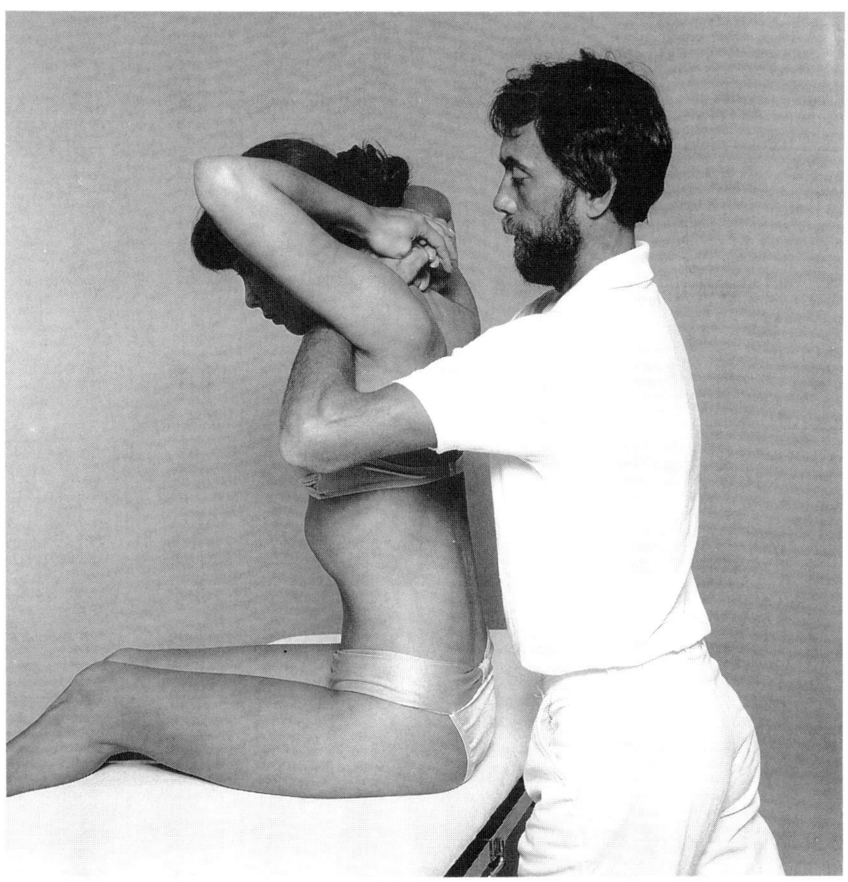

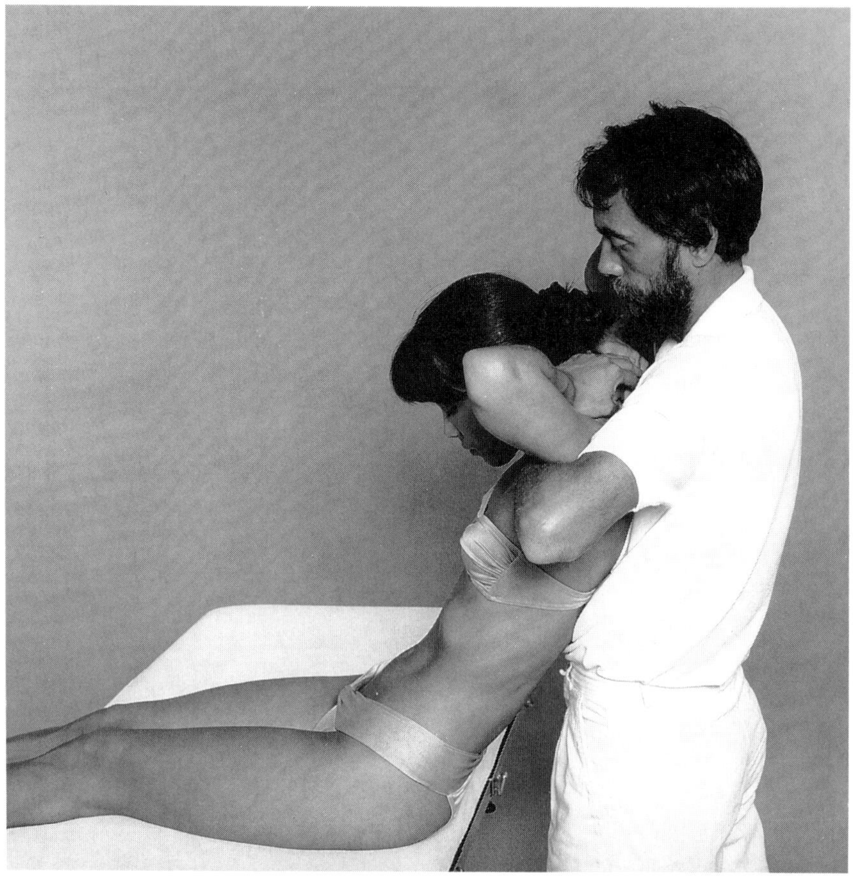

Der Patient entspannt die BWS in Kyphosehaltung.

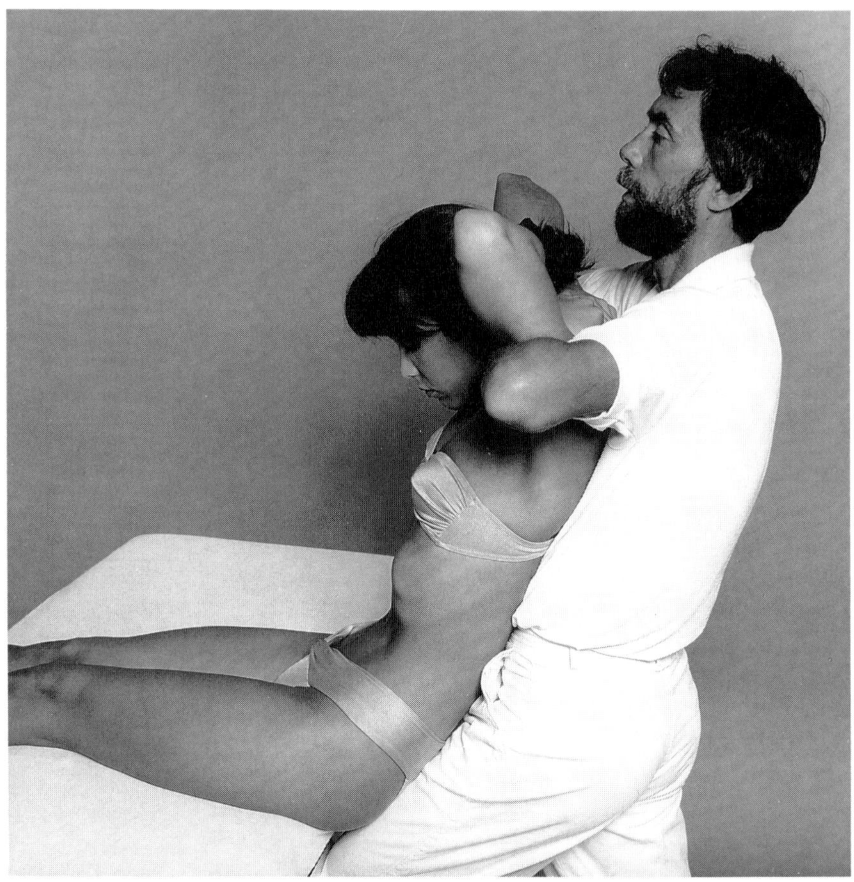

Unterstüzung der lumbalen Lordose.

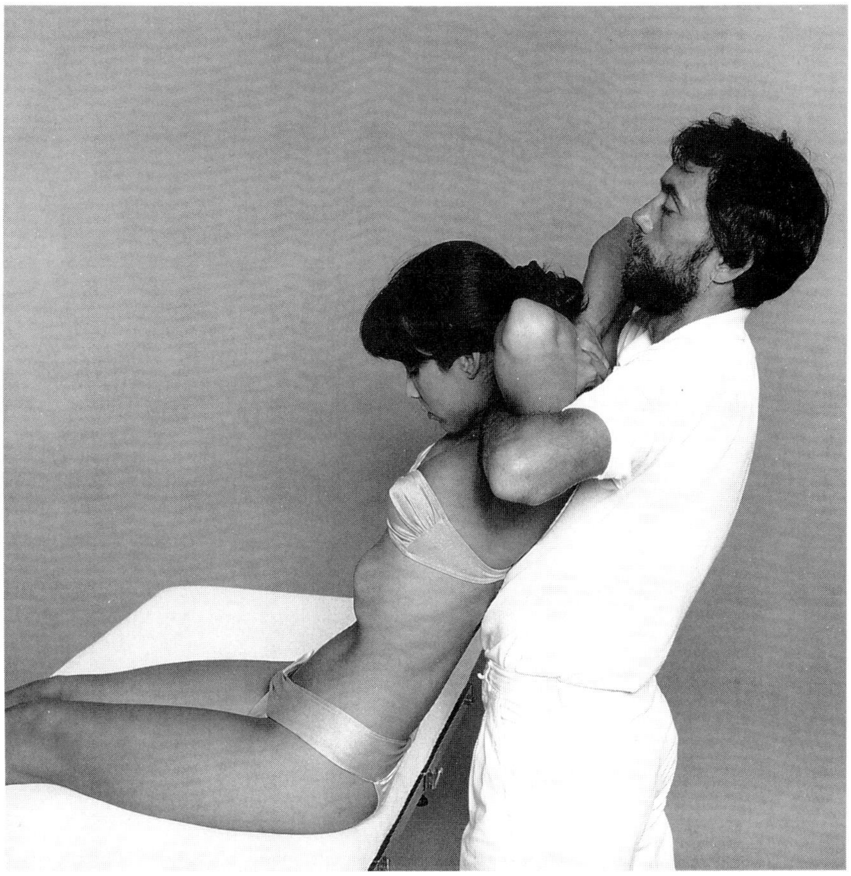

Durch Extension der eigenen BWS erreicht der Therapeut die Drucksteigerung.

Diese optimale Vorspannung wird mit einem leichten Überdruck in diesselbe Richtung kombiniert, d.h., die Finger drücken nach ventrokaudal, das Sternum nach ventral und kranial. Den Überdruck erreicht der Therapeut durch eine Streckung seiner BWS.

Am besten läßt sich diese Technik manipulativ ausführen. Auch wenn die lokale Eingrenzung so gut wie möglich durchgeführt wird, hat diese Technik Auswirkungen auf die benachbarten Segmente, die jedoch nicht schädlich sind.

Die Technik findet bei Funktionsstörungen des zervikothorakalen Übergangs bzw. der oberen BWS ihre Anwendung. Diese Störungen trifft man insbesonder bei Patienten mit TOK-Syndrom.

Literatur

Altongy, J.F., Fielding, J.W. (1990). Combined atlanto-axial and occipito-atlantal rotatory subluxation. *The Journal of Bone and Joint Surgery, 72A*, 923ff.

Andersson, B.J.G., Ortengren, R., Nachemson, A.L., Elfstrom, G., Branon, H. (1975). The Sitting Posture: An electromyographic and discometric study. *Orthop Clin North Am 6*, 105.

Andrew, T., Piggot, H. (1985). Growth arrest for progressive scoliosis. Combined anterior and posterior fusion of the convexity. *The Journal of Bone and Joint Surgery, 67B*, 193-197.

Archer, I.A., Dickson, R.A. (1985). Stature and idiopathic scoliosis. A prospective study. *The Journal of Bone and Joint Surgery, 67B*, 185-188.

Arlen, A. (1977). Die paradoxale Kippbewegung des Atlas in der Funktionsdiagnostik der Halswirbelsäule. *Manuelle Medizin, 1*, 16.

Arlen, A. (1979). Röntgenologische Funktionsdiagnostik der Wirbelsäule. *Manuelle Medizin, 2*, 24.

Ausmann, J.I., Shrontz, C.E., Pearce, J.E., Diaz, F.G., Crecelius, J.L. (1985). Vertebrobasilar Insufficiency; a review. *Archives of Neurology, 42*, 803-808.

Barker, M.E. (1983). Manipulation in general medical practice for thoracic pain syndromes. *British Osteopathic Journal*, 15: 95-97.

Biemond, A., Jong, J.M.B.V. de (1969). On cervical nystagmus and related disorders. *Brain, 92*, 437-458.

Bogduk, N., Engel, R. (1984). The menisci of the lumbar zygapophyseal joints. A review of their anatomy and clinical significance. *Spine, 9*, 454.

Bogduk, N., Windsor, M., Inglis, A. (1988). The innervation of the cervical discs. *Spine, 13*, 2.

Bohlmann, H.H., Zdeblick, T.A. (1988). Anterior excisions of herniated thoracic discs. *The Journal of Bone and Joint Surgery, 70A*, 1038-1047.

Bolender, N.F., Schönström, N.S.R., Spengler, D.M. (1985). Role of computed tomography and myelography in the diagnosis of central spinal stenosis. *The Journal of Bone and Joint Surgery, 67A*, 240-246.

Buetti-Bauml, C. (1954). *Funktionelle Röntgendiagnostik der Halswirbelsäule*. Stuttgart: Thieme Verlag.

Bywaters, E.G.L. (1982). Rheumatoid and other diseases of the cervical interspinous bursae, and changes in the spinous processus. *Annals of the Rheumatic Diseases, 41*, 360-370.

Cats, A. (1984). De aandoeningen van de rug (1). Juveniele kyphose (morbus Scheuermann). *Reuma Wereldwijd, 8*, 2: 1-4.

Cats, A. (1984). De aandoeningen van de rug (2). Osteoporose. *Reuma Wereldwijd, 8*, 3: 1-4.

Cats, A. (1984). De aandoeningen van de rug (3). Spondylosis hyperostotica. *Reuma Wereldwijd, 8*, 3: 1-4.

Citron, N., Edgar, M.A., Sheehy, J., Thomas, D.G.T. (1984). Intramedullary spinal cord tumours presenting as scoliosis. *The Journal of Bone and Joint Surgery, 66B*, 513-517.

Cyriax, J. (1979). *Textbook of Orthopaedic Medicine. Volume I: Diagnosis of Soft Tissue Lesions*. London: Baillière & Tindall.

Daruwalla, J.S., Balasubramaniam, P. (1985). Moiré topography in scoliosis: Its accuracy in detecting the site and size of the curve. *The Journal of Bone and Joint Surgery, 67B*, 211-213.

Daruwalla, J.S., Balasubramaniam, P., Chay, S.O., Rajan, U., Lee, H.P. (1985). Idiopathic scoliosis: Prevalence and ethnic distribution in singapore schoolchildren. *The Journal of Bone and Joint Surgery, 67B*, 182-184.

Davidson, R.I., Dunn, E.J., Metzmaker, J.N. (1981). The shoulder abduction test in the diagnosis of radicular pain in cervical extradural compressive monoradiculopathies. *Spine, 6*, 441-444.

Deacon, P., Berkin, C.R., Dickson, R.A. (1985). Combined idiopathic kyphosis and scoliosis. An analysis of the lateral spinal curvatures associated with Scheuermann's disease. *The Journal of Bone and Joint Surgery, 67B*, 189-192.

Deacon, P., Flood, B.M., Dickson, R.A. (1984). Idiopathic scoliosis in three dimensions: A radiographic and morphometric analysis. *The Journal of Bone and Joint Surgery, 66B*, 509-512.

Defesche, H.F.H.G., Broere, G. (1980). Het spinale hematoom. *Nederlands Tijdschrift voor Geneeskunde, 124*, 157-160.

Dickson, R.A. (1985). Conservative treatment for idiopathic scoliosis. *The Journal of Bone and Joint Surgery, 67B*, 176-181.

Dvorak, J. (1987). Weichteilverletzungen der Halswirbelsäule. Möglichkeiten der funktionellen Computertomographie. *Manuelle Medizin, 25*, 111-115.

Edgar, M.A. (1985). To brace or not to brace? *The Journal of Bone and Joint Surgery, 67B*, 173-174.

Ernst, W.K. (1988). Angeborene und konstitutionelle Fehlformierungen im Thoraxbereich im Kindesalter. *Krankengymnastik, 40*, 379-382.

Fielding, J.W. (1954). Cineroentgenography of the normal cervical spine. *The Journal of Bone and Joint Surgery, 39A*, 1280.

Fisk, J.W., Baigent, M.L., Hill, P.D. (1982). Incidence of Scheuermann's disease: Preliminary report. *American Journal of Physical Medicine, 61*, 32-35.

Flatley, T.J., Anderson, M.H., Anast, G.T. (1984). Spinal instability due to malignant disease: Treatment by segmental spinal stabilization. *The Journal of Bone and Joint Surgery, 66A*, 47-52.

Fredrickson, B.E., Baker, D., McHolick, W.J., Yuan, H.A., Lubicky, J.P. (1984). The natural history of spondylolysis and spondylolisthesis. *The Journal of Bone and Joint Surgery, 66A*, 699-707.

Georgopoulos, G., Pizzutillo, P.D., Myung Soo Lee (1987). Occipito-atlantal instability in children. *The Journal of Bone and Joint Surgery, 69A*, 429-436.

Gutmann, G. von (1982). X-ray diagnosis of spinal dysfunction. *Manuelle Medizin, 5*, 73.

Hall, M.C. (1965). *Luschka's joint.* Springfield ILL: Charles C Thomas.

Hayashi, K., Yabuki, T. (1985). Origin of the uncus and of Luschka's joint in the cervical spine. *The Journal of Bone and Joint Surgery, 67A*, 788-791.

Heywood, A.W.B., Learmonth, I.D., Thomas, M. (1988). Cervical spine instability in rheumatoid arthritis. *The Journal of Bone and Joint Surgery, 70B*, 702-707.

Hsu, L.C.S., Lee, P.C., Leong, J.C.Y. (1984). Dystrophic spinal deformities in neurofibromatosis: Treatment by anterior and posterior fusion. *The Journal of Bone and Joint Surgery, 66B*, 495-499.

Jarzem, P.F., Kostuik, J.P., Filiaggi, M., Doyle, D.J. (1991). Spinal cord distraction: an in vitro study of length, tension, and tissue pressure. *Journal of Spinal Disorders, Vol. 4*, 2: 177-182.

Jenkner, F.L. (1982). *Das Cervikalsyndrom: Manuelle und elektrische Therapie.* Wien: Springer Verlag.

Johnson, D.P., Fergusson, C.M. (1986). Early diagnosis of atlanto-axial rotatory fixation. *The Journal of Bone and Joint Surgery, 68B*, 698-701.

Kelsey, J.L. et al. (1984). An epidemiological study of acute prolapsed cervical intervertebral disc. *The Journal of Bone and Joint Surgery, 66A,* 907-914.

Ker, N.B., Jones, C.B. (1985). Tumours of the cauda equina. The problem of differential diagnosis. *The Journal of Bone and Joint Surgery, 67B,* 358-362.

Kikuchi, S., Macnab, I., Moreau, P. (undatiert). *Localisation of the level of symptomatic cervical disc degeneration.* Edinburgh: E&S Livingstone.

Kleyn, A. de, Nieuwenhuyse, A.C. (1927). Schwindelanfälle und Nystagmus bei einer bestimmten Stellung des Kopfes. *Acta Otolaryngologica, 11,* 155-157.

Koes, B.W. et al. (1989). Effectiviteit van manuele technieken bij nekklachten. *Medisch Contact, 44,* Nr. 37: 1181-1184.

Krämer, J. (1978). *Bandscheibenbedingte Erkrankungen.* Stuttgart: Georg Thieme Verlag.

Lewit, K., Krausova, L. (1962). Beitrag zur Flexion der Halswirbelsäule. *Fortschr Röntgenstr 97,* 38.

Lysell, E. (1969). Motion in the cervical spine: an experimental study on autopsy specimens. *Acta Orthopaedica Scandinavica (Suppl.) 123,* 5.

Macnab, I.M.B. (1971). The Whiplash Syndrome. Symposium on Disease of the Intervertebral Disc. *Orth Clin North Am, 2*: 389-403.

Maigne, R. (1980). Low back pain of thoracolumbar origin. *Archives of Physical Medicine and Rehabilitation, 61,* 389-394.

Markuske, H. (1971). *Untersuchung zur Statik und Dynamik der kindlichen Halswirbelsäule: Der Aussagewert seitlicher Röntgenaufnahmen.* Stuttgart: Hippokrates Verlag.

Muller, J.W.Th. (1980). Rugpijn. *Nederlands Tijdschrift voor Geneeskunde, 124,* 1857-1860.

Nicholson, M.W. (1974). Whiplash: Fact, Fantasy or Fakery. *Hawaii Medical Journal, 33,* 5: 168-170.

Nötges, A. (1988). Differentialdiagnose und Therapie des Thoraxschmerzes aus kardiologischer Sicht. *Krankengymnastik, 40,* 377-378.

Oostendorp, R.A.B. (1988). *Funktionele Vertebrobasilaire Insufficiëntie: Onderzoek en Behandeling in de Fysiotherapie.* Dissertation. Nijmegen.

Oosterveld, W.J., Kortschot, H.W., Kingma, G.G., Jong, H.A.A. de, Saatchi, M.R. (1991). Electronystagmographic findings following cervical injuries. In: *Neck injury in advanced military aircraft environments.* Conference Proceedings nr. 471, Advisory Group for Aerospace Research and Development, NATO, 7-1-74.

Panjabi, M., Dvorak, J., Crisco, J. III, Oda, T., Hilibrand, A., Grob, D. (1991). Flexion, tension, and lateral bending of the upper cervical spine in response to alar ligament transections. *Journal of Spinal Disorders, Vol. 4,* 2: 157-167.

Papaioannou, T. (1982). Scoliosis associated with limb-length inequality. *The Journal of Bone and Joint Surgery, 64A,* 59-62.

Pennie, B.H., Agamber, L.J. (1990). Whiplash Injuries - A trial of early management. *The Journal of Bone and Joint Surgery, 72B,* 277-279.

Penning, L., Wilmink, J.T. (1987). Rotation of the cervical spine. A CT study in normal subjects. *Spine, 12,* 732.

Penning, L. (1988). Differences in anatomy, motion, development and aging of the upper and lower cervical disc segments. *Clinical Biomechanics, 3,* 37.

Perret, E. (1987). Neuropsychologische Folgen von Schleudertraumen der Halswirbelsäule. *Manuelle Medizin, 25,* 120-123.

Pincott, J.R., Davies, J.S., Taffs, L.F. (1984). Scoliosis caused by section of dorsal spinal nerve roots. *The Journal of Bone and Joint Surgery, 66B,* 27-29.

Roberts, A.P., Conner, A.N., Tolmie, J.L., Connor, J.M. (1988). Spondylothoracic and spondylocostal dysostosis. *The Journal of Bone and Joint Surgery, 70B*, 123-126.

Sachs, B., Bradford, D., Winter, R., Lonstein, J., Moe, J., Willson, S. (1987). Scheuermann kyphosis: Follow-up of Milwaukee-brace treatment. *The Journal of Bone and Joint Surgery, 69A*, 50-57.

Sances, A., Weber, R.C., Larson, S.J., Cusick, J.S., Myklebust, J.B., Walsh, P.R. (1981). Bioengineering analysis of head and spine injuries. *CRC Crit Rev Bioengineering, 6*, 79-122.

Savini, R., Gherlinzoni, F., Morandi, M., Neff, J.R., Picci, P. (1983). Surgical treament of giant-cell tumor of the spine: The experience at the Istituto Ortopedico Rizzoli. *The Journal of Bone and Joint Surgery, 65A*, 1283-1330.

Schmorl, G., Junghanns, H. (1971). *The human spine in health and disease.* New York: Grune & Stratton, 2nd edition.

Schwarz, H. (1987). Zur konservativen Behandlung frischer Weichteilverletzungen der Halswirbelsäule. *Manuelle Medizin, 25*, 116-119.

Siegal, T., Tiqva, P., Siegal, T. (1985). Vertebral body resection for epidural compression by malignant tumors: Results of forty-seven consecutive operative procedures. *The Journal of Bone and Joint Surgery, 67A*, 375-382.

Slätis, P. et al. (1989). Cranial subluxation of the odontoid process in rheumatoid arthritis. *The Journal of Bone and Joint Surgery, 71A*, 189-195.

Töndury, G. (1958). *Entwicklungsgeschichte und Fehlbildungen der Halswirbelsäule.* Stuttgart: Hippokrates Verlag.

Töndury, G. (1981). *Angewandte und topographische Anatomie.* Stittgart: Thieme Verlag.

Vortman, B.J. (1984). Kinesiologie der Halswirbelsäule vor und nach Manipulation. *Manuelle Medizin, 22*, 49-53.

Waddell, G., Reilly, S., Torsney, B., Allan, D.B., Morris, E.W., Di Paola, M.P., Bircher, M., Finlayson, D. (1988). Assessment of the outcome of low back surgery. *The Journal of Bone and Joint Surgery, 70B*, 5: 723-727.

Webb, M.N., Terret, A.G.J. (1985). Whiplash: Mechanisms and Patterns of Tissue Injury. *Journal of the Australian Chiropractors' Association, Vol. 15*, 2: 60-69.

Welter, H.F., Thetter, O., Schweiberer, L. (1984). Kompresssionssyndrome der oberen Thoraxapertur. *Münchener Medizinische Wochenschrift, 126*, 1122-1125.

White, A.A., Panjabi, M.M. (1978). *Clinical Biomechanics of the Spine.* Philadelphia: Lippincott.

Wyke, B.D. (1979). Neurology of the cervical spinal joints. *Physiotherapy, 65*, 72.

Wyke, B. (1970). The neurological basis of thoracic spinal pain. *Rheumatology and Physical Medicine, 10*, 356-367.

Wyke, B., (1975). Morphological and functional features of the innervation of the costovertebral joints. *Folia Morphologica, 23*, 296-305.

Yates, D., Jenner, J. (1980). Lage rugpijn - welke oorzaak? *Modern Medicine*, Januar 1980, 42-45.

Yoganandan, N., Pintar, F.A., Sances Jr., A., Maiman, D.J. (1991). Strength and motion analysis of the human head-neck complex. *Journal of Spinal Disorders, Vol. 4*, 1: 73-85.

B6

Das Kiefer-gelenk

B6-1 Fehlfunktionen des Kiefergelenks

Einleitung

Seit einigen Jahren hat bei Physio- und Manualtherapeuten das Interesse am Kiefergelenk (Kraniomandibulargelenk, KMG) zugenommen. Im Rahmen der Zahnmedizin beschäftigt sich das Fachgebiet Gnathologie speziell mit Funktion und Funktionsstörungen des Kauapparats sowie deren Behandlung. Infolge des Beschwerdebildes und der ätiologischen Faktoren werden die Patienten in der Regel durch diese Fachdisziplin behandelt.
Das gewachsene Interesse seitens der manuellen Therapie und der Physiotherapie erklärt sich aus diagnostischen und behandlungstechnischen Erwägungen. Letztere betreffen beispielsweise Störfaktoren aus dem Haltungs- und Bewegungsapparat, die zu einer Projektion der Beschwerden in den Kauapparat führen können. Angesichts häufiger Chronifizierung der Beschwerden ist insbesondere im Bereich der Diagnostik ein multidisziplinärer Ansatz notwendig.
Der vorliegende Abschnitt weist dem Manual- und Physiotherapeuten seinen Platz in der Behandlung von Kiefergelenksfehlfunktionen zu. Dabei werden zahnmedizinische und epidemiologische Aspekte sowie Ätiologie und Symptomatologie ebenso berücksichtigt wie Diagnostik und Therapie.

Begriffsbestimmung

Ursprünglich beschrieb Costen aus HNO-ärztlicher Sicht eine Reihe von Symptomen, die zu Kiefergelenksfehlfunktionen passen (Costen 1934). Aufgrund einer Untersuchung an elf Patienten nennt er u.a. folgende Krankheitserscheinungen: vermindertes Hörvermögen, Taubheitsgefühl im Ohr, Knackgeräusche beim Kauen, Ohrensausen, Schmerzen im Bereich des Ohrs, Schwindelgefühl, Kopfschmerzen, Brennen in der Zunge, im Rachen und an der Nasenseite. Der genannte Symptomkomplex ist als „Costen-Syndrom" bekannt.
Costen schrieb diese Beschwerden einer Malokklusion der Kiefer infolge von Zahnverlusten zu. Eine Normalisierung des Gebißschlusses sollte die Beschwerden lindern.
In seiner Veröffentlichung 1958 stellte Schwarz die Erklärung Costens für den Entstehungsmechanismus der Beschwerden (Reizung der Chorda tympani, des N. auriculotemporalis und der Meningen als Folge der Veränderungen im Kiefergelenk) in Frage.

1968 führte Schwarz den Begriff *temporomandibular joint pain dysfunction syndrome* ein, um dadurch die Beteiligung des gesamten Kauapparats, also des Kiefergelenks und der zugehörigen Muskulatur, zu betonen. Seiner Auffassung nach sind psychische Faktoren (Streß) und Muskelspasmen pathogenetisch wirksam.
Laskin führte 1969 das *myofacial pain dysfunction syndrome* ein. Die Diagnose lasse sich stellen bei einseitigen Beschwerden, Fehlen radiologischer Veränderungen und schmerzloser Palpation des Kiefergelenks an seiner Rückseite.
Gegenwärtig wird im allgemeinen von einer Funktionsstörung des Kiefergelenks ausgegangen, wenn eines oder mehrere der folgenden Symptome vorliegen (Solberg 1982, De Boever und van Steenberghe 1988):

- Schmerzen und Schmerzempfindlichkeit im Bereich der Kaumuskulatur und des Kiefergelenks
- Krepitationen bei Bewegungen des Gelenks
- Bewegungseinschränkung und Abweichungen im Bewegungsmuster des Unterkiefers

Da für die Diagnose ein Kriterium genügt, ist die Patientenpopulation heterogen zusammengesetzt und zeichnet sich durch uneinheitliche Symptomatik aus. Darüber hinaus zeigen diese Beschwerden große Ähnlichkeit mit solchen bei Funktionsstörungen anderer Regionen, beispielsweise dem Zervikozephalsyndrom (Krämer 1978) mit Schwindel, Kopf- und Ohrschmerz sowie Schluckbeschwerden (*vgl. Funktionelle Vertebrobasilarinsuffizienz*). Auch Tumoren oder entzündliche Erkrankungen zeigen in ihrer Symptomatologie Ähnlichkeit mit Kiefergelenksfehlfunktionen.
Schließlich reichen die traditionellen Untersuchungstechniken der Zahnmedizin (Untersuchung der aktiven Beweglichkeit, Palpation) nicht aus, um durch Unterscheidung verschiedener Erkrankungsgruppen zu einer differenzierteren Einteilung zu kommen.
Daher ist eine Klärung der verwendeten Begriffe notwendig. In diesem Abschnitt wird die Funktionsstörung des Kiefergelenks als Fehlfunktion der Bewegungselemente des Kauapparats im weiteren Sinne aufgefaßt, wobei arthrogene und myogene Elemente sowie der Einfluß neuronaler Strukturen, viszeraler und psychischer Faktoren mit einbezogen werden (Steenks und de Wijer 1989).

Ergänzende Untersuchungstechniken des Kauapparats, die die einzelnen Formen der Funktionsstörungen differenzieren helfen, werden beschrieben.
Die Rolle des Zahnarztes bzw. Kieferorthopäden bei der Untersuchung und Behandlung der Kiefergelenksfehlfunktionen ergibt sich aus der Ätiologie. Seit der Veröffentlichung von Costen wird das funktionelle Zusammenspiel der Zähne von Unter- und Oberkiefer als einer der wichtigsten Faktoren für die Entstehung von Beschwerden in dieser Region angesehen. Relation, Okklusion und Artikulation sind rein zahnmedizinische Gesichtspunkte. Die veränderte Sichtweise der Entstehungsmechanismen führte dazu, daß die Patienten auch von HNO-Ärzten und Neurologen sowie anderen Disziplinen wie Psychologen und Logopäden untersucht und behandelt werden.
Bei dieser Betrachtungsweise erscheint es selbstverständlich, daß auch die Manual- und Physiotherapie mit ihrer Kenntnis der Funktionsstörungen des Bewegungsapparats im weitesten Sinne an der Behandlung dieser Patienten beteiligt wird. Wenn auch die krankengymnastische Ausbildung dem Kiefergelenk kaum Beachtung schenkt, sollte eine Zusammenarbeit zwischen Krankengymnastik und Zahnmedizin gefordert werden. In welcher Form dies erfolgen könnte, wurde an anderer Stelle beschrieben (Steenks und de Wijer 1989).

Terminologie

In diesem Abschnitt erhält der Leser eine Einführung in zahnmedizinische Grundbegriffe, insbesondere solche, die sich auf in der Zahnmedizin allgemein anerkannte ätiologische Faktoren beziehen. Die Einführung soll dem besseren Verständnis zwischen den einzelnen Fachgebieten dienen.

Fehlfunktionen

In der Zahnmedizin werden physiologische Funktionen wie Kauen, Sprechen und Schlucken von Fehlfunktionen (Parafunktionen) unterschieden. Zu den letzteren zählen beispielsweise Zähneknirschen (Bruxismus), Aufeinanderpressen der Backenzähne und alle übrigen mit oder ohne künstliches Gebiß möglichen Gewohnheiten, wie Nägelkauen, Kauen auf Bleistiften etc.
Derksen (1970) beschreibt Bruxismus als eine halb- oder unbewußte Parafunktion, die tagsüber oder nachts durch statischen oder dynamischen Kontakt zwischen den Kauflächen des Ober- und Unterkiefers zustande kommt. Beißen auf Lippen und Wangen sind eigene Para-

funktionen und werden nicht unter Bruxismus im engeren Sinn eingeordnet.
Die häufig vorkommenden Parafunktionen allein stellen keine Behandlungsindikation dar. Nur wenn eine Beziehung zu anderen Abweichungen besteht, kann eine Behandlung erwogen werden. Bei erheblichem Abrieb von Zahnmaterial ist zahnärztliche Intervention angezeigt.

Okklusion und Relation

Wenn statischer Kontakt eines oder mehrerer Gebißelemente des Unterkiefers mit denen des Oberkiefers besteht, spricht man von Okklusion. Die Anzahl dieser Kontakte wie auch die Stellung des Unterkiefers in Bezug auf den Schädel definieren diesen Begriff näher. Bei *maximaler* Okklusion kommt es zur größtmöglichen Zahl von Kontakten zwischen den Gebißelementen des Unter- und Oberkiefers. Dies ist meist der Fall beim Zubeißen (*Abb. B6.1*).

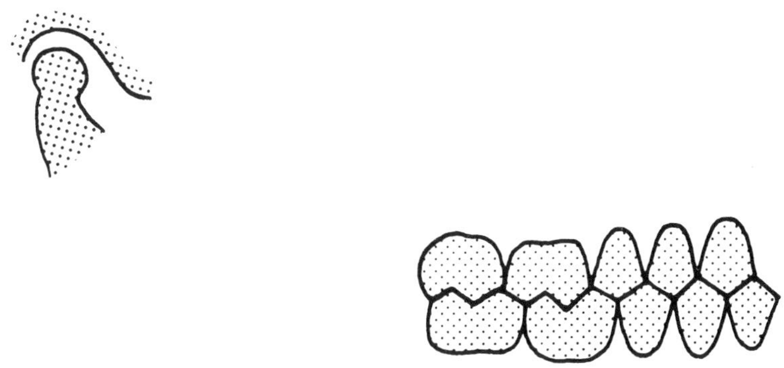

Abb. B6.1
Schematische Darstellung der maximalen Okklusion (Derksen 1977).

Das Relief der Gebißreihen von Ober- und Unterkiefer fügt sich in dieser Stellung am besten ineinander. Die Reproduzierbarkeit ist infolge von Höckern und Vertiefungen groß, nämlich auf etwa 0,015 mm genau (Steenks und Bosman 1985). Hierdurch ist die Stellung des Unterkiefers gegenüber dem Schädel genau festgelegt. Da die Processus condylares integraler Bestandteil der Mandibula sind, ist ihre Lage in den Fossae mandibulares genau definiert.
Die Positition des Unterkiefers in Bezug zum Schädel wird mit dem Terminus *Relation* beschrieben. Eine spezielle Form stellt die *zentrale Relation* dar, bei der die Frankfurter Ebene horizontal verläuft (*Abb. B6.2a*) und sich die Mandibulaköpfchen ungezwungen weit dorsal in den Fossae articulares befinden. Der Begriff „ungezwungen" bedeutet hierbei, daß der Untersucher beim Bestimmen der Unterkieferposition (*vgl. Untersuchung der Okklusion und Artikulation*) keinen dorsalgerichteten Druck auf das Kinn ausübt.
In der zahnmedizinischen Literatur wird das Lig. laterale für die Hemmung der rückwärtigen Bewegung verantwortlich gemacht. Untersuchungen von Savalle (1988) haben diese Behauptung jedoch entkräftet.
Befindet sich der Unterkiefer in der zentralen Relation und besteht zudem Kontakt zwischen Unter- und Oberkiefer (Okklusion), so spricht man von einer *zentralen Okklusion*. Besteht gleichzeitig maximale Okklusion, so bezeichnet man diese Stellung als *zentrale maximale Okklusion*.

Abb. B6.2

a Bewegungsgrenzen des Unterkiefers in der Sagittalebene. FV = FE: Frankfurter Ebene

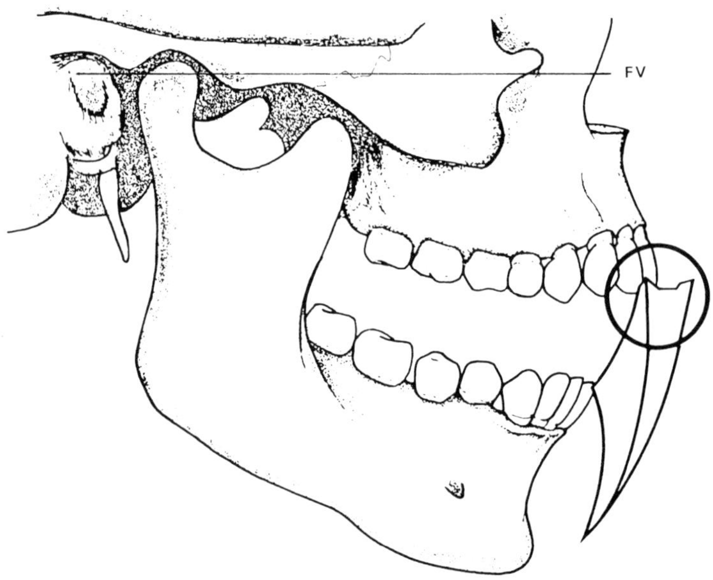

b
1 maximale Okklusion
2 zentrale Okklusion
3 retruded contact position
4 Ruheposition
5 protruded contact position
R Rotation
H habituelle Öffnungs- und Schließbewegung

(nach Steenks 1983)

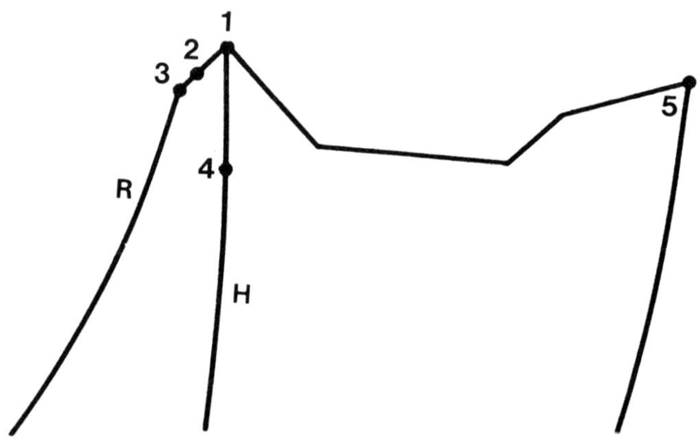

Abb. B6.2a gibt die Bewegungsausschläge in der Sagittalebene wieder, wobei repräsentativ ein Punkt auf den unteren Schneidezähnen herausgegriffen wurde. Die Form des kranialen Teils dieser Figur (*Abb. B6.2b*) wird im wesentlichen durch die Form der Gebißelemente, die vorderen und hinteren Grenzpositionen und durch andere Strukturen des Kauapparats bestimmt.
Maximale Okklusion liegt in Position 1, zentrale Okklusion bei 2 vor. Bei dorsal gerichtetem Druck auf das Kinn während der Bestimmung der Unterkieferposition wird diese zu weit hinten bestimmt (Steenks und Bosman 1985). In Abb. B6.2b ist dies Position 3 (*retruded contact position*).

Die zahnmedizinische Literatur (Lauritzen 1974, Dawson 1974) postuliert, daß die Positionen 1, 2 und/oder 3 übereinstimmen müssen, um einen physiologischen Funktionsablauf zu gewährleisten. Diese Auffassung hat man neuerdings verlassen. Eine Differenz von 1 mm in anteroposteriorer Richtung zwischen den Positionen 1 und 3 wird als akzeptabel angesehen (Steenks 1983).

Infolge morphologischer Abweichungen (Zahnstellung, Gelenkanomalien) kann sich der Unterkiefer in zentraler Relation befinden, ohne daß eine maximale Okklusion vorliegt. In einer solchen Position kommt es lediglich zwischen einem oder wenigen Gebißelementen zu einem Kontakt zwischen Ober- und Unterkiefer. Wird in einer solchen Konstellation eine vollständige Okklusion hergestellt, so verschiebt sich der Unterkiefer. In der Regel ist eine solche Verschiebung nach vorn und gelegentlich auch zur Seite gerichtet; nur in Ausnahmefällen findet eine rein laterale Verschiebung statt. Bei Verschiebung nach vorn spricht man von einer prozentralen Okklusion, bei seitlicher Abweichung von laterozentraler maximaler Okklusion.

Die erste Kontaktstelle zwischen Unter- und Oberkiefer (*Abb. B6.3a*) wird *Okklusionsstörung* genannt. Diese Stellen befinden sich oft in Höhe der Eckzähne und der Prämolaren (kleine Backenzähne, zwischen Eckzähnen und großen Backenzähnen gelegen) (Steenks 1983). Zum Vergleich sind auch die Okklusionspunkte bei vollständiger Okklusion dargestellt (*Abb. B6.3b*).
Klinisch zeigt sich, daß der Patient auch bei bestehender Okklusionsstörung beim Zubeißen unmittelbar die vollständige Okklusion erreicht. Die habituelle Schließbewegung (*Abb. B6.2b*) des Unterkiefers ist der maximalen Okklusion angepaßt. Okklusionsstörungen lassen sich durch passive oszillierende Bewegungen nach Position 2 oder 3 (*Abb. B6.2b*) bei leicht geöffnetem Mund erkennen (Steenks 1983).

Abb. B6.3
a Feststellung der Okklusionspunkte bei zentraler Okklusion.
b Maximale Okklusion (Derksen 1977).

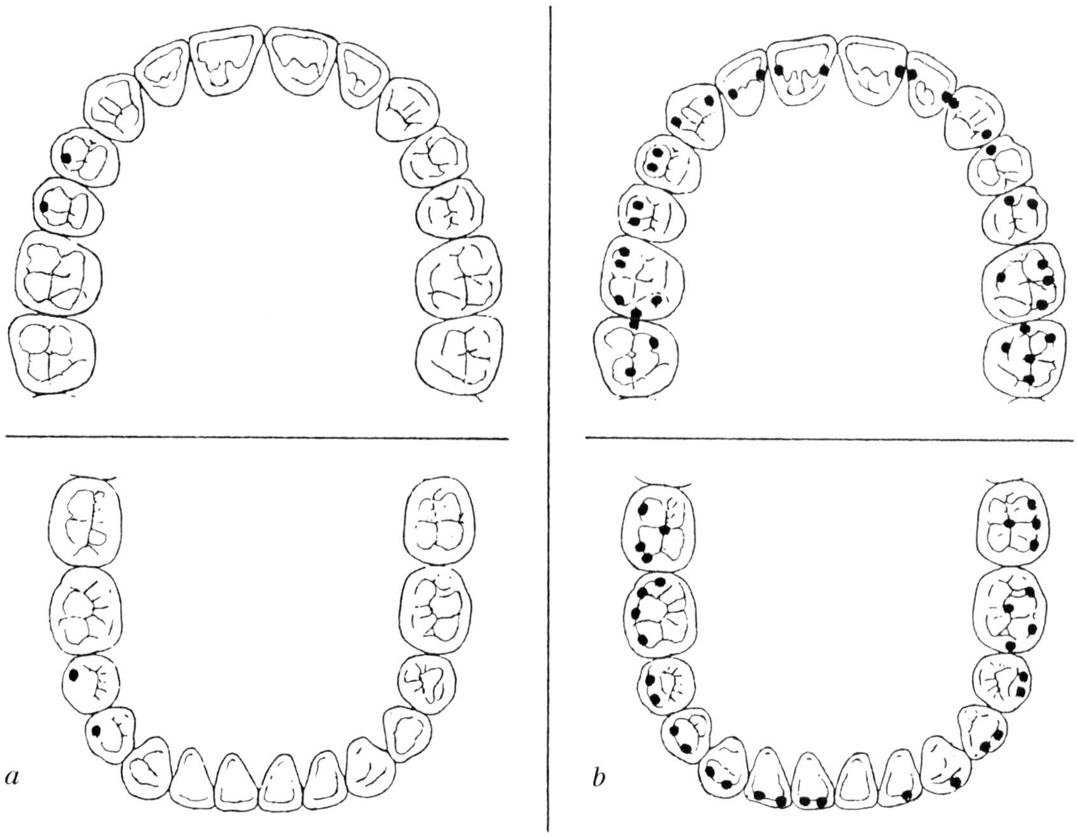

Ruheposition

Eine weitere wichtige Kieferrelation ist die Ruheposition. Darunter versteht man die Stellung der Mandibula im Vergleich zum Schädel, bei der die Frakfurter Ebene - entspannte Kaumuskulatur vorausgesetzt - horizontal verläuft. Hält man den Kopf im Sitzen oder im Stehen entspannt, so kommt es nicht zum Kontakt zwischen Unter- und Oberkiefer. Den dabei bestehenden Zwischenraum zwischen den Zähnen bezeichnet man als „freeway space". Die Ruheposition entsteht durch Ruheaktivität der Muskulatur. Die supra- und infrahyale Muskulatur hält den hyolaryngealen Komplex in seiner Position. Diese Muskelgruppen verhindern im Zusammenwirken mit der Schwerkraft, daß die Kauflächen des Oberkiefers mit denen des Unterkiefers kontaktieren.
Im Mittel beträgt der freeway space vorn etwa 2 bis 3 mm, wobei Varianten möglich sind. Diese erklären sich aus Einflüssen durch Körper- und Kopfhaltung, Schlaf sowie psychische und andere Faktoren.
Auch in anteroposteriorer Richtung herrscht ein Gleichgewicht (u. a. Mm. temporales, dorsale Fasern und Mm. pterygoidei laterales). Die Ruhe-

position liegt im Bereich der normalen Schließbewegung (Position 4) (*Abb. B6.2b*). Neben dem Einfluß des Muskeltonus spielt auch die Elastizität der Gewebe eine wichtige Rolle (Yemm 1976).

Artikulation

Der dynamische Kontakt zwischen den Gebißelementen des Unter- und Oberkiefers wird als Artikulation bezeichnet. Bei dem Versuch, den Unterkiefer aus der vollständigen Okklusion heraus seitlich zu bewegen, wobei Zahnkontakt bestehen bleibt, lassen sich drei Artikulationsmuster unterscheiden:

1 *Eckzahnführung*: Auf der homolateralen Seite (auch aktive Seite genannt) bleibt der Kontakt lediglich zwischen den Eckzähnen bestehen (*Abb. B6.4*); auf der heterolateralen (der inaktiven Seite) besteht dagegen keinerlei Kontakt.

2 *Unilateral balancierte Artikulation*: Homolateral bleibt der Kontakt zwischen allen Elementen bestehen; heterolateral besteht kein Kontakt (*Abb. B6.5*).

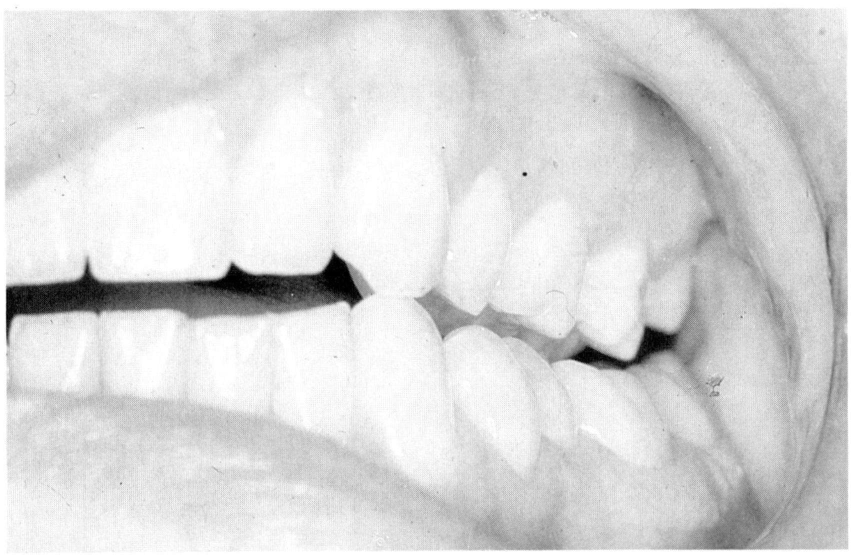

Abb. B6.4
Eckzahnführung (Steenks und de Wijer 1989).

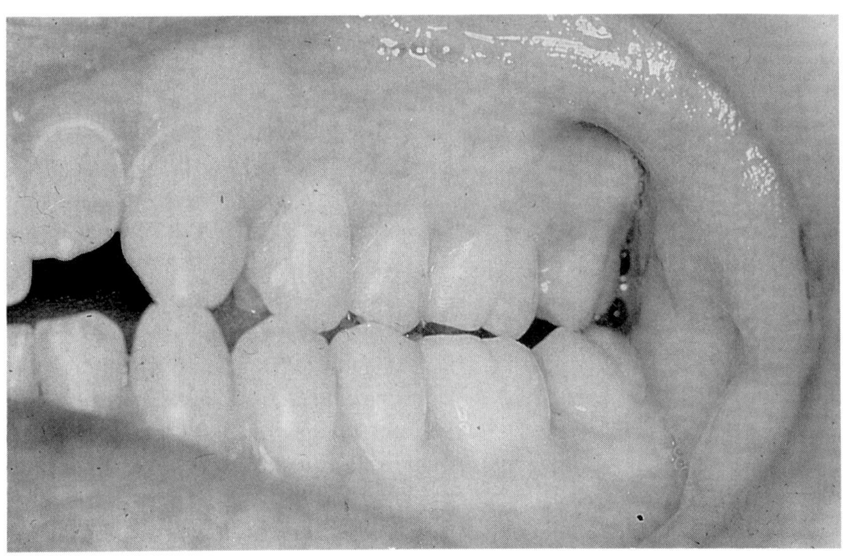

Abb. B6.5
Unilateral balancierte Artikulation (Steenks und de Wijer 1989).

3 *Bilateral balancierte Artikulation*: Homolateral wie heterolateral bleibt Kontakt zwischen möglichst vielen Elementen.

Beim natürlichen Gebiß ohne ausgeprägten Abrieb (Abrasion) finden sich die beiden ersten Typen. Die bilateral balancierte Artikulation wird beim Anpassen einer Vollprothese angestrebt.

Artikulationsstörungen

Artikulationsstörungen werden durch Höckerbildung der Backenzähne oder unebene Schnittkanten der Incisivi verursacht. Wenn bei der proalen Bewegung Kontakt auf nur einem Vorderzahn oder ein einseitiger Kontakt der Backenzähne besteht, so liegt eine Artikulationsstörung vor. Beispielsweise kann der Kontakt der Zähne auf der aktiven Seite nach einer Zahnfüllung unterbrochen sein und so zu einer Artikulationsstörung führen (*Abb. B6.6a*).

Diese Störung bevorzugt die unilateral balancierte Artikulation, weniger die Eckzahnführung. Artikulationsstörungen der inaktiven Seite (*Abb. B6.6b*) verhindern den Kontakt auf der aktiven Seite.

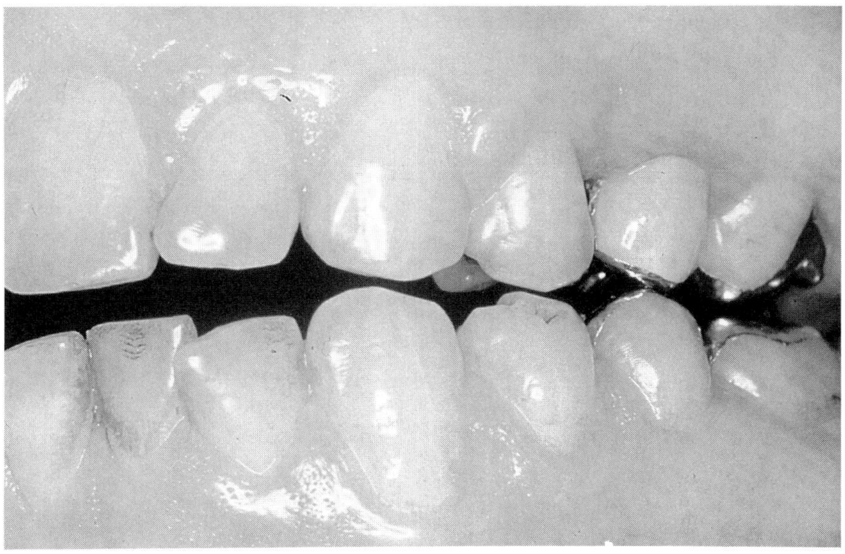

Abb. B6.6
a Artikulationsstörung auf der aktiven linken Seite bei 25-35. Die Zahnpaare 23-33 und 24-34 hatten in der Vergangenheit Kontakt, wie an den Abriebflächen zu erkennen ist.

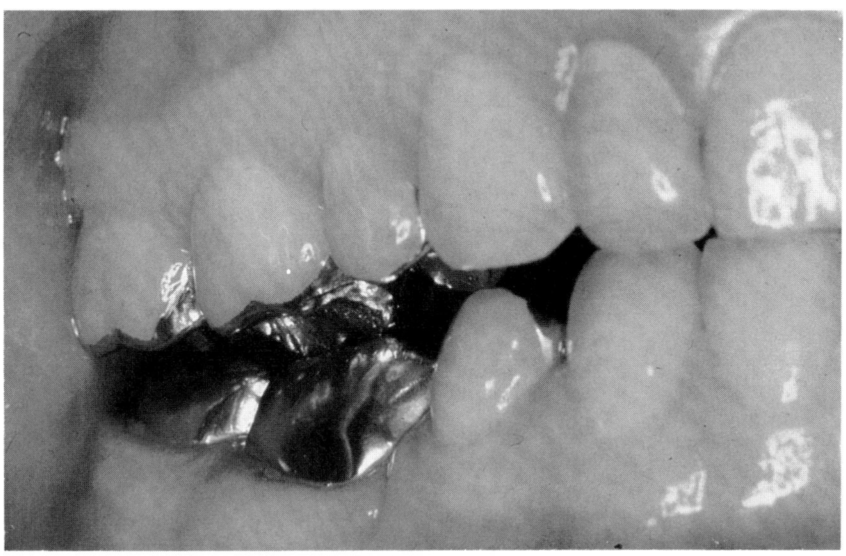

b Artikulationsstörung auf der nichtaktiven Seite bei 17 und 47; auf der hier nicht sichtbaren aktiven linken Seite besteht kein Kontakt.

(Steenks und de Wijer 1989)

Dentition

Alle Gebißelemente werden nach ihrer Anatomie benannt. Im Sinne einer raschen Registrierung wurde ein System eingeführt, das auf der Einteilung in Quadranten (erste Ziffer 1-4) und auf anatomischen Merkmalen (zweite Ziffer 1-8) beruht. Das Beispiel des kompletten natürlichen Gebisses ist in Abb. B6.7a wiedergegeben. Eine weitere Form der Darstellung findet sich in Abb. B6.7b.

In ein solches Schema lassen sich mögliche Abweichungen wie parafunktionelle Abnutzung, Okklusions- und Artikulationsstörungen, erhöhte Beweglichkeit usw. eintragen. Abb. B6.8 zeigt ein Beispiel.

Abb. B6.7

a Schematische Darstellung eines natürlichen definitiven Gebisses mit den Kennzahlen der einzelnen Elemente.

b Schematischer Zahnstatus.

(Steenks und de Wijer 1989)

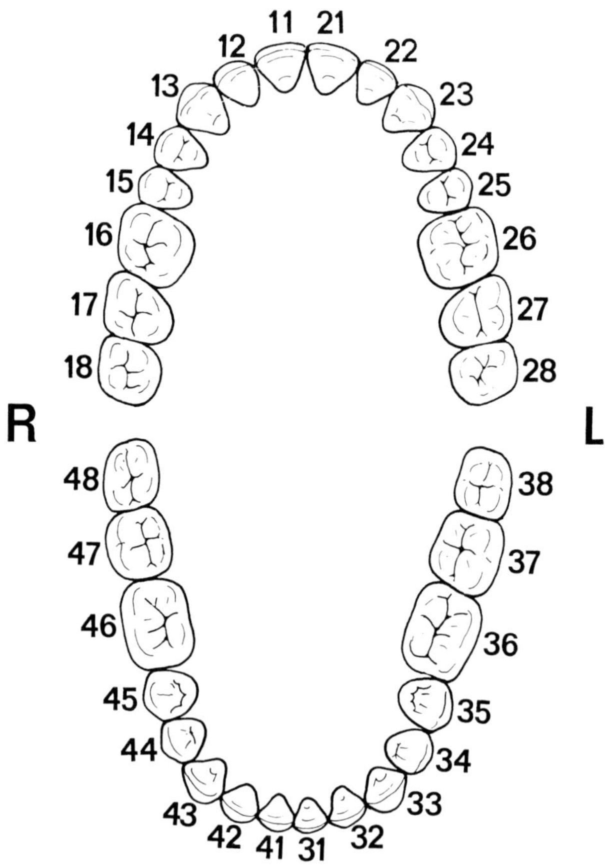

R	18	17	16	15	14	13	12	11	21	22	23	24	25	26	27	28	L
	48	47	46	45	44	43	42	41	31	32	33	34	35	36	37	38	

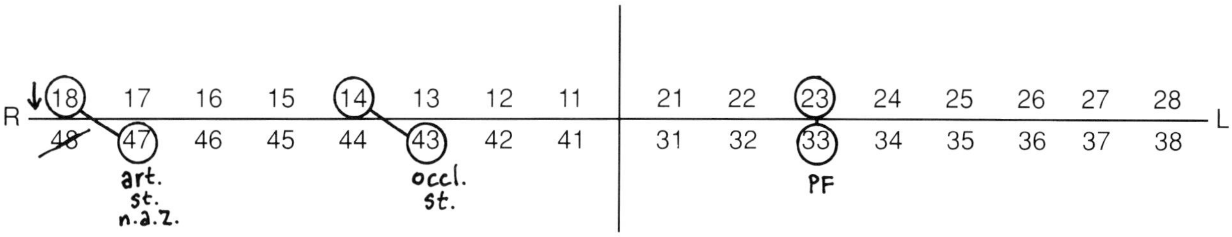

Abb. B6.8
Beispiel eines Zahnstatus mit einigen Besonderheiten.

48 fehlt
18 ist durchgebrochen
occl. st.: Okklusionsstörung bei 14-43

art. st. n.a.z.: Artikulationsstörung der nicht aktiven Seite bei 18-47
PF: Parafunktioneller Abrieb bei 23-33

Epidemiologie

In den letzten Jahrzehnten ist über die Verbreitung von Kiefergelenksfehlfunktionen immer mehr bekannt geworden. Dabei unterscheidet die Literatur zwei Gruppen. In frühen Veröffentlichungen wurden in erster Linie Patienten beschrieben, die vom niedergelassenen Zahnarzt in spezialisierte Zentren überwiesen wurden. Andere Untersuchungen stützten sich auf Fragebogen und klinische Untersuchungen.
Bei poliklinischen Untersuchungen (Derksen 1970) finden sich konstante Tendenzen. Der Frauenanteil ist größer als Anteil Männer; die Altersklasse zwischen 20 und 30 Jahren ist überrepräsentiert.

Eine überzeugende Erklärung für den Frauenanteil in den poliklinischen Untersuchungen ist bisher nicht erfolgt. Spätere Untersuchungen erfaßten verschiedene Bevölkerungsgruppen. Es handelte sich dabei zunächst um ausgewählte Gruppen (Hanson und Oberg 1971, Agerberg und Osterberg 1974). Es war das Verdienst von Helkimo et al. (1973), epidemiologische Untersuchungen an nichtselektierten Gruppen durchgeführt zu haben. Er entwickelte einen klinischen Index, mit dessen Hilfe sich der Grad einer Funktionsstörung ausdrücken läßt. Anhand eines Punktesystems (0, 1 oder 5 Punkte) werden folgende fünf Symptome erfaßt:

- Bewegungseinschränkung des Unterkiefers in mehreren Richtungen
- eingeschränkte Gelenkfunktion anhand des Bewegungsmusters, Gelenkgeräusche bzw. Vorkommen von Luxationen oder Blockierungen
- Muskelschmerz bei Palpation
- Gelenkschmerz bei Palpation
- Beschwerden bei aktiver Bewegung des Unterkiefers

Wichtigstes Ergebnis war, daß sich bezüglich der Beschwerdehäufigkeit kein Unterschied zwischen Männern und Frauen ergab; Beschwerdebild und Symptomatik waren in allen Altersklassen gleich. Anhand des anamnestischen Fehlfunktionsindex gab etwa die Hälfte der Population mehr oder weniger schwere Symptome an. In derselben Untersuchungsgruppe gab der klinische Index sogar bei 80% irgendeine Form der Funktionsstörung an, bei 22% bestand nach Helkimo eine schwere Fehlfunktion.

Eine Behandlung erwies sich bei 20 bis 25% der untersuchten Gruppe als notwendig. Eine spätere Untersuchung von Rieder und Martinoff (1983) konnte diese Tendenzen bestätigen. Im übrigen stellt sich die Frage, ob das verwendete Untersuchungskonzept geeignet war, die Behandlungsbedürftigkeit festzustellen, da andere entscheidende Aspekte wie Progressivität, Spontanverlauf und Behandlungswunsch des Patienten keine Berücksichtigung fanden. Behandlungsbedürftigkeit kann nur durch eine ausführliche klinische Untersuchung (*vgl. weiter unten*) festgestellt werden.

Ätiologie

Eines der Untersuchungsergebnisse von Helkimo ist das Fehlen eines beherrschenden ätiologischen Faktors. In der Literatur besteht Übereinstimmung in der Annahme einer multifaktoriellen Genese (Steenks und de Wijer 1989, De Boever 1979). Als wichtigste ätiologische Faktoren werden okklusionsanatomische, neuromuskuläre und psychische Veränderungen genannt. De Boever (1979) und De Boever und Steenks (1989) fanden, daß die Wahrscheinlichkeit, Beschwerden zu bekommen, am größten ist, wenn Faktoren aus allen drei Gruppen einfließen. Das Vorhandensein dieser sich individuell unterschiedlich auswirkenden Faktoren führt aber nicht zwangsläufig zum Entstehen von Beschwerden. Das könnte die Erklärung dafür sein, daß die Beschwerden mit der Zeit variieren. Außerdem bestehen Überschneidungen zwischen den Gruppen (so können Okklusionsstörungen zu Bruxismus führen). Der okklusionsanatomische Faktor ist in erster Linie ein mechanischer.

Okklusions- oder Artikulationsstörungen zwingen den Unterkiefer dazu, in einer unphysiologischen Position zu schließen oder eine veränderte funktionelle oder parafunktionelle Bewegung auszuführen. Als Folge davon kann es zu einer Überlastung der Kiefergelenke oder der Kaumuskulatur kommen. Bei Verlust der hinteren Stützzone werden die vorderen Zähne mehr in den Kauprozeß einbezogen, was zu einer größeren Belastung des Kiefergelenks führt.
Bei der Entstehung von Beschwerden aufgrund eines oder mehrerer ätiologischer Faktoren spielen das Adaptionsvermögen (Alter, Allgemeinbefinden) und die Geschwindigkeit, mit der sich Okklusions- und Artikulationsstörungen entwickeln, eine entscheidende Rolle.

Eine Zahnersatzbehandlung, die die bestehenden Verhältnisse plötzlich verändert, kann weitaus größere Nachwirkungen haben als eine Okklusionsstörung aufgrund einer Wachstumsanomalie. Dibbets (1989) beschreibt eine Langzeitstudie an einer Gruppe von kieferorthopädisch behandelten Patienten. Über einen Beobachtungszeitraum von 18 Jahren entstehen Beschwerden und Symptome (objektive, subjektive und radiologisch sichtbare Abweichungen) ohne erkennbare Ursache und verschwinden wieder.
Unter neuromuskulären Faktoren verstehen De Boever (1979) und De Boever und van Steenberghe (1988) Bruxismus (Zähneknirschen) und andere Fehlfunktionen. Im Gegensatz zu physiologischen Funktionen wie Kauen, Schlucken und Sprechen kommt es zu länger anhaltender Muskelaktivität mit einem ausgeprägten Aktivitätsmuster (entsprechend der wirksamen Muskelkraft) in Unterkieferpositionen, die sich in der klinischen Untersuchung oft nicht reproduzieren lassen. Die Zeitdauer, Muskelkraft und Abriebstrecke des Bruxismus führen zum Verschleiß der Gebißelemente und zu einer Überlastung des Kiefergelenks, der Kaumuskulatur und manchmal auch des Halteapparats der Zähne.

Die Rolle psychologischer Faktoren wird in der Regel unter der Bezeichnung Streß zusammengefaßt. Rugh und Solberg (1979) fanden nur wenige Anhaltspunkte für die Hypothese, daß die Fehlfunktion des Kiefergelenks an ein bestimmtes Persönlichkeitsprofil gebunden ist. Vielmehr besteht Grund zu der Annahme, daß emotionale Faktoren wie Angst, Frustration und Aggressivität zu einem erhöhten Muskeltonus führen, der wiederum Beschwerden vergleichbar mit denen bei Kiefergelenksfehlfunktionen hervorruft. Möglicherweise kommt parafunktionelle

Aktivität hinzu (sich auf die Zunge beißen, die Zähne zusammenbeißen usw.). Die anhaltende Streßsituation führt zu dauernden ergotropen Bedingungen, die die Anfälligkeit für Schädigungen zunehmen lassen. Die Belastbarkeit der Gewebe kann sich dadurch soweit verringern, daß selbst eine normale Beanspruchung zu Beschwerden führt (Bernards 1988).

Es kann festgestellt werden, daß das unikausale Denken in der Ätiologie der Funktionsstörungen einer multifaktoriellen Betrachtungsweise gewichen ist, auch wenn sich die Faktoren augenscheinlich auf den Kauapparat beschränken. Insbesondere bei chronischen Beschwerden kommt dem begleitenden Schmerz die gleiche Bedeutung zu wie bei anderen chronischen Erkrankungen, die der Physio- und Manualtherapeut aus seiner Praxis kennt. In der Behandlung der Kiefergelenksfehlfunktionen sollte man tunlichst die Prinzipien anwenden, die für andere Patienten mit chronischen Schmerzsyndromen gelten (Meyler 1984).

Neben lokalen, direkt am Kauapparat ansetzenden Faktoren, bestehen solche, die von außerhalb ihren Einfluß geltend machen. Dazu zählen Faktoren, die verbunden sind mit Fehlhaltungen (Duyzings 1958, Brügger 1980, Rocabado 1983), Wirbelsäulenabweichungen (oberer HWS-Bereich, zervikothorakaler Übergang) und mit erhöhtem Sympathikotonus (beispielsweise durch Streß, Schmerzempfindung und Überreizung der viszeralen Organe) (Korr 1978).

Klinik

Nach De Boever und Steenks (1989) sowie Rugh und Solberg (1979) besteht die klassische Symptomatik der Kiefergelenksfehlfunktion aus folgenden Krankheitserscheinungen:

- Schmerzen im Bereich des Kiefergelenks und der Kaumuskulatur
- Bewegungseinschränkung des Unterkiefers und Abweichungen im Bewegungsmuster
- Geräusche des Kiefergelenks wie Knacken oder Krepitieren

Die Schmerzempfindung im Kiefergelenk läßt sich durch Irritation der bilaminären Zone der Bandscheibe bzw. der Gelenkkapsel erklären. Da die Gelenkflächen nicht innerviert sind, können sie dafür nicht verantwortlich gemacht werden. Irritation kann beispielsweise durch Überdehnung beim Gähnen, Verschiebung der Bandscheibe nach vorn oder hinten oder durch Veränderung der intraartikulären Verhältnisse bei Verlust der hinteren Stützzone auftreten.

Schmerzen der Kaumuskulatur lassen sich durch Perfusionsminderung infolge der Fehlfunktion oder erhöhten Sympathikotonus erklären. Anhaltende Funktionsstörungen können schließlich zu strukturellen Veränderungen im muskulären Bindegewebe und zur Bildung von Triggerpunkten führen. Letztere können aus Hals- und Nackenmuskulatur Schmerzprojektionen in den Kopf hervorrufen, so daß man bei der Untersuchung gezielt danach suchen sollte. Von besonderem Interesse für den Zahnarzt sind die Schmerzprojektionen aus den Triggerpunkten der Kaumuskulatur in die Gebißelemente, da ein Übersehen dieser Zusammenhänge zu unnötigen und erfolglosen Behandlungsversuchen wie Wurzelbehandlung oder Extraktion führen kann (*Abb. B6.9a und b*).

Ein Charakteristikum der Beschwerden ist, wie auch bei anderen Erkrankungen des Bewegungsapparats, ihre Reproduzierbarkeit. Die Beschwerden sind meist unilateral, zumindest besteht eine deutliche Seitendifferenz.

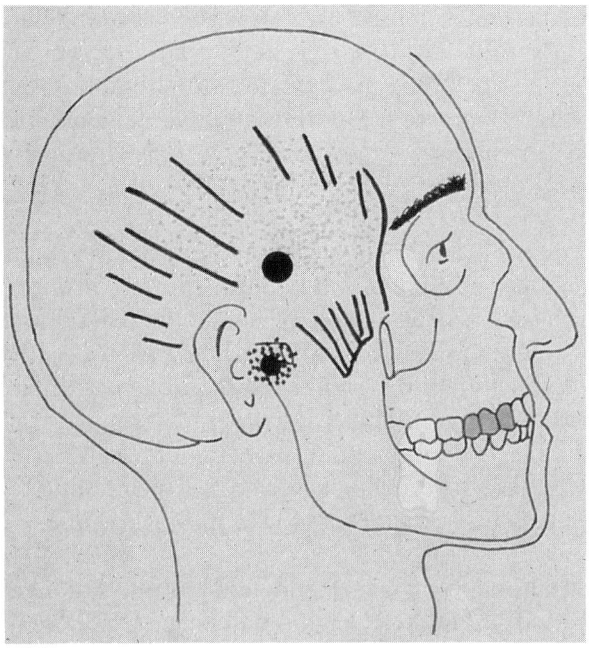

a

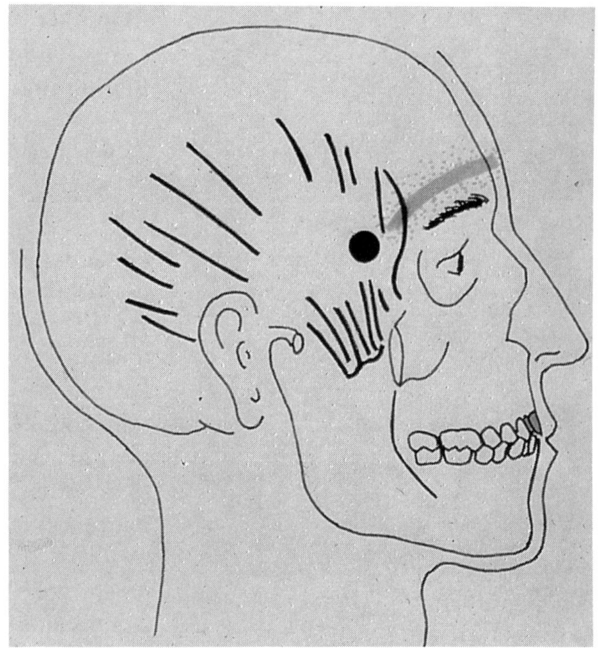

b

Abb. B6.9
a Schmerzprojektion eines Triggerpunkts im M. temporalis (Pars medialis).

b Schmerzprojektion eines Triggerpunkts im M. temporalis (Pars ventralis).

(Travell und Simons 1983)

Typische Bewegungen des Unterkiefers wie Kauen harter oder zäher Speisen, weites Mundöffnen, Abbeißen und gelegentlich auch Sprechen sind schmerzauslösend.
Charakteristische Schmerzpunkte sind die Wange (M. masseter), die Schläfe (M. temporalis) und der Bereich oberhalb der Augen (Hijzen und Slangen 1985). Mit dem Schmerz eng zusammen hängt ein Ermüdungsgefühl, das vom Patienten meist als Schweregefühl im Unterkiefer präsentiert wird. Auf Nachfrage wird dann meist auf die Wangen verwiesen (M. masseter). Bestehen Beschwerden bereits beim Erwachen oder wird der Patient nachts davon wach, so kann Bruxismus vermutet werden. Auch ein morgendliches Steifheitsgefühl, das sich im Lauf des Tages bessert, weist auf parafunktionelle Aktivität hin.
Scharfer und stechender, nur Sekunden dauernder Schmerz, der nach Berühren der Haut oder der Schleimhäute auftritt, hat eine andere Ursache. In erster Linie ist hier an eine Form von Neuralgie zu denken (Bremer et al. 1970).
Eine Bewegungseinschränkung kann auf Veränderungen des Gelenks, aber auch auf muskelbedingte Affektionen zurückzuführen sein. Strukturelle Veränderungen im Muskel können bei Dehnung des Muskel-Sehnen-Komplexes zu Beschwerden führen.
Der Spontanverlauf einer Kiefergelenksfehlfunktion zeigt eine bestimmte Abfolge von Symptomen. Zunächst tritt schmerzloses Knacken bei Gelenkbewegungen auf, das auf morphologische, bereits im Jugendalter bestehende Veränderungen des Gelenks hindeutet. Diese sind als Anpassung an veränderte Belastungen anzusehen. In der Literatur sind diese Veränderungen als „deviation in form" (DIF) beschrieben (Hansson und Nordström 1977).
Eine spezielle Form des Knackens ist das reziproke Knacken. Es tritt zu Beginn der Öffnungsbewegung und am Ende der Schließbewegung auf, kurz bevor es zur Berührung der Backenzähne oder zum Zubeißen kommt. Das Geräusch rührt von der Verschiebung der Bandscheibe her.

Abbildung B6.10a beschreibt die Beziehungen zwischen Mandibulakopf, Bandscheibe und Fossa mandibularis im maximal okkludierten normalen Kiefergelenk.

Das hintere Band liegt kranial des Mandibulaköpfchens. Bei weit geöffnetem Mund liegt dieses eben ventral des tiefsten Punkts des Tuberculum articulare. Während der Bewegung verschiebt sich der Discus articularis synchron (*Abb. B6.10a,3*). Beim Schließen des Mundes erfolgen die Bewegungen in umgekehrter Reihenfolge.

Die Koordination der Bandscheibenverschiebung wird aktiv durch den M. pterygoideus lateralis (Juniper 1984) gewährleistet. Die enge Fixierung der Bandscheibe an ihrem lateralen und medialen Pol liefert den passiven Beitrag dazu. Bei Verschiebung der Bandscheibe nach vorn liegt ihr hinteres Band eben ventral des Mandibulaköpfchens (*Abb. B6.10b,0*), wenn sich der Unterkiefer in maximaler Okklusion befindet. Dabei liegt die bilaminäre Zone kranial des Caput mandibulae.

Beim Öffnen des Mundes aus maximaler Okklusion wird das Mandibulaköpfchen zu Anfang der Bewegung hörbar (Knacken) über das hintere Band gleiten (*Abb. B6.10b,1*).

Der weitere Verlauf der Öffnungsbewegung entspricht der physiologischen. Beim Schließen des weit geöffneten Mundes verläuft die Bewegung zunächst ebenfalls normal, bis das Mandibulaköpfchen kurz vor Ende der Bewegung (also kurz bevor sich die Backenzähne des Ober- und Unterkiefers berühren) hörbar hinter den dorsalen Teil der Bandscheibe oder dieser vor das Mandibulaköpfchen springt.
Ein Kennzeichen des reziproken Knackens ist seine Reproduzierbarkeit. Knacken tritt bei Unterkieferbewegungen, die mit Translation im Gelenk einhergehen, auf. Es handelt sich um Depression, Bewegung zur heterolateralen Seite hin und proale Bewegung (Steenks 1974). Dies ist jedoch nur der Fall, wenn das gesamte hintere Band ventral des Mandi-

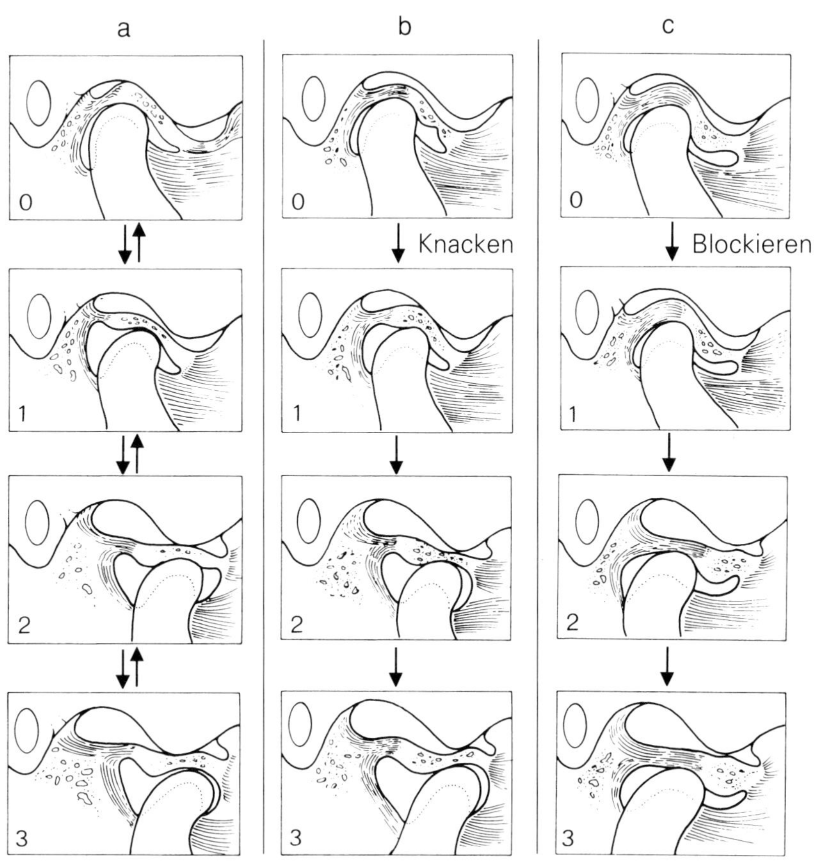

Abb. B6.10

a 0-3: Bewegungsablauf im Kiefergelenk (schematisch) beim Öffnen und Schließen des Mundes.

b 0-3: Ventrale Diskusverschiebung mit Reduktion; Knacken in Phase 0-1 beim Öffnen und Schließen.

c 0-3: Ventrale Diskusverschiebung ohne Reduktion; der von der Bandscheibe blockierte Kondylus kann keine Translationsbewegung mehr ausführen.

(Steenks und Touw 1987)

bulaköpfchens liegt. Bei teilweisen Verschiebungen, also nur des lateralen Teils der Bandscheibe (Fehlen einer ventromedialen Verschiebung), tritt das Knacken nur bei einigen Bewegungen auf.

Eine andere spezielle Beobachtung ist das Ausbleiben des Knackens, wenn die Unterkieferbewegung aus einer leicht proalen Position (1-2 mm) heraus vorgenommen wird. Die Literatur beschreibt dies als eine *Bandscheibenverschiebung mit Reduktion* (Farrar und McCarty 1982). Reduktion bezeichnet hier ein Zurückkehren der Bandscheibe in die Normalposition.

Wenn die beschriebenen Erscheinungen einige Zeit bestehenbleiben, kann es in einer folgenden Phase hin und wieder zu Blockierungen kommen. Dabei schießt das Mandibulaköpfchen nicht über das hintere Band hinaus. Dieser Teil der Bandscheibe bildet dann eine Art Barriere für den in Translation befindlichen Processus condylaris (*Abb. B6.10c,3*). Bei anhaltender Blockierung spricht man von *Bandscheibenverschiebung ohne Reduktion*. Anfänglich besteht dabei eine erhebliche Einschränkung der Beweglichkeit (maximale Mundöffnung 15 bis 25 mm, zwischen den Schneidezähnen gemessen), das Knacken ist verschwunden, und meist tritt Schmerz auf oder verstärkt sich.

Infolge von Veränderungen der Bandscheibe kann die Mobilität des Kiefergelenks im Lauf der Zeit abnehmen. Schließlich bleibt die Mundöffnung eingeschränkt bei einer maximalen Weite von 35 bis 40 mm. Dabei hat sich die ursprüngliche Bandscheibenform von bikonkav in bikonvex verändert. Das Bewegungsmuster der Mundöffnung paßt sich an die vermehrte Beweglichkeit des Kiefergelenks an. Da das Mandibulaköpfchen nun über die bilaminare Zone mit der Eminentia artikuliert, kommt es zu Veränderungen in diesem Teil der Bandscheibe, was zu Perforation und Knorpelbildung führen kann.

Infolge der anatomischen Verhältnisse (feste ligamentäre Verbindungen der Bandscheibe am medialen und lateralen Pol) finden mögliche Verschiebungen in ventraler und dorsaler Richtung statt, wobei die erstere erfahrungsgemäß häufiger vorkommt. Dorsale Verschiebungen verursachen insbesondere eine eingeschränkte Retrusion, erkennbar an einer unvollständigen Okklusion der homolateralen Backenzähne (*Abb. B6.11a und b*).

Gleiches zeigt sich, wenn auch in geringerem Ausmaß, auf der heterolateralen Seite. Findet sich in der jüngeren Anamnese ein Trauma, sollte die Möglichkeit einer Fraktur erwogen werden.

Die Symptomatik einer Bandscheibenverschiebung ist so auffällig, daß Anamnese und aktive Beweglichkeitsprüfung die Art der Abweichung erkennen lassen. Weitere klinische Untersuchung und ein Orthopantomogramm können die Verdachtsdiagnose bestätigen. In Zweifelsfällen können weitere technische Untersuchungen wie Arthrographie, Arthroskopie und Kernspin-Tomographie herangezogen werden (*Abb. B6.12*). Die Diagnosestellung im Bereich des Kauapparats erfordert immer eine solide klinische Untersuchungstechnik.

Abb. B6.11
Dorsale Diskusverschiebung.

a Akutphase.

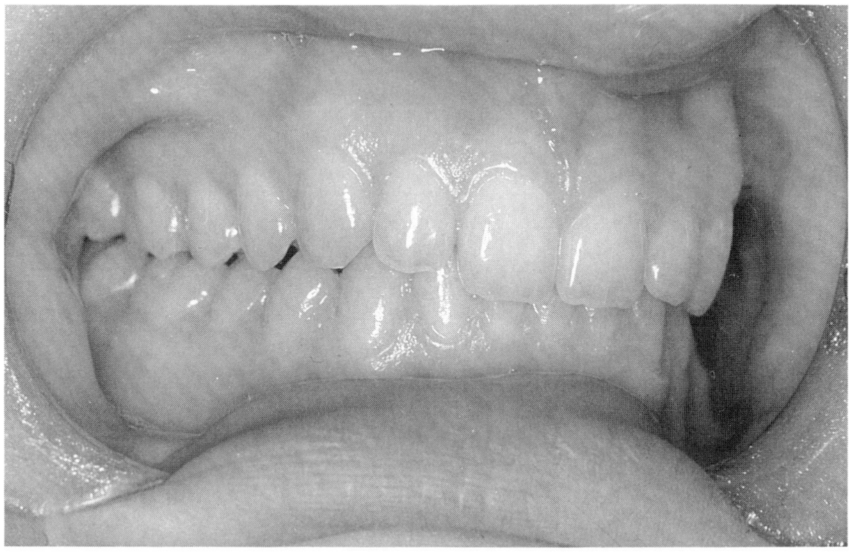

b Vollständige Okklusion nach Behandlung der akuten Symptome.

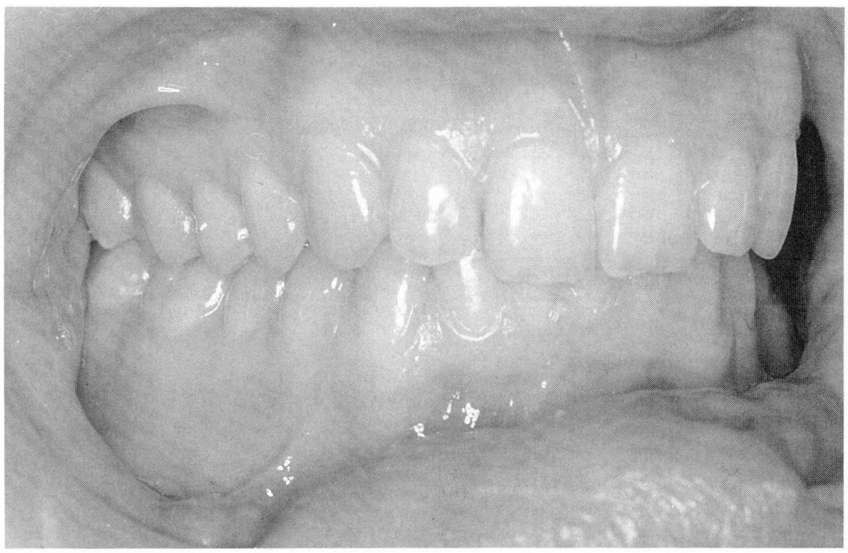

Abb. B6.12
Kernspin-Tomogramm des Kiefergelenks.

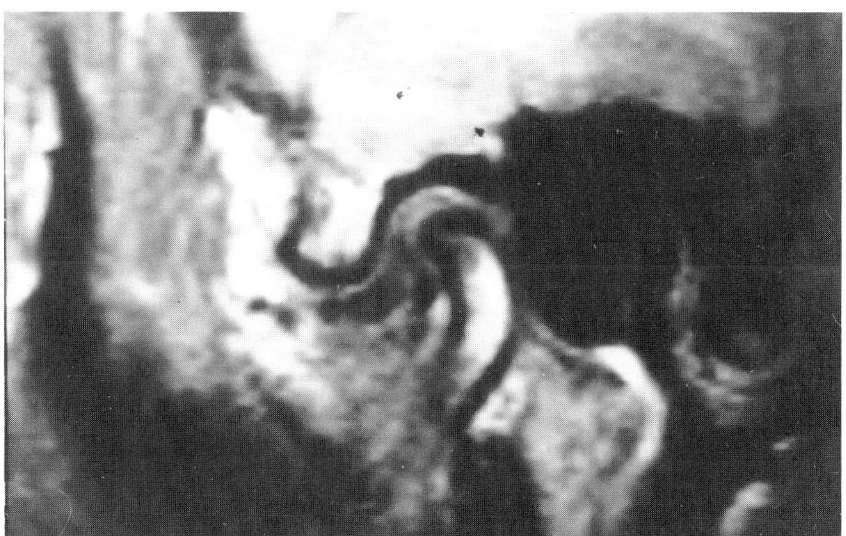

B6-2 Untersuchung

Bei Patienten mit Kiefergelenksfehlfunktionen steht die gnathologische Untersuchung an erster Stelle.
Bei akuten Beschwerden, beispielsweise einer Okklusionsstörung nach Einsetzen einer zu hohen Krone, ist eine weitere medizinische Abklärung meist nicht erforderlich. Bei chronischen Schmerzen und bei Beschwerden, für die sich zunächst keine erkennbare Ursache finden läßt, sollten nach Steenks und de Wijer (1989), Meyler (1984) und Van Cranenburgh (1987) für die Beurteilung jedoch zahnmedizinische, allgemeinmedizinische (Hausarzt) und krankengymnastische sowie manualtherapeutische Befunde berücksichtigt werden.
Ein standardisierter Fragebogen (Steenks und de Wijer 1989, Hijzen und Slangen 1985) kann hierbei hilfreich sein. Die Anamnese findet in einer Atmosphäre statt, in der der Patient im Mittelpunkt steht und sich entspannt äußern kann (Schouten 1982).

Aufgabe des Zahnarztes ist es, eine gnathologische Diagnose zu stellen, wobei er den Status praesens des Gebisses erfaßt und Funktionsuntersuchungen des Kauapparats durchführt. Daneben hat er nach den ursächlichen Krankheitsprozessen zu forschen. Psychogene Zusammenhänge und Einflüsse aus Nachbargebieten (HNO-Bereich) werden miteinbezogen. Der Physiotherapeut richtet seine Aufmerksamkeit auf die Funktionsdiagnostik des Kauapparats im weiteren Sinne, also auch auf die Wirbelsäule, den Schultergürtel und die Körperhaltung des Patienten. Eine eingehende Beschreibung dieser klinischen Untersuchungen erfolgt in Kap. B1, Wirbelsäule, *Allgemeine Aspekte der Untersuchung und Behandlung*.

Interdisziplinäre Diagnostik

Bei chronischen Beschwerden sollte eine interdisziplinäre Diagnostik erfolgen. Vgl. hierzu Kap. B1, Wirbelsäule, *Allgemeine Aspekte der Untersuchung und Behandlung*.
Eine akute Erkrankung hat oft nur eine einzige Ursache. Dann ist der Einfluß eines einzelnen Faktors, beispielsweise Funktionsstörungen nach Einsetzen einer Brücke, erheblich. Untersuchung und Therapie führen in der Regel rasch zum Ziel.

Allgemeine Inspektion

Vor dem Gespräch verschafft sich der Untersucher einen allgemeinen Eindruck vom Patienten. So achtet er beispielsweise auf Kopfhaltung und Gesichtsausdruck.
Die allgemeine Inspektion erfolgt während der Anamnese und dem Auskleiden des Patienten, danach geht man zur speziellen Inspektion über.

Anamnese

Die Anamnese umfaßt neben symptomorientierten Gesichtspunkten auch Fragen nach Wirbelsäulenabweichungen, internen Erkrankungen, Affektionen im HNO-Bereich, zahnmedizinischen Beschwerden sowie erhöhtem Sympathikotonus (Oostendorp 1988).
Als Beispiele endogener Faktoren seien Einflüsse der Gelenke der oberen HWS (Krämer 1978, Brügger 1980, Bogduk 1986, Janda 1986, Lewit 1987) und der Lungen (Korr 1978, Van Cranenburgh 1987, Teirich-Leube 1968, Dvorak 1986) genannt.
Die oberen Halsgelenke (Schädel-Atlas, Atlas-Axis), C2-C3 sowie die subokzipitale Muskulatur werden durch die Spinalnerven C1-C3 innerviert. Die genannten Strukturen können wie die Kiefergelenke zu übertragenen Schmerzen (referred pain) in der Frontal-, Retroorbital-,

Temporal- und Okzipitalregion führen. Symptome sind Kopfschmerz, Schwindel, Gesichtsschmerz, Gehör- und Sehstörungen (Krämer 1978, Oostendorp 1988).
Bekanntlich kommt es bei bestimmten *Lungenerkrankungen* zu einer Hyperalgesie in den Segmenten C3 und C4, Th1 bis Th9 (Korr 1978, Van Cranenburgh 1985, Teirich-Leube 1968, Dvorak 1986). Bei Lungen- und Pleuraerkrankungen sind vor allem die Austrittsstellen, aber auch das gesamte Versorgungsgebiet des N. trigeminus hyperalgetisch. In diesen Fällen ist auch die Muskulatur des Halses und des Schultergürtels über viszeromotorische Reflexe nach McKenzie (Van Cranenburgh 1985) druckschmerzhaft und hypertonisch.

Dabei klagt der Patient über (reflektorischen) Kopfschmerz, Nackenbeschwerden und interskapuläre Schmerzen und Steifheit (Brügger 1980). Sucht ein Patient mit diesen Beschwerden wegen einer Abweichung im Kauapparat (beispielsweise Gelenkknacken und Ermüdungsgefühl in den Wangen) eine zahnärztliche Ambulanz auf, so ist es unerläßlich, nach reflektorischen somatischen und neurogenen (insbesondere C0-C3 und C8-Th3) sowie viszeralen Einflüssen zu suchen und diese in der abschließenden Beurteilung mit zu berücksichtigen.

Mögliche medizinische Eingriffe, durchgeführte Therapien und deren Ergebnisse werden festgehalten, wobei insbesondere zahnmedizinische Interventionen von Interesse sind. Während der Anamnese achtet der Untersucher auf mögliche Angewohnheiten des Patienten wie abnorme Mundbewegungen. Beispiele sind die Artikulation beim Pressen der Backenzähne, eine abweichende Zungenposition in Ruhe, beim Sprechen und Schlucken, unzureichender Lippenschluß und das „Sonntagsgesicht". Ferner fallen bei der Inspektion Angewohnheiten wie Beißen und Saugen auf Lippen, Wangen und Zunge auf.

Spezielle Inspektion

Die Inspektion konzentriert sich auf die Haltung der oberen Körperpartie. Dabei interessieren insbesondere die folgenden Punkte:
- Position der HWS und des Kopfes
- Position der Schulterblätter, der Klavikel und der Schultergelenke
- sichtbare Haut-, Muskel- und Gelenkveränderungen

Im Rahmen unseres Themas sind diese Punkte auf den Kauapparat beschränkt.
Die Beschreibung der Inspektion soll Physio- und Manualtherapeuten die anatomischen Verhältnisse näherbringen. Die orientierende Inspektion erlaubt es, Abweichungen zu erkennen und dem Zahnarzt vorzustellen.
Die Inspektion der Gesichtspartie ist in erster Linie auf die Symmetrie gerichtet. Markante Orientierungspunkte sind Augen-, Lippen- und Medianlinien, der Unterkieferwinkel, die Regio parotideomasseterica (auch von dorsal) und das Kinn. Gesichtsasymmetrien kommen beispielsweise vor bei Fazialisparese, Abszessen, Klippel-Feil-Syndrom, Torticollis, kongenitalen Anomalien und Wachstumsstörungen. Man achtet auch auf die Mimik und die Pupillenweite (Mydriase oder Miose, Horner-Syndrom).
Im Zusammenhang mit vegetativen Ausfällen sind trophische Störungen von Interesse (Oostendorp 1988).
Der Gebißstatus wird in einem Schema (*Abb. B6.8*) festgehalten. Dabei werden die Stützelemente beider Seiten, Veränderungen des Kieferbogens und mögliche Migrationen erfaßt. Man inspiziert orientierend das Vestibulum oris, also den durch die Zahnreihe und die Wangen begrenzten Raum, sowie die Mundhöhle. Diese erstreckt sich zwischen den Bogen der Zahnreihen und ist definiert als der Raum, den die Zunge bei

Okklusion erreichen kann. Nach oben hin wird die Mundhöhle durch den Gaumen abgeschlossen. Die vorderen drei Viertel sind knöchern (Palatum durum), das hintere Viertel ist weich (Palatum molle).
Der Hinterrand des weichen Gaumens weist an jeder Seite zwei Falten auf. Der Raum zwischen diesen Falten wird Sinus tonsillaris genannt (*Abb. B6.13*); an jeder Seite dieses Raums befindet sich eine Tonsille (Halsmandel).

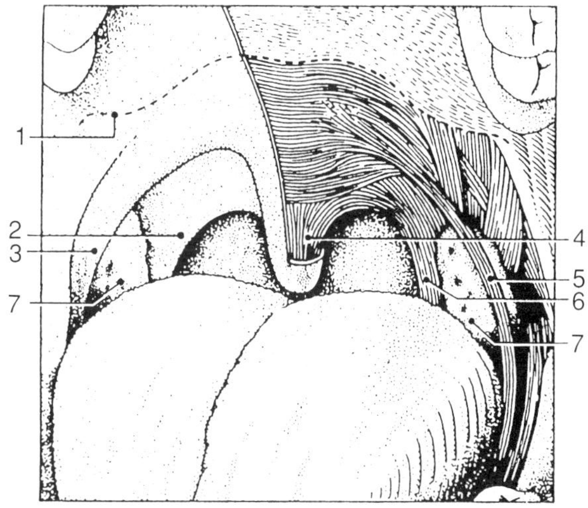

Abb. B6.13
Schematische Darstellung der Muskulatur im Bereich des weichen Gaumens.

1 Übergang vom Palatum durum zum Palatum molle, dahinter die Aponeurose
2 palatopharyngeale Falte
3 palatoglossale Falte
4 Uvula mit M. uvulae
5 M. palatoglossus
6 M. palatopharyngeus
7 Tonsille

(De Baat et al., Nederlands Tijdschrift voor Tandheelkunde 1987; 94)

Bei der Inspektion der Zunge achtet man auf:
- Corpus linguae (oraler Teil)
- Zungenbasis (zum Rachen gehörend)

In der Medianlinie findet sich unter der Zunge der gemeinsame Abfluß des Ductus submandibularis und des Ductus sublingualis major. Die Schleimhaut der Zungenoberfläche enthält verschiedenen Strukturen: Sulcus medianus, Sulcus terminalis, Papillae vallatae, Papillae fungiformes, filiformes und foliatae (*Abb. B6.14*).

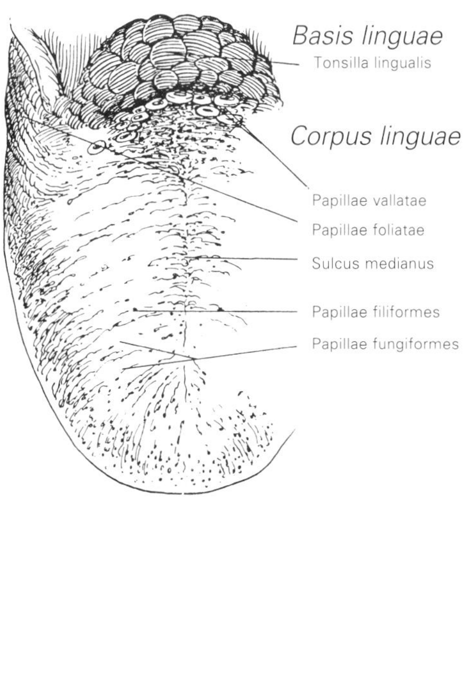

Abb. B6.14
Die Basis linguae nimmt etwa ein Drittel der Gesamtlänge der Zunge ein. Sie ist mit tonsillärem Gewebe bedeckt. Am Übergang zum Corpus linguae findet sich eine V-förmig angeordnete Reihe von Papillae vallatae.
An der gleichen Stelle befinden sich einige Papillae foliatae auf dem Zungenrand (Moss-Salentijn und Klijvert 1980).

Inspektion während Bewegung

Die lokale Inspektion wird durch eine Analyse der Alltagsbewegungen wie Kauen, Gähnen, Schlucken, Arbeitshaltung sowie z.B. Spielen eines Blasinstruments ergänzt. Dabei sind vor allem solche Faktoren zu beachten, die sich beschwerdeauslösend bzw. behindernd auswirken.

Okklusion und Artikulation

Die Untersuchung der Okklusion und Artikulation macht den zahnmedizinischen Teil der Funktionsprüfung aus. Zwar ist die Okklusionsprüfung eine Form der passiven Unterkieferbewegung, jedoch erfordert die Interpretation der Befunde eine zahnärztliche Beurteilung, da die Zahnbestückung (Dentition) mit einzubeziehen ist. Gleichwohl ist eine Untersuchung durch einen Physio- oder Manualtherapeuten ratsam.

Bei der Beurteilung der Okklusion hat der Zahnarzt die folgenden Gesichtspunkte zu berücksichtigen:

1 Morphologie (Kurvatur der Zahnreihen, Größenverhältnisse zwischen Unter- und Oberkiefer in der Sagittal- und Transversalebene)
2 Gleichzeitigkeit der Kontaktaufnahme beider Kauflächenkomplexe bei vollständiger Okklusion
3 Anzahl der Kontaktstellen je Seite bei vollständiger Okklusion
4 Stützapparat im Backenzahnbereich
5 vertikale Dimension
6 Gleitbewegung beim Übergang von der „retruded contact position" bzw. von zentraler Okklusion in maximale Okklusion; dabei muß die Funktion des Kiefergelenks berücksichtigt werden (Bandscheibenverschiebung, Arthrose).

Die Bestimmung der zentralen Relation des Unterkiefers erfolgt durch die Technik des „guided-closure", in der zahnmedizinischen Literatur „moderate chin guidance" genannt (Helkimo et al. 1973). Die Untersuchung verläuft nach Steenks (1983) in drei Phasen und wird hier am Beispiel der zentralen Okklusion dargestellt:

1 Zunächst gibt der Patient die Kontaktstellen der Gebißelemente von Ober- und Unterkiefer in zentraler Okklusion an.
2 Untersuchung auf eventuelle Diskrepanz zwischen zentraler und maximaler Okklusion: Ausmaß und Richtung der Bewegung zwischen diesen beiden Endpunkten.
3 Bei bestehenden Diskrepanzen wird die genaue Kontaktstelle der Gebißelemente von Ober- und Unterkiefer bei zentraler Okklusion bestimmt.

Das beschriebene Vorgehen gewährleistet ein Maximum an Information bei einem Minimum an Aufwand.
Die dritte Phase wird im Rahmen dieses Abschnitts nicht weiter vertieft.

Zu 1
Die *erste Phase*, Bestimmung der zentralen Okklusion, läuft wie folgt:

a Der Patient sitzt gerade, den Kopf an eine Stütze gelehnt, und schaut entspannt (man achte dabei auf die Mimik, Arm- und Schultermuskulatur) geradeaus.
b Als Ausgangsposition soll sich der Unterkiefer in der Ruhestellung befinden. Der Patient wird danach gefragt, ob sich zwischen den Zahnreihen von Ober- und Unterkiefer noch etwas Zwischenraum befindet. Falls nicht, so sollte er noch etwas mehr entspannen (der Unterkiefer soll sich dabei schwer anfühlen), wobei die Mm. masseteres palpiert werden.
c Dann bewegt der Untersucher den Unterkiefer des Patienten mit geringst möglichem Kraftaufwand ausschließlich in vertikaler Richtung. Dabei kommt es entscheidend auf die Haltung des Untersuchers

an: Seine Arme befinden sich in der durch den Patienten verlaufenden Sagittalebene. Die Bewegung erfolgt aus dem Ellenbogengelenk heraus, während Schulter und Oberarm unbewegt bleiben.
d Sobald sich der Unterkiefer nach oben bewegt, läßt man in der Bewegung wieder nach, so daß der Unterkiefer nun wieder nach unten fällt. Anschließend wird er wieder nach oben bewegt. Auf diese Weise kommt eine um die Ruheposition schwingende Bewegung zustande, wobei die Gebißelemente sich jeweils leicht berühren. Die Frequenz soll etwa viermal pro Sekunde betragen.
e Der Patient gibt an, welche Zähne sich jeweils berühren: Links/rechts, vorne/hinten, alle gleichzeitig usw.
f Zur Absicherung des Befunds sollte die Untersuchung zweimal ausgeführt werden; das Ergebnis muß reproduzierbar sein.

Anmerkung

Durch ungewolltes Mitbewegen des Patienten kann eine Entspannung der Muskulatur vorgetäuscht werden, was zu einer Verfälschung des Untersuchungsergebnisses führt. Dem läßt sich begegnen, indem man die Bewegung hin und wieder plötzlich unterbricht. Bei vollständiger Entspannung bewegt sich der Unterkiefer dann nicht mehr.

Zu 2
Vorgehen in der *zweiten Phase* (zentrale Okklusion gegenüber maximaler Okklusion):
a Der Unterkiefer wird in der oben beschriebenen Weise passiv bewegt. Befindet er sich in zentraler Relation, hält man in der Bewegung inne, wenn der erste Zahnkontakt erfolgt ist. Es besteht dann zentrale Okklusion.
b Der Untersucher zieht nun die Lippen des Patienten auseinander und fordert ihn auf, zuzubeißen. Sind zentrale und maximale Okklusion identisch, so findet jetzt keine Unterkieferbewegung mehr statt. Besteht jedoch eine Diskrepanz zwischen diesen beiden Positionen, so gleitet der Unterkiefer in eine bestimmte Richtung, von der man das Ausmaß zu bestimmen hat, ab. In Ausnahmefällen gleitet die Mandibula nicht ab. Dann besteht eine erhebliche Abweichung zwischen der Unterkieferstellung und der vom Patienten angegebenen Kontaktstelle einerseits sowie der maximalen Okklusion andererseits. So läßt sich die Okklusionsstörung doch noch erkennen.
c Die Befunde auch dieser Phase müssen reproduzierbar sein.

Anmerkung

Es ist ratsam, das Zubeißen vor der Untersuchung zu üben, da viele Patienten zuvor erst den Mund öffnen. Dabei würde nämlich die habituelle Beißbewegung erfolgen, so daß ein Abgleiten nicht zu beobachten wäre.

Untersuchungen von Steenks (1983) sowie von Steenks und Bosman (1988) haben an einer Gruppe von Versuchspersonen (n = 26) ohne Funktionsstörungen gezeigt, daß der Abstand zwischen zentraler und maximaler Okklusion im Mittel 0,23 mm beträgt. Gemessen wurde einige Millimeter vor den Frontelementen. Der Abstand zwischen maximaler Okklusion und der retruded contact position beträgt 0,61 mm.
Die Versuchspersonen wurden im Sitzen untersucht.
Bei der Untersuchung der Artikulation beurteilt man die Kontakte zwischen den Kauflächen von Unter- und Oberkiefer bei aktiver Bewegung des Unterkiefers nach links, rechts, ventral und nötigenfalls nach dorsal. Der Zahnarzt fahndet dabei auch nach Kontaktstellen, die diese Bewegungen stören.
Die Untersuchungsergebnisse werden mit zahnärztlichen Befunden wie Zustand des Parodontiums, Beweglichkeit von Gebißelementen, erhöhter Verschleiß, Migration und Wachstumsstörungen von Zähnen in Be-

ziehung gebracht. Ein geübter Physio- oder Manualtherapeut sollte bei einem Patienten mit Verdacht auf Funktionsstörungen des Mandibulargelenks die Morphologie der Zahnreihen und den Stützapparat der Molare beurteilen sowie grobe Abweichungen in der vertikalen Dimension (bereits lange Zeit getragene Vollprothese) erkennen können. Der Zeitpunkt und die Stelle des ersten Kontakts in maximaler Okklusion können aufgrund der Patientenangaben beurteilt werden. Eine orientierende Untersuchung gibt möglicherweise erstmals Hinweise auf eine Ätiologie im Bereich des Kauapparats und führt zur Überweisung zum Zahnarzt.

Parafunktioneller Verschleiß läßt sich an einer Fazettenbildung der Zähne erkennen (*Abb. B6.15a,b,c*).

Aufeinanderpressen der Backenzähne kann beidseitig zu Mukosafalten führen (*Abb. B6.16*).

In dem in Abb. B6.8 gezeigten Schema können die Veränderungen (z.B. Fazettenbildung) eingetragen werden.

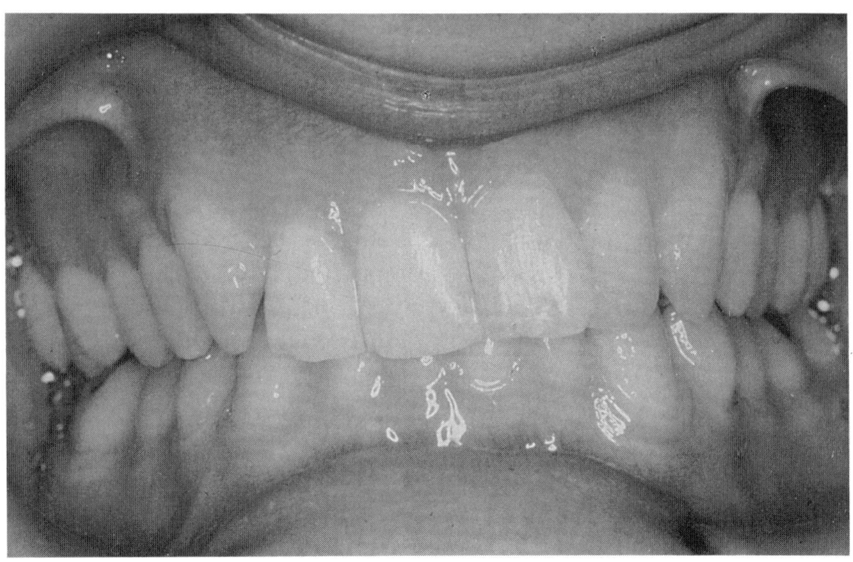

Abb. B6.15
Parafunktioneller Abrieb der Frontzähne.

a Maximale Okklusion.

b Frontzähne oben und unten sind miteinander in Kontakt.

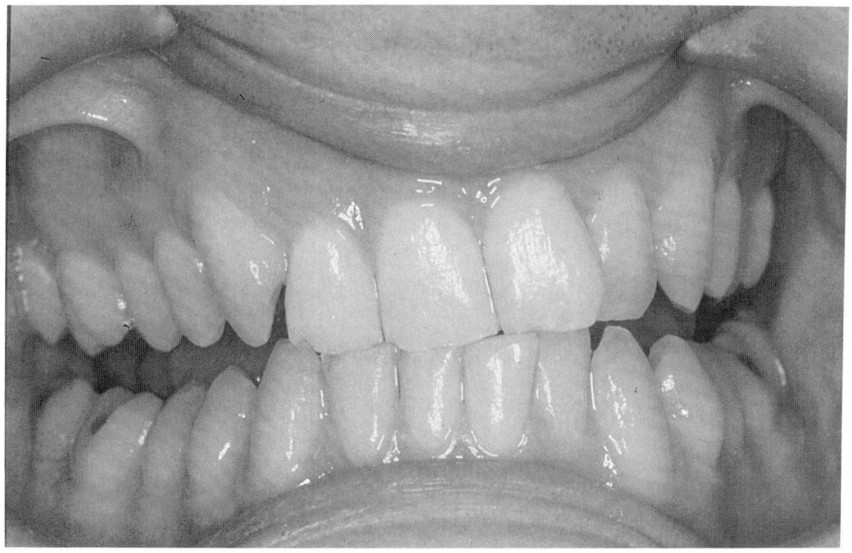

c Abriebfazetten. Beachten Sie insbesondere die Zähne 1.1, 1.2, 3.1, 4.1, 4.2, 4.3.

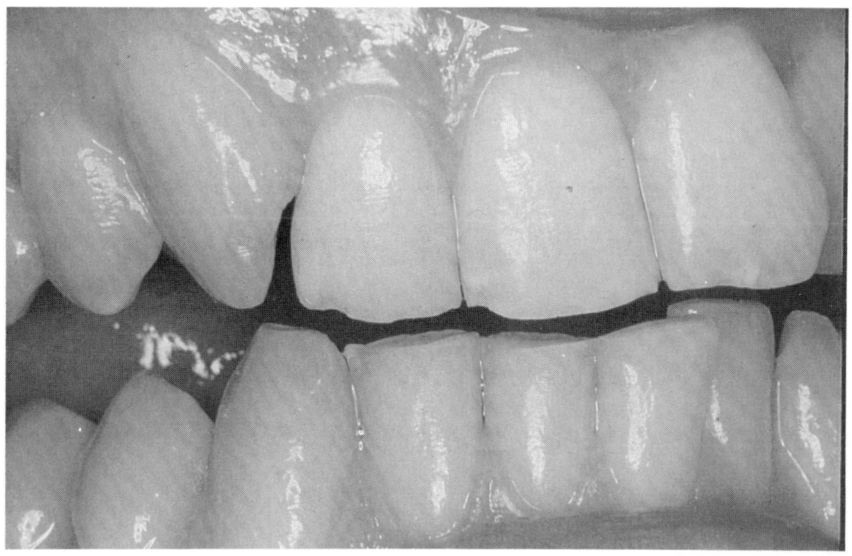

Abb. B6.16
Durch habituelles Aufeinanderpressen der Backenzähne verursachte Falte der Wangenschleimhaut; beachten Sie die Zungeneindrücke.

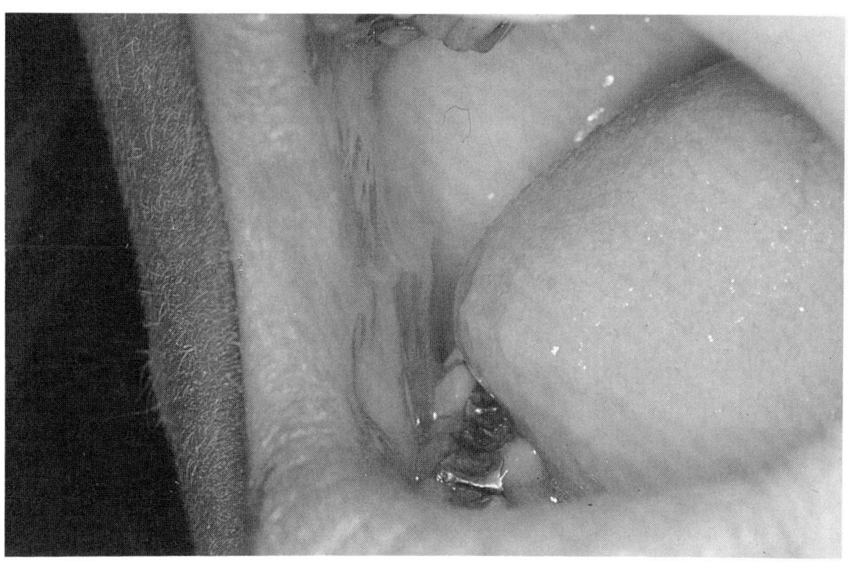

Funktionsprüfung

Im Anschluß an die Anamnese und die Inspektion werden die beweglichen Strukturen des Kauapparats untersucht. Im einzelnen kommen aktive und passive Beweglichkeitsprüfung, Traktion, Translation, Kompression und ergänzende Untersuchungen zum Zuge.

Die Funktionsprüfung umfaßt folgende Elemente:
a Allgemeine Bewegungsuntersuchung
- Aktive Bewegungsuntersuchung (ABU)
- Passive Bewegungsuntersuchung (PBU)
- Provokationstests gegen Widerstand (PW)

b Spezielle Bewegungsuntersuchung
- Kompression
- Traktion
- Translation

c Ergänzende Untersuchungen
- Palpation (einschließlich der segmentbezogenen Zonen, Oostendorp 1988)
- Fachärztliche (z.B. neurologische) Untersuchungen
- Fachärztliche Tests auf Erkrankungen der Organe (EMG, Radiologie, Laboruntersuchungen) oder anderer Strukturen (z.B. Muskeln).

Die genaue Beschreibung und Interpretation dieser Untersuchungen finden wir bei Steenks und de Wijer (1989). Hier beschränken wir uns auf eine *Auswahl* dieser Tests.

Allgemeine Bewegungsuntersuchung

Aktive Bewegungen (Abb. B6.17-20)

- Depression	vorn	Seite	Abb. B6.17a,b
- Elevation	vorn	Seite	Abb. B6.18a,b
- lateral li/re	L	R	Abb. B6.19a,b
- proal		Seite	Abb. B6.20a
- retral		Seite	Abb. B6.20b

Abb. B6.17
Aktive Bewegungsuntersuchung: Depression des Unterkiefers.

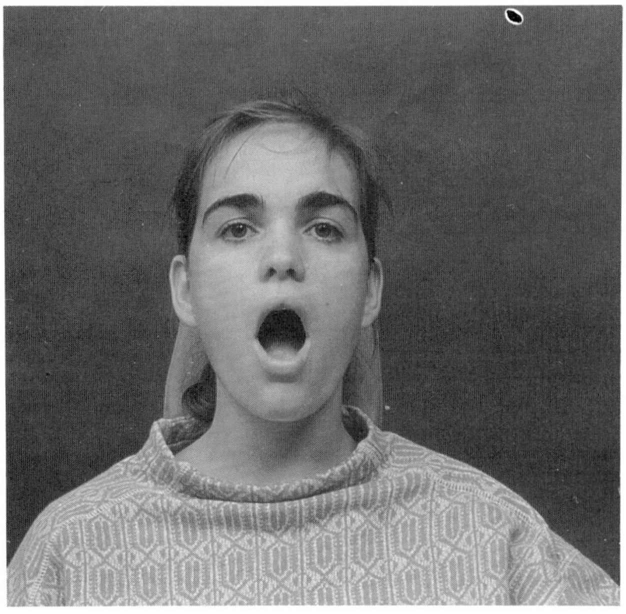

a Ventral.

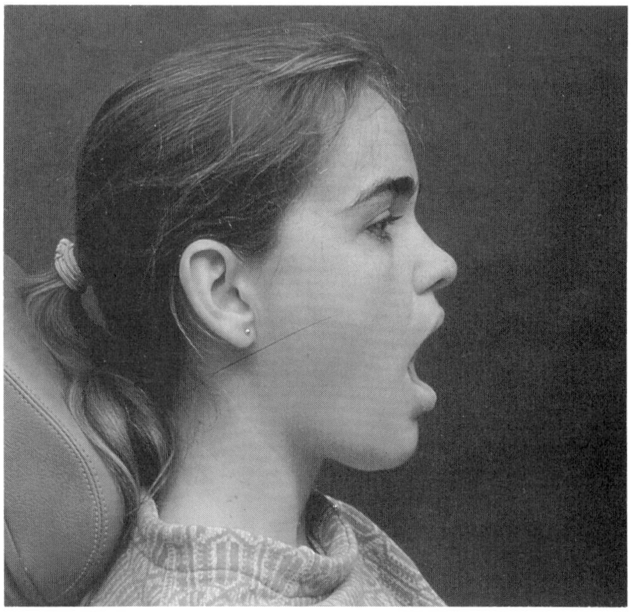

b Seitlich, bei aufrecht sitzendem Patienten.

Abb. B6.18
Aktive Bewegungsuntersuchung: Elevation des Unterkiefers.

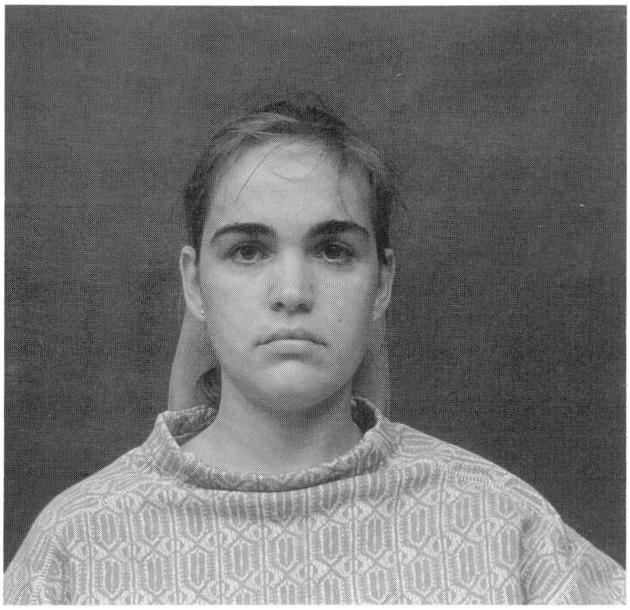

a Ventral.

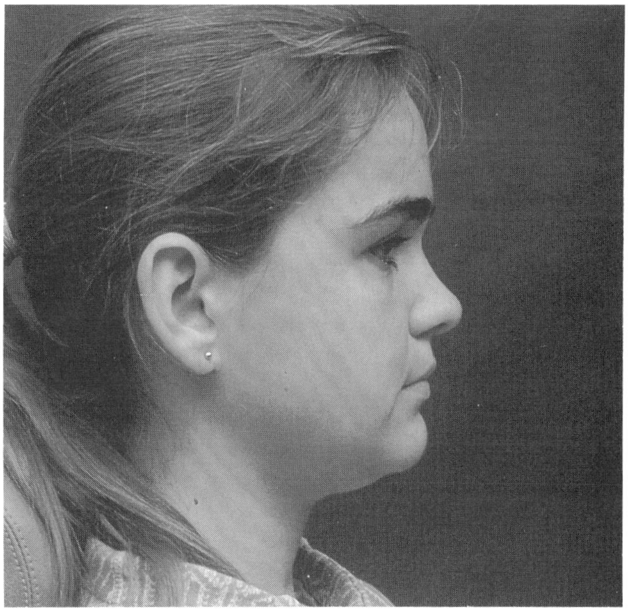

b Seitlich, bei aufrecht sitzendem Patienten.

Abb. B6.19
Aktive Bewegungsuntersuchung: Laterotrusion des Unterkiefers.

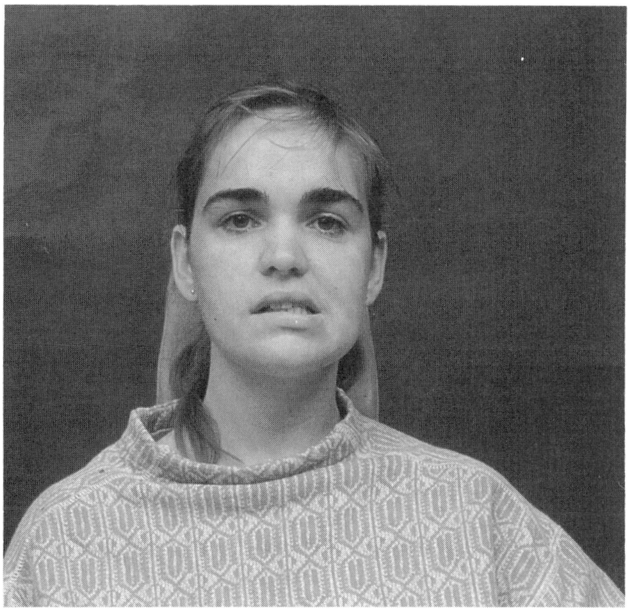

a Nach links.

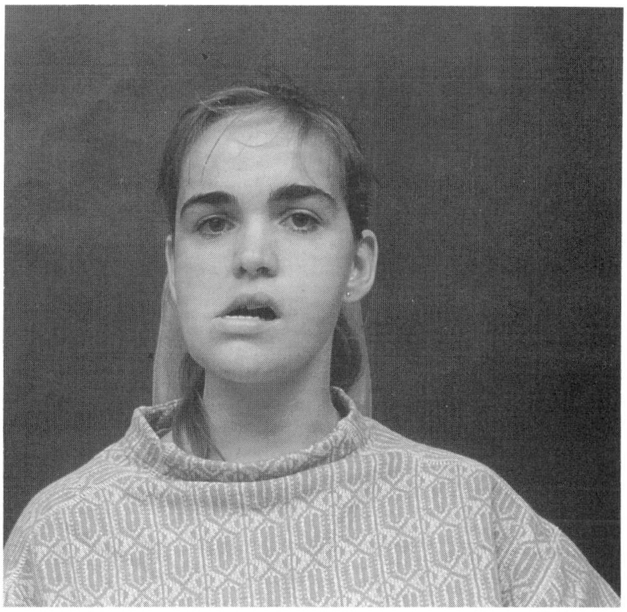

b Nach rechts.

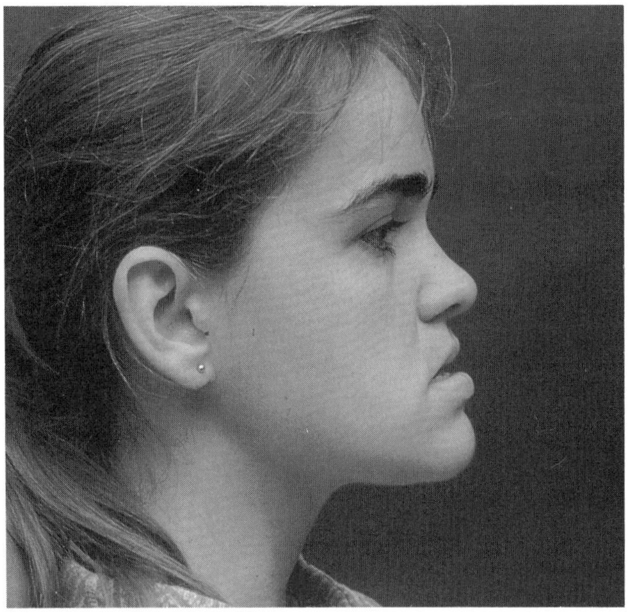

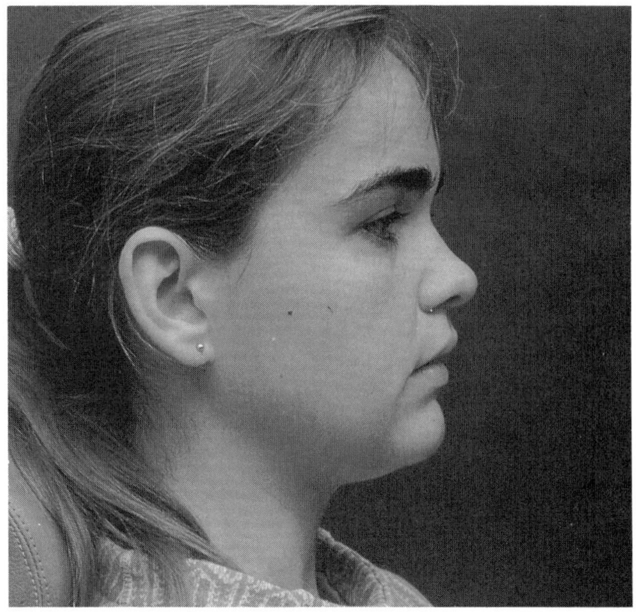

Abb. B6.20
Aktive Bewegungsuntersuchung.

a Protrusion des Unterkiefers.
b Retrusion des Unterkiefers.

Die Bewegungsuntersuchung wird in mehrere Schritte eingeteilt (*Tab. B6.1*).

Die Messungen erfolgen mit einem bei 0 beginnenden Lineal oder einer Schublehre (*Abb. B6.24-26*).

Bei vollständiger Mundöffnung wird der vertikale Überbiß (*Abb. B6.21*), bei der proalen Bewegung der sagittale Überbiß (*Abb. B6.22*) gemessen. Bei der retralen Bewegung wird vom endgültigen Meßwert noch der des sagittalen Überbisses abgezogen (*Abb. B6.23*). Diese Korrekturen dienen der genauen Ermittlung der Bewegungsamplitude.

Tab. B6.1
Bei der Bewegungsuntersuchung ermittelte Daten.

	Bewegungsamplitude	*Verlauf der Bewegung*	*Kennzeichen*	*Zeitpunkt des Auftretens*	*Lokalisation*	*Reproduzierbarkeit*	*Endgefühl*	*Spezielle Bewegungsbereitschaft*
ABU	+	+	+	+	+	+	0	+
PBU	+	+	+	+	+	+	+	+
PW	0	0	+	+	+	+	0	+
Kompression	0	0	+	+	+	+	0	+
Traktion/ Translation	+	+	+	+	+	+	+	+

Abb. B6.21
Messung der Bewegungsamplitude beim Öffnen.

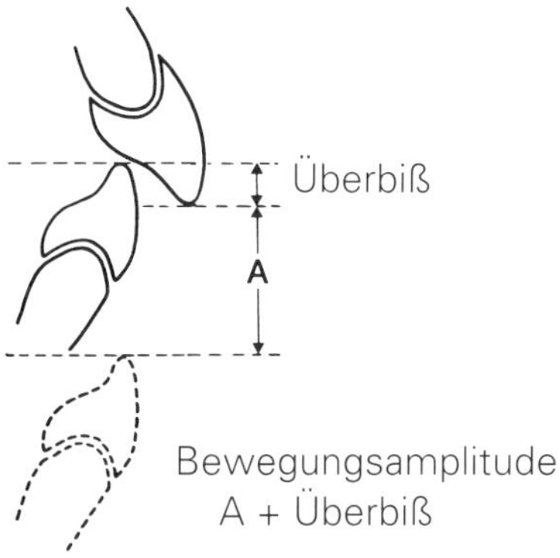

Abb. B6.22
Messung der Bewegungsamplitude bei Protrusion.

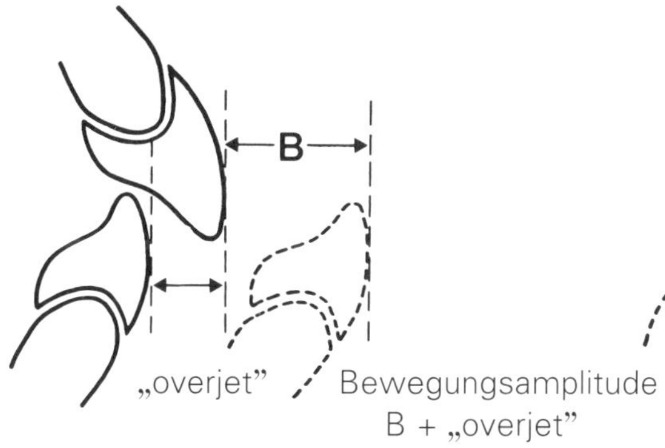

Abb. B6.23
Messung der Bewegungsamplitude bei Retrusion.

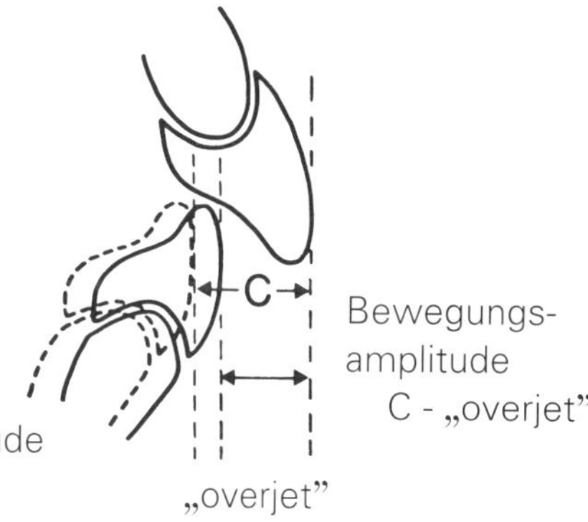

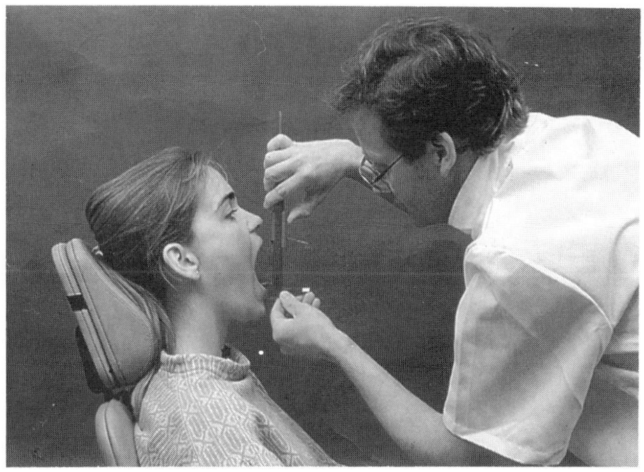

Abb. B6.24
Aktive Bewegungsuntersuchung. Messung der maximalen Öffnung mit Hilfe einer Schublehre.

(Abb. B6.24-46 nach Steenks und de Wijer 1989)

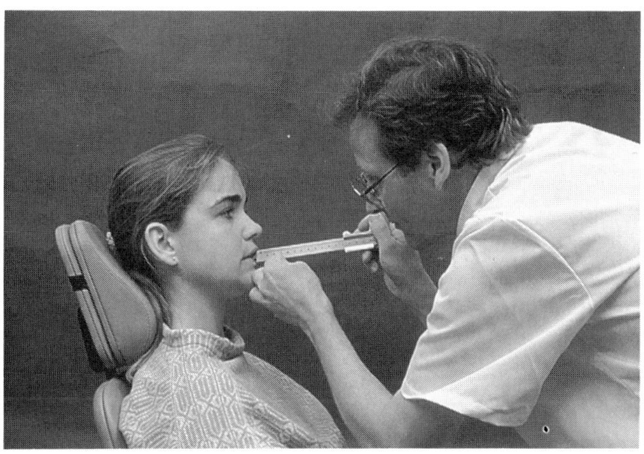

Abb. B6.25
Aktive Bewegungsuntersuchung. Messung der maximalen Protrusion und Retrusion mit Hilfe einer Schublehre.

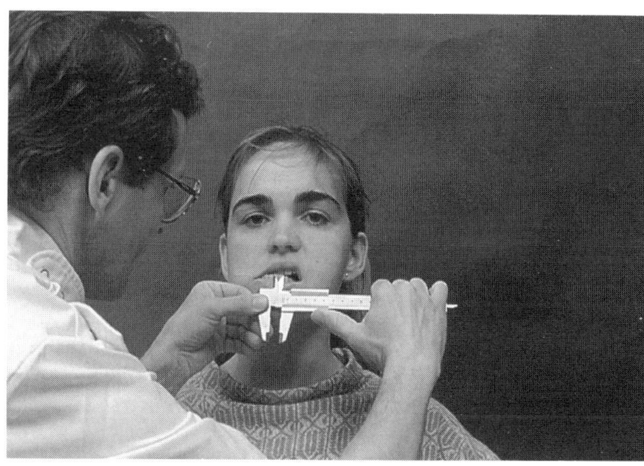

Abb. B6.26
Aktive Bewegungsuntersuchung. Messung der maximalen Laterotrusion mittels einer Schublehre.

Passive Bewegung (Abb. B6.27-33)

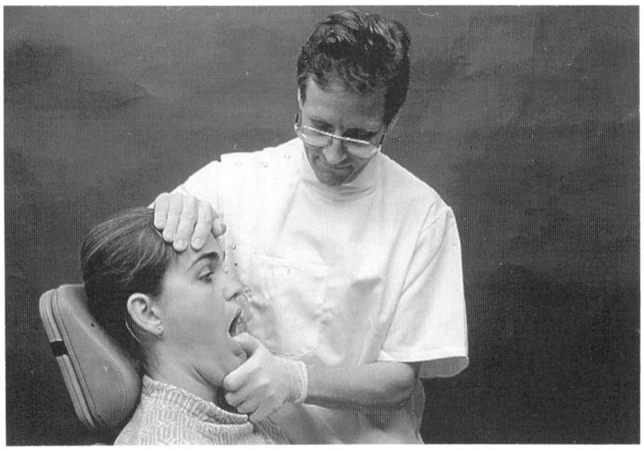

Abb. B6.27
Passive Bewegungsuntersuchung: Depression des Unterkiefers und Feststellung des Endgefühls durch Ausüben eines leichten Überdrucks auf die Bißkanten der unteren Schneidezähne.

Durch Auflegen der anderen Hand auf die Stirn wird die HWS dabei stabilisiert.

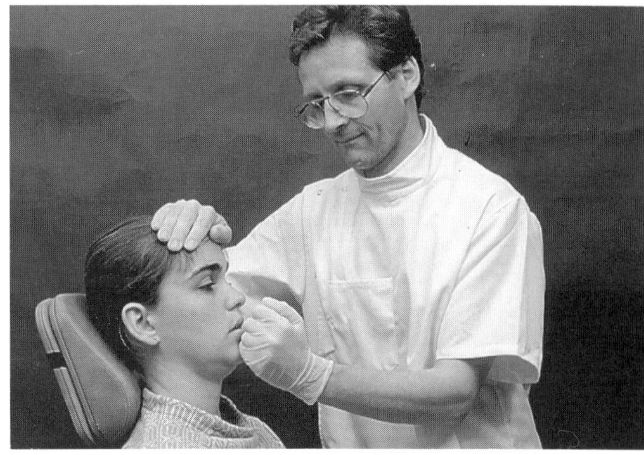

Abb. B6.28
Passive Bewegungsuntersuchung. Phasen der Unterkieferdepression.

a Beginnphase.

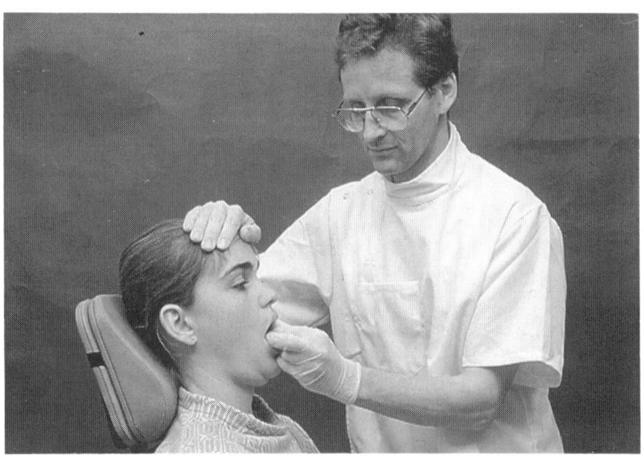

Abb. B6.28
b Aufsetzen von Zeige- und Mittelfinger auf die Bißkanten der unteren Schneidezähne. Der Daumen liegt auf den Kanten der oberen Schneidezähne. Durch eine scherenartige Bewegung werden nun die Unterkieferzähne nach unten gedrückt.

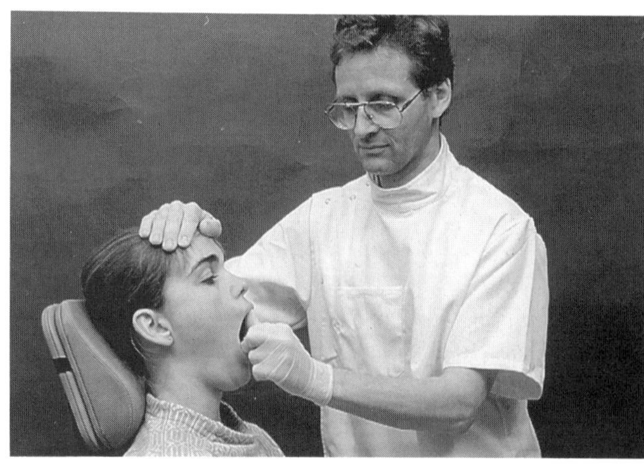

Abb. B6.28
c Feststellen des Endgefühls.

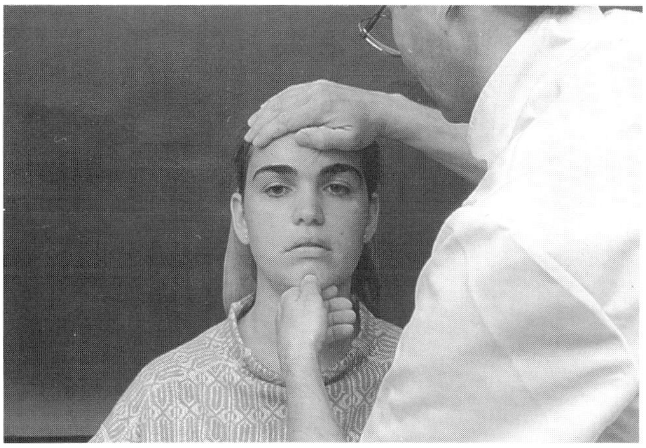

Abb. B6.29
Passive Bewegungsuntersuchung: Elevation des Unterkiefers.

Der Zeigefinger unterstützt die Mandibula, der Daumen liegt am Kinn. Der Unterkiefer wird nach oben gedrückt, bis die Zähne sich berühren (Form der Okklusionsuntersuchung).

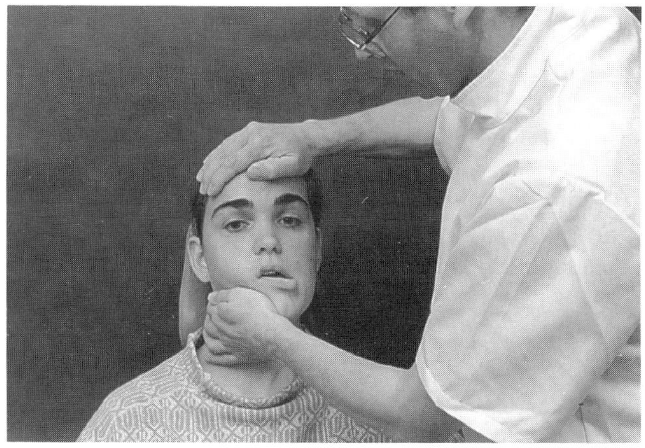

Abb. B6.30
Passive Bewegungsuntersuchung: Laterotrusion des Unterkiefers.

Bei gut fixiertem Kopf wird der Unterkiefer mit dem Daumenballen nach lateral bewegt.

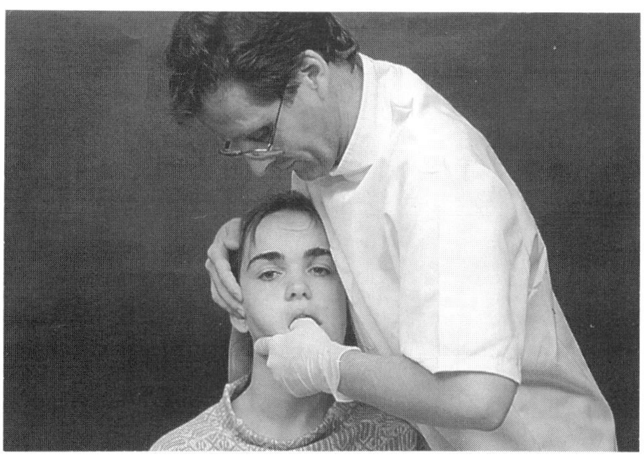

Abb. B6.31
Passive Bewegungsuntersuchung: Intraorale Technik zur Laterotrusion des Unterkiefers.

Die tastenden Finger liegen am Lateralpol des Kiefergelenks, während der Daumen der einwirkenden Hand den Okklusalflächen des Unterkiefers, Zeige- und Mittelfinger dem Unterkiefer anliegen.

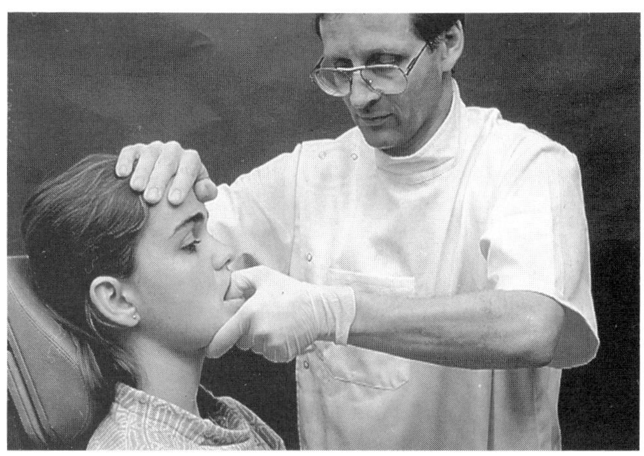

Abb. B6.32
Passive Bewegungsuntersuchung: Protrusion des Unterkiefers.

Durch Beugung des Interphalangealgelenks seines Daumens, der sich an den oberen Frontelementen abstützt, protrudiert der Untersucher den Unterkiefer des Patienten.

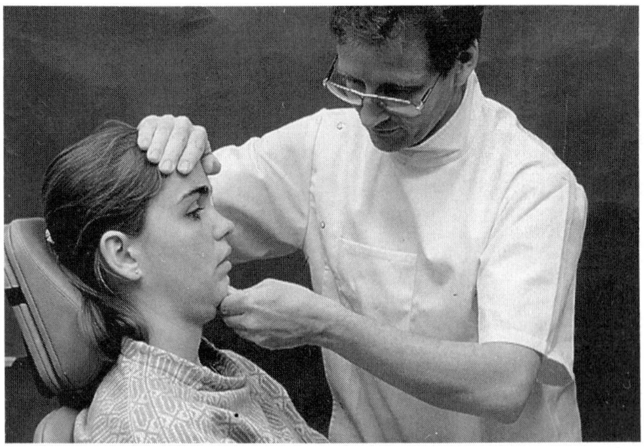

Abb. B6.33
Passive Beweglichkeitsuntersuchung: Retrusion des Unterkiefers.

Daumen und Zeigefinger der einwirkenden Hand liegen dem Kinn an. Aus einer leicht proalen Position kann zusätzlich ein Retrusionsdruck in dorsokranialer Richtung erfolgen (persönliche Mitteilung von W. Krogh-Poulsen 1979).

Traktion und Translation (Abb. B6.34-35)

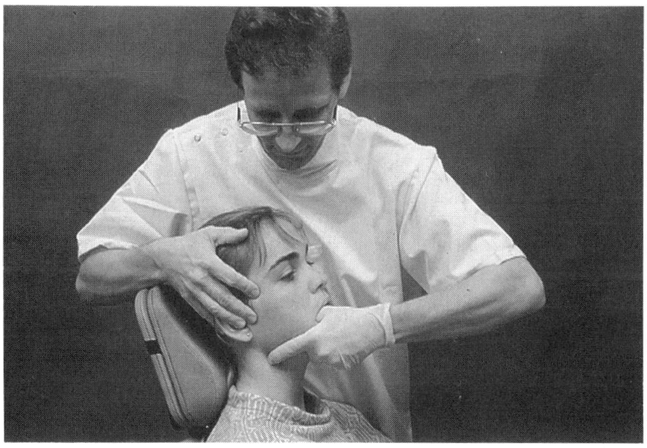

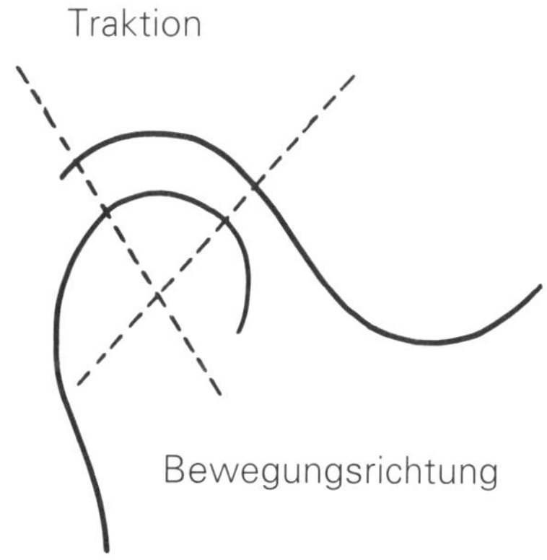

Abb. B6.34
Passive Bewegungsuntersuchung.

a Traktion am Kiefergelenk.
b Traktionsrichtung.

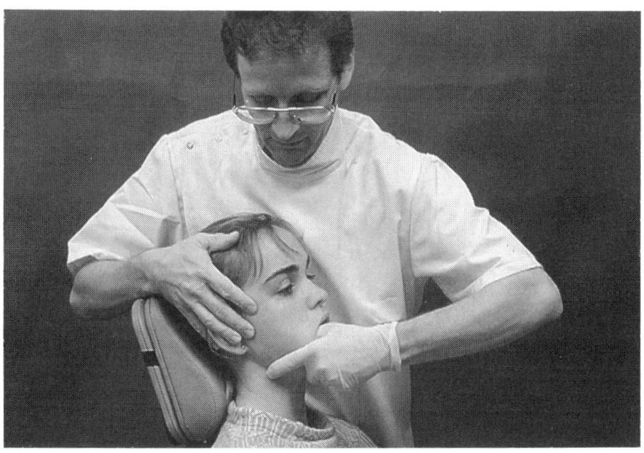

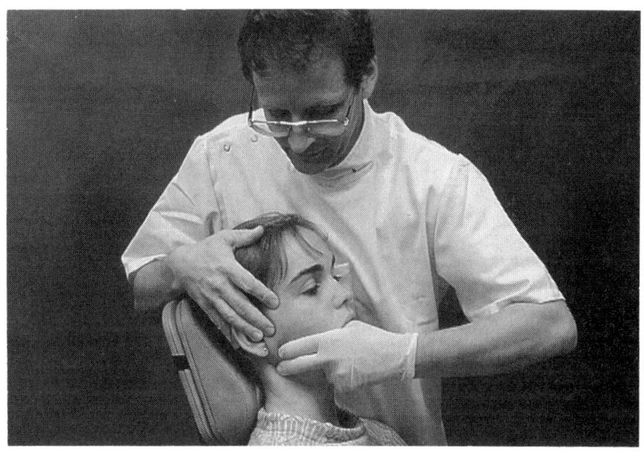

Abb. B6.35
Passive Bewegungsuntersuchung: Translation des Kiefergelenks.

a Nach ventral.
b Nach medial.
c Die weiteren Translationsrichtungen sind im Schema dargestellt.

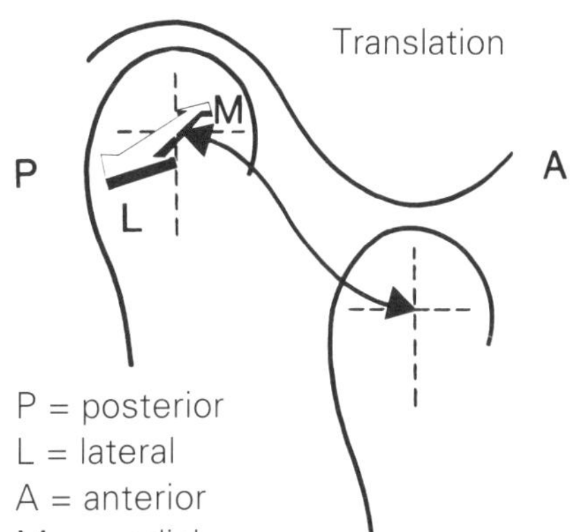

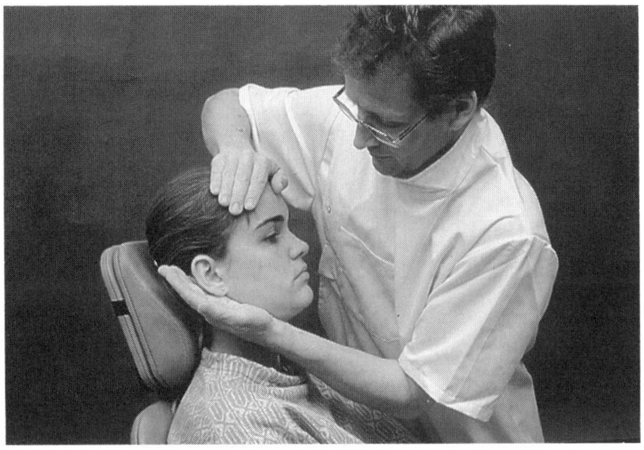

Abb. B6.36
Kompression wird in folgende Richtungen ausgeübt:
a Ventrokranial.

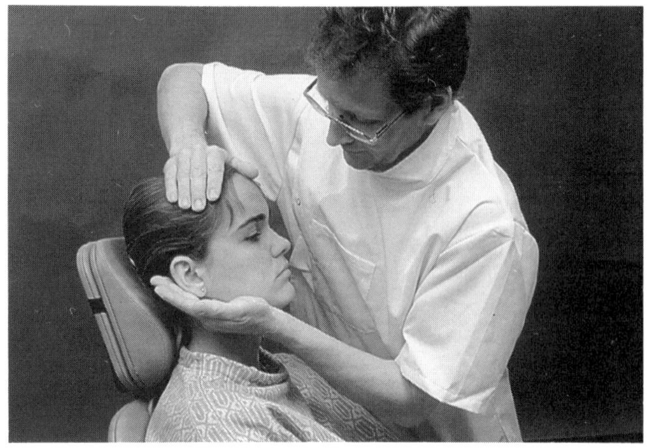

b Kranial.

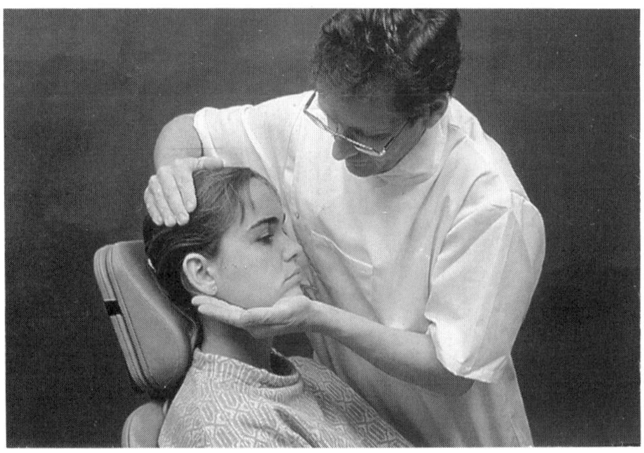

c Dorsokranial.

Eine Hand stabilisiert Kopf und Wirbelsäule. Beachten Sie die unterschiedliche Position beider Hände.

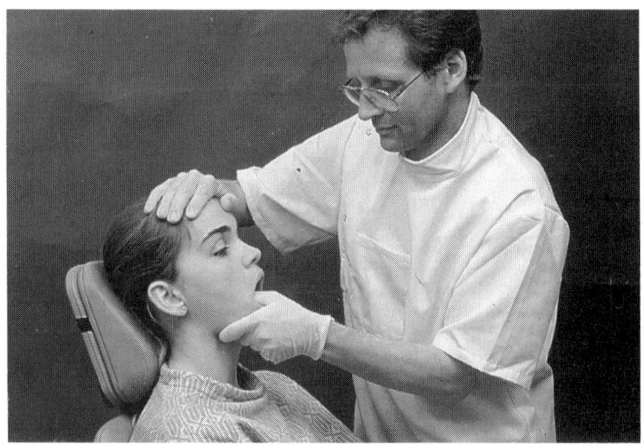

d Bei der intraoralen Technik liegt der Daumen der einwirkenden Hand den okklusalen Flächen, Zeige- und Mittelfinger dem Unterkiefer an.

Während der Öffnungsbewegung erfolgt dorsokranial, kranial und ventrokranial gerichtete Kompression.

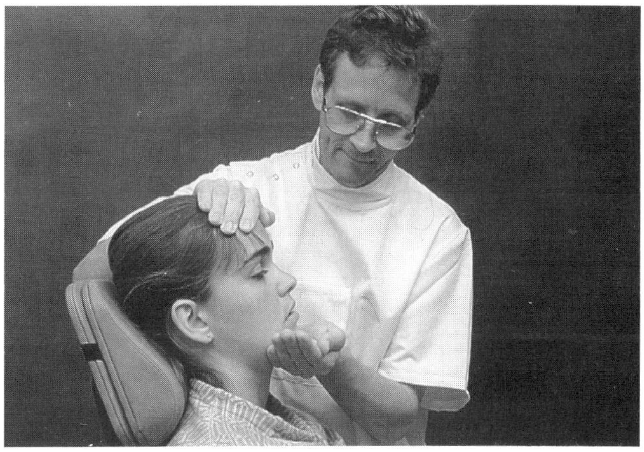

Abb. B6.37
Provokationstests gegen Widerstand.

a Depression.

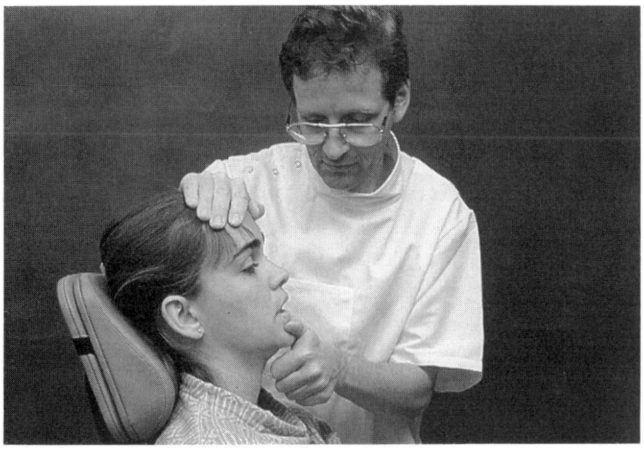

b Elevation.

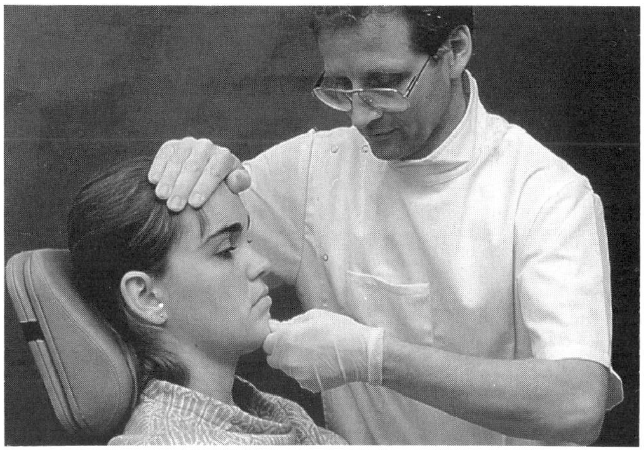

c Protrusion.

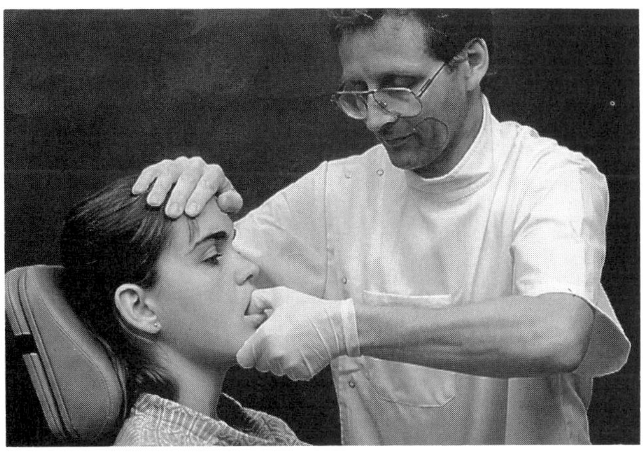

d Retrusion aus leicht proaler Stellung des Unterkiefers.

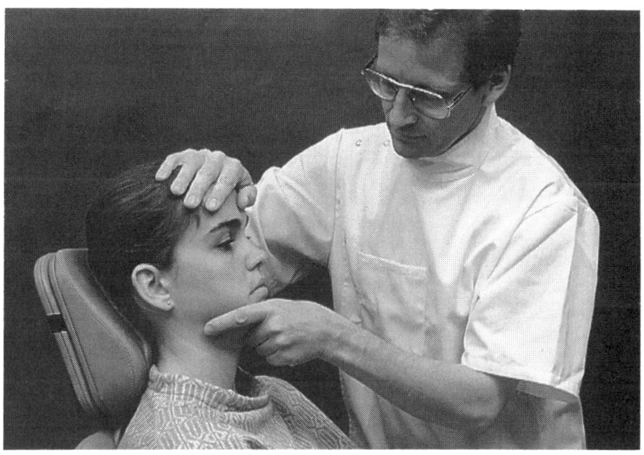

e V-Griff, mit dem sich aus einer einzigen Ausgangsposition Depression, Elevation, Protrusion und Laterotrusion prüfen lassen.

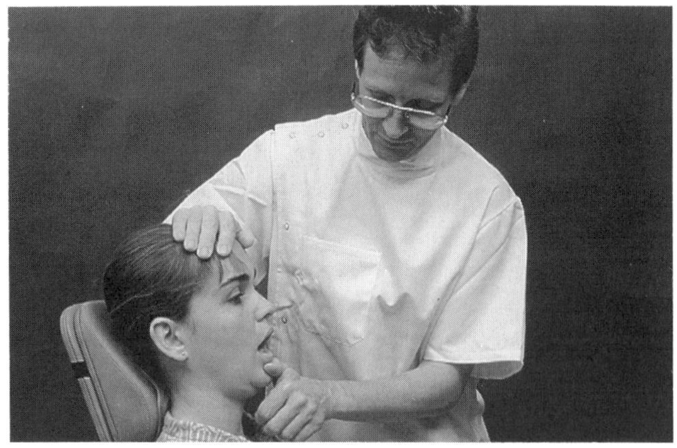

Abb. B6.38
Koordinationstests. Der Patient stabilisiert seinen Unterkiefer gegen einen Widerstand, der vom Untersucher ausgeübt wird. Sowohl Intensität als auch Richtung dieses Widerstands wechseln.
a Elevation gegen Widerstand.

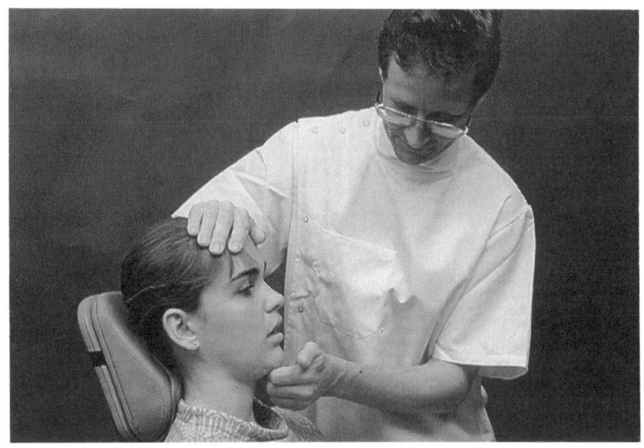

b Depression gegen Widerstand.

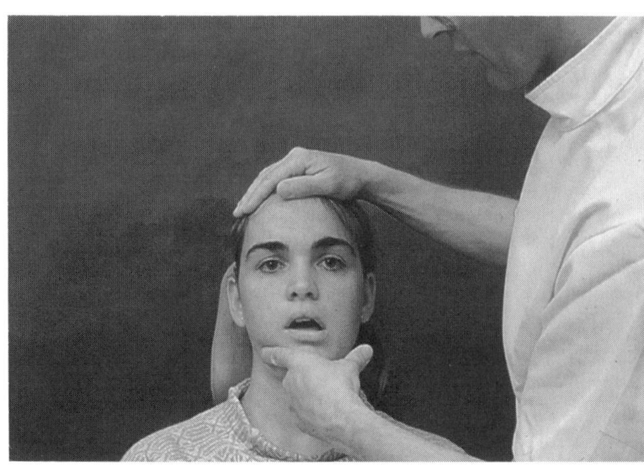

c Seitlicher Widerstand.

Ergänzende Untersuchungen

Auskultation

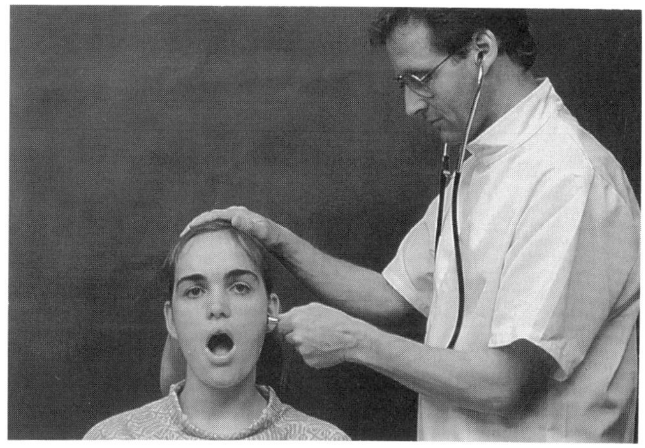

Abb. B6.39
Auskultation.

Während Unterkieferbewegungen werden mögliche Gelenkgeräusche auskultiert. Dabei sind der Zeitpunkt des Auftretens im Bewegungsablauf sowie die Korrelation mit Beschwerden zu berücksichtigen.

Palpation

Zur Beurteilung der Weichteile des Kauapparats ist die Palpation unerläßlich.
Zunächst untersucht man die Haut und das Unterhautfettgewebe auf Verschieblichkeit (*Abb. B6.40*). Anschließend werden die einer Palpation zugänglichen Muskeln wie Mm. masseteres (*Abb. B6.41*), *Mm. temporales* (*Abb. B6.42a,b*) sowie die Ansatzstellen der Mm. pterygoidei mediales (*Abb. B6.43*) untersucht.

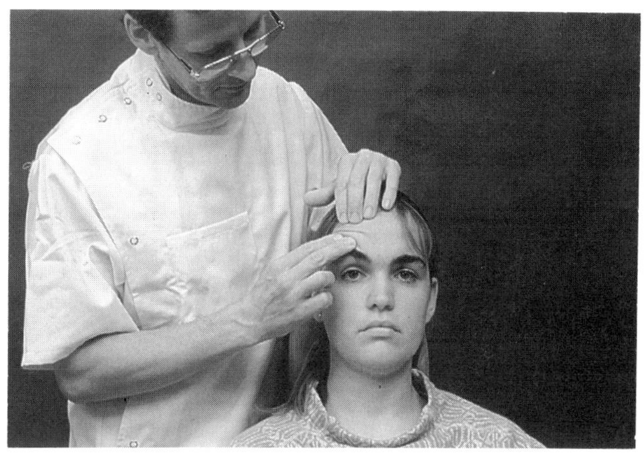

Abb. B6.40
Palpation.

Die Haut im Bereich des Innervationsgebiets des N. trigeminus wird auf Elastizität und Verschieblichkeit untersucht.

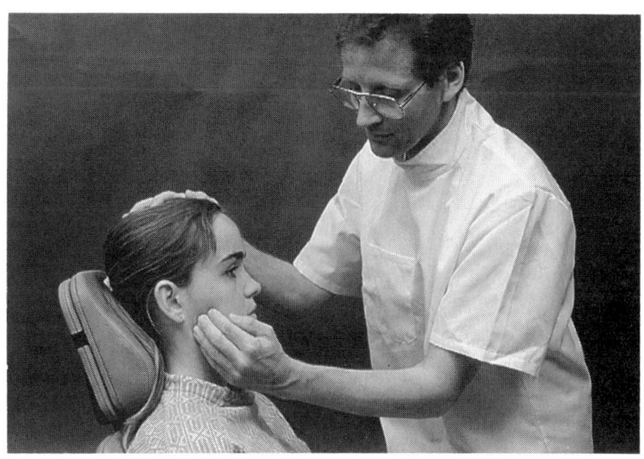

Abb. B6.41
Palpation.

Abtasten des oberflächigen und tiefen (unmittelbar vor dem Kiefergelenk) Anteils des M. masseter auf Druckempfindlichkeit und strukturelle Veränderungen.

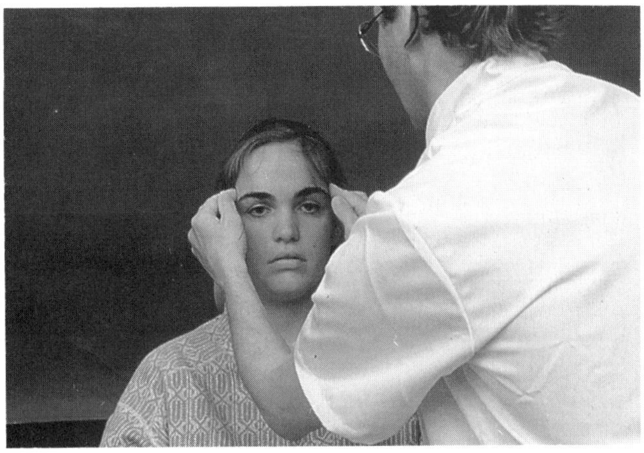

Abb. B6.42
Palpation.
a M. temporalis, Pars ventralis.

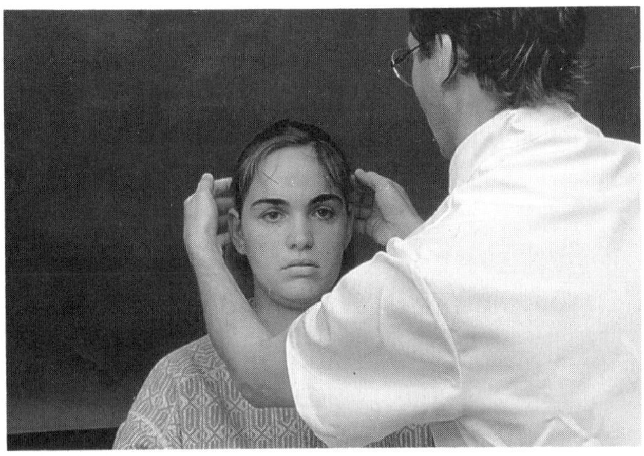

b M. temporalis, Pars medialis et dorsalis.

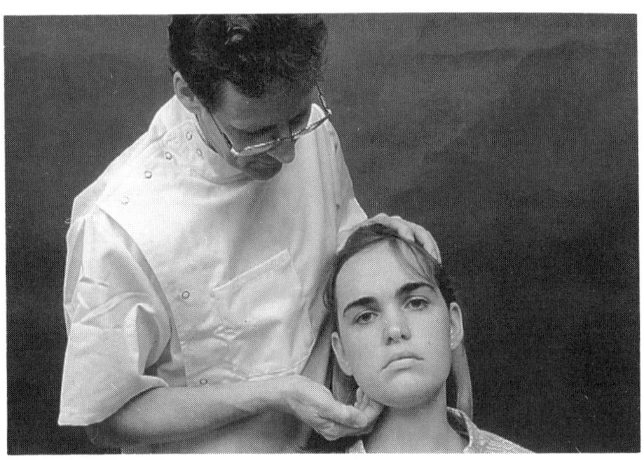

Abb. B6.43
Palpation.

Bei leichter Seitneigung des Kopfs wird der Ansatz des M. pterygoideus medialis an der Innenseite des Unterkieferwinkels getastet.

Man registriert Tonus, strukturelle Veränderungen, Auftreten von Schmerzen und Triggerpunkte und achtet dabei auf Lokalisation, Provozierbarkeit und Reproduzierbarkeit dieser Kennzeichen. Auch die Austrittsstellen des N. trigeminus (*Abb. B6.44a,b,c*) und die A. temporalis (*Abb. B6.45*) werden getastet.

Die periartikulären Strukturen des Kiefergelenks können von lateral und dorsal getastet werden (*Abb. B6.46a,b,c,d*).

Die Palpation dient nicht nur der Schmerzprovokation, sondern auch der Beurteilung des intraartikulären Bewegungsverhaltens (Auslenkung, Verspringen des Mandibulaköpfchens). Knacken und Krepitationen können auch tastbar sein.
Die Bedeutung einer Tastempfindlichkeit sollte nicht überschätzt werden. Solberg (1986) schreibt in diesem Zusammenhang: „The risk for overreporting tenderness suggests that palpation might be used most appropriately to augment the findings of functional tests rather than as a *stand alone criterion* for the temporo-mandibular disorder."

Frisch (1983) hebt hervor, daß Druckschmerz an den Trigeminuspunkten nur in seltenen Fällen von Erkrankungen des Nerven selbst herrührt. Diese Punkte können auch bei Lungenerkrankungen, Entzündungen der Kieferhöhlen und der Zähne druckempfindlich sein.
Neben dem Hautareal des N. trigeminus sind auch die Versorgungsgebiete der Rami cutanei der Rami dorsales der zervikalen (C2-C8) und der thorakalen (Th1-Th9) Spinalnerven zu untersuchen. Hagenaars et al. (1985) beschreiben gewebespezifische Veränderungen der Skelettmuskulatur. Nach Oostendorp (1988) wird neben der Gesichts- und Kaumuskulatur auch die dorsale Rückenmuskulatur untersucht. Druckempfindlichkeit der Nerven (N. trigeminus, N. occipitalis minor, N. occipitalis major und Plexus brachialis) kann auch auf solche Muskelveränderungen zurückzuführen sein.

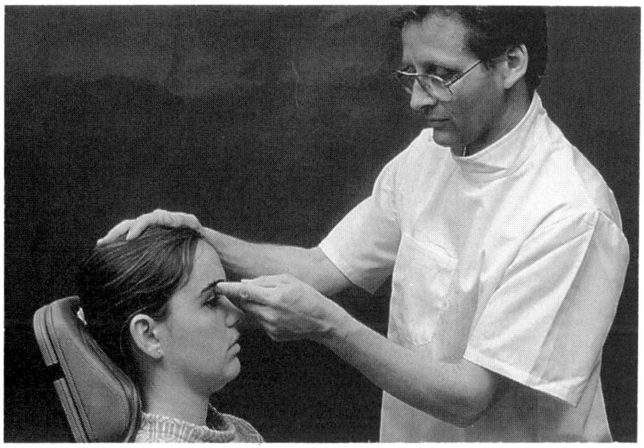

Abb. B6.44
Palpation der Nervenaustrittsstellen des N. trigeminus.
a N. supraorbitalis.

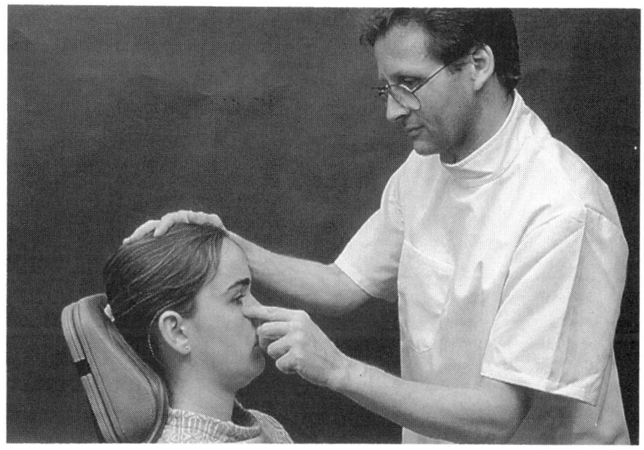

b N. infraorbitalis.

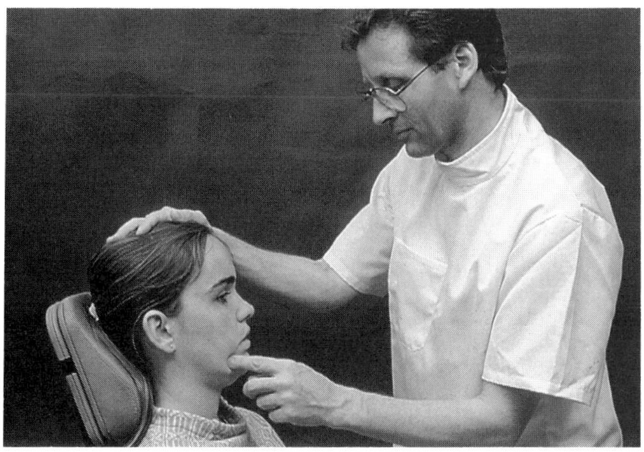

c N. mentalis.

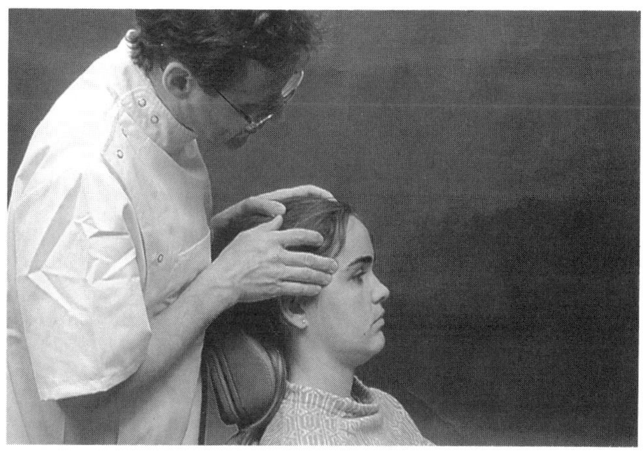

Abb. B6.45
Palpation der A. temporalis.
Prüfung auf Druckempfindlichkeit und Schwellung.

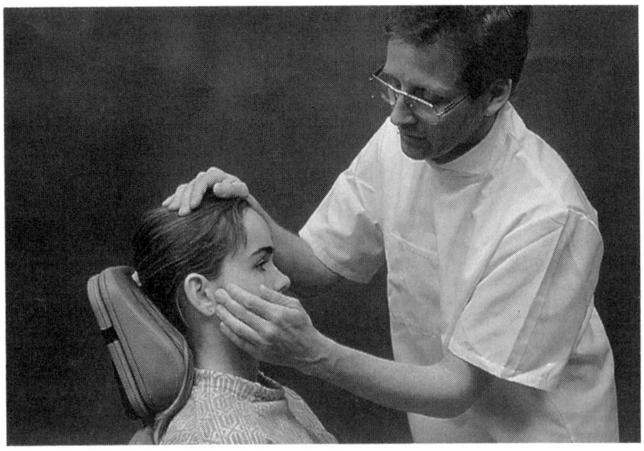

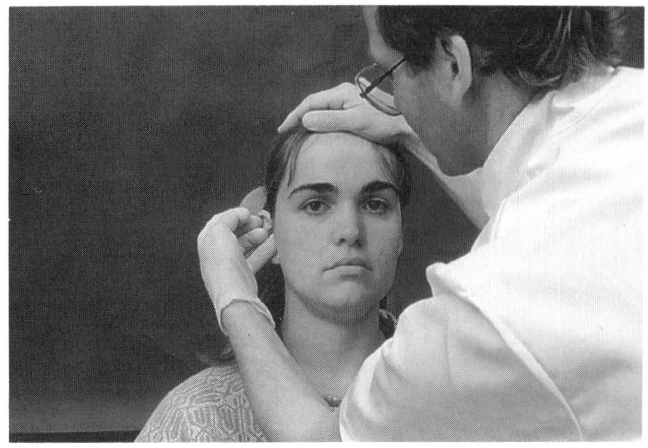

Abb. B6.46
Palpation der periartikulären Strukturen des Kiefergelenks.
a Am lateralen Pol.

b Von dorsal her erfolgt die Palpation durch den äußeren Gehörgang. Die Untersuchung kann darüber hinaus in Endstellung und bei Bewegung des Kiefergelenks durchgeführt werden.

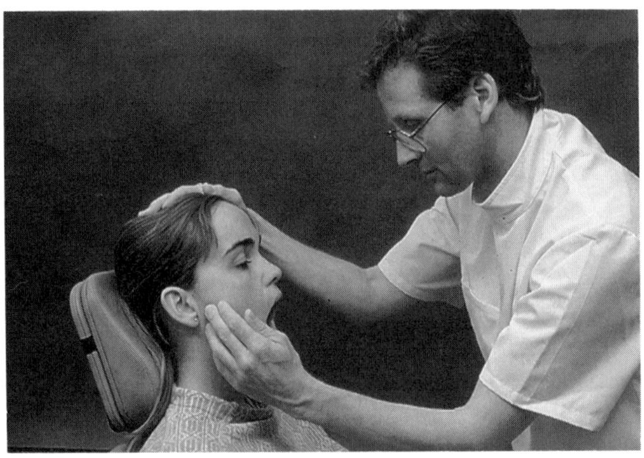

c Lateral und dorsal.

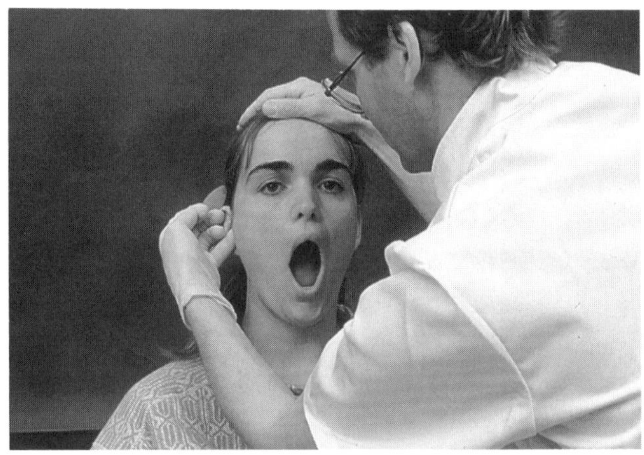

d Lateral und dorsal durch den äußeren Gehörgang.

Funktionsuntersuchung der Wirbelsäule und des Schultergürtels

In der Pathogenese der Kiefergelenksfehlfunktionen spielt die HWS eine wichtige Rolle (Steenks und de Wijer 1989, Janda 1986, Friedman und Weisberg 1985). Lokale und übertragene Schmerzen im Kopf- und Halsbereich können ihren Ursprung im Nacken haben. Bekannte Syndrome sind das zervikozephale Syndrom der krankengymnastischen und orthopädischen Literatur (Krämer 1978, Oostendorp 1988) und das zervikoösophageale Syndrom der HNO-Literatur (Seifert 1987).

Im Anschluß an die Funktionsuntersuchung des Kauapparats folgt in der Regel die der (zervikothorakalen) Wirbelsäule und des Schultergürtels. Daneben erfolgt eine segmentale Untersuchung nach Gewebeveränderungen (Oostendorp 1988). Eine detaillierte Beschreibung und Interpretation dieser Untersuchungen findet der Leser unter *B4* und *B5* sowie in *Nichtoperative Orthopädie, Teil 2, Diagnostik*, in den Abschnitten *Thoracic-Outlet-Kompressionssyndrom* und *Schulter*.

Tab. B6.2
Einige differentialdiagnostisch wichtige Erkrankungen (Steenks und Touw 1987).

Erkrankungen im Dentalbereich
- Pulpitis
- Dentitio difficilis
- Parodontitiden

Neurologische Erkrankungen
- Neuropathien
- Trigeminusneuralgie
- Glossopharyngeusneuralgie

Myopathien
- Muskelhypertrophie
- Myasthenie

Gefäßerkrankungen
- Arteriitis temporalis
- Migräne
- (funktionelle) Vertebrobasilarinsuffizienz

Entzündliche Erkrankungen
- Sinusitiden (maxillaris, frontalis)
- Otitis media

Tumoren
- Kiefergelenk
- Nebenhöhlen
- Unter- und Oberkiefer
- Speicheldrüsen (Parotis)

Traumata
- im Anschluß an chirugische oder kieferorthopädische Eingriffe
- Kontusion
- Frakturen

Die von einem erfahrenen Manualtherapeuten ausgeführte segmentorientierte Funktionsuntersuchung liefert weitere Informationen (Steenks und de Wijer 1989, Bogduk 1986, Janda 1986, Lewit 1987, Van der El et al. 1983).
Aufgrund der multifaktoriellen Genese ist Rücksprache mit dem überweisenden Zahnarzt ebenso wichtig wie mit dem Hausarzt, der das soziale Umfeld und die medizinischen Daten gleichermaßen überblickt.

Akute Schmerzen können von der jeweiligen Fachrichtung selbständig behandelt werden, wie z.B. im Fall einer zahnerhaltenden Maßnahme oder einer HWS-Erkrankung.
Der chronische Schmerzpatient sollte dagegen immer interdisziplinär behandelt werden. Steenks und de Wijer (1989) verdeutlichen dies anhand zweier Kasuistiken.
Tab. B6.2 zeigt einige Differentialdiagnosen der Kiefergelenksfehlfunktion.

Völlig untypisch für eine Funktionsstörung des Kiefergelenks ist es, wenn sich die Beschwerden nicht auslösen lassen. Selbst radiologisch sichtbare Abweichungen des Kiefergelenks sollten so lange nicht mit einer Funktionsstörung in Zusammenhang gebracht werden, wie eine Korrelation mit der Klinik fehlt. Atypische Symptomatik sollte Anlaß für eine erneute Abklärung beim überweisenden Arzt sein.

Die zahnmedizinische Radiologie besteht aus einem Orthopantomogramm (OPT) sowie einigen speziellen Kiefergelenksaufnahmen bei in vollständiger Okklusion geschlossenem und manchmal auch bei offenem Mund. Ergänzende bildgebende Verfahren (CT-Scan, Arthrographie, Arthroskopie und Kernspin-Tomographie) sind bei Verdacht auf eine Bandscheibenverschiebung, die sich klinisch nicht hinreichend abklären läßt, angezeigt.

Der Behandlungsplan wird vom Hausarzt, Zahnarzt und Physiotherapeut gemeinsam aufgestellt. Dabei kommt dem Hausarzt eine organische und eine psychische Betreuungsfunktion zu, der Zahnarzt richtet sein Augenmerk auf Dentition und den beweglichen Kauapparat (*vgl. unter Zahnmedizinische Behandlung*), während der Physiotherapeut den somatischen Aspekt abdeckt.
Chronische Beschwerden können zu einer Verminderung der Trophik des Bindegewebes im Kopf-Hals-Bereich führen, wobei auch intraorale Abweichungen wie Mundtrockenheit, Veränderungen des Geschmacksempfindens und Wärme-Kälte-Empfindlichkeit der Zähne vorkommen, auch wenn manchmal die primäre Ursache längst nicht mehr besteht.

Die Literatur zur physiotherapeutischen Behandlung von Kiefergelenksfehlfunktionen hat eher präexperimentellen Charakter. Es liegen nur wenige kontrollierte Studien über Behandlungsergebnisse vor. Gleichwohl finden sich einige Ansatzpunkte für eine Behandlung.

Neben einer zahnmedizinischen Versorgung spielen in der Behandlung der Funktionsstörungen Massage, Mobilisierung, Verbesserung der Körperhaltung, Schmerzlinderung ebenso wie Besserung des Allgemeinzustands eine Rolle. *Näheres hierzu in Kap. B1, Allgemeine Aspekte der Untersuchung und Behandlung.*

Massage

Naturgemäß sind die Mm. masseteres und temporales einer Massage am leichtesten zugänglich.
Massagen am Kopf werden im Anschluß an einleitende Techniken in der Zervikothorakalgegend und am Schultergürtel durchgeführt.
Die Massagetechniken sind im Gesichts- und Halsbereich mit einiger Vorsicht anzuwenden. Der Behandelnde hat auf mögliche Gebißprothesen und Kontaktlinsen zu achten, die vor der Anwendung entfernt werden müssen. Anwendbare Techniken sind intermittierender Druck, Streichen, Kneten, Friktionen, Verschieben und Vibration.

Bindegewebsmassage

Diese Anwendung sollte so niedrig wie möglich am Rumpf des Patienten (meist am Rücken) beginnen und sich auf einige Dermatome beschränken, bis merkliche Entspannung auftritt. Zunächst erfolgen die Massagen an drei bis vier aufeinanderfolgenden Tagen. Nach zwei Ruhetagen werden sie zwei- bis dreimal pro Woche fortgesetzt, bis die spezifischen Unterhautveränderungen nicht mehr bestehen. Je nach Entwicklung der Beschwerden werden die Anwendungen häufiger oder seltener durchgeführt.

Mobilisierung

Die Körperhaltung und die Stellung der HWS beeinflussen die auf das Kiefergelenk einwirkenden Kräfte (Kraus 1988). Brügger (1980) hat die Bedeutung dieser Faktoren betont. Auch Rocabado (1983) erklärt diesen Einfluß überwiegend mechanisch.
Die Mobilisierung des Kiefergelenks erfolgt zur Wiederherstellung einer gestörten Gelenkfunktion. Bei entsprechenden Einflüssen seitens der HWS können auch hier Mobilisierungstechniken indiziert sein.

Manipulation kommt am Kauapparat dagegen selten zur Anwendung. Lediglich in der akuten Phase einer ventralen Bandscheibenverschiebung ohne Reduktion kann einmal eine Manipulationstechnik angezeigt sein (*Abb. B6.47*). Im Anschluß an diese Anwendung legt der Zahnarzt eine Repositionsschiene an.

Abb. B6.47
Manipulation.

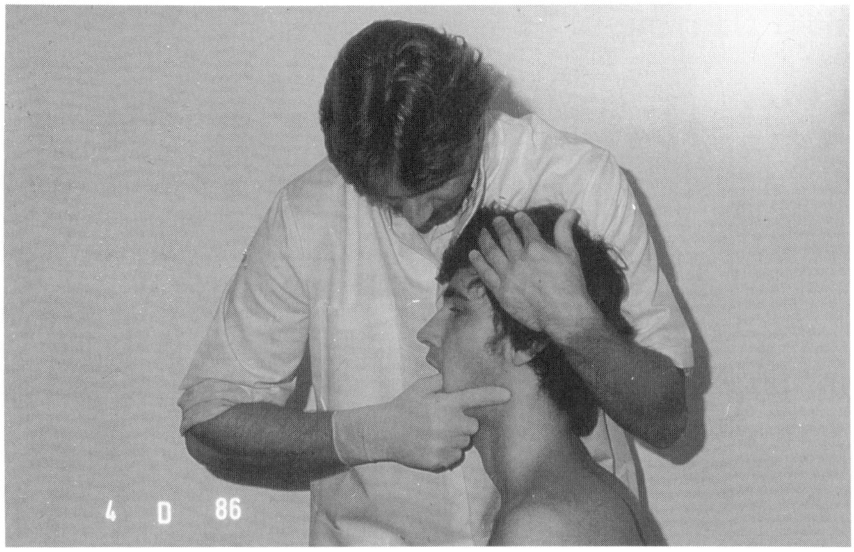

Rocabando wies 1984 darauf hin, daß die Behandlung der biomechanischen Dysfunktion des Kiefer- und kraniozervikalen Systems intensive häusliche Übungen des Patienten erfordert.
Das Programm stützt sich auf sechs Richtlinien, nach denen die Übungen an sechs aufeinanderfolgenden Tagen sechsmal täglich auszuführen sind.
Die Richtlinien:
1 Antrainieren einer guten Haltung, bei der die gegenseitige Stellung von Kopf, HWS, Schultergürtel und Unterkiefer eine wichtige Rolle spielt
2 Verbesserung der propriorezeptiven Empfindungen
3 Wiederherstellung der physiologischen Muskellängen
4 Wiederherstellung der Mobilität der Gelenke
5 Wiederherstellen des Muskelgleichgewichts
6 Beginn des Übungsprogramms bei Wiederauftreten der Beschwerden oder der Fehlfunktion

Haltung

Rocabado (1983) betont die Bedeutung der Stellung des Zungenbeins in bezug auf den Unterkiefer und die HWS. Er stellte fest, daß mehr als 70% aller Patienten mit Funktionsstörungen des Schädel-Hals-Übergangs auch an einer Dysfunktion des Kiefergelenks leiden.
Eine Anteroposition des Kopfes führt zu einer Dorsalrotation des Schädels mit der Folge, daß Weichteile (Muskeln) unter Spannung kommen und zu einem dorsal und kaudal gerichteten Zug auf den Unterkiefer führen. Dies wiederum führt zu einer Tonuserhöhung der Elevatoren.
Darüber hinaus fand Rocabado einen Zusammenhang zwischen Malokklusion Grad 2 und Veränderungen der Klavikula- und Skapulapositionen. Woodside und Linder-Aronson (1979) wiesen einen Zusammenhang zwischen einer abnormen Kopfhaltung, vergrößerten Mandeln, Obstruktion der nasalen Luftwege und Malokklusion nach. Solow und Tallgren (1976) fanden einen statistisch signifikanten Zusammenhang ($p < 0{,}05$) zwischen der Kopfhaltung und Veränderungen der kraniofazialen und der dentoalveolaren Morphologie.
Eine Interaktion zwischen der oberen HWS und den Kiefergelenken wurde auch von Trott (1986) beschrieben. Diese funktionellen Zusammenhänge spielen bei Haltungsabweichungen eine große Rolle, indem sie zu einer adaptiven Verkürzung der subokzipitalen Muskulatur und einer Verlängerung der M. longus capitis, M. rectus capitis anterior und der suprahyoidalen Muskulatur führen.

Die obere HWS spielt in der Haltungssteuerung eine wichtige Rolle. Propriozeptoren der oberen HWS-Gelenke und Muskeln sind über den vestibulären Kernkomplex eng mit dem Gleichgewichtsorgan und den Augenmuskelkernen verbunden. Dieses Regelsystem ermöglicht eine Reihe von kraniozervikalen Funktionen.
Neben der nozirezeptiven Überlappung zwischen der oberen Zervikalregion und dem Trigeminusgebiet (*Abb. B6.48*) besteht eine neuroanatomische Verbindung zwischen dem zervikothorakalen Übergang und dem Kauapparat.

Die efferente autonome Innervation entstammt den Segmenten C8-Th2. Eine länger dauernde Erhöhung des Sympathikotonus im Bereich des zervikothorakalen Übergangs wirkt sich auf alle von hierher sympathisch innervierten Gewebe aus.

Auch die Zahnmedizin hat sich mit dem Einfluß von Fehlhaltungen beschäftigt. Bereits 1958 und 1959 beschrieb der Kieferorthopäde Duyzings die Wirkung von Haltungskorrekturen beim jugendlichen Patienten (Duyzings 1958, 1959).

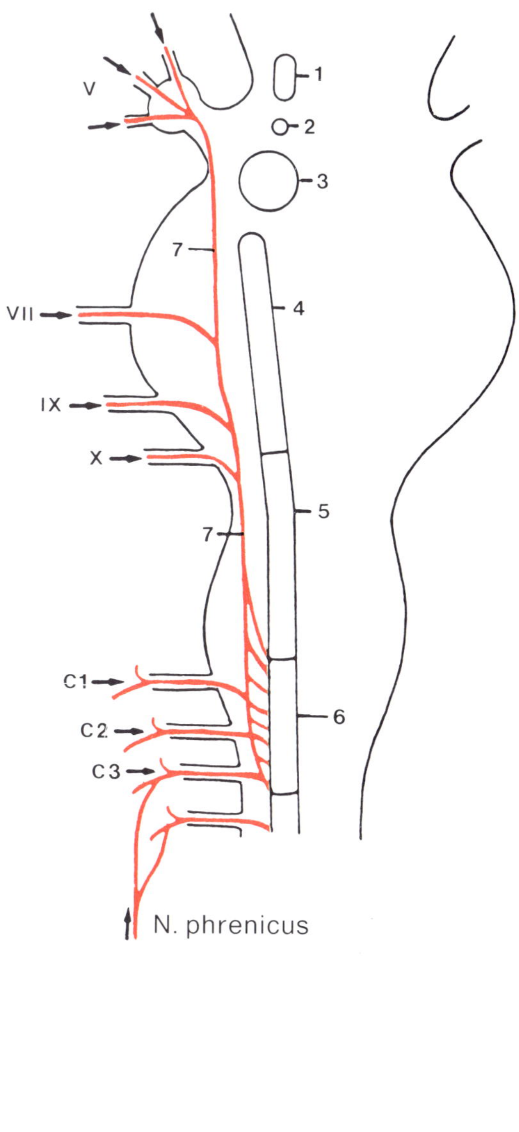

Abb. B6.48
Schematische Darstellung von Verlauf und Projektion der nozirezeptiven Nervenfasern von N. trigeminus (V), N. facialis (VII), N. glossopharyngeus (IX), N. vagus (X), der Spinalnerven C1, C2 und C3, sowie des N. phrenicus in den kaudalen Anteil des Nucleus spinalis n. trigemini.

1 N. mesencephalicus
2 N. motorius
3 N. sensorius princeps
4 Pars oralis
5 Pars interpolaris
6 Pars caudalis
7 Tractus spinalis n. trigemini

(nach Oostendorp 1988)

Schmerzbekämpfung

Zu einer Schmerzlinderung können verschiedene Wege führen. Bei Kiefergelenksfehlfunktionen kommen postisometrische Relaxation, Oszillations- und Vibrationstechniken, Weichteilanwendungen und verschiedene Formen der Elektrotherapie in Frage. Die Hauptangriffspunkte für eine Elektrotherapie bei erhöhter sympathikotoner Aktivität bilden die Segmente C8 bis L2. In diesem Abschnitt ist der Sympathikus im Seitenhorn des Rückenmarks gelegen (Hoogland 1987). Beschwerden im Kauapparat werden überwiegend durch neuromodulierende Techniken im Bereich C8 bis Th4 behandelt.

Wichtige Triggerpunkte sind in Abb. B6.49a,b,c dargestellt.

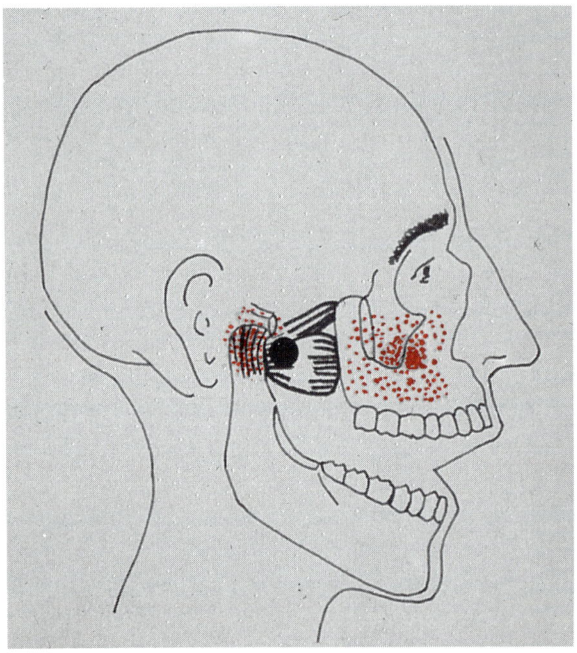

a

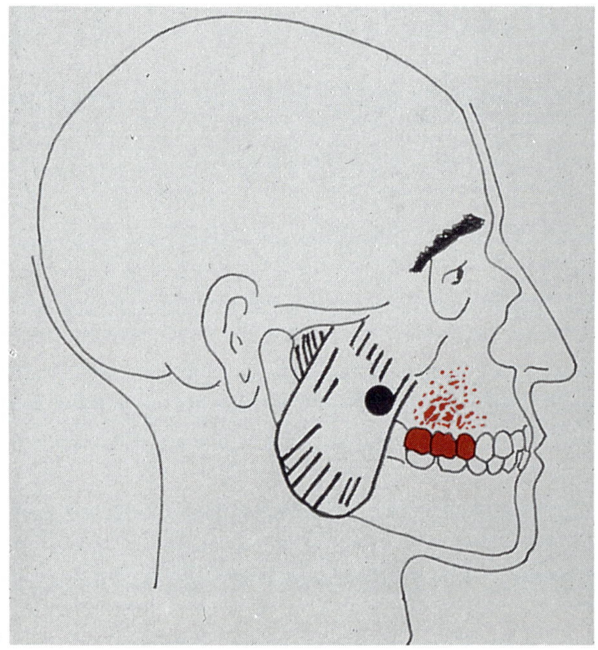

b

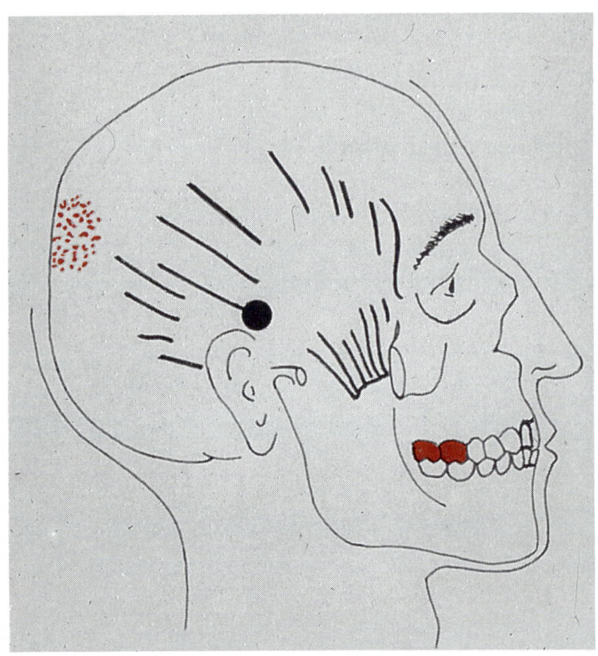

c

Abb. B6.49
Triggerpunkte mit Schmerzprojektion einiger relevanter Muskeln.

a M. pterygoideus lateralis.
b M. masseter, Pars superficialis.
c M. temporalis, hintere Fasern.

(nach Travell und Simons 1983)

Traktionen ersten und zweiten Grades kommen bei Traktions- und Translationstechniken zur Anwendung. Traktion dritten Grades wird zur Mobilisierung eingesetzt (*Abb. B6.50*)

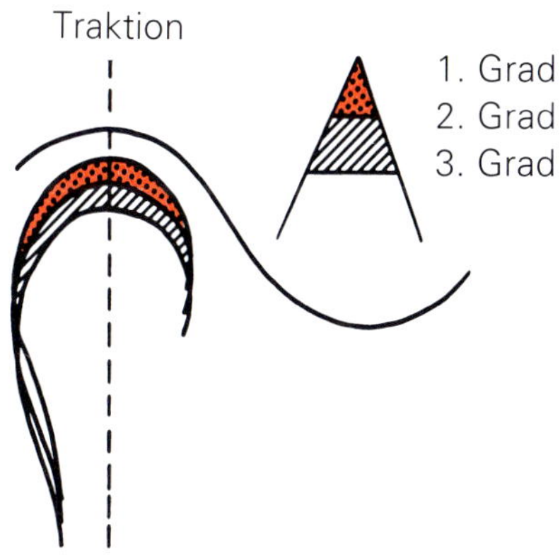

Abb. B6.50
Intensität der Taktion.

Wechsel der Techniken, der Translationsrichtung und der Oszillationsfrequenz können den therapeutischen Effekt erhöhen.

„Rhythmic stabilisation"-Techniken werden zur Verbesserung der propriozeptiven Kontrolle des Unterkiefers und damit des Haltungs- und Bewegungsgefühls eingesetzt.

Atmung und die Korrektur von Mundbewegungen

Das Augenmerk des Physiotherapeuten sollte sich auch auf die Durchgängigkeit der Atemwege und die Mundbewegungen richten.
In der kraniopharyngealen Region besteht eine enge Beziehung zwischen Form und Funktion (Dibbets 1989, Solow et al. 1984). In der Entwicklung der kraniomandibulären und zervikozephalen Region haben zwei physiologische Faktoren eine entscheidende Rolle gespielt: Der nasopharyngeale Luftweg und die Haltungsbeziehung von Kopf und HWS. Störend für die Entwicklung können sich bespielsweise Allergien, vergrößerte Mandeln, Visusstörungen, Einflüsse aus dem Labyrinth des Innenohrs wie auch Anomalien der HWS, Narbengewebe, Wachstumsstörungen der Nähte und des Kondylus sowie ein Mißverhältnis im vertikalen Wachstum zwischen diesem und der HWS auswirken (Solow et al. 1984).

Andere Untersucher weisen darauf hin, daß der Atemwiderstand und der kraniozervikale Winkel Einfluß auf die Entwicklung der Mandibula haben (Linder-Aronson 1970, Solow und Tallgren 1977, 1978). Einen kausalen Faktor können diese Autoren jedoch nicht benennen. Ferner besteht ein offenkundiger Zusammenhang zwischen Atemwiderstand und dem kraniozervikalen Winkel.
Die Entwicklung der kraniofazialen Region wird also durch außerhalb dieses Gebiets liegende Faktoren wie Atmung und Körperhaltung beeinflußt (Solow et al. 1984). In der Behandlung von Kindern mit chronischen Erkrankungen sollte der Physiotherapeut diese Zusammenhänge berücksichtigen.
Die Behandlung abweichenden Mundverhaltens erfordert die Zusammenarbeit von Zahnmedizin, Physiotherapie, Psychologie und Logopädie. Letztere Disziplin wird bei Störungen der Stimmgebung, falscher Zungenposition, erheblicher Störung des Mundverhaltens und Beschwerden beim Sprechen hinzugezogen.

Der Physiotherapeut wird, wenn kein Logopäde in die Behandlung einbezogen ist, sich seinerseits auf Abweichungen des Mundverhaltens konzentrieren und entsprechende Anweisungen geben und Übungen anwenden lassen. Negative Folgen solcher Abweichungen für die Stimmgebung sowie Sprach-und Schluckstörungen sollen immer logopädisch behandelt werden.

In der Regel liegt die Zunge in ihrem vorderen Drittel unter leichtem Druck dem Gaumen an. Dabei liegt die Zungenspitze direkt hinter den oberen Schneidezähnen. In dieser Haltung besteht ein geringer Abstand zwischen den oberen und unteren Frontzähnen, der „freeway space". Wenn die Zunge während der Wachstumsjahre ständig eine unphysiologische Position einnimmt, so kann dies nachteilige Folgen für die Entwicklung von Unter- und Oberkiefer haben, insbesondere fehlende Übereinstimmung in den Abmessungen der beiden Kiefer oder mangelnde Belastbarkeit. Die dadurch entstehenden Okklusions- und Artikulationsstörungen wiederum können zu Funktionsstörungen des Kiefergelenks führen.

Bei Abweichungen im Mundverhalten kann der Physiotherapeut die Technik des „habit reversal"(Verhaltensumkehrung) anwenden, die sich auf das Wiederverlernen der nachteiligen Angewohnheiten wie Daumenlutschen, Nägelkauen, Zähneknirschen oder -aufeinanderbeißen konzentriert. Diese Methode ist bei Patienten besonders erfolgversprechend, bei denen durch den Provokationstest nach Krogh-Poulsen (einminütiges festes Zubeißen) Beschwerden ausgelöst werden (Krogh-Poulsen, undatiert).
Die Technik der Verhaltensumkehrung bedient sich nach Duinkerke (1985) eines Fünf-Punkte-Schemas:

1 Beschreibung der Angewohnheit
2 Bewußtwerdung
3 Schaffung eines Warnsignals
4 Übung der entgegengesetzten Bewegung
5 Erkennen der Situation, in der die Gewohnheit auftritt

Duinkerke (1985) beschreibt fünf Kriterien, denen die Übungen genügen müssen:

1 bevorzugtes Arbeiten mit den Antagonisten, also Unterstützung der Gegenbewegung
2 für einige Minuten in der Gegenbewegung verharren
3 Anwendung isometrischer Spannung
4 die Übungen müssen sozial akzeptabel sein
5 Auftrainieren der Antagonisten

Zur Unterstützung der Übungen hat sich das EMG-Biofeedback bewährt.

Schlußfolgerungen

Angesichts der verschiedenen behandelbaren Parameter hat der Physiotherapeut die Wahl zwischen einer ganzen Reihe von Behandlungsmöglichkeiten. Da jedoch kontrollierte Untersuchungen der Effizienz der jeweiligen Methoden fehlen, kann keine besonders empfohlen werden. Die Wahl des zu setzenden Reizes richtet sich u. a. nach dem Leidensdruck des Patienten, der Aufgabenverteilung im interdisziplinären Team, der Selektivität in bezug auf das Nervensystem, nach relativen Kontraindikationen und persönlichen Fertigkeiten des Therapeuten.

Zahnmedizinische Behandlung

Die nachfolgende kurze Beschreibung der häufigsten zahnmedizinischen Behandlungsformen dient der Orientierung des Arztes und des Physiotherapeuten.

Nach der Diagnostik und der ätiologischen Abklärung stehen dem Zahnarzt folgende Maßnahmen zur Verfügung:

- Beratung
- Okklusionsbehandlung
- Übungsbehandlung

Meist werden mehrere Therapieformen kombiniert. Auch für die Zahnmedizin gilt die Behandlungsvoraussetzung, nach der Befund und Beschwerden übereinzustimmen haben. Ist dies nicht der Fall, so kann in Absprache mit dem Patienten eine Probebehandlung begonnen werden.

Beratung

Die Beratung richtet sich in der Regel auf Funktionen und Parafunktionen, z.B. Kauen oder Beißen zu harter Nahrung, Nägelkauen, häufiger Gebrauch von Kaugummi usw.

Die Patienten werden auf schädigende Verhaltensweisen hingewiesen. In der interdisziplinären Behandlung kommt dem Zahnarzt meist die Rolle eines Koordinators zu. Die Beratungsfunktion erstreckt sich also auch auf die Überweisung des Patienten an Fachärzte bzw. Physiotherapeuten und andere paramedizinische Therapeuten. Die Koordination verhindert auch eine Konfrontation des Patienten mit den verschiedenen Auffassungen aus dem Blickwinkel des jeweiligen Fachgebiets.

Okklusionsbehandlung

Diese Behandlungsform hat einen hohen Stellenwert. Bei Malokklusion aufgrund einer fehlerhaften restaurativen Maßnahme wird sich rasch Abhilfe schaffen lassen.

Lücken im Gebiß werden geschlossen, besonders in Fällen, wo die hintere Stützzone fehlt. Sind infolge von Migration die vertikalen Proportionen verändert, so kann man neben einer Ergänzung der Stützzone auch die Kauflächen mit einer Kunstharzschiene anheben, so daß eine neue Okklusionsebene entsteht (*Abb. B6.51a,b*). Durch diese Schiene erfolgt eine Entlastung des Kiefergelenks.

Bestehen Veränderungen der horizontalen Proportionen, bespielsweise infolge einer Diskrepanz zwischen zentraler und maximaler Okklusion, so sollten diese zunächst mit reversiblen Maßnahmen wie einer Schiene (*Abb. B6.52a,b*) korrigiert werden, bevor man z.B. zum Abschleifen okklusaler Gebißflächen übergeht. Die abgebildete Schiene besteht aus je einer Kunststoffplatte für Unter- und Oberkiefer, die die Kauflächen und Schneidezahnränder sowie einen Teil des Gaumens bzw. des Unterkiefer-Zungenbereichs bedeckt.

Diese *Stabilisierungsschiene* ermöglicht es,

- vertikale und horizontale Relationen zu modifizieren,
- die Kontakte gleichmäßig über die Zahnbogen zu verteilen und
- das Artikulationsmuster zu verändern.

Abb. B6.51
Die Schiene im Unterkiefer schließt die durch Verlust einiger Elemente entstandene Okklusionslücke und erhöht den Biß.

a Aufnahme des Mundes vor Einsetzen der Schiene.

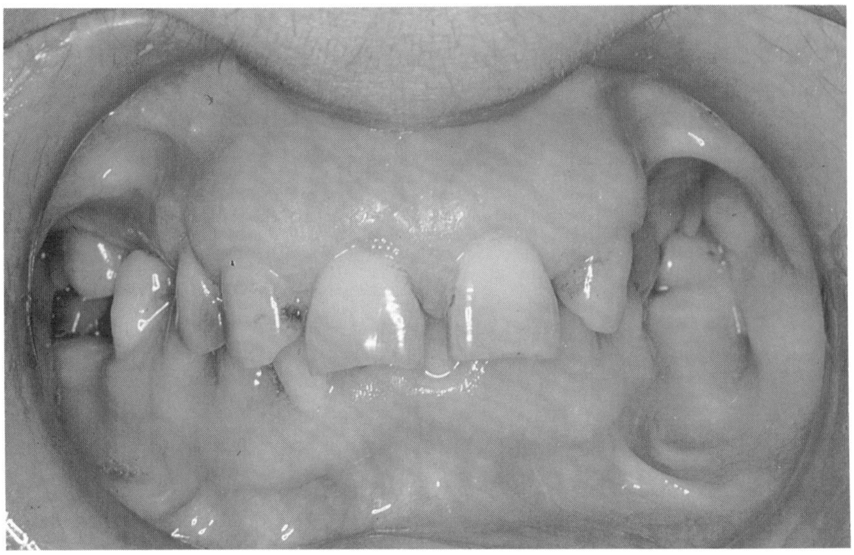

b Mit Schiene.

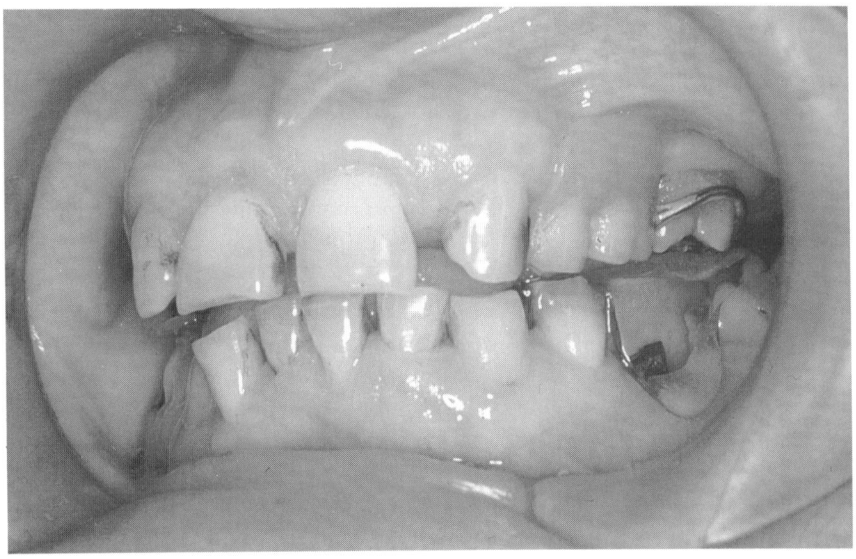

Abb. B6.52
Stabilisierungsschiene.

a Okklusal.

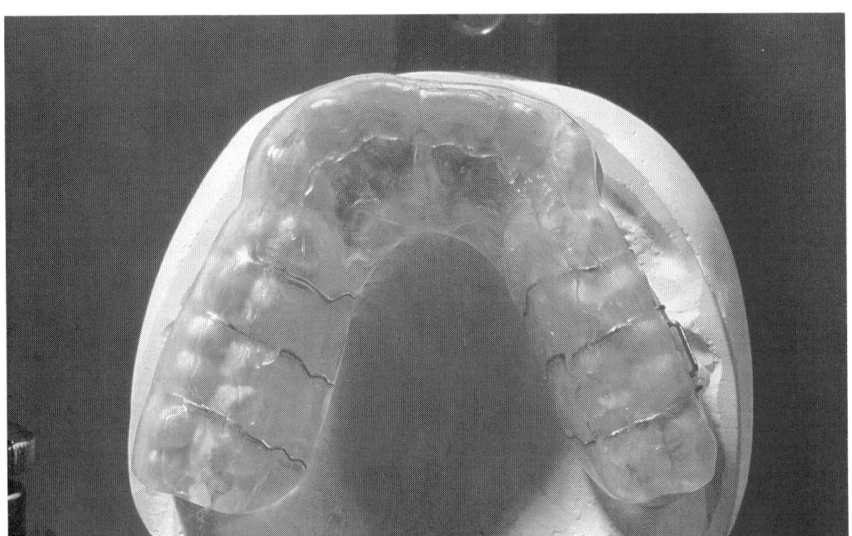

b Seitliche Ansicht des auf den Kauflächen liegenden Schienenteils.

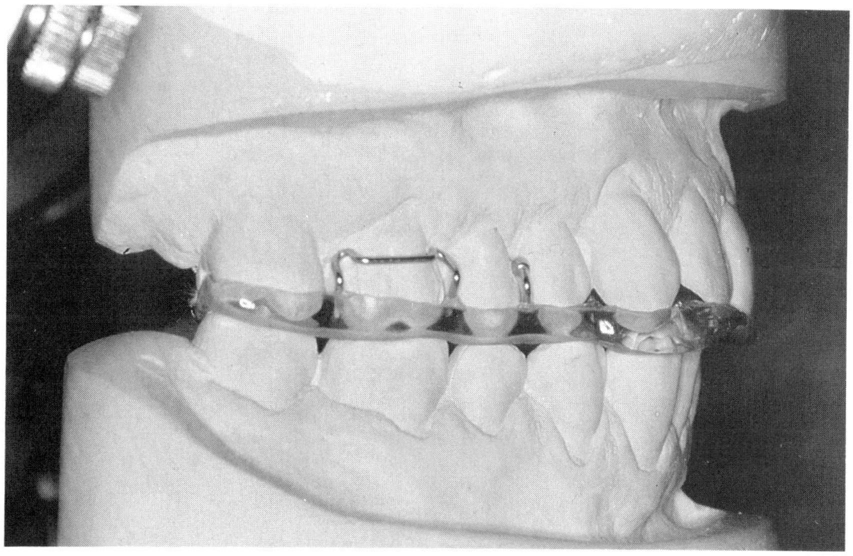

Die Schiene kann vom Patienten selbst herausgenommen und wieder eingesetzt werden, um eine adäquate Mundhygiene zu gewährleisten. Sie sollte tagsüber und nachts getragen werden; wo nächtliches Zähneknirschen als alleiniger ätiologischer Faktor erkannt wurde, genügt es, die Schiene abends einzusetzen.
Die eigentliche Wirkungsweise ist nicht bekannt. Vermutlich ist die Veränderung der Stellung des Mandibulaköpfchens in der Fossa ein Faktor (Entlastung des Kiefergelenks). Auch die veränderten nervalen Afferenzen aus der Peripherie (Änderung der Kauflächen, Stabilisierung der Okklusion) sollen eine Rolle spielen. Darüber hinaus kann eine Plazebowirkung nicht ausgeschlossen werden.

Bei ventraler Bandscheibenverschiebung mit Reduktion kann bei bestehender Behandlungsindikation (Beschwerden, Einschränkung der Mundöffnung durch zeitweise Blockierung) eine *Repositionsschiene* (*Abb. B6.53a,b*) angelegt werden, die den Unterkiefer etwas nach vorne verlagert (*Abb. B6.53c,d*).

Das Ausmaß der Reposition wird u.a. durch das Knackgeräusch bestimmt, das beim Schließen des Mundes und beim Zurückziehen des Unterkiefers entsteht. Die Schiene ist permanent zu tragen. Sie soll den Patienten in einer weiter vorgelagerten Position zubeißen lassen (*Abb. B6.53e*). Das Profil der Repositionsschiene ist daher tiefer als das der Stabilisationsschiene.
Bei einer ventralen Bandscheibenverschiebung ohne Reduktion muß vor dem Einsetzen der Repositionsschiene manipuliert werden, um die Bandscheibe in die richtige Position zum Mandibulaköpfchen zu bringen.

Bei länger bestehenden Bandscheibenverschiebungen wird nicht manipuliert, da die Wahrscheinlichkeit einer erfolgreichen Reposition nur gering ist. Zur Schmerzbekämpfung und zur Entlastung des Kiefergelenks kann dann eine Stabilisierungsschiene erwogen werden. Ein chirurgischer Eingriff wird nur bei starker Funktionseinschränkung und bei Schmerzen, die nicht auf die konservative Therapie reagieren, erwogen.

Abb. B6.53
Repositionsschiene.

a Okklusal.

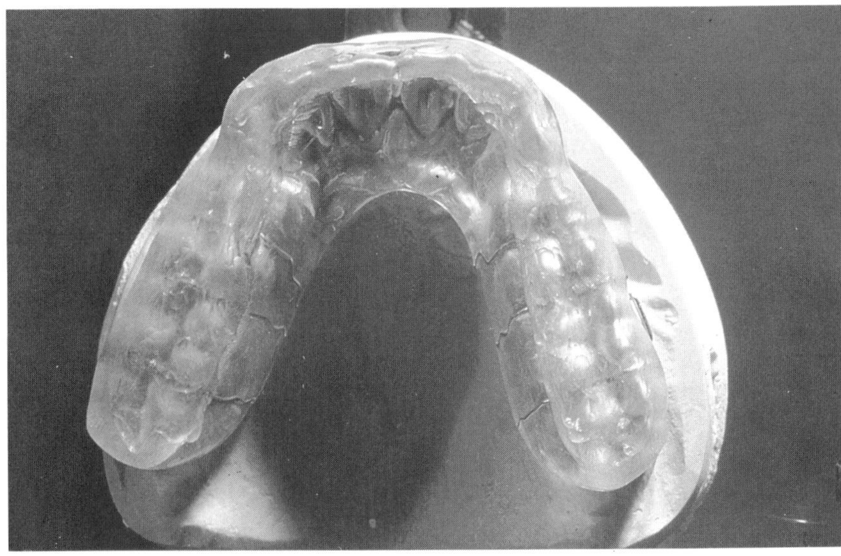

b Laterale Ansicht des auf den Kauflächen liegenden Schienenteils.

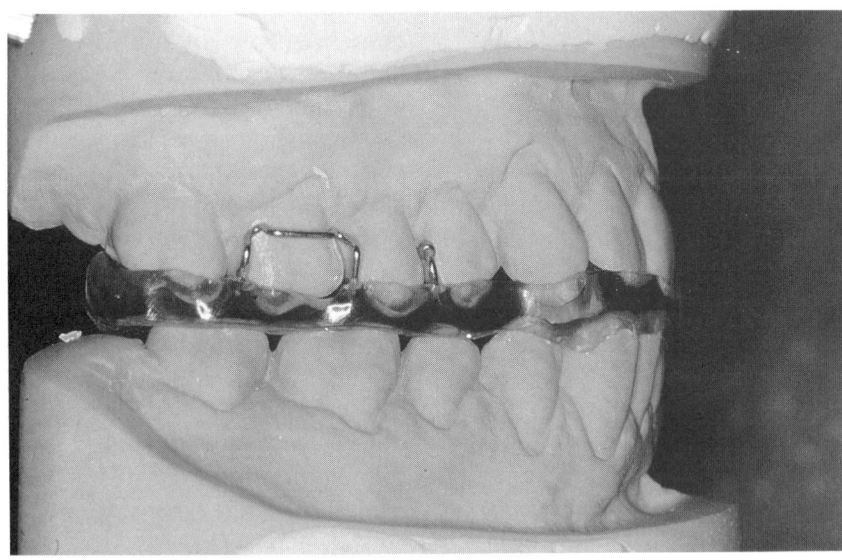

c Gebißmodell in vollständiger Okklusion, von lateral.

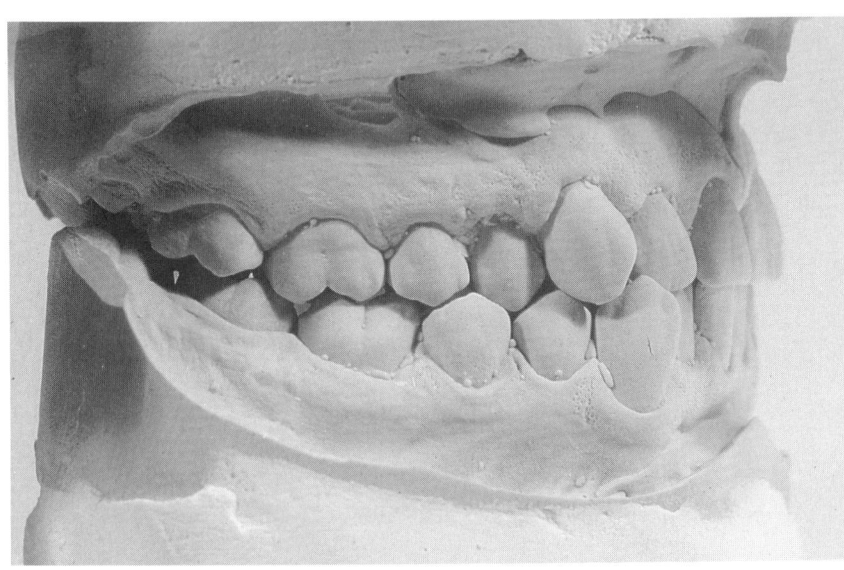

d Gebißmodell in Repositionstellung.
Beachten Sie den etwas vorstehenden Unterkiefer. Der Raum zwischen Unter- und Oberkiefer wird durch die Schiene ausgefüllt.

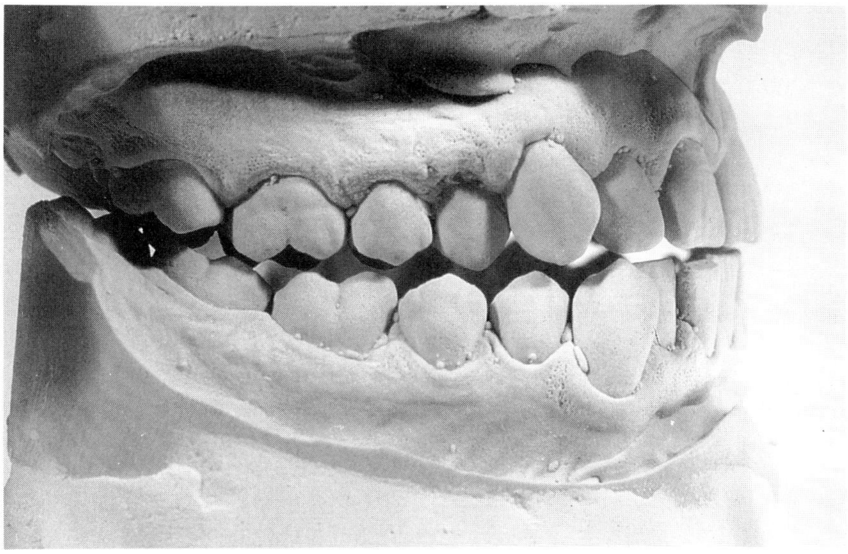

e Repositionsschiene in situ.

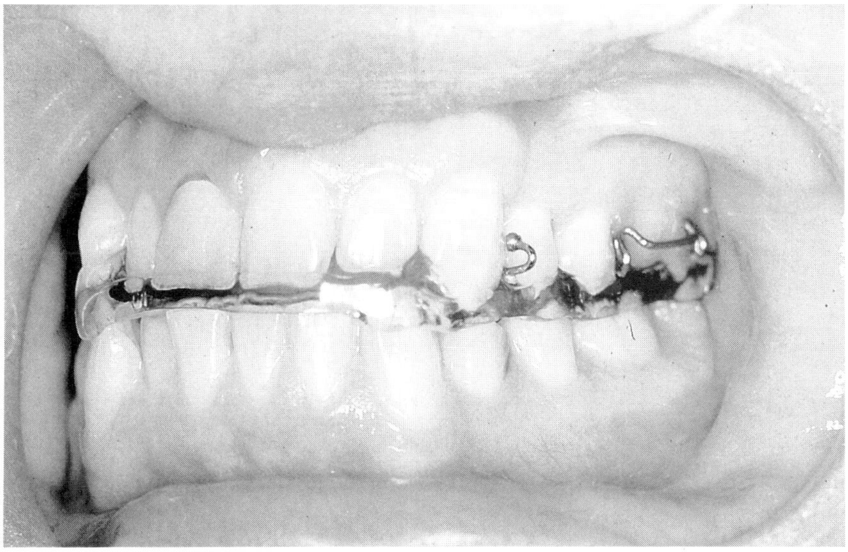

Da eine Mobilisation nur mit bereitliegender Repositionsschiene sinnvoll ist, wird die Behandlung von einem erfahrenen Zahnarzt vorgenommen.
Verläuft die Behandlung erfolgreich, versucht man, den Unterkiefer schrittweise wieder in den ursprünglichen Stand zu bringen.

Nach jeder Schienentherapie muß eine Entwöhnungsphase stattfinden, während der die Schiene tagsüber (allmählich) immer weniger getragen wird und schließlich nachts regelmäßig ganz weggelassen wird.
Nötigenfalls wird die Okklusion eingeschliffen, so daß zentrale und maximale Okklusion auch ohne Schiene miteinander übereinstimmen. Die obere und untere Kaufläche haben dann gleichmäßigen und gleichzeitigen Kontakt.
Rezidivieren die Beschwerden, ist zu erwägen, den Stand des Unterkiefers durch Gußfüllungen der Situation mit Schiene anzupassen (*Abb. B6.54a,b*).

Abb. B6.54
Stabilisierungsschiene. Nach Entwöhnung von der Schiene kam es zu rezidivierenden Beschwerden.

a Übersicht Oberkiefer.

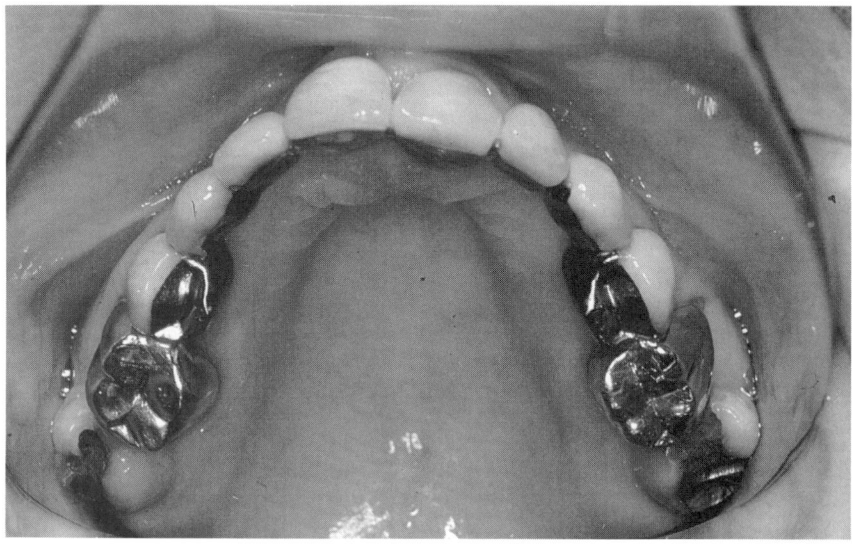

b Übersicht Unterkiefer.

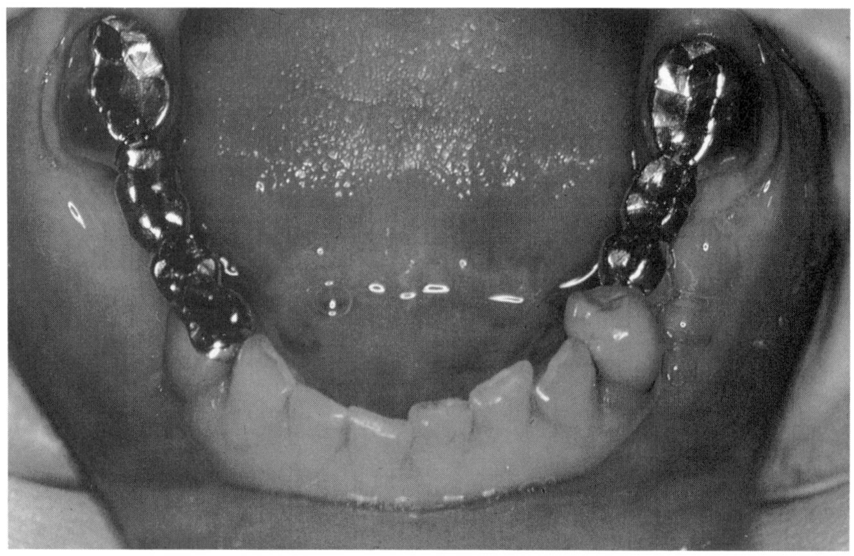

Übungsbehandlung

Die Übungsbehandlung dient der Abgewöhnung eines proalen Öffnungsmusters (*Abb. B6.55a,b*). Der Patient wird angehalten, seinen Unterkiefer in dem Bereich zu bewegen, in dem das Gelenk eine fast reine Rotationsbewegung beschreibt (*Abb. B6.2a*). Diese Übung verbessert auch die Bewegungskoordination. Die Übung ist auch nach Repositionen wegen Unterkieferluxation indiziert, bei denen der Processus condylaris sich vor die Eminentia setzt und der Patient den Mund nicht mehr schließen kann.

Es gibt nur wenige kontrollierte Studien über die langfristigen Effekte von Übungstherapien.
Carlsson (1985) beschreibt erfolgreiche Behandlungen zahlreicher Patienten mit relativ einfachen Methoden wie Schiene, Übungen, Abschleifen, Prothetik. Die Langfristprognose bei neuromuskulären Fehlfunktionen und bei Kiefergelenksarthrose ist gut.

Abb. B6.55
In die Sagittalebene projizierte Bewegung eines bestimmten Punkts auf den Schneidezähnen des Unterkiefers.

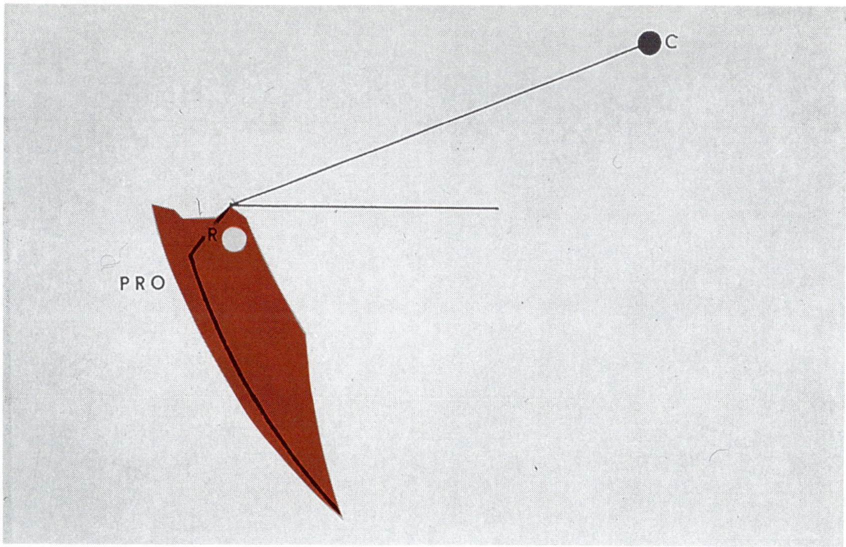

a Rot: Proales Öffnungsmuster.

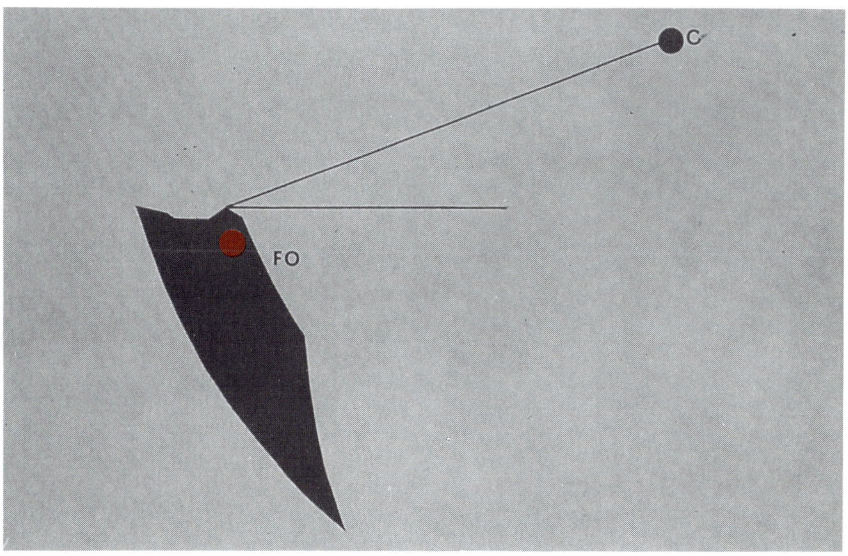

b Grau: Normale Öffnungs- und Schließbewegungen (vgl. Abb. B6.2a).

Dies gilt auch für die Prognose von „internal derangements". Die Anwendung der Repositionsschiene scheint in erster Linie zu einer schnelleren Wiederherstellung des Kauapparats zu führen. Die Behandlung des Gelenkknackens ist viel schwieriger. Zweieinhalb Jahre nach einer Behandlung mit Repositionsschiene bestanden bei 66% von 40 Patienten noch immer Gelenkgeräusche (Okeson 1988).
Teil der Behandlung war eine „step back"-Phase, in der der Unterkiefer in die ursprüngliche Stellung gebracht wurde. Vergleichbare Beobachtungen wurden bei Behandlungen gemacht, in denen in vorderer Position rehabilitiert wurde. Wir meinen dann auch, daß reziprokes Knacken als einziges Symptom einer Bandscheibenverschiebung mit Reduktion keine Indikation für eine Übungsbehandlung darstellt.

Literatur

Agerberg, G., Osterberg, T. (1974). Maximal mandibular movements and symptoms of mandibular dysfunction in 70-year-old men and women. *Swedish Dental Journal, 67*, 101.

Bonica, J.J. (1979). In: Pauser, G., Gerstenbrand, F., Gross, D. *Gesichtsschmerz.* Stuttgart/New York: Gustav Fischer Verlag.

Bremer, G.J., Janssen, J.J., Veenstra, A., Planque, B.A. de, Sedee, G.A. e.a. (1970). *Hoofdpijn.* Leiden: Stafleu's Wetenschappelijke Uitgeversmaatschappij.

Brügger, A. (1980). *Die Erkrankungen des Bewegungsapparates und seines Nervensystems.* Stuttgart/New York: Gustav Fischer Verlag.

Carlsson, G.E. (1985). Long-term effects of treatment of craniomandibular disorders. *The Journal of Craniomandibular Practice, Vol. 3*, 4: 337-343.

Chung, J.M. et al. (1984). Prolonged inhibition of primate spinothalamic tract cells by peripheral nerve stimulation. *Pain, 19*, 259-275.

Costen, J.B. (1934). A syndrome of ear and sinus symptoms dependent upon disturbed function of the temporomandibular joint. *Annals of Otology, Rhinology and Laryngology, 18*, 1: 1-15.

Cranenburgh, B. van (1987). *Inleiding in de toegepaste neurowetenschappen.* Deel 3: Pijn. Lochem/Gent: De Tijdstroom.

Dawson, P.E. (1974). *Evaluation, diagnosis and treatment of occlusal problems.* Saint Louis: The C.V. Mosby Company.

De Boever, J.A. (1979). Functional Disturbances of the temporomandibular joint. In: Zarb, G.A., Carlsson, G.E. (Red.), *Temporomandibular Joint, Function and Dysfunction.* Kopenhagen: Munksgaard.

De Boever, J.A., Steenberghe, D. van (1988). *Occlusie en bewegingsleer van het stomatognatisch stelsel.* Alphen a.d. Rijn/Brüssel: Samson Stafleu.

De Boever, J.A., Steenks, M.H. (1989). Epidemiologie, symptomatologie en etiologie van craniomandibulaire dysfuncties. In: Steenks, M.H., Wijer, A. de (Red.), *Craniomandibulaire dysfunctie vanuit fysiotherapeutisch en tandheelkundig perspectief.* Lochem: De Tijdstroom.

Derksen, A.A.D. (1970). *Afwijkingen van het kauwstelsel.* Academische paperbacks. Utrecht: A. Oosthoek's Uitgeversmaatschappij.

Derksen, A.A.D. (1977). *Inleiding tot de bouw en functie van het kauwstelsel.* Utrecht: Bohn, Scheltema & Holkema.

Dibbets, J.H.J. (1989). Groei en craniomandibulaire dysfunctie. In: Steenks, M.H., Wijer, A. de (Red.), *Craniomandibulaire dysfunctie vanuit fysiotherapeutisch en tandheelkundig perspectief.* Lochem: De Tijdstroom.

Duyzings, J.A.C. (1958). De betekenis der preventieve orthodontie voor de ontwikkeling van aangezicht en lichaamshouding. *Tijdschrift voor Tandheelkunde, 65*, 10: 646-659.

Duyzings, J.A.C. (1959). Dento-maxillaire, faciale, craniale en cervicale orthopedie. *Tijdschrift voor Tandheelkunde, 66*, 10: 695-731.

Dvorak, J. (1986). *Manuelle Medizin, Therapie.* Stuttgart: Georg Thieme Verlag.

Eriksson, M.B.E., Schuller, H., Sjolund, B.H. (1978). Hazard from transcutaneous nerve stimulators in patients with pacemakers (letter). *Lancet, 1*, 1319.

Eposito, C.J. et al. (1984). Alleviation of myofacial pain with ultrasonic therapy. *J Prosth Dent, 51*, 1: 106-108.

Farrar, W.B., McCarty, W.L. (1982). *A clinical outline of temporomandibular joint diagnosis and treatment.* Normandie Study Group for T.M.J. dysfunction. Montgomery, Alabama.

Fields, H.L., Basbaum, A.J. (1978). Brainstem control of spinal pain-transmission neurons. *Annual Review of Physiology*, 40: 217-248.

Fricton, J.R., Hathaway, K.M., Bromaghim, C. (1987). Interdisciplinary management of patients with T.M.J. and Craniofacial pain: Characteristics and Outcome. *Journal of Craniomandibular Disorders: Facial & Oral Pain, Vol. 1*, 2: 115-123.

Friedman, M.H., Weisberg, J. (1985). *Temporomandibular joint disorders, diagnosis and treatment.* Chicago, Berlin, London, Rio de Janeiro, Tokyo: Quintessence Publ. Co.

Gutmann, G., Vele, F. (1978). *Das Aufrechte Stehen.* Opladen: Westdeutscher Verlag.

Hagenaars, L.H.A., Dekker, L.J., Plaats, J. van der, Bernards, A.T.M., Oostendorp, R.A.B. (1985). Effecten van het orthosympathische zenuwstelsel op de dwarsgestreepte spier. *Nederlands Tijdschrift voor Fysiotherapie*, 95: 77-88.

Hanson, T.L., Oberg, T. (1971). En kliniskt-bettfysiologiskt undersökning av 67-aringar i Dolby. *Tandläkartidn, 18*, 650.

Hansson, T., Nordström, B. (1977). Thickness of the soft tissue layers and articular disk in temporomandibular joints with deviations in form. *Acta Odontologica Scandinavica*, 35: 281.

Hargreaves, A.S., Wardle, J.J.M. (1983). The use of physiotherapy in the treatment of temporomandibular disorders. *British Dental Journal*, 155: 121-124.

Helkimo, M. e.a. (1973). Studies on function and dysfunction of the masticatory system. II. Index for anamnestic and clinical dysfunction and occlusal state. *Scandinavian Journal of Dental Research, 81*, 265.

Hijzen, T.H., Slangen, J.L. (1985). Myofacial pain dysfunction: Subjective signs and symptoms. *J Prosthet Dent, 54*, 5: 705-711.

Ihalainen, U., Perkki, K. (1978). The effect of transcutaneous nerve stimulation on chronic facial pain. *Proceedings of the Finnish Dental Society, 74*, 86-90.

Janda, V. (1986). Some aspects of extracranial causes of facial pain. *J Prosthet Dent, 56*, 4: 484-487.

Juniper, R.P. (1984). T.M.J. dysfunction: a theory based upon electromyographic studies of the lateral pterygoid muscle. *British Journal of Oral Surgery*, 221-228.

Kraus, S.L. (1988). *T.M.J. disorders, management of the craniomandibular complex.* New York, Edinburgh, London, Melbourne: Churchill Livingstone, 367-405.

Krogh-Poulsen, W.E. (undatiert). Management of the occlusion of the teeth, part 2, Examination, Diagnosis, Treatment. In: Schwarz, L., Chayes, C.M. (Red.): *Facial pain and mandibular dysfunction.*

Laskin, D.M. (1969). Etiology of the paindysfunction syndrome. *Journal of the American Dental Association, 79*, 147.

Lauritzen, A.G. (1974). *Atlas of occlusal analysis.* Colorado Springs: H.A.H. Publications.

Lewit, K. (1987). *Manuelle Medizin im Rahmen der Medizinischen Rehabilitation.* Leipzig: Joh. Ambrosius Barth.

Linder-Aronson, S. (1970). Adenoids: their effect on mode of breathing and nasal airflow and their relationship to characteristics of the facial skeleton and the dentition. *Acta Otolaryngologica*, (Stockholm), Suppl. 265.

McCarroll, R.S., Hesse, J.R., Naye, M., Yoon, C.K., Hansson, T.L. (1987). Mandibular border positions and their relationship with peripheral joint mobility. *Journal of Oral Rehabilitation, 14*, 125-131.

Okeson, J.P. (1988). Long-term treatment of disk-interference disorders of the temporomandibular joint with anterior repositioning occlusal splints. *J Prosthet Dent, 60*, 5: 611-616.
Oostendorp, R.A.B. (1988). *Functionele vertebrobasilaire insufficiëntie.* Dissertation. Rijksuniversiteit Nijmegen.
Post, D. (1980). *De huisarts en zijn hoofdpijnpatiënten.* Alphen a.d. Rijn/ Brüssel: Stafleu's Wetenschappelijke Uitgeversmaatschappij.
Rieder, C.E., Martinoff, J.T. (1983). The prevalence of mandibular dysfunction, Part II: a multiphasic dysfunction profile. *J Prosthet Dent, 50*, 237-244.
Rocabado, M. (1983). Biomechanical Relationship of the cranial, cervical and hyoid regions. *The Journal of Craniomandibular Practice, 3*, 62-66.
Rocabado, M. (1984). Diagnosis and treatment of abnormal craniocervical and craniomandibular mechanics. In: Solberg, W.K., Clark, G.T. (Red.): *Abnormal Jaw Mechanics. Diagnosis and treatment.* Chicago, 141-159.
Rubin, D. (1981). Myofacial triggerpoint syndromes: An approach to management. *Archives of Physical Medicine, 62*, 107-111.
Rugh, J.D., Solberg, W.K. (1979). Psychological implications in temporomandibular pain and dysfunction. In: Zarb, G.A., Carlsson, G.E. (Red.), *Temporomandibular Joint Function and Dysfunction.* Kopenhagen: Munksgaard.
Sansiesteban, A. (1983). The role of physical agents in the treatment of spine pain. *Clinical Orthopedics and Related research, 179*, 24-30.
Savalle, W.P.M. (1988). Some aspects of the morphology of the human temporomandibular joint capsule. *Acta Anatomica*, 131: 292-296.
Schwarz, L. (1958). Conclusions of the temporomandibular joint clinic at Columbia. *J Periodont, 29*, 210.
Schwarz, L. (1968). The pain-dysfunction syndrome. In: Schwarz, L., Chayes, C.M. (Red.), *Facial pain and mandibular dysfunction.* Philadelphia: Saunders.
Seifert, K. (1987). Peripher-vestibularer Schwindel und funktionelle Kopfgelenksstörung. *HNO, 35*, 363-371.
Solberg, W.K. (1982). *Epidemiology, incidence and prevalence.* The president's conference on the examination , diagnosis and management of tempopromandibular disorders. Chicago.
Solberg, W.K. (1986). Temporomandibular disorders: physical tests in diagnosis. *British Dental Journal, 160*, 19: 273-277.
Solow, B., Tallgren, A. (1976). Head posture and craniofacial morphology. *American Journal of Physical Antropology, 44*, 417-436.
Solow, B., Tallgren, A. (1977). Dentoalveolar morphology in relation to craniocervical posture. *Angle Orthod, 47*, 157-164.
Solow, B., Siersback-Nielsen, S., Greve, E. (1984). Airway adequacy, head posture and craniofacial morphology. *American Journal of Orthodontics, Vol. 86*, 214-224.
Steenks, M.H. (1974). De inklemming van de discus articularis met betrekking tot het pijndysfunctie-syndroom. *Nederlands Tijdschrift voor Tandheelkunde, 81*, 10: 380-387.
Steenks, M.H. (1983). *Referentieposities van de onderkaak.* Dissertation. Utrecht.
Taube, S., Ylipaavalniemi, P., Perkki, K., Oikarinen, V.J. (1983). Side-effects of electrical physiotherapy treatment in the orofacial region. *Proceedings of the Finnish Dental Society, 79*, 168-171.
Steenks, M.H., Bosman, F. (1985). Reference positions of the mandible. *Journal of Oral Rehabilitation, 12*, 537.
Steenks, M.H., Bosman, F. (1988). Various aspects of intercuspal position. *Journal of Oral Rehabilitation, 15*, 209.

Steenks, M.H., Touw, W.D. (1987). In: Cranenburgh, B. van, Dekker, J.B. den, Meerwijk, G.M. van, Wessel, H.F.M., Wijer, A. de (Red.): *Jaarboek Fysiotherapie*, 314-351. Utrecht/Antwerpen: Bohn, Scheltema en Holkema.

Steenks, M.H., Wijer, A. de (Red.) (1989). *Craniomandibulaire dysfunctie vanuit fysiotherapeutisch en tandheelkundig perspectief.* Lochem: De Tijdstroom.

Trott, P.H. (1986). Passive movements and allied techniques in the management of dental patients. In: Grieve, G. (Red.): *Modern manual therapy of the vertebral column*, 691-700. Edinburgh, London, Melbourne, New york: Churchill Livingstone.

Wijma, K., Duinkerke, A.S.H., Reitsma, B. (1987). Behandeling van patiënten met somatische fixatie in de tandheelkundige praktijk. *Nederlands Tijdschrift voor Tandheelkunde, 94*, 101-104.

Winkel, D., Fisher, S., Vroege, C. (1984). *Nichtoperative Orthopädie*, Teil 2, Diagnostik. Stuttgart: Gustav Fischer Verlag.

Woodside, D.G., Linder-Aronson, S. (1979). The channelization of upper and lower anterior face heights compared to population standard in males between ages 6 to 20 years. *Eur J Orthod* 1: 25-40.

Yemm, R. (1976). The role of time elasticity in the control of mandibular resting posture. In: Anderson, D.J., Matthews, B. (Red.), *Mastication*, 81-87. Bristol.

Register

Bestellkarte

Ich bestelle aus dem Gustav Fischer Verlag über die Buchhandlung:

....

.... Expl. **Winkel, Nichtoperative Orthopädie und Manualtherapie (bis einschl. Teil 3: Nichtoperative Orthopädie der Weichteile des Bewegungsapparates), Gesamtwerk zum Subskriptionspreis ***

.... Expl. **–, –, Band .... apart**

.... Expl. ....

.... Expl. ....

.... Expl. ....

.... Expl. ....

.... Expl. ....

Preisänderungen vorbehalten

Datum: .... Unterschrift: ....

* Ich weiß, daß ich diese Fortsetzungs-Bestellung innerhalb 1 Woche (Datum des Poststempels) durch schriftliche Mitteilung an den Gustav Fischer Verlag, Wollgrasweg 49, W-7000 Stuttgart 70, widerrufen kann.

Datum: .... Unterschrift: ....

Zur Information über Neuerscheinungen und Neuauflagen des GUSTAV FISCHER VERLAGS auf Ihrem Fachgebiet schicken wir Ihnen auf Wunsch laufend kostenlos Informationen zu. Interessengebiete bitte ankreuzen und Karte ausgefüllt zurückschicken.

Medizin

- ☐ Anatomie, Embryologie
- ☐ Pathologie
- ☐ Physiologie
- ☐ Med. Mikrobiologie, Hygiene
- ☐ Pharmakologie, Toxikologie
- ☐ Pharmazie
- ☐ Labormedizin
- ☐ Innere Medizin, Allgemeinmedizin
- ☐ Anästhesie, Intensivmedizin
- ☐ Chirurgie, Orhopädie, Urologie, Röntgenologie, Sonographie, NMR, diagnostische Nuklearmedizin
- ☐ Gynäkologie, Geburtshilfe, Perinatologie
- ☐ Pädiatrie, Perinatologie
- ☐ Ophthalmologie
- ☐ Oto-Rhino-Laryngologie
- ☐ Dermatologie, Venerologie
- ☐ Zahnheilkunde
- ☐ Neurologie
- ☐ Psychiatrie, Psychotherapie
- ☐ Psychologie
- ☐ Musiktherapie
- ☐ Medizinalfachberufe, Physikal. Medizin, Krankenpflege, Krankengymnastik, Massagen, MTA
- ☐ Rechtsmedizin, Arbeits- und Sozialmedizin, Begutachtung
- ☐ Gesch. der Medizin und Naturwissenschaften

Biologie

- ☐ Veterinärmedizin
- ☐ Umwelthygiene
- ☐ Botanik (incl. Ökologie, Allg. Biologie, Biogeographie)
- ☐ Zoologie (incl. Ökologie, Allg. Biologie, Mikrobiologie, Biogeographie)
- ☐ Anthropologie, Ethnologie, Evolution, Paläontologie

☐ **Statistik, Biometrie, Datenverarbeitung**

☐ **Wirtschafts- und Sozialwissenschaften**

Absender:

....

....

....

Falls keine Buchhandlung bekannt, bitte einsenden an:

Gustav Fischer Verlag
Postfach 72 01 43
W-7000 Stuttgart 70

Winkel, Nichtoperative Orthopädie, Band 4/2
XI. 92. 12,5. nn. Printed in Germany

Bitte ausreichend frankieren

Werbeantwort/Postkarte

An die Buchhandlung

Absender:
(Studenten bitte Heimatanschrift angeben)

....

....

....

Ich bitte um kostenlose Zusendung von

☐ Teilverzeichnis Medizin

Winkel, Nichtoperative Orthopädie, Band 4/2
XI. 92. 12,5. nn. Printed in Germany

Bitte ausreichend frankieren

Werbeantwort/Postkarte

Gustav Fischer Verlag
Postfach 72 01 43

W-7000 Stuttgart 70